国家出版基金项目
NATIONAL PUBLICATION FOUNDATION

藏医药传世经典丛书

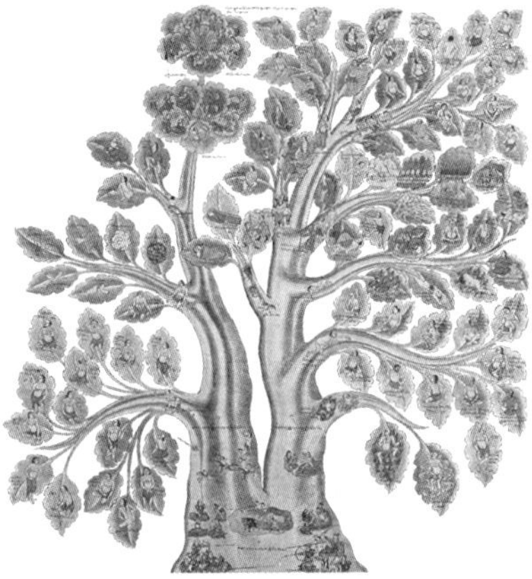

༄༅། །གསོ་རིག་རྒྱུད་བཞི།

四部医典

宇妥·云丹衮波　著
李多美　译

青海人民出版社

图书在版编目（CIP）数据

四部医典 / 宇妥·云丹衮波著：李多美译 . -- 西宁：青海人民出版社，2020.12（2023.4 重印）
（藏医药传世经典丛书）
ISBN 978-7-225-06127-6

Ⅰ. ①四… Ⅱ. ①宇… ②李… Ⅲ. ①藏医—古籍—汇编 Ⅳ. ① R291.4

中国版本图书馆 CIP 数据核字（2020）第 272563 号

藏医药传世经典丛书

四部医典

宇妥·云丹衮波　著

李多美　译

出 版 人　樊原成
出版发行　青海人民出版社有限责任公司
西宁市五四西路 71 号　邮政编码：810023　电话：（0971）6143426（总编室）
发行热线　（0971）6143516 / 6137730
网　　址　http://www.qhrmcbs.com
印　　刷　陕西龙山海天艺术印务有限公司
经　　销　新华书店
开　　本　787 mm × 1092 mm　1/16
印　　张　34.75
字　　数　710 千
版　　次　2021 年 6 月第 1 版　2023 年 4 月第 2 次印刷
书　　号　ISBN 978-7-225-06127-6
定　　价　198.00 元

前　言

《四部医典》即《医学四续》，是我国藏医学家著成的一部最早的藏医经典著作，它可与《黄帝内经》相媲美，体裁与之相似，是伪托“延寿药师琉璃光王”的化身“明智仙人”和“意生仙人”论医之书。全书由《概论续》《论述续》《秘诀续》和《后补续》四部构成，共一百五十六章。其中《概论续》共六章，概括地介绍了人体生理、病理、诊断及治疗的一般知识；《论述续》共三十一章，详细介绍了人体生理解剖、疾病发生的原因及规律以及卫生保健、药物性能、诊断方法、治疗原则和医德等；《秘诀续》共九十二章，专门论述各种疾病的病因、分类诊断和治疗方法；《后补续》共二十七章，主要介绍切脉验尿、药物方剂以及各种特殊疗法等。本书为综合性的藏医经典著作，所以实可称为我国最早的一部藏医临床实用百科全书，成书至今已有一千多年的历史，为一部历史悠久的鸿篇巨制。该书所述藏医学观点具有独特的理论体系。《四部医典》很早以前就流传到国外，受到了许多学者的关注，他们争相研究，已成为藏学研究的重要内容。

在旧社会，藏医被视为封建迷信，以致无人问津。1949年后得到党和政府的重视，藏医药事业迅速发展，研究藏医药的人越来越多。为了发掘祖国医学遗产，译者本着忠实于原著的原则，除了对书中一些与医学无关的内容略有删改外，其他按照原书篇章译出，然后加以整理编纂，基本上保持了其本来面貌。限于译者和审校者的专业水平，难免有词不达意之处，恳请藏医工作者和研究者指正。

译　者

2000年1月

译注说明

一、本书是以扎塘版《医学四续》的修改木刻版为蓝本翻译的，在翻译整理过程中，参考了《八支心要集》《十八分支》《祖先言教》《蓝琉璃》《晶珠本草》《藏医药选编》等书籍。

二、本书原为诗文体，为了便于阅读，将诗文译为白话文，并加以注解。

三、原书因受当时社会历史条件的限制，不免掺杂一些封建迷信的内容，为尽可能保持原貌，未能一一删除，有待今后在研究过程中进一步加以剔除。

四、对理论术语，原则上采用意译，这样既可顾名思义，也保持了藏医的特色，读起来流畅且易理解。如在一些译书中出现的“龙”“赤巴”和“培根”，译者按含义译为风、胆、津，有人担心这样会与中医的风、胆、津相混淆，这是不必要的顾虑。

五、书中含义不够明确的病名和未经鉴定及混乱的药品名暂时音译，待考证明确后再行更正。

六、对其他中医不常用的矿物及动植物药物名称，书后列有汉文及拉丁文对照名称，以供参考。

七、关于部分特殊藏药名称，依据尊重历史及文献的原则，编译过程中采取了直译，例如“人胆”“人肉”“人尾骨”“十七岁少女肝”“八岁童便”等。

译者：李多美

2000年1月

目 录

第一部 概论续

第二部 论述续

第三部　秘诀续

第四部　后补续

第一部　概论续

第一章　序　言

世尊大悲利众生，闻名即息恶趣苦。
除三毒病药师佛，琉璃光王我顶礼。

当我听（原文作“讲”，文中矛盾较多，历代藏医学者对此亦有争论，为解决文中矛盾，故暂改为“听”字）医学经典之时，就是在那名叫“美观药城”之仙境，其城内有五种宝类镶成之无量宫，以各种宝药为饰。这些宝类药能治风病、胆病、津病、合并病和混合病（风大致相当于中医的“气”，但其作用广于中医的“气”，认为是推动人体进行生命活动的动力；胆大致相当于中医的“火”，但其作用也广于中医的“火”，是推动脏腑进行机能活动的热能；津大致相当于中医的“水”和“土”，其作用也广于中医的“水”和“土”，起运化食物与调节水液等作用；合并病，指二病合并；混合病，指三种以上混杂之病）等转化之四百零四种疾病，能使热病转凉，寒病转温，平息八方魔碍，使一切愿望如意实现。

在城之南面有一山，名“频陀耶”山，该山具有太阳之威力，其味辛、酸、咸，性热而锐之石榴、胡椒、荜拨、小米辣等能祛寒之药林。这些具有根、茎、枝、叶、花、果之药物，气味芬芳，见者悦爱，心旷神怡，药香遍布之处，寒病不生。

在城之北面有一山，名“雪山”，该山具有太阳之威力，其味苦、甘、涩，性凉而钝之檀香、冰片、沉香、蝙蝠葛等能清热之药林。这些具有根、茎、枝、叶、花、果之药物，气味芳香，见者悦爱，心旷神怡，药香遍布之处，热病不生。

在城之东面有一山，名“具香山”，山有诃子林。其根能治骨病，其茎能治肌肉病，其枝能治筋脉病，其皮能治皮肤病，其叶能治六腑之病，其花能治官窍之病，其果能治五脏之病。树梢上成熟五种诃子，它具有六味、八性能、三化味、十七性效，能治各种疾病，气味芬芳，见者悦爱，心旷神怡，药香遍布之处，可预防四百零四种疾病。

在城之西面有一山，名“摩椤耶”山，产有六良药（竹黄、红花、丁香、肉豆蔻、草果、小豆蔻），还产能治各种疾病的五种寒水石、五种岩精（本品为夏季炎热时，自岩缝中流出的一种紫草茸汁样之胶状物堆积而成，由于岩石所含金属种类不同，分为金、银、铜、铁、铅五种，因本品不易得，据说红耳鼠兔有觅食本品之特性，故通常以栖居岩缝中的红耳鼠兔遗粪代替原品）、五种药水，还有具备五种热水之山，四面八方有芬芳气味的红花山坡。一切岩石地带产有各种矿物药及盐类。药林之树梢栖有孔雀、共鸣、鹦鹉等鸟，鸣叫着悦耳之雅音。药林中栖居着大象、熊、麝等具有药用价值之各种动物，凡一切药物无所不产，样样齐全，装饰此山。

在无量宫之琉璃宝座上，坐有延寿药师琉璃光王佛，他的周围围绕着天神、仙人、外道、内道四众所属。天神所属有神医群生主迅速、神医娄宿、天王帝释、甘露天母等众神坐于一面。仙人所属有恒知子、如入火仙、抱持仙、护众生子、梨行生、行二苦行、原上炽盛、井宿生等众仙人坐于一面。外道所属有外道祖师净梵、吉祥螺髻大天、毗瑟纽天、六面童子等外道师坐于一面。内道所属有大圣文殊师利、观自在菩萨、金刚手菩萨、阿难陀尊者、耆婆等众内道坐于一面。那时导师虽讲一种语言，但四众所属却像听各自导师语言一样领会其意，这使自己身语意三方面之素患（即风、胆、津）消除，使他人之素患失调者得到平衡，故称为仙人之道。

第二章　各　论

那时，导师世尊延寿药师琉璃光王佛入于“息除四百零四种疾病药王”为名之禅定中，安然入定不久，从胸中放出无数光彩，普照十方，消除十方众生思想上的过失和由无明所生的三毒（即贪、嗔、痴）及由其引起的各种疾病，然后光复返胸中，从药王胸中化出导师明智仙人，住于佛前空中，告诸仙众道：“善哉众友！你们应当知道，欲想使人无病安居和有病得以治疗者应当学习医学秘诀，欲长寿者应当学习医学秘诀，欲得佛法、财宝及安乐者应当学习医学秘诀，欲令众生解脱病苦和想受到别人尊敬者应当学习医学秘诀。”

说毕，那时，从导师琉璃光王佛之舌间放出无数彩光，普照十方，消除十方一切众生之语言过患，消除一切疾病和魔类，其光复返舌间，出生语化仙人，名叫意生，礼绕导师毕，作狮子盼顾姿势，坐于导师之前，为利于众仙之事而请问明智仙人道：“善哉！明智仙人，若欲自己和他人之事业圆满成功者，应如何学习医学秘诀？”

如是请毕，由药王胸中化身之明智仙人答道：“善哉！诸位大仙，应当学习《四部医典》，应当学习它的分支，应当学习它的处部，应当学习它的篇部，应当学习它的经部，应当学习它的章部。”

说毕，意生仙人又问道：“善哉导师！如何学习《四部医典》？”

问毕，导师言道：“善哉大仙谛听！现将《四部医典》内容叙述如下：即《概论续》《论述续》《秘诀续》《后补续》四续。应当学习八支，其内容如下：即共同身病、小儿病、妇科病、魔鬼病、创伤、毒病、延寿、壮阳等。应当学习十一处，其内容如下：第一处基本纲领，第二处人体形成，第三处疾病盛衰，第四处起居，第五处饮食调养，第六处药物配方，第七处外治器械，第八处摄生，第九处诊断，第十处治疗方法，第十一处医生等。应当学习十五篇，其内容如下：即第一篇治疗三因，第二篇治疗内科痼疾，第三篇治疗热病，第四篇治疗上体疾病，第五篇治疗脏腑病，第六篇治疗阴部疾病，第七篇治疗一般杂病，第八篇治疗疮类，第九篇治疗小儿病，第十篇治疗妇科病，第十一篇治疗魔鬼病，第十二篇治疗创伤，第十三篇治疗毒病，第十四篇老年补养，第十五篇壮阳生育。应当学习四经，其内容如下：即第一经诊断脉尿，第二经平息药物，第三经排泻药物，第四经温（熨、浴、涂）粗（放血、艾灸、针刺）外治。应当学习一百五十六章，其内容如下：

"《概论续》包括序言、各论、生理病理（第一根）、诊断（第二根）、治疗（第三根）、数据总结六章。

"《论述续》包括总纲、人体形成情况、人体比喻、人体生理、人体性相、人体之功能和区别、死兆、疾病内因、疾病外因、疾病入侵概况、疾病之特性、疾病分类、日常起居、六时起居、临时起居、饮食须知、饮食禁忌、食物防护与食量、药味、药性、药物分类和配合法、外治器械、摄生方法、素患直接诊断法、取巧诊断法、四种取舍诊断法、总治则、具体治则、两种治法、具体治法、医生等，如上所述，《论述续》可归纳为十一处，其中一处一章者三处，一处三章者四处，一处四章者一处，一处五章者一处，一处六章者一处，计三十章，再加总纲一章，共三十一章。

"《秘诀续》有咨询一章。素患有风、胆、津、混合病四章。内科痼疾有不消化症、痞瘤病、灰色浮肿、下落浮肿、水鼓痼疾、消痼疾六章。热病有热病总治、辨别寒热之关键、热病山滩际、未成熟热、增盛热、空虚热、隐伏热、陈旧热、浊热、扩散伤热、骚热、吉祥天母瘟、痘疮、小肠刺痛、白喉和炭疽、感冒十六章。上体疾病有头病、眼病、耳病、鼻病、口腔病、瘿瘤六章。脏腑病有心病、肺病、肝病、脾病、肾病、胃病、小肠病、大肠病八章。阴部疾病有男阴病和女阴病两章。一般杂病有喑哑、胃口不开、渴病、呃逆、哮喘、类牛症、虫病、呕吐、泄泻、便秘、尿闭、尿频、热地热泻、垢病、痹病、黄水病、白脉病、皮肤病、杂病十九章。疮类病有疖痈、痔疮、火焰症、日形脓肿、肉核病（即现代医学所称之淋巴结）、疝气、青腿牙疳、阴部瘘管八章。小儿病有分娩及婴儿护理、小儿病、小儿魔鬼病三章。妇科病有妇科总病、妇科具体病、常见妇女病三章。魔鬼病有魑魅、癫狂、痫症、星曜魔病、麻风病（龙魔病）五章。创伤有创伤总治、头部创伤、颈部创伤、上下体腔创伤、四肢创伤五章。毒病有配合毒、变化毒、自性毒三章。老年补养有老年补养一章。壮阳生育有壮阳补精、求妇法两章。

共九十二章。

“《后补续》可归纳为四经，即诊断脉尿经有两章，平息药物经有十章，排泻药物经有七章，温粗外治经有六章，共二十五章。

“如上所述，《概论续》有六章，《论述续》有三十一章，《秘诀续》有九十二章，《后补续》有二十五章，四续合计为一百五十四章，另加总结和嘱咐总计一百五十六章。上述内容可归纳为八支，属于共同身病者七十章，儿科、妇科、毒病者各三章，魔鬼创伤者各五章，滋补者一章，壮阳生育者两章。”

第一处 基本纲领

第三章 生理病理（第一根）

意生仙人请问明智仙道：“善哉！导师明智仙尊！如何学习《概论续》？请延寿药王予以教诲。”

如此请毕，由药王心中化出的明智仙人言道：“善哉意生大仙！先论纲要性之《概论续》，其根有三生出九株树，发出枝丫计有四十七，发出叶片二百二十四，成熟花及果实共为五，此乃《概论续》之概括语。”

如作详解则如下述：

一、生理（第一树）

有疾病、正精、垢物三枝。如不发生病理变化，则身体健康无恙；如发生病理变化，则机体被征服而成病。

（一）疾病（第一枝）

有风、胆、津三种。

1. 风有维命风（第一叶）、上行风（第二叶）、遍行风（第三叶）、等火风（第四叶）、下泄风（第五叶）五种。

2. 胆有能消胆（第六叶）、变色胆（第七叶）、能作胆（第八叶）、能视胆（第九叶）、明色胆（第十叶）五种。

3. 津有能依津（十一叶）、能化津（十二叶）、能味津（十三叶）、能足津（十四叶）、能合津（十五叶）五种。

（二）正精（第二枝）

有精华（十六叶）、血液（十七叶）、肌肉（十八叶）、脂肪（十九叶）、骨骼（二十叶）、骨髓（二十一叶）、精液（二十二叶）七种。

（三）垢物（第三枝）

有大便（二十三叶）、小便（二十四叶）、汗液（二十五叶）三种。

若食物之性和味及起居三者能使上述二十五种协调，不发生偏盛偏衰或相反的情况时，则机体健壮无恙。与此相反而引起失调，则危害机体健康。

二、病理（第二树）

引起疾病之内因有三，与内因同时为害之外因有四，内外因使疾病进入六门后，可发生于机体的上中下三处，而疾病循行的途径有十五条，由于年龄、地区、时序之不同，而形成疾病发作的九种情况，结果则形成危害生命的九绝症，这些疾病转变之内因有十二。以上是较详细的叙述，如果加以归纳，则不外寒热两类，以上六十三种大部分是可治之病。

（一）内因（第四枝）

贪（二十六叶）、嗔（二十七叶）、痴（二十八叶）是引起风、胆、津的内因。

（二）外因（第五枝）

时令（二十九叶）、魔鬼（三十叶）、饮食（三十一叶）、起居（三十二叶），四外因能引起风、胆、津的偏盛、偏衰或机能紊乱。

（三）疾病入侵之门路（第六枝）

散布于皮肤（三十三叶）、发展于肌肉（三十四叶）、进入于脉道（三十五叶）、渗着于骨骼（三十六叶）、下降于五脏（三十七叶）、坠落于六腑（三十八叶）。

（四）存在部位（第七枝）

寒津依脑（三十九叶）存在于上部，胆依肝胆（四十叶）存在于中部，风依胯腰（四十一叶）存在于下部。

（五）循行途径（第八枝）

骨骼（四十二叶），耳（四十三叶），毛孔（四十四叶），心及命脉（四十五叶），大肠（四十六叶），血（四十七叶），汗（四十八叶），眼（四十九叶），肝（五十叶），胆及小肠（五十一叶），精华、肌肉、脂肪、骨髓、精液（五十二叶），二便（五十三叶），鼻、舌（五十四叶），肺、脾、胃、肾（五十五叶），膀胱（五十六叶）等正精、垢物、官窍、脏腑五部分是风、胆、津循行之途径。

（六）发作时间（第九枝）

1. 年龄：老年人属风（五十七叶），壮年人属胆（五十八叶），少年人属津（五十九叶）。在各年龄段中发生所属疾病者则属凶险。

2. 地区：严寒地带为生风之境（六十叶），干燥炎热地带为生胆之境（六十一叶），潮湿油腻地带为生津之境（六十二叶）。

3. 时间：风发作于夏季、黄昏和黎明（六十三叶），胆发作于秋季、中午和午夜（六十四叶），津发作于春季、初夜和早晨（六十五叶）。

（七）病果（第十枝）

发病结果则易造成三生存（寿命、福报、业力）绝尽（六十六叶），和合相克（寒热相间，对治不效，治一病而引发另一病）（六十七叶），对治与疾病性质相同（六十八叶），外伤中于要害（六十九叶），风病失治，维持生命之中脉风断绝（七十叶），热病失治（七十一叶），沉寒痼冷（七十二叶），体弱经不起治疗（七十三叶），魔鬼夺去生命（七十四叶）等九种绝症。

（八）疾病转化（十一枝）

风、胆、津平息和未平息各转化为两种病，每病四种合计十二种（如风已平息而转为津、胆病，风未平息而转为津、胆病；余类推）（七十五至八十六叶）。

（九）总括（十二枝）

风和津病属于寒水（八十七叶），血和胆病属于热火（八十八叶），虫和黄水可通寒热（与热并之则属热，与寒并之则属寒）。

根据上述八十八种生理病理、内因外因可以熟练地掌握一切生理活动及病理变化。

第四章 诊断（第二根）

复次，明智仙人言道："善哉大仙谛听，通过望、触、问，可全面了解疾病，望诊是以目诊察病人之舌及小便，这种诊断借视力了解病情；触诊是以手指切捎口信者般的脉，这种诊断是通过脉搏明辨疾病；问诊是通过口问引起疾病的外因、自觉症状，这种诊断是用语言了解病情。"

一、望诊（第三树）

（一）望舌（十三枝）

风病之舌苔红干且糙（八十九叶），胆病之舌苔灰黄而厚（九十叶），津病之舌苔灰白而厚、无光泽、软而湿（九十一叶）。

（二）观察小便（第十四枝）

风病之小便清澈如水，泡沫较大（九十二叶），胆病之小便呈红黄色，蒸汽大而气味浓臭（九十三叶），津病之小便色白，蒸汽和气味均小（九十四叶）。

二、触诊（第四树）

（一）风脉（十五枝）

风病之脉象如皮袋充满气体状，向上浮动，有时出现间歇（九十五叶）。

（二）胆脉（十六枝）

胆病之脉象浮数而紧（九十六叶）。

(三) 津脉 (十七枝)

津病之脉象沉弱而迟 (九十七叶)。

三、问诊 (第五树)

(一) 问风 (十八枝)

性轻而糙之饮食起居引起风病发作 (九十八叶), 出现呵欠战栗 (九十九叶)、伸懒腰 (一〇〇叶)、恶寒 (一〇一叶)、腰胯及一切关节疼痛 (一〇二叶), 呈游走刺痛状 (一〇三叶), 干呕 (一〇四叶), 官窍感觉迟钝 (一〇五叶), 精神烦躁 (一〇六叶), 饥饿则腹部作痛 (一〇七叶), 食油腻及高营养之食物则感舒适 (一〇八叶)。

(二) 问胆 (第十九枝)

性锐而热之饮食起居引起胆病发作 (一〇九叶), 出现口苦 (一一〇叶)、头痛 (一一一叶)、身热 (一一二叶)、上身刺痛 (一一三叶)、食物消化后作痛 (一一四叶)、饮食起居得凉则感舒适 (一一五叶) 等症状。

(三) 问津 (第二十枝)

性重而油腻之饮食起居引起津病发作 (一一六叶), 出现食欲不振 (一一七叶)、饮食难消 (一一八叶)、恶心呕吐 (一一九叶)、口不知味 (一二〇叶)、胃脘壅塞 (一二一叶)、嗳气频作 (一二二叶)、身心沉重 (一二三叶)、体内外寒凉 (一二四叶)、食后有不适之感 (一二五叶)、饮食起居得温则较舒适 (一二六叶) 等症状。

如上所述之三十八种诊断法, 可将一切疾病确诊不误。

第五章 治疗 (第三根)

复次, 明智仙人言道: "善哉大仙谛听! 治疗疾病之对治法可分为饮食、起居、药物、外治四种。"

一、饮食 (第六树)

(一) 风病食物 (二十一枝)

宜食马肉 (一二七叶)、驴肉 (一二八叶)、旱獭肉 (一二九叶)、经年干肉 (一三〇叶)、人肉 (一三一叶)、植物油 (一三二叶)、经年酥油 (一三三叶)、红块糖 (云南等地用土法加工之蔗糖块, 有白红两种, 是镇风之佳品) (一三四叶)、大蒜 (一三五叶)、大葱 (一三六叶)。

（二）风病饮料（二十二枝）

宜饮乳类（一三七叶），迷果芹、黄精、青稞酿制之酒（一三八叶），块糖酒（一三九叶），骨酒（一四〇叶）等。

（三）胆病食物（二十三枝）

宜食黄牛、山羊乳酪（即酸奶）（一四一叶），酪浆（《祖先言教》把乳酪和酪浆归于饮料）（一四二叶），及酥油（一四三叶）、野兽肉（一四四叶）、山羊肉（一四五叶）、犏里巴肉（牦牛、黄牛与母犏牛杂交之后代）（一四六叶）、鲜青稞粥（一四七叶）、白花蒲公英菜（一四八叶）、蒲公英菜（一四九叶）等。

（四）胆病饮料（第二十四枝）

宜饮无盐稀面粥（一五〇叶）、凉水（一五一叶）、凉开水（一五二叶）等饮料。

（五）津病食物（第二十五枝）

宜食绵羊肉（一五三叶）、野牛肉（一五四叶）、猛兽肉（一五五叶）、鱼肉（一五六叶）、蜂蜜（一五七叶）及旱地产的旧粮热面食（一五八叶）等。

（六）津病饮料（第二十六枝）

宜饮牦牛乳酪和酪浆（一五九叶）、陈浓酒（一六〇叶）、热开水（一六一叶）等。

二、起居（第七树）

（一）风病起居（第二十七枝）

宜居温暖之处（一六二叶），称心之友陪伴（一六三叶）。

（二）胆病起居（第二十八枝）

宜居凉爽之处（一六四叶），安坐休息（一六五叶）。

（三）津病起居（第二十九枝）

宜适当散步活动（一六六叶），居住温暖之处（一六七叶）。

三、药物（第八树）

（一）风病药味（第十三枝）

治风病之药味是甘（一六八叶）、酸（一六九叶）、咸（一七〇叶）三味。

（二）风病药性（第三十一枝）

治风病之药性是腻（一七一叶）、重（一七二叶）、绵（一七三叶）三种。

（三）胆病药味（第三十二枝）

治胆病之药味是甘（一七四叶）、苦（一七五叶）、涩（一七六叶）三味。

（四）胆病药性（第三十三枝）

治胆病之药性是凉（一七七叶）、稀（一七八叶）、钝（一七九叶）三种。

（五）津病药味（第三十四枝）

治津病之药味是辛（一八〇叶）、酸（一八一叶）、涩（一八二叶）三味。

（六）津病药性（第三十五枝）

治津病之药性是锐（一八三叶）、糙（一八四叶）、轻（一八五叶）三种。

（七）药物性味之配合

可分为平息和排泻两类。

1. 平息方剂：平息风之剂型有药汁和酥油丸两种，平息胆之剂型有汤剂和散剂两种，平息津之剂型有丸剂和散剂两种。

（1）平息风之汤剂（第三十六枝）：有骨精汤（一八六叶）、四精汤（肉汤、红块糖、酒、融酥油）（一八七叶）、陈羊头汤（一八八叶）三种。

（2）平息风之酥油丸（第三十七枝）：有肉蔻酥油丸（一八九叶）、大蒜酥油丸（一九〇叶）、三果酥油丸（一九一叶）、五根酥油丸（一九二叶）、乌头酥油丸（一九三叶）五种。

（3）平息胆之汤剂（第三十八枝）：有藏木香汤（一九四叶）、宽筋藤汤（一九五叶）、獐牙菜汤（一九六叶）、三果汤（一九七叶）四种。

（4）平息胆之散剂（第三十九枝）：有冰片散（一九八叶）、檀香散（一九九叶）、红花散（二〇〇叶）、竹黄散（二〇一叶）四种。

（5）平息津之丸剂（第四十枝）：有乌头丸（二〇二叶）和盐类丸（二〇三叶）两种。

（6）平息津之散剂（第四一枝）：有石榴散（二〇四叶）、烈香杜鹃散（二〇五叶）、马面散（二〇六叶）、烧盐散（二〇七叶）、煅寒水石散（二〇八叶）五种。

2. 排泻方剂：风病用轻导泻剂，胆病用泻下剂，津病用引吐剂。

（1）轻导泻剂（第四十二枝）：有柔导泻（二〇九叶）、洗导泻（二一〇叶）、洗柔泻（二一一叶）三种。

（2）泻下剂（第四十三枝）：有总泻剂（二一二叶）、特殊泻剂（二一三叶）、峻泻剂（二一四叶）、缓泻剂（二一五叶）四种。

（3）引吐剂（第四十四枝）：有峻吐剂（二一六叶）和缓吐剂（二一七叶）两种。

四、外治（第九树）

（一）风病外治法（第四十五枝）

有按摩（二一八叶）、霍尔灸（二一九叶）两种。

（二）胆病外治法（第四十六枝）

有发汗（二二〇叶）、放血（二二一叶）、药浴（二二二叶）三种。

（三）津病外治法（第四十七枝）

有熨法（二二三叶）、灸法（二二四叶）两种。

上述九十八种治法，医生谨慎辨证论治，患者严格遵守医嘱，双方努力合作，就会从疾病之泥潭里迅速解脱。

第六章 数据总结

复次，明智仙人如此言道：“善哉大仙谛听！三、四、五章归纳起来，则有生理病理根、诊断根、治疗根三根，未发生病理变化之正常人体树，已发生病理变化之疾病树、望诊树、触诊树、问诊树、饮食树、起居树、药物树、外治树九株树。”

1. 未发生病理变化之正常人体树有疾病枝、正精枝、垢物枝三枝。

2. 已发生病理变化之疾病树则有内因枝、外因枝、疾病入侵门路枝、发病部位枝、途径枝、发病时间枝、结果枝、转化枝、总括枝九枝。

3. 望诊树有望舌和验尿二枝。

4. 触诊树有风脉枝、胆脉枝和津脉枝三枝。

5. 问诊树有问风之外因、症状、习惯枝，问胆之外因、症状、习惯枝，问津之外因、症状、习惯枝，计三枝。

6. 饮食树有风、胆、津食物枝和饮料枝各二枝，计六枝。

7. 起居树有风病起居枝、胆病起居枝、津病起居枝三枝。

8. 药物树有祛风、胆、津之药性和药味各二枝，计六枝。平息药配法六枝，排泻药配法三枝，共十五枝。

9. 外治树有风之外治枝、胆之外治枝、津之外治枝三枝。

以上共计四十七枝，其上所生叶子，第一未发生病理变化的人体树有二十五叶；第二发生病理变化的树有疾病记录六十三叶；第三望诊树有六叶；第四触诊树有三叶；第五问诊树有二十九叶；第六饮食树有风病饮食十四叶、胆病饮食十二叶、津病饮食九叶，计三十五叶；第七起居树有六叶；第八药物树有性、味各九叶，煎汁三叶，酥油丸五叶，汤剂四叶，散剂四叶，丸剂二叶，灰丹药（原音“哲山木”是“象雄”语散剂之意，其中有的不是灰丹药，但为了与散剂区别，故名为灰丹药）五叶，不能超越的排泻法九叶；第九外治树有七叶。共计第一生理病理根有八十八叶，诊断根有三十八叶，治疗根有九十八叶，总计二百二十四叶。花有健康花和长寿花，成熟之果实有法果、财果和安乐果。配合比喻列此数据，如心髓般的《概论续》，只有具有智慧聪明之少数人才能享用，一般智力较差之人难以理解，爱好者请参阅其他医药书籍。

第二部　论述续

第一章　总　纲

复次，导师世尊延寿药师琉璃光王佛安入以“语狮”为名之医药禅定中，安然入定不久，从头顶放出无数彩光，普照十方，消除十方众生机体素患之过失及平息风、胆、津之各种疾病，然后彩光复返头顶，化身导师明智仙人，住于佛前空虚之中，从语中化出意生仙人，礼绕导师后，如是请问道：“善哉明智仙尊！您已将纲领《概论续》授毕，现对《论述续》应如何学习，请延寿药王赐教。”

明智仙人如是言道：“善哉意生大仙！学习第二部《论述续》，要懂得众生中为主之人体，在不受外因影响之情况下，健康生存，如果发生病变，则必须治疗，为了达到寿、法、财和安乐，应当学习医学，其内容概括为治疗对象对治及治则，连同治疗医生四点论。首先讲述治疗之对象，为了何事即为颐养生，治何应为身体患疾病，疾病必须应用对治清，对治起居饮食药外治，治病如何应用对治法，无病颐养身体求长寿，发生病理变化促康复，对此先用认病诊断法，查明疾病立法定治则，以何施治共计为三条，临床治疗唯独医生行，归为四根发枝十一条，此为《论述续》之概括语。”

概括语之意：总起来说，医学内容有治疗对象、对治法、治则和医生四点，首先讲治疗对象，可分为寿、法、财、安乐而须颐养之身体和身体发生之疾病两点；对治法有饮食、起居、药物、外治四点；治则是无病颐养求长寿，有病及时治疗，这又分为诊断、治则和治法三点；治疗者只有医生一点，以上是四根十一枝，为《论述续》之概括语。

第二处　人体形成

第二章　人体形成情况

复次，意生仙人请问导师明智仙道："善哉明智仙尊！如何学习人体形成处，请延寿药王赐教。"

如是请毕，导师言道："善哉大仙谛听！首先讲为寿、法、财、安颐养之身，其形成情况可分为人体形成、人体比喻、人体生理、人体性相和人体之功能、区别及死兆七点。"

人体形成包括胚胎形成之内因、胎儿发育成长之外因、临产征兆三点。

一、胚胎形成之内因

父母之精血无病，灵魂、业果和烦恼之鼓动，五大（土、水、火、风、空）集会等是形成胚胎之内因，犹如钻木取火，具备木砧等条件就能钻出火一样。

（一）精血有病者不受孕

具有风病之精血，色黑而粗糙，味涩；具有胆病之精血，色黄，气味酸臭；具有津病者之精血，灰白而黏稠，味甘而触之发凉；具有血病者则呈腐烂状而有腐尸味；风津合病者则精血分离成块；血胆合病者则精血如脓样；津胆合病者则精血聚结成块；风胆合病者则精血两亏而量少；风胆津三者混合为病者则精血有二便之气味。男精女血，如具有上述之一者即不能受孕。

（二）灵魂、业果不备者不受孕

灵魂、业果不备，灵魂不入胎者不受孕。

（三）五大不全者不受孕

无土不能成形体，无水不能聚集成块，无火不能成熟，无风不能发育成长，无空则无发育成长之间隙。

（四）精血具备受孕之条件

精液色白质重，味甘而量多。月经如紫草茸汁或如兔血，沾衣后易于洗涤，如精血具备以上条件者即能受孕。

（五）月经

女子从十二周岁至五十周岁之间，从精华中生成之血液，每月蓄积于精府（男子为精囊，女子为卵巢），经左右两大脉流入子宫，其色略黑而无臭味，由于下泄风之作用，从宫口流出，经期为三昼夜。

（六）经血来潮之征象

精神倦怠，面容憔悴，乳房、颈、眼、尻骨等处颤动，这是月经来潮而想同房之征兆。

（七）受精时间

在月经来潮之十二天中，前三天至第十一天不孕，将第十二天作为第一天，在一、三、五、七、九日受精者生男，二、四、六、八双日受孕者育女，超过十二天，犹如日落莲花收拢，子宫口收缩而不受精。此外，精多者生男，血多者育女，精血相等者则生中性，在受精后如被风分解为二者生双胎。由于精血有病而气臭者可生畸形怪胎。

（八）受孕后之征象

受孕后情欲满足，身倦沉重。

（九）结果

父之精液生成胎儿骨骼、脑汁、脊髓；母之精血生成胎儿肌肉、血液及脏腑，胎儿意识生成五官之五识感觉；土生骨肉及嗅觉；水生血液、味觉及津液；火生体温、皮肤色泽及色觉；风生呼吸及触觉；空生孔窍及听觉。以前之习做使其见识宽广，加之内因外缘和福分等齐全而成人体。

二、胎儿发育成长之外因

胚胎发育生长因素是脐带，子宫左右两条大脉与脐带相连接，这二脉又与精府相连。因此，母亲以食物之精华使胎儿逐渐发育成长，犹如池水经渠抵田，使庄稼苗壮成长，经过三十八个七天，由风之功能使胎儿逐渐变化，经过九个月胎儿发育完全。

第一个月：第一七，精血结合，犹如在牛乳中放入乳酪酵母一样。第二七，胚胎像半乳酪状物。第三七，胚胎像乳酪状，欲生男孩者，在此时可施转脐术，转脐术必须在阴器未成之前进行，本法术具有威力，即使宿业造成者亦能压制转变，施术方法是在鬼宿司时之日，以奇数铁类打一男性铁人，在炭火中烧至微红，以铁之种类数作为淬火次数，在乳中淬后取汁一捧令服之。并服太阳与月亮之精华处女经和童男精（也有作沙棘果和葡萄解的）。将奇数公羊右肩毛捻成三股绳系于孕妇腰部，绳两端悬垂脐部，再将铁人用公羊皮裹之系于绳上。此时凡房事、剧烈活动、晚间熬夜、白昼睡觉、努责或强忍二便、过于服食性热锐重之品、导致便秘之物以及引吐、泻下、灌肠、放血等在八月内均为禁忌，否则易引起流产或在宫内干萎。第四七，有的胚胎形成较坚实之圆块状，有的则软而晃动，有的呈长条状，以上三种依次形成男性、女性及中性。在此期间之症状是尻骨及子宫沉重，身体消瘦，不思饮食，呵欠频作，喜伸懒腰，倦怠无力，乳房逐渐增大，嗜食酸类，想吃各种食物，若禁食则将导致胎儿流产或成畸形，因此即使有害之食物亦可与有益之品相混进食。

第二个月：第五七，胎儿脐带完整形成。第六七，依靠脐带而命脉形成。第七七，胎儿之眼睛形成。第八七，依靠眼睛而头部形象形成。第九七，体形、胸腔、腹腔形成(此时胎儿形成鱼状之长条形，故将此阶段称为“鱼期”)。

第三个月：第十七，胎儿两臑及两髋突出。第十一七，九窍器官出现。第十二七，五脏形状出现。第十三七，六腑形状出现。

第四个月：第十四七，臑骨与股骨形状突出形成。第十五七，前臂和小腿出现。第十六七，手指和脚趾出现。第十七七，连接身体内外之脉络形成（这时胎儿形成龟状，故称“龟期”)。

第五个月：第十八七，肌肉与脂肪形成。第十九七，大筋（大筋有腘窝一对，跟骨部一对，肘部一对，手腕一对，脊柱两对，颈部一对，胫面一对，共八对，一般大筋在后形扁，小筋在前形圆）与小筋形成。第二十七，骨骼及骨髓形成。第二十一七，皮肤形成。

第六个月：第二十二七，九窍孔道畅通。第二十三七，生出头发、汗毛和指（趾）甲。第二十四七，五脏六腑明显成熟，此时胎儿已有舒适或痛苦感。第二十五七，在各个孔窍中已有风流通。第二十六七，胎儿已经有明显的感知力。

第七个月：第二十七七至三十七，胎儿全身圆满形成。

第八个月：第三十一七至三十五七，胎儿各部都发育增大，此时因食物精华之多寡致使母亲与胎儿之容颜光泽彼此变迁，相互影响（这时胎儿有各种器官，由于口食不洁之物，故称“猪期”)。

第九个月：第三十六七，胎儿在母体内有不乐之感。第三十七七，胎儿产生头向下反转的意识。第三十八七，胎儿头部向下而达临产期，但有时因下述三种原因而不能按期分娩，即怀孕期子宫出血，致胎儿发育不良；产妇过胖，宫口肥厚，虽满九月，亦难分娩；下泄风之机能紊乱，阴道被阻，虽月满亦会延期。

三、临产征兆

胎儿在子宫内发育成熟，满九个月为临产期。如胎儿位置在右边，则子宫右侧较高，孕妇身体轻快，梦见男子，右侧乳房先出乳者则生男孩。孕妇想同房，爱歌舞，喜装扮以及出现和上述相反之征兆者育女。如出现上述之混合征兆者将生中性。若孕妇腹中部凹陷而两侧高突者生双胎。

即将临产之征兆是倦怠无力，阴户松弛外翻，下身沉重，腰及尻骨疼痛，小腹及阴部阵阵作痛，继而阴户启开，小便次数增多，尻骨刺痛难忍，此时须有生过孩子之妇女护理助产，经过如死里逃生般地分娩后，要给予丰富的营养调养身体。

第三章　人体比喻

复次，明智仙人如是言道："善哉大仙谛听！现用比喻讲述机体之生理，两髋骨像宫殿之墙基；脊椎像财库中垒起之金币；命脉像玛瑙柱子；四棱胸骨像挂起之屋梁；二十四条肋骨像排于屋梁之檩条，肋软骨像支承檩条之垫木；脉络、大筋及小筋像铺于上面之枝条；肌肉和皮肤像抹于墙上之泥皮；两锁骨像碉堡墙缘上覆盖之墙檐；两肩胛骨像房屋内角；头颅像屋顶之小楼阁；五官像开凿之窗户；头顶骨像屋顶；百会像烟筒；左右两耳像耸立于房顶两边之大鹏头；鼻像装饰在屋脊之金顶；头发像扣于屋顶之阴阳瓦；左右手像悬挂于屋外之旗幡；胸腔和腹腔像上下走廊；膈膜像挂起之绸帘；心脏像坐于宝座之国王；五母肺像内臣；五子肺像国王之王子和公主；肝脾二脏像国王之大小王妃；两肾像外臣武士托着屋梁；精府像储藏宝物之库房；胃像煮饭之砂锅；大小肠像王后之侍女；胆腑像悬挂之香料袋；膀胱像盛满水之缸；前后二阴像排出管道；下肢像门前之牌坊；身体内外一切要害部位，像国王派出之使者。"

第四章　人体生理

复次，明智仙人如是言道："善哉大仙谛听！人体之生理，可分作四部分讲，即足量正精之生理、连接筋脉之生理、凶险要害之生理、运行孔道之生理四部分。"

一、足量正精之生理

风之足够量是自身一膀胱，胆之足够量是一阴囊，津之足够量是三捧，血和大便之足够量各为七捧，小便和黄水各为四捧，浮油和脂肪之足够量为各两捧，精光和精液之足够量为一握（即手掌稍弯曲后之一单手），脑之足够量为一捧，肌肉之足够量为五百把，妇女在此量上加大腿十把，乳房十把。骨可分为二十三类，其中脊椎二十八个，肋骨二十四根，牙齿三十二枚。骨总起来共有三百六十块，四肢大关节有十二个，小关节有二百一十个，大筋有十六个，小筋有九百个，头发有两万一千根，汗毛孔有三千五百万个，脏有五个，腑有六个，孔窍有九个，人之身高等于两手平伸之长度，如身高为自身的三肘半（中指端至肘关节之长度为一肘），则为不标准。

二、连接脉络之生理

（一）形成脉

由脐部分为三支，向上发出之一支形成大脑，呆痴存在于大脑，由呆痴产生津邪，故津存在于上部；向中间发出之一支形成命脉，嗔怒存在于命脉和血，由嗔怒产生胆邪，故胆存在于中部；向下发出之一支形成阴部，情欲依男女之阴部存在，由情欲而生风，故风存在于下部。

（二）存在脉

存在大脉有四，一为主管五官感觉之脉，存在于大脑，周围环绕着五百支小脉；一为主管思考精明之脉，存在于心脏，周围环绕着五百支小脉；一为形成机体之脉，存在于脐部，有五百支小脉环绕着它；一为主管生育而繁殖后嗣之脉，存在于生殖系统，有五百支小脉环绕着它。各脉周围的小脉护持着全身之功能。

（三）连接脉

1. 黑脉：以黑命脉为主干，分为二十四支，向上分布循行，是增生血液和肌肉之脉，其中潜于机体内之八支大脉，与脏腑连接，显露于体表的十六支大脉，与四肢等相连。其中又分出能放血之脉七十七支，凶险之要害脉一百一十二支，共计一百八十九支，其中发出向外与肌肤，向内与脏腑，中部与骨和髓相连接者各一百二十支，共计发出小脉三百六十支，从此又分出细小脉七百支，再由此发出无数微脉，如网一样遍布全身。

2. 白脉：白脉导源于大脑，像树根一样向下循行。主管运动之筋脉（即白脉）有十九支，其中与脏腑相连而隐伏于内者十三支旗带脉；与四肢等相连接循行于浅层者六支，其中又发出十六支筋脉。

（四）寿脉

在人机体中寿脉有三种，一种普遍分布于全身，一种伴随呼吸运行，一种同魂一样的脉。

由于风血运行之一切孔道，把身体内外连接在一起，机体才能成长且长久生存，它像机体之根本，尤其是像生命存在之根本，故称之为脉。

三、凶险要害之生理

凶险要害部位可分作肌肉、脂肪、骨骼、大筋、小筋、脏腑、脉等七种。肌肉要害如有损伤，则突然作肿；骨要害受损，则局部疼痛剧烈；大筋及小筋要害受损则四肢瘫痪；脉、脂肪及脏腑要害受损，则会造成死亡。

总之，上述之脉和脂肪要害受伤者难以治疗，大筋和小筋要害受伤者病痛缠绵，须经久治疗，骨肉要害受伤者会造成死亡。因此，把这些部位称为凶险之要害部位。

计肌肉要害有四十五处，脂肪要害有八处，骨要害有三十二处，大筋及小筋要害有十四外，脏腑要害有十三处，脉要害有一百九十处。在头部有要害六十二处，颈部有要害三十三处，上下体腔有要害九十五处，四肢有要害一百一十二处，共计三百零二处。其中极其凶险之部位有九十六处，损伤后立即危及生命，虽有高明医生，亦难治愈。其次，中等凶险部位有四十九处，损伤后如遇高明医生，则可以治愈。其余一百五十七处虽属要害部位，但未称作凶险部位，故这些部位损伤后，一般医生都可治愈。

四、运行孔窍之生理

（一）内部孔窍

有命风、正精、垢物、饮食运行之孔窍共十三条。

（二）外部孔窍

有头部七窍及前后二阴，妇女则多阴门和二乳头。

（三）孔窍之形状

大部形圆而粗壮，也有细而长者，彼此连接分布，形如叶背之叶脉。

（四）孔窍之功能

及时运输精华，使人体正常发育之途径是孔窍，如饮食起居不当，损伤孔窍，就会引起病变，原因是引起正精、垢物增多或被梗塞而进入歧途，相互骚扰而成病，若注意饮食起居，则孔窍能保持清洁而不受损伤，可保身体健康。

第五章　人体性相

复次，明智仙人如是言道："善哉大仙谛听！人体性相可分为所损害之物质和作损害之素患两部分。病原、正精、垢物三者是相互依赖、相互影响的，它是人体形成、生存和最后死亡之根本，故被称为身体。"

一、所损害之物质

（一）所损害物质之分类

1. 正精：分为精华、血液、肌肉、脂肪、骨骼、骨髓、精液共七种。

2. 垢物：二便和汗液等（头发、指甲、齿及其他孔窍之排泄物均称垢物）。

（二）功能

精华可使血液等其他正精增长；血液可滋润人体，维持生命；肌肉覆盖身体；脂肪润滑身体；骨骼有支撑肉体之作用；骨髓能转化为精液，精液有生殖作用。大小便之功能是使饮食依次地消化吸收和逐渐排泄。汗液之功能是保持皮肤柔软润泽，保护毛发之坚实，使其畅通无阻。

（三）火热

所谓火热者是指消化食物之根源能消胆而言，同时风等病原、正精、垢物等的热能也属于火热之列。火热充盈旺盛，它可保持人身体健康，勤奋工作，精光焕发，长寿，并能增长正精等的热能。同时，火热也能促使分解后的糟粕进入消化部位而排出体外，将未消化之食物阻止进入消化部位。火热旺盛，它能使食物精华吸收，糟粕向下排出；火热不足，则会造成完谷不化。因此，火热是所有食物消化后，使正精、精光、体力发展增长的重要根源。若火热式微而食物不化，则精华等不能增长，因此，平时宜用性轻而温热之饮食起居，努力保养火热，才能使身体健康长寿。

火热消化食物之情况是维命风将饮食传送入胃，由饮料将食物破碎，油脂将其软化，接着等火风鼓吹能消胆而使胃火炽盛，食物在胃中如煎药般地熬煎被化。兹将食物消化之过程简略叙述如下，首先使具有六味之任何饮食，由能化津磨碎，变成具有甘味之泡沫状物，使津之力量增强，此后再由能消胆融化，因火性热，故又变成酸味，使胆之力量增强，最后由等火风将精华与糟粕分解而变成苦味，使风之力量增强。这样具有五大之食物功能，也可使人体之五大增长起来。

（四）转化情况

饮食消化后，分解成精华和糟粕，糟粕在小肠中又分解为两部分，稀者为小便，稠者为大便。

精华由各个正精部位之火热促其成熟，依次变化之食物精华，从胃通过吸收之九脉进入肝脏变成血液，再依次由血液变成肌肉，肌肉变成脂肪，脂肪变成骨骼，骨骼变成骨髓，骨髓变成精液。

以上各种正精之糟粕转变是这样的，精华之糟粕是胃中之能化津，血液之糟粕是胆汁，肌肉之糟粕为眼屎和耳垢等垢物，脂肪之糟粕是皮脂，骨骼之糟粕为指（趾）甲、牙齿和毛发，骨髓之糟粕为大便中的油脂，精液之糟粕则为繁殖后代的种子。精液之精华最后转变为精光，它虽存在于心脏，但其功能遍布全身，能使人延年益寿、光泽焕发。

（五）食物精华之结果时间

饮食精华转化为精液需时六日，若给以补精壮阳之品，则可立刻生出精液，若给以补精药物，则一昼夜即可起作用。

二、作损害之素患

（一）素患分类

素患分风、胆、津三种。它发生的原因是贪、嗔、痴三种，它的性质有平、热、寒三种，以比喻来说像中间、进攻、反击一样（以作战作比喻，津、胆一为进攻者，一为反击者，风为中间派，谁胜倒向谁方），发生病理变化之结果则产生风、胆、津三种疾病。对治药为地、水、火三种，以上情况决定了病原的数目及次序，当它未发生病理变化时，则身体健康无病，若发生病理变化则损害机体。

风有维命风、上行风、遍行风、等火风、下泄风五种；胆有能消胆、变色胆、能作胆、能视胆、明色胆五种；津有能依津、能化津、能味津、能足津、能合津五种。

（二）素患在胎中形成情况

人体首先是由父精母血相搏而成，而精血之中早就有风、胆、津之因素，犹如毒虫生于毒性的植物一样。

（三）素患形成之体性

由于精血中素患多少不等，加之母亲的饮食起居致使素患偏盛，而形成七种不同的体型。

1. 风性：体形矮小。

2. 胆性：体形中等。

3. 津性：体形高大。

4. 混合性：风、胆、津三者等量的混合体性为最佳的体型。

5. 二者同等的三种体性：则各方面皆属中等。

（四）素患形成之胃火

胃火的形成有四种类型。

1. 风性：胃火大小不均匀。

2. 胆性：胃火极其锐利。

3. 津性：胃火弱小。

4. 混合性：胃火热度适中。

（五）素患形成之腹性

1. 风性：腹部坚硬（不易下泻）。

2. 胆性：腹部柔软（易下泻）。

3. 津性：腹部呈中间状态。

（六）素患之部位

风、胆、津遍存于全身，但风主要存在于胸部和脐部以下；胆主要存在于脐部和胸部之间；津存在于胸部以上。

（七）素患之作用

1. 总的作用：风主管呼吸、运动、排泄、输送（正精）、感觉（五官）等；胆主管饥饿、口渴、食欲、消化、体温、精光色泽、胆量和智慧等；津主管机体和意志，保持睡眠，连合关节，产生耐力，润滑机体等。

2. 具体的作用

（1）风的作用

① 维命风：存在于百会，运行于咽喉及胸部。它的作用是吞咽饮食、司理呼吸、排出唾液、打喷嚏、作嗳气，能使思维与感觉器官清明、记忆力增强，维持精神正常。

② 上行风：主要存在于胸部，运行于鼻、舌、咽喉三处。它的作用是发声音、充盈活力及精光色泽，能使精神振奋精进、思考明确。

③ 遍行风：主要存在于心脏，遍行于全身。它的作用是司四肢举止、行走屈伸、口眼的启闭开合等。

④ 等火风：主要存在于胃脘，运行于各个内脏。它的作用是消化食物，分解精华与糟粕，促使血液等的生化成熟。

⑤ 下泄风：主要存在于肛门，运行于大肠、膀胱、阴部、大腿内侧，它的作用是主管精液、月经和二便的排泄与控制，以及孕妇的分娩等。

（2）胆的作用

① 能消胆：存在于胃中食物即将消化与未消化之间。它的作用是略能分解食物精华与糟粕，增生热力，协助其他四胆发挥作用。

② 变色胆：存在于肝脏。它的作用是使精华等色素转变。

③ 能作胆：存在于心脏。它的作用是支配意识，主心意正直，壮胆量，生谋略，长骄傲，滋欲望等。

④ 能视胆：存在于眼目。它的作用是主管视觉，辨明外界的一切色相。

⑤ 明色胆：存在于皮肤。它的作用是使皮肤色泽鲜明而润滑。

（3）津的作用

① 能依津：存在于胸中。它的作用为其余诸津之首所依赖，尤其是在机体缺乏水分的情况下能够负担水液之作业。

② 能化津：存在于胃上部的食物未消化处（能化津存在于胃上部，能消胆存在于胃中部，等火风存在于胃下部，三者共同担负着食物之消化分解功能）。它的作用是使入胃的食物磨碎而腐熟。

③ 能味津：存在于舌。它的作用是辨别味道。

④ 能足津：存在于头部。它的作用是使眼睛等感觉器官发达和产生满意、知足感。

⑤ 能合津：存在于一切关节。它的作用是使骨与骨之间相互接合，并使之活动和屈伸。

（八）素患之特性

1. 风的特性：有糙、轻、寒、微、硬、动六种。

2. 胆的特性：有腻、锐、热、轻、臭、泻、湿七种。

3. 津的特性：有腻、凉、重、钝、绵、稳、黏七种。

第六章　人体之功能和区别

复次，明智仙人如是言道："善哉大仙谛听！人体之功能和区别如下。"

一、人体总的功能

有机体本身的功能、语言的功能和思维的功能三种，即包括十善、十恶和无善无恶可言等。其具体功能是通过五官窍各司其境地（色、声、香、味、触）。

二、机体的区别

（一）性别

有男性、女性、中性三种。

（二）年龄

从出生到十六岁为童年；从童年以后直至七十岁时机体的正精、官窍、精光、体力等都充盈发达，称为成年；正精开始衰退称老年（这种分法是以人寿百岁为标准的）。

（三）禀性

有单一性、合并性、混合性等七种。

1. 风性：风性人的体形呈驼背，肌肉干瘦，肤呈青色，多语，怕冷怕风，动则关节有声，少财，寿命短，睡眠极轻，身材矮小，喜笑爱歌，好斗殴、射箭，嗜食甘、酸、苦、辛之味。具有秃鹫、乌鸦、狐狸等的特性。

2. 胆性：胆性人之特点是易渴善饥，头发及肤色发黄，聪明而有智慧，易生骄傲，易出汗，身有臭味，体高居中，喜食甘、苦、涩及性凉之品。具有虎、猴、猫等的特性。

3. 津性：身寒不热，肌肉丰满，骨及关节隐没不显，皮肤色白，仰首挺胸，能忍受饥渴、痛苦和酷热，体形肥胖，寿长嗜睡，性情温和，好助人，喜食辛、酸、涩味及性糙之品，具有大象、狮子等的特性。

4. 风、胆、津合并性：风胆合并者身材较小，风津合并者身材中等，津胆合并者则身材高大，与此相同，其行为、声调、思维等要看合并的成分。

5. 风、胆、津混合的性格，具有上述三者的特性。

三、疾病的区别

1. 未发生病理变化者，为无病之人，应以适当之饮食起居，保持其机体健康长寿。

2. 发生病理变化者，即有病之人，要及时治疗。

第七章 死 兆

复次，明智仙人如是言道：“善哉大仙谛听！死兆可分为远兆、近兆、不肯定死兆、肯定死兆。”

一、远兆

（一）信使

如请医生的人是奇怪的人，出家人或与此类相同的人，是为病人能治愈的吉兆，如与此相反，则疾病不能治愈。信使惊恐不安，手中无故揉弄石子或土块，从远处叫唤，干着十不善的事，饰不吉祥的妆饰，说不吉祥的语言，像这样的信使来请，疾病难以治愈。医生正在勃然大怒，说不吉祥之语，砍柴，毁物，为父母之死亡而烧施食等时信使到达者为不祥之兆。此外，初四、初六、初九、日蚀、月蚀及凶日和夜间外出看病等都不吉祥。信使和医生在途中遇到物品断离、烧焦或打破，看到或听到哭声及杀生，猫、猴、水獭、蛇等横过马路，以及看到任何不吉祥之事，皆为凶兆。

凡看见谷物及乳酪盈器、铜铃、酥油灯、花类、炒米、糌粑、神像、身穿白衣、宗教活动、竖立旗幡、旺火燃烧、马牛羊等偕幼行走、乐意的声音或饮食及妆饰品，或者上述之物进入病家，这是吉兆，表示病人可愈。医生看见乳酪等拿出病家、无风灯熄、打破器皿等为不祥之兆。

（二）睡梦

凡在梦中骑于猫、猴、虎、狐、尸体等者为死神已擒之兆。与此相同，凡在梦中裸体骑于水牛、马、猪、驴、驼向南行者为死兆。梦见头顶生树枝，而且上有鸟巢，胸中生出棕树和具有刺之树，或胸中生出莲花，或坠落悬崖、睡卧坟地、创伤头部，被乌鸦、饿鬼和屠夫包围，手足皮肤脱落、复进母胎、失足落水、陷入泥潭及巨鱼吞噬，拾得金、铁或经商亏本（也有作“拾得金、铁出售”解者），相斗败退、强行乞讨、迎娶新妇、裸体独坐、理发剪须，与亡人共同饮酒，或被亡人向下坡拖拉，与穿红衣饰红鬘的亡人共同舞蹈，这些是已达死神境地之兆。

上述这些恶梦，是因病邪堵塞心窍通路所致，经常梦见者将要死亡，无病之人不一定是凶兆，用祈福禳灾之法事解脱。睡梦有白天看到后梦见的、听到后梦见的、亲身经历后梦见的、祈祷后梦见的、梦后成事实的和因病出现的等六种，上述之梦在前半夜易于忘却，也不会发生效果，在黎明做梦如亲眼所见和醒后历历在目者，必会出现效果。

做梦见到佛像，水牛，知名之士，大火燃烧，海洋，身涂血和秽物，身着洁净白衣，竖立幡旗和华盖，获得果类，攀爬高山、华屋及果树，骑乘狮子、大象、骏马及黄牛渡河过海，走北或走东，从忧苦中解脱，战胜敌人，供养神佛及父母等者，主无病长寿，财旺。

（三）表情

有些人虽然正常无病，但从其表情显示出死兆，即无故恨医恨药，恨师长、亲友等，或者无故性情态度变善良，面容丰美，或与上恰恰相反者，均为死兆。与此相同，平时经常面容憔悴，心神不乐，自己施食乌鸦不食，沐浴时心窝迅速干燥不着水，以手拔指，指节不发声，虽能进食身体反无力，且具前所未有之怪味，虱、虮突然增多或突然断绝者为死兆。总之，其人之欲望、蒙昧、忿怒三情与平时相反，以往行为之好和坏发生变化，则此人已进入死主统治下之兆。

此外，立于阳光下，对镜照视，立于水边而身影不现头部或四肢，久视自身之影后转视天空，而不现烟雾状身影者亦为死兆。

二、近兆

（一）将近兆

没有中毒和外伤而九窍出血，言出后立即忘却不知说啥，阴茎萎缩，睾丸下垂，或二物适其反，咳嗽、喷嚏发出前所未有之怪声，酥油灯熄灭后闻不到气味，擦拭头发（也有作“拔发”解者）无感觉，头顶出现油腻，头发、眉毛分离卷结，额部和阴部出现新月形脉纹，五官和五境无故出现以有为无，或以无为有的错觉，置手腕于两眉间而两目不见，揉压两眼后眼前不出现光线网，目瞪不合，像兔遇天敌而隐蔽于林中之样。眼球下陷，或瞳神无光，出现上述情况者为死兆。此外，耳轮后贴，以手压无嗡嗡之声，在阳光下头顶无蒸汽影子等者，亦为死兆。同样，鼻孔张开，且结灰白污垢，舌本干燥，中部焦黑，短缩不能语，下唇下垂，上唇外翻，面带灰尘，呼气冰冷，喘逆上气，齿结黑垢，体温消失者为死兆。此外，机体外表冰凉而内部发热，患寒证而厌弃温热，同样，患热证而厌弃寒凉，按法治疗不见效，违法治疗则有舒适之感，这些亦称为死兆。

（二）极近兆

极近兆分五大依次被融入和五官依次被融入两种。

1. 五大依次被融入：土的功能融入水，则目不见形体；水的功能融入火，则九窍干枯；火的功能融入风，则体温收拢；风的功能融入空，则外部气息断绝。

2. 五官依次被融入：由于眼器官衰败，则看不见形色，并融入声觉中；由于耳器官衰败，则听不见声音，且融于气味之中；由于鼻器官衰败，则嗅不出气味，且融于味觉之中；由于舌器官衰败，则味觉不明，且融于触觉之中，由于身体器官衰败，则触觉麻木不仁。

三、不肯定死兆

疾病情况非常复杂，上述之死兆虽已表现出来，但经过积极治疗，如果疾病平息下去，则死兆亦会随之而消除。

四、肯定死兆

如果经过治疗，疾病平息而死兆仍稳固不动者，则定死无疑。外部、内部和生命的精力依次为肌肉、食物和脉络三者，这三种脱失之任何病人，则定死无疑。对疾病虽进行各种对症治疗，但仍未见效者定死无疑。

如上所述，机体毁灭的各种死兆出现时，疾病、正精、垢物等彼此扰乱，相互为害，危及生命，这好像构成世界之五大发生变化致世界毁灭一样，毁坏人们的机体。医生如不知死兆，就无法知道治与不治之症，由于不知预后，亦无法成名医。故欲精通医学者，必须精心研究，掌握死兆。上述之死兆，可加倍行善念经，化凶为吉，近兆和肯定死兆以各种赎身之法进行挽救，极近兆则无法挽回。

第三处　疾病盛衰

第八章　疾病内因

意生仙人如是请问道："善哉导师明智仙尊，如何学习偏盛、偏衰的疾病处？请延寿药王予以教导。"如是请毕，导师言道："善哉大仙谛听，学习人体上偏盛偏衰的疾病处，计有内因、外因、疾病入侵概况、性相、疾病分类五点。"

疾病的内因可分为远因和近因两种。

一、远因

（一）总的病因

引起身体机能紊乱之原因很多，难以计数，它危害着身体，那些错综复杂之内因，难以一一指出，因此，只能讲引起各病之总病因。一切疾病之内因只有一个，就是从不解无我而产生的无明，犹如禽类虽翱翔于空中，但其形影永不离它一样，人类平时虽无病而安居乐业，但因具有无明，故不会与疾病相离。

（二）具体病因

从无明生贪、嗔、痴三毒，由三毒生风、胆、津三患。

二、近因

近因是风、胆、津三者，在它未发生病理变化前为病因，在三者失去平衡而发生病理变化时，则成为疾病之本质，危害人体和生命。如引起胆之机能紊乱，则燃烧人体正精，因胆属火，它虽存在于下部，但有上焰之特性，一切热病莫不由此而生。如津之机能紊乱，则能征服机体之火热，津属水和土，其性重而寒，虽存在于上部，但有向下沉降之特性，一切寒病莫不由此而生。风能遍在于寒热两者之中，如与热相伴，则助热以炽燃；若与寒相伴，则助寒凉以更甚。它运行于身体上下内外各部，可使寒热两者紊乱而发病。因此，风是一切疾病之内因。

第九章　疾病外因

复次，明智仙人言道："善哉大仙谛听！引起内因而发病的外因有三，即发生传布、蓄积发作、引发外因。疾病发生后漫延传布者为发生传布，疾病先蓄积而后发生者为蓄积发作，已蓄积的疾病，经外因引发起来者为引发外因。"

一、引起疾病发生传布的原因

（一）季节

季节可分为热季、寒季、雨季三种，凡热季不热，寒季不寒，雨季少雨者为不及；热季过热，寒季过寒，雨季大雨绵绵者为太过；热季反寒，寒季反热，雨季干旱少雨者为相反。

（二）五官

五官（眼、耳、鼻、舌、身）和五境（色、声、香、味、触）使用太过、不及或相反，亦能引起疾病，如眼等五官少用或不用者谓之不及；如眼等用之过度者则为太过；如眼等距离外境过近过远，或接触过大过小之物，以及使人惊恐、难看的形色与声音等者则谓之相反。

（三）起居

是指身体、语言、思维三者，将此三者少用、不用或用之不足者谓之不及，用之过多者谓之太过，如强忍或努责二便以及负载过重扭伤，作恶等则谓相反。

二、风、胆、津之蓄积、发作与平息

（一）内因

1. 服食粗糙等与风性相同之物，致使风邪蓄积，由于饮食起居之温暖而潜伏不发，一旦遇寒而能引起发作，如服食油腻温性之品及起居温暖，则可平息。

2. 同样，如服食性锐等与胆性相同之物使胆蓄积，由于饮食起居之寒凉而潜伏不发，遇热则即行发作，若服食性钝而凉之品及起居寒凉，则可平息。

3. 若服食性重腻等与津性相同之品，使津蓄积，由于饮食起居之寒凉则潜伏不发，若遇温暖则行发作，服食粗糙之品及适宜之起居，则可平息。

（二）实质

1. 蓄积之实质：由于饮食起居等使风、胆、津在各自的部位增盛而蓄积，蓄积的风、胆、津再加外因而力量增长形成紊乱，病人希望与该病特性相反者。

2. 发作之实质：在各自部位蓄积的风、胆、津，由于时序饮食起居之不当而发作，进入相反的部位，显示出各自的症状。

3. 平息之实质：以饮食起居药物等使其在各自的部位上平衡起来，即为无病而平息。

（三）时序

暑、夏、秋三季依次为风蓄积、发作和平息的季节，夏、秋、上冬三季依次为胆蓄积、发作和平息的季节，下冬、春、暑三季依次为津蓄积、发作和平息的季节。

暑季时节轻而粗糙，如环境、身体、食物、起居等一切与风的本性相同时，致使风蓄积，由于温暖而潜伏不发，至夏季则多风雨，因凉而发作，至秋季因油腻而温暖，乃告平息。

夏季时节油腻而凉，使胆蓄积，由于凉而潜伏不发，秋季油腻温暖而发作，至上冬因凉而平息。

下冬时节，凉腻而重，致使津蓄积，因凉而凝结潜伏，至春季阳光温暖，冰雪融化，即行发作，至暑季轻而粗糙，遂告平息。

上述时序对疾病的影响为一般规律，但是由于饮食起居之关系，也可随时构成疾病蓄积、发作或平息之条件。

三、疾病之诱发外因

（一）共同外因

季节、毒物、饮食失宜及误治等。

（二）特殊外因

1. 引起风病之外因：过食苦味、性轻、粗糙之品，房事过度，过于饥饿，睡眠不足，空腹做重活及言语过多，大量失血、呕吐、泄泻，被寒风吹袭，悲恸哭泣过甚，思虑过度，语言过多，偏食缺乏营养之品，以及二便之强忍或努责，均能引起风势而发为风病。

2. 引起胆病之外因：过食辛、锐、热、腻之品，禀性易于暴怒，盛夏中午在阳光下睡眠，久坐后突然剧烈活动，负重过度，挖硬土，开强弓，摔跤，赛跑过烈，盛夏中午奔走和工作，自悬崖坠下，从马上跌下，进入塌陷的屋内，或被石、棍打击等，以及食用肉类、酥油、红块糖酒等过多，以上外因均能引起胆热病。

3. 引起津病之外因：过食味苦、甘，性重凉及油腻之品，食后静坐不动，白天睡觉，久卧湿地，冬天经常涉水，寒冬着衣单薄受凉，过食新成熟之豌豆、小麦及果类、腐烂变质之食物，山羊及尕里巴瘦肉，脂肪、植物油、酥油以及其他发霉食品，陈旧豆叶、坏萝卜、野蒜等一切生冷之物，或吃未煮熟或煮焦，或储存过久之腐馊食物，生山羊乳，未发酵之乳酪、坏酪浆、冷水、冷茶等。食物过量或饮食入胃未消而又进饮食等均能引起寒津病。

以上所述之外因混在一起，可引起并发症或混合症。

第十章　疾病入侵概况

明智仙人言道：“善哉大仙谛听！内因通过外因之诱发才能发生疾病。”

一、疾病进入的途径

风、胆、津像靶子，而饮食、魔鬼、起居、季节四大外因则像射箭之人，性重等像箭，箭射出以后，中于风、胆、津三者任何一种，发生何种疾病，可从其相互依从之关系中推测出来。

风之存在部位是骨，胆存在于血和汗，其他是津之部位。因此，它们就这样彼此间所依和能依而联系着，素患之机能紊乱，则正精亦随之而受危害，此二者也必然会损害到垢物。

同疾病性质相同食物之精华由遍行风播散至精华运行的各自孔窍，这时精华附着于相应性质之各自孔窍（风性食物精华附着于骨之孔窍等），加之生活起居不当而发病，犹如云从少到多，最后达到降雨一样，先从各自部位增长蓄积，一旦与外因相遇而引发，进入六个孔窍（皮肤、肌肉、脉管、骨骼、五脏、六腑）。

二、疾病进入的部位

疾病发生以后，究竟在哪些部位呢？风之部位是食物消化部位，以及髋关节、骨骼及其他关节、触觉器官、两耳；胆之部位是脐部、胃、血、汗、精华、黄水、眼睛、皮肤；津存在于胸、颈、肺、头、鼻、舌、精华、肌肉、脂肪、骨髓、精液、大小便。

第十一章　疾病之性相

复次，明智仙人如是言道：“善哉大仙谛听！素患发生病理变化之性相包括偏盛、偏衰、紊乱三点。其中，偏盛、偏衰是指疾病、正精、垢物三者而言，这可从内因、症状两方面叙述。”

一、内因

（一）素患偏盛、偏衰之内因

人体将要显露素患偏盛或偏衰时，不想食有益之食物而想食有害之食物，对有益的起居以为有害而不享用，而将有害之起居却以为有益而享用，这样就会引起素患之偏盛或偏衰。

（二）正精偏盛、偏衰之内因

人体之火热主要存在于自己的部位（指能消胆，存在于消化与未消化之间），部分存在于各个正精，火热力量之旺盛或衰退，直接影响正精依次偏盛或偏衰，若首先一种偏盛，则后者亦随之而偏盛；若首先一种偏衰，则其余亦随之而偏衰。

（三）垢物偏盛、偏衰之内因

病邪与正精之偏盛和偏衰，也直接影响到垢物，而垢物之偏盛、偏衰，可从其各个部位之排泄过多或过少中推断。

二、症状

（一）偏盛症状

1. 风偏盛：身体干瘦色黑，喜温热，身战栗，腹胀便秘，言语喋喋不休，头目眩晕，身体虚弱，失眠，官窍感觉迟钝。

2. 胆偏盛：二便、皮肤及眼睛呈黄色，善饥易渴，身热少眠，腹泻等。

3. 津偏盛：体温降低，消化不良，身体沉重，肤色晃白，倦怠无力，四肢关节松弛，唾液、痰涎乖多，嗜睡，呼吸艰难等。

4. 精华偏盛：似津偏盛之症状。

5. 血偏盛：出现火焰症，体内疖痛，脾病，麻风，痞瘤，血病，胆病，目黄病，齿龈病，以及机体活动不灵，眼及皮肤红赤，小便色红等。

6. 肌肉偏盛：发生瘿肿，肉核肿大，肥胖病等症。

7. 脂肪偏盛：出现身心疲惫，乳房及腹部脂肪偏多等症。

8. 骨偏盛：出现多余之骨及牙齿。

9. 髓偏盛：出现机体沉重，目无神色，关节肿大等。

10. 精液偏盛：生结石，贪色欲狂。

11. 大便偏盛：出现身肿腹胀，小肠鸣响疼痛。

12. 小便偏盛：出现尿道刺痛，尿意频繁等症状。

13. 汗偏盛：汗液绵绵不绝，气味浓臭，易生皮肤病。

14. 眼眵、鼻涕、耳垢、唾液等偏盛：各自部位出现沉重发痒和溃烂等症状。

（二）偏衰症状

1. 风偏衰：倦怠懒言，周身不舒，神志不清，并有津过多的症状。

2. 胆偏衰：体温降低而身寒，肤色不华而呈黑色。

3. 津偏衰：出现津之本部位空虚，头晕心悸，关节松弛等症状。

4. 精华偏衰：出现肌肉干瘪，吞咽艰难，皮肤粗糙，闻巨声则惊恐而发病。

5. 血偏衰：血管松瘪，皮肤粗糙，喜爱酸凉。

6. 肌肉偏衰：出现关节疼痛，肌肤贴骨等症状。

7. 脂肪偏衰：有少眠不寐，肌肉干瘪，肤呈灰绿等症状。

8. 骨偏衰：有头发、牙齿、指（趾）甲掉落等症状。

9. 髓偏衰：有骨空不实，头晕，目生翳障等症状。

10. 精液偏衰：有阴器出血，且有烧灼之感。

11. 大便偏衰：有肠内鸣响，矢气回旋难下，逆行于上而出现胸胁疼痛等症状。

12. 小便偏衰：有尿色突变，小便量少，癃闭不下等症状。

13. 汗液偏衰：有皮肤皲裂，汗毛竖起或脱落等症状。

14. 眼眵等偏衰：有空旷轻浮之感。

总之，七大正精是依赖各自垢物而存在的，若垢物偏盛时就会发生疾病，与此相反，偏衰时亦会损伤元气。正精最后之物质为精光，它与思想情绪有着密切关系，情绪不好则会引起精光偏衰，出现频频惊悸，体瘦无力，抑郁少欢，面容憔悴等症状。治疗时要服补药，多喝牛奶、肉汤等补益之品。

（三）紊乱症状

1. 风受骚扰而机能紊乱之症状：脉空虚，像皮袋充盈气体状上浮，小便清澈如水，转变后尿质稀薄，好动而多嘘叹，情绪不稳，头昏目眩，耳内作鸣，舌干糙而红，口有涩味，有游走性刺痛，恶寒战栗，动则全身刺痛，疲乏无力，肢体拘挛或僵直，皮肤少泽如裂，骨痛欲折，四肢如被缠缚，目有外突感，动则疼痛加剧，恶寒失眠，常呵欠伸腰，性情暴躁，髋腰等全身关节疼痛僵硬，枕骨部、胸前、两腮颊剧痛如刺，风穴开启(大椎、百会、膻中)，按压则痛，恶心空呕，黎明咳吐泡沫痰液，腹胀肠鸣，每至黄昏、黎明及食物消化后则感疼痛。

2. 胆受骚扰而机能紊乱之症状：脉象细浮而紧数，小便色红黄，气味浓臭，蒸汽大，头痛身热，口中酸苦，舌苔厚，鼻孔干燥，目睛黄赤，痛不易处，夜晚少眠，白昼亦不入睡，痰呈红黄色，且具咸味，口渴引饮，吐泻物似血或胆汁，易汗味臭，目和肤色红黄，身体局部出现溃烂，中午和午夜以及食物消化之时病情加剧。

3. 津受骚扰而机能紊乱之症状：脉象沉弱而迟缓，小便色白，臭味和蒸汽均小，口不知味，舌及齿龈灰白，眼球晃白，面部浮肿，鼻涕、痰涎乖多，头脑昏沉，身心沉重，食欲不振，胃火式微，消化力极弱，肾腰疼痛，全身肿胀，瘿瘤增大，呕吐或泻下津样未消化物，神志不清，嗜睡沉睡，倦怠无力，全身发痒，四肢僵硬，关节活动不灵，肌肉增多，懒动，在大雨季节、初更、早晨和饭后即行发作。

上述素患偏盛、偏衰及紊乱等之症状，在各种单一型疾病之症状中表现明显，至于合并型及混合型之症状，是由上述单一型症状相杂形成，加以分析即可明了。

第十二章　疾病分类

明智仙人言道："善哉大仙谛听！疾病分类可归纳为以病因分类、以性别年龄分类、以形式分类三种。"

一、以病因分类

（一）本生之素患引起者

由内因和外因聚会而发病，本生的素患又可分为两种，即自然存在之体内素患有风、胆、津三者；外因引起之突发性素患有毒物、兵器、魔鬼三者。

（二）前生之宿业引起者

虽无聚会内外因，但发生之痛苦极大。

（三）素患和宿业混杂引起者

虽然内外因很小，但痛苦极大。

二、以性别、年龄分类

（一）男性病

男性病有精亏和滑精两种、睾丸下坠病六种、阴茎病九种，合计十七种。

（二）女性病

女性病有子宫病五种、子宫瘤九种、阴道虫起和虫怒两种、脉病十六种，合计三十二种。

（三）儿童病

有细病八种、粗病八种、普通病八种，合计二十四种。

（四）老年病

只有因五大衰减而引起之衰老病一种。

（五）共同身病

1. 以素患分类

（1）风又可分为总的风病和具体风病两种。

① 总的风病：又可分为种类和部位两种。

种类：风病有二十种。

部位：有入侵的六门和五官现花等七种。

② 具体风病：有发生生理变化之维命风等五种，与津和胆并发者十种。

以上风病共四十二种。

(2) 胆病亦可分为总的胆病和具体胆病两种。

① 总的胆病：又可分为种类和部位两种。

种类：有过甚者一种，部位转变、外溢、窜入脉道三种。

部位：有入侵的六门和五官现花等七种。

② 具体胆病：有发生生理变化之能消胆等五种，与风和津并发者十种。

以上胆病共计二十六种。

(3) 津病可分为自性型（单纯津病）和他性型（合并津病）两种。

1) 自性型津病：又可分为总的津病和具体津病两种。

① 总的津病：又可分为种类和部位两种。

种类：有鸠尾津病等六种。

部位：有入侵的六门和五官现花等七种。

② 具体津病：有发生生理变化之能依津等五种，与风及胆合并者十种。

2) 他性型津病：有黄津和紫津两种。紫津又可分为散布、增盛、滞留（原文为穿孔，有误，按《秘诀续》改正）、卷结四种。

以上津病共计三十三种。

风、胆、津病三者合计一百零一种病。

2. 以主要疾病分类

(1) 自性型病：可显示出单一的各自症状，有偏盛、最偏盛、极度偏盛和偏衰、最偏衰、极度偏衰（风、胆、津每一病有偏盛、最偏盛、极度偏盛三种和偏衰、最偏衰、极度偏衰三种，计六种，三病合计十八种）。

(2) 他性型病

① 合并症：二病合并型有等量偏盛者三种，一个最偏盛，另一个极度偏盛者六种（风胆等量偏盛、津胆等量偏盛、津风等量偏盛等三种；风最偏盛而胆极偏盛、胆最偏盛而津极偏盛、津最偏盛而风极偏盛、胆最偏盛而风极偏盛、津最偏盛而胆极偏盛、风最偏盛而津极偏盛等六种，合计九种）。与此相反，合并症等量偏衰者三种，一个最偏衰，另一个极度偏衰者六种（风胆等量偏衰、津胆等量偏衰、津风等量偏衰三种；风最偏衰而胆极偏衰、胆最偏衰而津极偏衰、津最偏衰而风极偏衰、胆最偏衰而风极偏衰、津最偏衰而胆极偏衰、风最偏衰而津极偏衰六种，合计九种）。

② 混合症：三病混合型病等量偏盛者一种，分上、中、下三级偏盛者六种（风、

胆、津等量偏盛者一种；风最偏盛、胆中度偏盛、津低度偏盛，胆最偏盛、津中度偏盛、风低度偏盛，津最偏盛、风中度偏盛、胆低度偏盛，津最偏盛、胆中度偏盛、风低度偏盛，胆最偏盛、风中度偏盛、津低度偏盛，风最偏盛、津中度偏盛、胆低度偏盛等六种，计七种）；两种及一种极偏盛者六种（风偏盛而津胆极偏盛型、胆偏盛而津风极偏盛型、津偏盛而风胆极偏盛型、风胆偏盛而津极偏盛型、津胆偏盛而风极偏盛型、风津偏盛而胆极偏盛型等六种）；与此相反，混合型等量偏衰者一种，分上、中、下三级偏衰者六种；两种及一种极偏衰者六种；偏盛偏衰混合型有一种平衡，一种偏盛和另一种偏衰者六种（风平而胆偏盛津偏衰型、胆平而津偏盛风偏衰型、津平而风偏盛胆偏衰型、津平而胆偏盛风偏衰型、胆平而风偏盛津偏衰型、风平而津偏盛胆偏衰型等六种）。同样，一种偏衰而两种偏盛及与此相反者共六种（风偏衰而津胆偏盛型、胆偏衰而津风偏盛型、津偏衰而风胆偏盛型、风胆偏衰而津偏盛型、津胆偏衰而风偏盛型、津风偏衰而胆偏盛型六种）。合计偏盛偏衰之分类有七十四种。

③ 继发病：一种病上又增加一病者称继发病，本病可分为入侵、转变、相交三种。在一个疾病之部位上其他病侵入者为入侵（如风之部位上胆入侵、津入侵和三种都入侵三种，余类推，计九种）；本病未愈而转为他病者为转变（如风未愈而转成胆病或津病，或津胆病，余类推，计九种）；两种疾病聚合者为相交（风坚守本位而与津胆相交，风夺取胆位与津相交，风夺取津位与胆相交三种，余类推，共九种）。上述三病每病各有九种。

以上一百零一种病是以主要疾病分类的。

3. 以部位分类

（1）心理疾病：癫症、痫症。

（2）身体疾病

1）发于胸部以上官窍和头部者有头病、眼病、耳病、鼻病、唇病、齿病、舌病、腭病、瘿瘤九种。再加喉部之咽喉病、白喉、喉部阻塞、喑哑四种和上胸部之渴病、呃逆、哮喘、不思饮食、感冒五种。

以上合计十八种。

2）发于五脏六腑之疾病有心病、肺病、肝病、脾病、肾病、胃病、胆病、小肠病、大肠病、膀胱病、精府病十一种。能发于脏腑二者之疾病有不消化病、类牛症、痞瘤病、日形脓肿、热泻、肠刺痛六种。发于腑内之疾病有吐、泻两种。

以上合计十九种。

3）下身疾病有痔疮、阴部瘘管、便秘、尿闭、尿频五种。

4）发于外部之疾病有皮肤病、肌肉病、脉病、骨骼病四种。

① 皮肤病有肉斑病（紫、白驳风）、牛舔疮、疥疮、牛皮癣、陷蚀疮、疹疱疮、梅

毒、疣、面蔽症，他病散播于皮肤等十种。

② 肌肉病有瘿瘤、肉核两种，他病发展于肌肉者一种，计三种。

③ 脉病有白脉病（神经）、黑脉病（血管）两种，再加他病侵入脉者一种，共三种。

④ 骨骼病有垢病、青腿牙疳两种，再加他病渗着于骨者一种，计三种，发于肌肉和骨骼者痹病一种。

以上发于外部之疾病共计二十种。

5）在身体内外普遍发生之病有胆病、紫津病、水鼓、下落浮肿、灰色浮肿、消痼疾、六种热病（未成熟热、增盛热、空虚热、隐伏热、陈旧热、浊热）、扩散伤热、骚热、瘟热、豆疹、炭疽、配合毒、山岚瘴毒、日光毒、蒸汽毒、肉毒、逆性毒、乌头毒、狂犬毒、虫毒、蛇毒、魔鬼病、星曜病、麻风病、疖痛、火焰症、虫病、头部创伤、躯干创伤、四肢创伤、颈部创伤、全身性疾病三十七种。

以上一百零一种疾病是以发病部位分类的。

4. 以种类分类

（1）内科病：分为不消化病、痼疾两类。

1）不消化病可分为不消化之本质、种类、伴随、时期四种。

2）痼疾可分为新、旧两类。

① 新痼疾又可分为灰津病、紫津病、胆病、毒痼疾四种。

灰津病可分为鸠尾津、铁垢津、火衰津、喉部阻塞津、白痹津、干消津六种。

紫津病有紫津散布、紫津增盛、紫津穿孔、紫津溃烂、紫津迟滞、紫津卷结、紫津隐伏、紫津交杂、紫津下落、紫津沉寒等十种。

不消化引起之胆病有胆溢、胆窜入脉道、部位转变三种。

毒痼疾有热配合毒和寒配合毒两种。

② 旧痼疾有痞瘤、水鼓、下落浮肿、灰色浮肿四种，另加消痼疾共五种。

痞瘤病有血痞瘤、胆痞瘤、鸠尾痞瘤、石痞瘤、风痞瘤、虫痞瘤、脉痞瘤、水痞瘤等八种。

水鼓病有散布水、滴漏水、旋绕水、穿漏水四种。

下落浮肿分为热性和寒性两种。

灰色浮肿分为肺浮肿、心浮肿、肝浮肿、脾浮肿、黄水浮肿五种。

消痼疾分风消痼疾、胆消痼疾、津消痼疾、继发消痼疾四种。

以上内科疾病共计四十八种。

（2）疮类：分自发性疮和突发性疮两类（自发性疮是与三因相伴自然发生的疮，突发性疮是指创伤）。

① 自发性疮有疖痈、肉核、日形脓肿、火焰症、痔疮、青腿牙疳、阴部瘘管七种。

② 突发性疮可分部位与种类两部分。部位有头部、颈部、躯干、四肢。而种类有皮肤擦伤、肌肤截伤、不全断离、深裂损伤、完全断离、破碎损伤、肌肤剖伤、管状损伤八种。

以上共计疮类十五种。

(3) 热病：热病有未成熟热、增盛热、空虚热、隐伏热、陈旧热、浑浊热六种。另有扩散伤热、骚热、瘟热、毒热四种。

① 扩散伤热分为扩散于外部和内部两种。

② 骚热分增盛骚、空虚骚、温和骚三种。

③ 瘟疫有吉祥天母瘟、肠刺痛、痘疮、白喉、感冒五种。

④ 毒病分配合毒、变化毒、自然毒三种。

(4) 杂病：有喑哑、呃逆、不思饮食、渴病、哮喘、类牛症、虫病、呕吐、泄泻、便秘、尿频、尿闭、热泻、垢病、痹病、黄水病、白脉病、皮肤病、小病十九种。

以上一百零一种病是以种类分类的。

如上所述，以素患、主要疾病、部位、种类四方面分类的疾病有四百零四种。每一百零一种病有不自主之宿业病，虽进行治疗亦无效而死；从思维联想中发生之魔鬼病，需以祈福禳灾之法解脱；由素患引起之病不治则死，治之则愈，不属于以上三种之假象病，不治也会自愈。四种类型共计一千六百一十六种病。

三、以形式分类

从疾病表现形式分，则是无数的。

素患和所损害共二十五种，而构成之疾病则有单一型、合并型、混合型等几种类型，虽难以说出一定名称和数目，但疾病超不出三患，其发病部位也超不出十所损害(正精和垢物)，犹如禽类虽任意翱翔，但总离不开天空一样，也就是说，津和风属寒，血和胆属热，故疾病虽有多种，但都可以归纳为寒、热两类。各种疾病之具体意义分为病因、初期情况、中期情况、后期情况四个方面：

1. 所谓病因：就是引起各个疾病内因的外因（时令、魔鬼、饮食、起居等)。

2. 所谓初期情况：就是不能明显地定出疾病名称。

3. 所谓中期情况：就是症状已明显显示出来。

4. 所谓后期情况：就是疾病在自己之部位发展极盛之阶段。

现就疾病之类别、诊断、主次、病势四点叙述如下：所谓疾病类别，就是在疾病内部详细分类；所谓诊断，就是对疾病仔细辨证，不使混淆；所谓主次，是指自性型和他性型（前为主后为次)，前者称为原发病，后者称为继发病；所谓病势，就是因环境、季节、禀性、年龄、疾病、饮食、起居之不同而形成轻重有别之两种病变。

第四处　起　居

第十三章　日常起居

复次，意生仙人如是请问道："善哉明智大仙！如何学习起居部分，请延寿药王赐予教导。"如此问毕，导师言道："善哉大仙谛听！学习治疗疾病之对治法起居部分，计有日常起居、六时起居和临时起居三部分。"

日常起居分延寿、处世、正法三点。

一、延寿

（一）消除病因

要使身体经常健康而长寿，要身带珍宝药和密咒符，必须经常禁忌足以引起疾病之二主因（饮食、起居），机体、语言、思维三者不能应用过度而应适当。对舌等器官避免不用或用之过度。

（二）注意行动举止

不乘可疑之舟，不骑无驯之马，不去杀人之地，不渡不熟之水，不临大火，夏不临悬崖，冬不攀树梢，休息要找适宜之地，行走则觅安全之道，夜有急事外出，须有持杖之人陪同。

（三）睡眠方法

熬夜必受刺激生风，尽量想法安静休息。如熬夜，清晨禁食，并睡熬夜时间之半。如酒醉、体弱、忧愁、过劳、言语过多、老年人、受惊恐者等，在糙而轻之暑季，因昼长夜短，身力被夺而生风，可在白昼宜睡片刻，则转为重而腻，对机体有益。除此而外，白昼睡觉会引起津病，导致身体浮肿、神志不清、头痛倦怠，以及发生瘟疫等症，必须禁忌。

若嗜睡昏睡，则可应用引吐、禁食及同房之法调理之。若失眠不寐者，可服食牛奶、白酒、乳酪、肉汤等，并在头部涂油及耳内滴油有效。

（四）性生活

不可与不同类、有夫之妇、身劣心恶、孕妇、身瘦力衰、被苦所迫、经血来潮者交媾。冬季为精液充盈之时，则无禁忌；春、秋二季隔日同房，夏、暑二季隔半月同房，若不这样而无节制地同房，则必导致各个官窍功能减退，甚至发生夭亡等不良后果。

（五）涂擦按摩法

若经常以油脂涂擦按摩身体，则有延年益寿、克服疲劳、不患风病之效。尤其在头部、足部及两耳，更须用油脂涂擦，则有使身体轻爽、脂肪减少、身体曲线分明、增生火热等作用。

（六）散步活动

人体之健壮和功能良好，来自正确的散步活动，但是用之过度，会引起有害之反作用。特别是老人、小孩，风、胆病患者更应禁忌过度活动。

身体健壮而常食油脂者，在冬、春二季积极进行散步活动，特别是津病患者更应如此。

（七）搓擦方法

在涂擦按摩和散步活动后，用豆粉在全身搓擦，为清除津病、消减脂肪，使皮肤色泽光亮、四肢坚实之良法。

（八）沐浴

沐浴则有健身壮阳、增生体温、滋润肤色之效，能除体痒、多汗、臭味、倦怠、口渴、身体壮热等疾病。

若用热水洗头，则有脱发、伤眼及耗损体力之弊。凡热泻、腹胀、感冒、不消化症，鼻、眼病患者，进食不久者，禁忌沐浴。

（九）保护眼睛

眼属火性，有克津作用，因而流泪，故每七日需滴小檗眼膏一次。

（十）预防病敌

五突发病（白喉、胃反、霍乱、鼻衄、炭疽）犹如人身之五敌，故必须把药物如保镖般地常备身旁，以便对付“敌人”。

二、处世

处世之道，是一切知识的基础，凡已说之事要有信守，做了坏事以好事弥补，别人不做的好事，自己要争取去做，当干一件事时，事先要仔细考虑，对别人所讲之事，不可轻易相信，要慎重调查，自己的一切言语要三思后再讲，一切要事绝不泄密。不要轻易听女人之言，也不要给女人说出自己的想法，对自己仁慈者要说心里话，对于敌人不能疏远而使其坚持顽固立场，要机智耐心地征服他，对自己的亲友及周围的人要爱戴，对自己施恩之人永怀不忘，对师长及长辈要尊敬帮助，对乡里亲友及需帮助之人要倾力相助，平时要勤俭持家，需要时则要大方，要承认自己的缺点错误，胜了别人要知足而控制，有智慧要虚心不骄，富裕者要有知足之心，不歧视奴仆，不嫉妒高贵，不依靠坏人，不仇恨僧人，不谋夺他人之财，不报复赌誓，不做任何后悔之事，不给坏人授权，人心要正，宽宏大量，一切事情都要按时完成。如果这样，虽然孤独，但也丧失不了自己的权力。虽为奴隶，也会变成大众之高官。

三、正法

一切众生为了达到自己的安乐，虽勤奋于各种事业，但不修正法，则安乐必成痛苦之因。因此，必须勤学正法，以虔诚之心依靠恩师善友，远离与上相反之师友。要把杀生害命、偷盗抢劫、奸淫妇女、妄语欺人、不义之言、讽刺恶语、挑拨离间、贪图人财、恶意中伤、邪见等十不善，从身、语、意三方面全部抛弃。此外，对忧愁逼迫、疾病为害、贫困所迫等具有痛苦之人，尽量予以帮助。同时，要把虫类等与自己一样看待。不说假话，以喜悦之态度直言不讳，对想方设法陷害自己的敌人，要给他利益，对众生要慈悯，发二菩提心，调服身语意，要不吝惜而布施。总之，要把别人之事像自己的事一样对待，这些都是善良者做事达顶峰之美德。

第十四章　六时起居

复次，明智仙人如是言道：“善哉大仙谛听！第二部分是季节性起居，季节依次分为上冬、下冬、春季、暑季、夏季和秋季六季，每两月为一季。由弹指积为罗预，由罗预积为须臾（六十弹指为一罗预，三十罗预为一须臾，三十须臾为一昼夜），由须臾积为昼夜，由昼夜积为月，由月成季，由季成年。”

在上年的夏至和冬至日加八日和三日，是下年夏至和冬至在仲夏和中冬之日期，再隔三个季节，太阳运行至最南或最北，在运行三个月之时，昼夜相等，是为春分和秋分，在春分和秋分之日加八日和十日，则为雷鸣和雷声停止之时。

一、自然界与人类之关系

从冬三月之季冬起，太阳向北运行，大地上的万物锐热而糙，风和太阳之威力将月之土性能力消耗，故当此季节，辛、涩、苦三下味之力量增强，因而人们之机体功能每日都受到剥夺而减弱。直到夏至之雨季来临，太阳向南运行时节，人们之体力逐渐恢复，气候趋于凉爽，月力日益强大，太阳威力减弱，由于风吹雨降，将大地上之炎热平息下去，当此季节，酸、甘、咸三味之力量增强。因此，人体受自然界之时序变化，当冬令之季节，人们之机体力量较强，而在暑季和夏季时则较弱，秋季和春季则趋于中平。

二、六时起居

以上叙述了太阳南北运行之两种情况，现在谈六时起居。自然界气候之变化，可随时对人体产生影响，只有掌握其规律，进行恰当之调节，才能使之相适应。

1. 上冬时节，气候寒冷，毛孔皆呈封闭状态，体内之火由于等火风之煽动而具有力量。此时应增加食物，如食物过少，则势必导致正精不足。为此必须首先饱食三味上品食物。在此季节，昼短夜长，易于饥饿，因而将引起正精减少，故须用芝麻油涂擦，吃肉汤及油腻之食物。生活起居应保持温暖，着新皮衣，经常穿靴鞋，适当进行温熨，曝日烤火，居住于双层之地下室。

2. 下冬季节，气候益趋寒冷，起居务更要如上所述，方能保持健康。

3. 春季之时，由于冬季气候寒冷，津蓄于内，时至春天，阳光温煦，寒津融化，导致胃火衰退，津邪乘机猖獗，此时宜食三味下品食物及青稞糌粑，生活在陆地上的野兽肉，并服蜂蜜、开水、姜汤。总之，要服食性轻粗糙之品，食后要散步，用豆面等物擦搓全身，则有除津作用。宜在芳香之园林树荫下憩息。

4. 暑季之时，阳光酷热，剥夺人们之体力。因此，宜食味甘性轻、油腻和寒凉之品，禁食咸、辛、酸等味，不宜曝日，减少活动，并以凉水沐浴，饮以掺水之酒，穿着薄衣，居住凉室，常保芬芳之气味。此外，亦可在浓叶密布之树荫下，南方香风扑鼻以及凉风吹拂之处居住。

5. 夏季之时，天空多云，雨淋潮湿，风寒潮气和浊水损伤人们之火热，在此季节里，宜增养火热，用三味上品，以轻而油腻之品作为主要食物，饮以山旱地粮食所制之酒，居住房顶，不宜受凉，以温暖为宜。

6. 秋季之时，因夏季之凉，至秋季温热时，人体受阳光曝晒，致使雨季蓄积之胆，将于秋季发作，为防患于未然，宜食甘、苦、涩味之品，穿着含有冰片、白檀香、石斛等香气衣服，室内喷洒清凉香水，宁静憩息。

以上为六时对人体之影响及适时调摄之方法。概括言之，六时之饮食起居，在夏、冬宜温热，春季宜粗糙，暑季和秋季则宜寒凉。夏、冬二季主要服食三味上品，春季则主要服食三味下品，暑季以服食甘味为主，秋季则以服食甘、苦、涩三味为主。同样，秋季属胆，宜用泻法；春季属津，宜用吐法；夏季属风，则以轻导泻灌肠为宜。如季节出现不及、太过或相反时，要仔细观察，按情况予以相应之处理。

第十五章　临时起居

复次，明智仙人如是言道："善哉大仙谛听！第三部分是临时起居，不强忍饥饿、口渴、呕吐、喷嚏、呵欠、劳累喘气、睡眠、痰涎、泪水、矢气、大便、小便、排精等。"

一、强忍饥饿

若强忍饥饿则机体受损，出现倦怠无力、不思饮食、头晕等症状。对此宜少量多次服食性轻油腻温热之品。

二、强忍口渴

若强忍口渴则出现口干、头晕、心病、神乱不清等症。对此应以各种寒凉法治疗，则颇有裨益。

三、强忍呕吐

若强忍呕吐则有饮食不进，气息喘急等症状，并能发生灰色浮肿、火焰症、疥疮、疖痈、麻风、眼病、痰涎病、瘟病等。对此应施禁食疗法，并用锐利烟方点燃熏鼻和类似之药煎汁漱口。

四、强忍喷嚏

若强忍喷嚏则会引起五官不敏、头痛项强、口歪腮瘫等症状，对此应以锐利烟方熏鼻，吸鼻药，专心观日等方法治之。

五、强忍呵欠

其出现之证候与上相同。用镇风之法予以治疗，则颇有疗效。

六、强忍劳累喘气

强忍因劳发生之气急，则会引起痞瘤、心病、神乱不清等症。对此应卧床休息，并抑制增长之风势，则颇有裨益。

七、强忍睡眠

若强忍睡眠则必出现呵欠频作、困倦懈怠、头重眼障、食物不化等症状。对此给以肉汤、香酒，并涂油按摩，令其酣睡有效。

八、强忍痰涎

若强忍痰涎则引起痰涎增多、气息喘急、肌肉干瘪、呃逆、心病、不思饮食等症。对此应以祛痰之法予以治疗。

九、强忍泪水

若强忍泪水则发生头痛和心痛，鼻流清水，头晕，胃口不开等症状，对此给予白酒，令其酣睡及听悦耳之语有效。

十、强忍矢气

若强忍矢气则引起大便干燥，大便、矢气不通，内结痞块，腹胀刺痛，视物不明，体温偏低及心脏病等。

十一、强忍大便

若强忍大便则口吐不洁之物，发生脑痛、腿肚转筋、感冒等，并出现上述强忍矢气之各种疾病。

十二、强忍小便

若强忍小便则发生结石、尿道病、阴茎病、股内侧病，以及上述强忍矢气之各种疾病。对此治以下塞药钉，局部敷浴，并进行涂擦及热熨，服食酥油丸。

十三、强忍精液

若强忍精液则出现流精液，阴茎疼痛，小便不通，增生结石，阳痿不举而成中性。对此治如上法塞入药钉，敷浴，另外可行同房。服食芝麻油、乳类、鸡肉、酒等。

上述之强忍会引起疾病，但努责亦会引起疾病，更会立即引起风之机能紊乱。因此，须服食抑制风邪之饮食及药物。

任何疾病用禁食及平息疗法虽暂时可将疾病消散，但一有时机，则余邪就会复发，如果首先用排泻法，则无复发之忧。因此，冬季蓄积之寒证，应在春季排泻；暑季蓄积之病，应在夏季排泻；夏季蓄积之病，应在秋季排泻。若能善用排泻法，则余邪外达，不复为患。

要养成对自己有益之饮食和起居之习惯，并请有经验之医生加以指导，则不会发生疾病，为了防止疾病发生，或已发生者使之平息，这种临时起居是防病治病之良法。

第五处 饮食调养

第十六章 饮食须知

复次，意生仙人如是请问道："善哉明智大仙！如何学习生活饮食处？请延寿药王予以教导。"如此说毕，导师言道："善哉大仙谛听！要学习疾病之对治食物部分，首先要知道享用方法，善于享用饮食，则有健身益寿之功；随意乱食，太过、不及或相反，则必发生疾病而危及生命。因此，必须善用饮食。概而言之，有饮食须知、饮食禁忌、饮食适量三点。"

饮食须知分食物与饮料两部分。

一、食物

（一）谷物

1. 具芒类：有稻、粟、六十日熟青稞、小麦、青稞、大麦、燕麦等。其味和消化味皆甘，能壮阳祛风、强身补力，但能滋生津病。

（1）稻：性绵腻而轻凉，能除三患，并有壮阳、止泻、镇呕作用。

（2）粟：性重而凉，有治创伤、接合碎骨之作用。

（3）六十日熟青稞：性凉而轻，且糙，有开胃口、增食欲之作用。

（4）小麦：性重而凉，有补身体，除风、胆之作用。

（5）青稞：性重而凉，能使粪便增多，为增肌肉补体力之佳品。

（6）大麦、燕麦：性凉而轻，能治津、胆病。

2. 具荚类

（1）豌豆和扁豆：味涩而甘，性凉而轻，且燥，有阻塞精华运行脉门之弊，但能除热津，止泻痢，除油腻，血、胆及脂肪增盛者涂之有效。

（2）蚕豆：能治风津病、痰多、气喘、痔疮、精液结石等病，但能滋生血胆病。

（3）黄豆：能治风病，并有强身益精之效，但能引起津胆偏盛。

（4）小扁豆：味涩而甘，面糊能治火焰症、垢病、血病等，但能引起三患。

（5）芝麻：性重而温，有益精壮阳作用，并能除风病。

（6）亚麻：味甘而苦，性腻而绵，对风病有效。

（7）荞麦：性凉而轻，能穿破疮疡，但滋生三患。

一切新鲜和未熟谷物性重，成熟干后及陈旧的谷物则性轻。凡谷物，无论新鲜、陈旧干湿，生的、煮的、炒的谷类，依次以后者性轻，易消而对身体有益。

（二）肉类

可分为八类，以栖居分则有潮湿地带栖居、干燥地带栖居、干湿两栖三种。

1. 爪掘觅食类：有孔雀、雪鸡、斑翅山鹑、红嘴山鸦以及其他山鸟。

2. 喙掘觅食类：有鹦鹉、杜鹃、岩鸽、喜鹊、百灵、麻雀等。

3. 野兽类：有鹿、麝、藏原羚、盘羊、兔、藏羚等。

4. 大野兽类：有鬣羚、狍、野山羊、野猪、水牛、犀牛、熊猫（栖居竹林）、野驴、野牛、野犏牛等。

5. 食肉禽兽类：食肉兽类有虎、金钱豹、黑熊、棕熊、雪豹、狼、猞猁、狐狸、豺、沙狐等；食肉禽类有秃鹫、大嘴乌鸦、玉带海雕、鸢、渡鸦、雕鸮、大鵟等。

6. 家畜家禽类：有犏牛、牦牛、骆驼、马、驴、黄牛、尕里巴、山羊、绵羊、狗、猪、鸡、猫等。

7. 穴居类：有旱獭、豪猪、蛙、蛇、狗獾、沙蜥、鬣蜥、蝎子等。

8. 栖居湿地动物类：有黑颈鹤、天鹅、赤麻鸭、鸬鹚、白鹭、水獭、鱼等。

这八类肉之味和消化味均甘，前三类栖居于干燥地带，后两类栖居于潮湿地带，中三类则干湿两栖。

栖居于干燥地带之肉类，性凉而轻糙，能清兼有风和津之热证；栖居于潮湿地区之肉类，性腻而重温，能除胃病、肾腰病、寒风等病。干湿两栖之肉类，具有上两类肉食之功能。食肉之禽兽肉，性糙而轻锐，故能增生胃火，破痞块，丰满肌肉，能治一切寒证。若具体讲，则其作用如下：

（1）羊肉性腻而温，易于消化，有增生体力，滋补正精之作用，并能除津风和开胃。

（2）山羊肉性重而凉，能引发蓄积之三患，对梅毒、黑痘疹和烧伤有益。

（3）黄牛肉性凉而腻，故能清夹风之热病。

（4）马、野驴、驴奇蹄类肉有燥脓、治寒性肾腰病及黄水病的作用。

（5）猪肉性凉而轻，能穿治疮类，治疗紫津。

（6）水牛肉有催眠作用，并能使肌肉丰满。

（7）牦牛肉性腻而温，故能祛寒，但能滋生血胆病。

（8）鸡肉、麻雀肉有补精壮阳作用，对疮疡亦有裨益。

（9）孔雀肉能治眼病和喑哑，并有促使老年人健壮之作用。

(10) 野牛肉能祛肝胃之寒，增生胃火。

(11) 鹿等大野牲之肉性凉而轻，能治有津之热证。

(12) 兔肉性粗糙，能生胃火而止泻痢。

(13) 旱獭肉性腻而重温，对疖痈有效，并能除寒风、胃病、肾腰病及头病等。

(14) 水獭肉可壮阳，祛肾腰之寒。

(15) 鱼肉能开胃，治胃病，明目，并能破疮类疖痈、津积等。

上述诸肉，一般雄者上体肉性重，雌者下体肉性重，怀胎者全体肉皆重。凡兽类雌者之肉性轻，禽类雄者之肉性轻。一切动物的头部、肩背部、胸部、背部、髋部、腰部的肌肉，依次以后者为重。七正精依次以后者为重。新鲜肉性凉，陈旧肉性温富有营养，经年之肉有镇风生热之功能，生肉、冻肉和火烧肉性重而难消，干肉和煮熟之肉性轻易消。

(三) 油脂类

1. 酥油、芝麻油、骨髓、脂肪：味甘性重而凉，但依次以后者为最重而凉，故有轻度泻下作用，并具有腻、钝、微、软、湿等功效，故对老幼患者、体弱羸瘦、皮肤粗糙、男女精血亏损，以及经过泻下和思虑过多之患者有益。总而言之，对风病患者颇有裨益。

2. 新酥油：性凉，有壮阳强精、润肤色、增体力、清胆之作用。

3. 陈酥油：能治癫狂、痫症、昏厥，并能愈合创口。

4. 融酥油：能使智力灵敏、神志清醒、体温增生，并可延年益寿。它是油类中之上品，其功能无穷。

5. 乳和酪浆相混腐后取出之渣滓、胶乳（产犊后前几天之乳汁煎后凝成，气味鲜美，异于寻常)、酪素等有开胃作用，并能治便秘和津病。

6. 奶桶油：能除津风病，并能增生火热。

7. 牦牛和绵羊酥油：能除寒邪和风邪。

8. 犏牛酥油：性平，黄牛及山羊酥油性寒，能治具有风之热证。

9. 芝麻油：性热而锐，能使羸瘦者肥胖、肥胖者羸瘦，并有使身体结实，清除津风之效。

10. 白芥子油：能镇风，但能滋生津胆病。

11. 骨髓：能祛风、补精，但能滋生津病。

12. 脂肪：可治关节病、烫伤、风病、耳病、脑病及子宫病。

人们常服食油脂，则体内火热炽盛，能清除一切素患，正精立得补养，则体健容华，五官功能正常，老人可长寿百岁。

（四）蔬菜类

大蒜和葱等味辛者和蒲公英、苦苣菜等味苦者，由于生境有干湿之别，应用有干、鲜和炒、生之别，故其性亦分轻温和重凉两类（每组前者轻温，后者重凉，即生境干，干用和炒用者轻温；生境湿，鲜用及生用为重凉），轻温能治寒证，重凉者能治热证。

1. 大葱：能催眠，增食欲，除津风。

2. 大蒜：性重而凉，能杀虫，治风热合并病。

3. 嫩莱菔：性轻而温，有增生胃火之作用。

4. 成熟莱菔：性重而凉，能滋生津病。

5. 嫩芜菁：可防一切中毒症。

6. 黄花葱：性重难消，但能增食欲。

7. 大黄及亚大黄叶：能除津开胃。

8. 各种菜类：有堵塞精华运行脉门而降低药效之弊。

（五）烹饪

1. 大米稀粥、浓粥、稠粥、米饭等，依次以前者为轻，易于消化。稀粥能解渴，治羸瘦，清化泻下后余邪，调和正精，增生火热，软化脉管。浓粥能增生火热，解饥解渴，增加体力，消除羸瘦及津邪等诸病，并治大便秘结。稠粥能止泻开胃，解渴。因此，从下至上依次稠粥、浓粥治身体虚弱为佳，稀粥清化泻下后之余邪为佳。米饭煮至半熟时加热药共煮，则性轻而易消，与肉汤、牛奶共煮之米饭则性重。炒大米能止泻和愈合骨折。

2. 未成熟的粮食粥、青稞粥可致大便不通，也能杀灭火热。

3. 炒青稞片粥性轻而绵温，对胃颇有裨益。

4. 凉糌粑能增加体力，但性较重。

5. 煮熟之面食性轻而绵，易于消化。

6. 一切馊食能扑杀胃火。

7. 热开水做的淡酥汤易消化，能减轻邪势，可除多种疾病。

8. 糌粑酒能祛风而宜胃火。

9. 酸酒能增食欲而治多种疾病，坛底浑浊酒为下品不用。

10. 肉汤能补虚弱，增加食欲，而对风有裨益。

11. 干面制作之菜肴，风病患者食之最佳。

12. 荨麻菜能祛风生胃火，但能引起津胆病。

13. 冬葵和车前菜肴，能温胃止泻。

14. 南星菜可祛风疗疮，但能引起津胆病。

15. 藜菜对眼有害，但能治便秘。

16. “孟尼玛保”能除三患。

17. 白花蒲公英和蒲公英性凉，故能清热。

18. 有大花点头菊的菜粥，可清胆热治头病。

19. 豌豆菜能增进食欲，但能滋生津风病。能除身上的油脂，植物油不消。新鲜豆叶性平，陈旧豆叶则易滋生津风病。

20. 白芥叶菜能使津胆受扰而致机能紊乱。

21. 迷果芹、黄精菜能除津风病。

22. 萝卜菜肴能温胃止泻。

23. 大蒜和大葱菜肴对风病有裨益。

24. 青盐能调一切食物之味，能增生胃火，帮助消化，并有通便之作用。

25. 花椒能开启脉门，但易滋生津风病。

26. 干姜能增生胃火。

27. 阿魏能除风病。

28. 各种调料能调食物之味，增进食欲。

二、饮料

饮料有乳类、水液、酒类等，依次能治风、胆、津病。相反，乳类能滋生津病，水液能滋生风病，酒类能滋生胆病。

（一）乳类

乳类一般味甘，消化后亦甘，性腻而重，能滋补正精，生精光，除风胆病，益精壮阳，因能生津病，故性凉而重。

1. 黄牛乳对肺穿孔、肺痼疾、旧瘟病、小便淋漓等有效，并能使智慧敏锐，为滋补之佳品。

2. 山羊乳能治气息喘急。

3. 绵羊乳有祛风作用，但对心脏有害。

4. 牦牛乳对津胆病有害。

5. 马乳、驴乳有补肺作用，但饮之过多则会使人愚钝。

6. 生乳性重而凉，能引起虫病和津病。

7. 加水之熟乳性轻而温，纯熟乳性重，难以消化。

8. 刚挤之温乳犹如甘露。

9. 淡乳酪（乳类取酥油后所制之乳酪）可治瘟病时发时息、疫感冒、扩散伤热、骚热、泄泻等症。

各种乳酪味和消化味均酸，性凉而腻，能治便秘、风热，开胃进食。鲜酪浆味涩酸，性轻，能增生胃火，治痞块、脾病、痔疮、酥油不消化等症。

10. 乳酪浮液治腹泻大便溏稀，并能涤泻脉管病。

11. 酪水（提取酪素后之水液）能治津病而不会滋生风胆病。

12. 煎乳酪可使大便干燥而止热性泄泻。

上述之各种乳类中绵羊和牦牛乳性温而富有营养，黄牛及山羊乳性凉而轻，犏牛乳性平。

（二）水液

水分雨水、雪水、河水、泉水、井水、海水、森林水七种，依次以前者为优后者为劣。

1. 雨水是空中降下之水，无味而有香气，能补正精和解渴，性凉而轻，犹如甘露。

2. 雪水源出雪山，猛力冲击湍流之雪水为最佳凉水，但胃火难消，雪水流速缓慢或成死水，则易引起虫病、青腿牙疳、心病等。

总之，不论哪一种水，凡出于干净地而经风吹日晒者为佳。泥潭水，有水绵、杂草、树叶及被树荫遮蔽之水，咸水，生物和粪便污染之水等能引起素患，故不能用，上述之干净凉水，可治昏厥、疲劳、酒病、头晕、呕吐、口渴、身热、血胆病、中毒等病。开水有生胃火，助消化，治呃逆、津病、腹胀、气喘、感冒及瘟病初起等症。凉开水能治胆病而不滋生津病，但经过一昼夜则似毒液，能引发素患。

（三）酒类

酒类味甘苦酸，消化味酸，性锐而温，糙而微，略具泻下作用。并能增体温，壮胆量，增瞌睡，除津风病等作用。饮之过量则会性情改变、行动放荡、不知羞耻。酒醉初期，处放荡阶段，思虑傲慢，胡作非为，则心中感到舒适。酒醉第二阶段则如狂象，达到违法乱纪地步。酒醉到最后阶段，不省人事，躯体若僵。酒类当中新酿之酒性重，陈酒性轻，但温和的新酒则既生胃火也易消化。麦酒、大米酒、青稞酒性重，但依次以前者为最重，大麦酒、燕麦酒、炒青稞酒性较上述酒为轻，气味散失之陈酒味酸，能治风胆津三病。

第十七章　饮食禁忌

复次，明智仙人言道：“大仙谛听！饮食须有禁忌，如食有毒及逆性食物，会丧命或引起素患机能紊乱，王宫中设护理医官，可使国王从饮食毒物中解脱。食物有毒则颜色、气味与平常相反，火焚有如孔雀项间羽色样烟冒出，火焰不向上而卷成一团，火星向外爆裂，渡鸦见之乱叫，孔雀见之高兴，狗食之，在腹内温后即行吐出。”

一、肉毒

肉类有毒则色特红，以铁烙之不粘，肉质膨胀松软，用酒配合熏眼，则灼痛而眼脉受扰发红。

二、配合毒

配放毒食者若为厨师，他会口干身汗，颤战恐惧，不能安坐，现出惭愧表情，并向四处张望，被发现后将食物远抛，结果会伤害其他生命。

三、逆性毒

两种食物性质相反，食之结果与配合毒相同。性质相反之食物有新酒与尚未发酵之乳酪同食；鱼肉反乳类，乳类与水果二者不能同食，鱼肉反鸡蛋，豆叶、红块糖、乳酪三物相反，蘑菇与白芥子油同炒，鸠肉与乳酪混食，蜂蜜与植物油等量食，新酥油放于铜器过十天，用小檗火烧狮肉吃（《蓝琉璃》中为狮肉，《祖先言教》中为一种绿色鸟肉，《大解净鉴》中为野兔肉），服寒水石后吃蘑菇和蒲公英，食融酥油后饮凉水，肉类沾染乳类、酸性食物、糌粑等，煮熟热肉封盖放七天，酸性食物与乳类同食，前食未消继而食之，食物相反而胃中相搏，食不习惯之品和不按时食等，都会变成毒物。但作体力劳动，常食油脂，胃火旺盛以及年轻力壮者，虽食不适之品亦无碍。欲食逆性之品或停食习惯之品，必须慢慢养成习惯，若突然停食或食用，则会造成素患机能紊乱。

第十八章　饮食适量

明智仙人又如此言道："大仙谛听！随时要注意适量饮食，食量要从食物之轻重去估计，轻者需饱食，重者只食半饱，使其顺利消化，称为饮食适量，这样才能养身生胃火。"

一、不掌握食量之弊端

如果不掌握食量而食之过少，则体力精光都不增生，一切风病则随之而生；或者不加控制而食之过量，则将引起不消化而产生黏液，阻塞火、风等运行之脉道，致胃火式微，素患皆发。因此，必须根据食物与胃火之具体情况而进食。

二、食量

胃容量的四分之二为食物所占，四分之一为饮料所居，其余四分之一留作风的部位。

三、饮水时间

当进食以后，以适量之饮料满足水液需要，有利加速消化，养身增力，饮水过多则对患有喑哑、肺穿孔、痰壅、感冒等上胸腔以上疾病者有害。胃火小者食肉后可饮点酒，不消化而腹胀者食后饮开水。若欲羸瘦变肥胖者可给以酒饮，若欲肥胖变成瘦体，可在开水中加蜂蜜饮之。此外，被乳酪、酒类及毒物污染之食物与蜂蜜同食，则会引起疼痛，如食后即饮凉水则有裨益。

总之，进餐前饮水则肌肉干瘦，进餐中间饮水则肥瘦适度，进餐以后饮水则身体肥胖。因此，要按自己的愿望去决定饮水时间。

四、饮食适量之效果

若能如上法适量进食，则有三患不入歧途，还会有火热炽盛，身体轻爽，食欲良好，五官清明，体力充沛，二便、矢气顺畅等良好效果。

第六处　药物配方

第十九章　药　味

复次，意生仙人如是请问道："善哉导师明智仙人！如何学习药物配方处，请延寿药王予以教诲。"

导师言道："善哉大仙谛听！学习对治疾病之药物配方处，可将其分为药味、消化味、药性、药物分类和配合法四部分来学。"

一、药味

(一) 药味依据

药味乃出于五大，以土为基础，水使药潮湿，火使药有温热，风使药活动增长，空使药有增长之空隙，一切药物虽有相同之生长外因，但由于种子性质和五大之多寡而药味各异。

(二) 药味区别

土水、火土、水火、水风、火风、土风每两种形成一味，共六味（土水偏多者味甘，火土偏多者味酸，水火偏多者味咸，水风偏多者味苦，火风偏多者味辛，土风偏多者味涩)。

土偏多之药具有重、稳、钝、绵、腻、干等性效，能使机体成长坚实而聚拢在一起，主治风病。

水偏多之药具有稀、凉、重、钝、腻、软等性效，能使体内潮湿，身体绵软而聚拢在一起，主治胆病。

火偏多之药具有热、锐、干、糙、轻、腻、动等性效，能生体温，促其正精等成熟，色素明显，主治津病。

风偏多之药具有轻、动、寒、糙、燥、干等性效，能使人身坚实而有活力，使精华等遍及全身，主治津胆合病。

空虽遍布于其他四大生成之药中，但亦有较偏多者具有空旷之功能，能为体腔开辟广阔地位，主治混合症。

药物有原药物和配合变成之药物，因此说大地上的万物，无一不为药物。

引吐药属火属风，泻下药属土属水，因此泻药大部出自第一味（甘）。

药物具有甘、酸、咸、苦、辛、涩六味，其养身之力依次以前者为大。

（三）药味性质

药物与舌接触能分辨其性质的称为味。在尝甘味时，香味长时停留在口，且生频频爱尝之心。在尝酸味时，牙齿酸楚，面皱流涎。咸味触舌，口咸而唾液涌聚。苦味能冲洗口味，损伤食欲。辛味烧灼口舌，流下眼泪。涩味常留于舌腭，有粗糙感。

（四）药味分类

1. 甘味药：甘草、葡萄、红花、竹黄、腊肠果、黄精、天冬、迷果芹、白糖、红块糖、蜂蜜、肉类、酥油等为甘味之药。

2. 酸味药：石榴子、沙棘果膏、毛叶木瓜、余甘子、柏子、漆树子、乳酪、酪浆、酒曲等为酸味之药。

3. 咸味药：光明盐、白硇砂、粉红石盐、角盐、紫硇砂、卤盐、火硝、珍珠盐、原芒硝、灰盐、肉桂、风化芒硝、碱花等为咸味之药。

4. 苦味药：蝙蝠葛、獐牙菜、榜莪嘎布、兔耳草、波棱瓜子、止泻木子、麝香、胆类、小檗皮、鸭嘴花、红耳鼠兔粪膏、麻花艽、尼泊尔黄堇等为苦味之药。

5. 辛味药：胡椒、干姜、荜拨、野姜、阿魏、草玉梅、高原毛茛、天南星、大葱、大蒜等为辛味之药。

6. 涩味药：白檀香、紫檀香、诃子、毛诃子、五脉绿绒蒿、岩白菜、莎木面、栎膏、水柏枝等为涩味之药。

此外，冰片、西伯利亚蓼等为具有几种味之药品，应按具体药物进行分析。

（五）药味作用

现将主治疾病之药味作用分述如下，甘、酸、咸、辛主治风病；甘、苦、涩主治胆病；辛、酸、咸主治津病。

1. 甘味：对人体颇有裨益，能使正精与体力充沛，并对老人、小孩、干瘦者，对喉部及肺部病患者亦很有效。此外，还有荣养身体、愈合创口、焕发精光、清明五官及延年益寿作用，可除毒及风胆。但用之过多则将发生津病，出现脂肪增多，火热衰减，身体肥胖，小便疾病，瘿瘤和肉核肿大等症。

2. 酸味：有增生体温、开胃进食、舒畅心情、腐化食物、清除津病等作用，涂擦肌肤则使触觉清凉灵敏，被阻之风畅通无阻。但用之过度则引发血胆病、筋骨肌肉松弛、头昏目眩、灰色浮肿、下落浮肿、火焰症、疥癣、疹粒、口渴、瘟疫等疾病之弊。

3. 咸味：有清除肢体拘挛或僵直，大便和矢气旋绕难下，脉道阻塞不通等之效。以盐热熨可以发汗，并有温胃开胃作用。如果用之过多，则有毛发脱落，白发、皱纹增多，身力衰减，口渴以及引起麻风、火焰症、血病、胆病等之弊病。

4. 苦味：能治胃口不开、虫病、渴病、中毒、麻风、昏厥扑倒、瘟疫、呕吐、胆病等。并有干燥腐烂疮类、脂肪、油脂、骨髓、二便等之燥湿作用，且能使人聪明有智慧，治疗乳房病、喑哑等症。但用之过度则损耗正精，滋发风、津病。

5. 辛味：能治脖项病、白喉、麻风、下落浮肿等病，并有穿破疮类、增生火热、开胃消食、干涸脂肪、燥腐烂疮类、向下攻泻、启开脉道等作用。用之过多则耗损精液和体力，形成身体拘挛、颤战、昏厥、腰及后背疼痛等。

6. 涩味：能干燥血胆病、脂肪病、腐烂疮类病，并能愈合创口，使脂肪和皮肤光泽显明。用之过多，则黏液旋集，便秘腹胀，发生心脏病等，以及出现精华等干涸，脉门堵塞等疾病。

简而言之，甘味能治风胆病，但除陈青稞及生活在陆地上的野牲肉以外，大都易生津病，唯野牛肉、鱼肉、绵羊肉、蜂蜜则对津病有益。

酸味能治津病而生胆病，但余甘子能治血胆和热病。

咸味能治风病和津病，但除粉红石盐和光明盐外，其余能生胆病，如果用之过度，因性重而反生津病。

苦味能除胆病而生津风病，大茴香和宽筋藤能除津风病。

辛味能治风病和津病，但除大蒜和荜拨外，其余则生胆病，如果用之过度，因性轻而糙，故会引起风病。

涩味能治胆病，但除诃子和毛诃子外，大部对津风有害。

二、消化味

药物入胃与胃火（能化津、能消胆和等火风称为三胃火）相遇，由能化津、能消胆、等火风依次进行消化，甘味和咸味经过消化后为甘味，酸味之消化味与原味相同，苦、辛、涩三味消化后成苦味，每种消化味能清除两种素患（甘味能除风胆病，酸味能除津风病，苦味能除津胆病）。

第二十章　药　性

明智仙人又如是言道：“善哉大仙谛听！药物性能可分为味性能和药物本身性能，亦可称为总的性能和具体性能。”

一、总的性能

（一）性能

有重、腻、凉、钝、轻、糙、热、锐八性，前四性能除风病和胆病，后四性能除津病。轻、糙、凉三者能生风病，热、锐、腻三者能生胆病，重、腻、凉、钝四者能生津病。各种效能是精髓，它具有特殊之性能，故称威力。

（二）力量

雪山具有月力而生凉药，频陀山具有日力而生热药，因具有卓越之寒力和热力，故称之为力。热药能治寒证，凉药能治热证。

（三）性效

药的性效有绵、重、温、腻、稳、寒、钝、凉、软、稀、干、燥、热、轻、锐、糙、动共十七种，它能清除二十种性相，故称性效。这些都来自药味，药味是来自土等五大，故重、腻等性效来自六味。

咸、涩、甘三者，其性均重，但依次以最后者为最重；与此相同，咸、酸、甘三者皆腻，但依次以最后者为最腻；涩、苦、甘三者皆凉，但依次以最后者为最凉；苦、涩、甘三者皆钝，但依次以最后者为最钝；酸、辛、苦皆轻而糙，依次以最后者为最轻而糙；辛、酸、咸三者性锐热，依次以最后者为最锐热。

凡味等（味、消化味、性能）不发生变化（如甘味消化后仍甘，性能是重、钝、凉、稀、腻、稳等）之任何药物则具有力量。如果味、消化味的性能虽相同，但其性能因各个药物所含五大不等和变化（酒虽是水制的，但性质已成温性，味虽苦，但其性能已变为热性；另外，陈旧、腐败等亦属之）以及配合等不同而有所不同。因此，如味、消化味、性能不相同时，则性能压抑消化味，消化味压抑味，而味则不起作用。味、消化味、性能都相同时，则味起作用；依味有害之药却无害者是消化味起作用（如酸味对胆无害者如石榴子、毛叶木瓜；咸味对津无害者如光明盐等）；与味相反而性能起作用（如一般甘味对风有益，但甘草对风有害；同样，红块糖味甘，是胆药，但红块糖却对胆有害，一般甘味药对津不利，但蜂蜜味甘却对津有益），因此，一切汤、散剂味起作用的配在一起。与此相同，性能起作用的按性能配合，消化味起作用的配在一起。

二、具体性能

（一）贵重药类

1. 黄金：延年益寿、治珍宝中毒。

2. 白银：治黄水病，干脓血。

3. 红铜：干脓液，清肺肝之热。

4. 铁粉：治肝中毒、眼疾、灰色浮肿等。

5. 松儿石：治中毒病、清肝脏之热。

6. 珍珠：治脑震荡、中毒病。

7. 珍珠母：与珍珠效同。

8. 海螺：能干燥脓液，穿破老疮，除骨热。

9. 红珊瑚：清肝热、脉热及毒热。

10. 青金石：治中毒症、黄水病、麻风等。

（二）矿物药类

1. 代赭石：分雌雄两种，能引导黄水排出体外及干燥黄水，并能保护骨松质血脂，愈合骨折，还能治脑震荡。

2. 瘤状硅镁石、纤维石、结核状赤铁矿：作用同代赭石。

3. 雪山钙质结核：作用除与代赭石相同外，还能清肝脏之热。（注：本品系高山上终年积雪融化后自然形成的一种钙质结核物，用炉甘石者实误）

4. 磁石：能拔出弹头箭镞，治脑病及骨骼之脉病。

5. 绿玉髓：能愈合骨折，治肉核病，并能生肌愈疮。

6. 蛇菊石：能清骨热。

7. 猴头石：能补养骨骼，敛黄水。

8. 石燕：作用除与猴头石相同外，还能生肌愈疮。

9. 金云母、银矿石：能将黄水引出。

10. 电气石、“赛司”、“欧司”（电气石是一种黑色的矿石，打破时裂面呈大针并列状，闪闪发光；“赛司”外表与金矿石相同，形状不一，有弹性，能放射出大针并列状光芒；“欧司”形状不定，比起银矿石则有弹性，能放出大针并列状的长光）：能保养骨骼色泽。

11. 褐铁矿：补益大脑，并有排出黄水的功能。

12. 朱砂：治脉病，能保护骨松质。

13. 结核状菱镁矿：治脑震荡，生肌愈疮。

14. 黄丹：能祛腐肉，清肌肉、脉中之热。（注：出于石中者粗糙，出于土中者光滑，也有尼泊尔人用铅做成的，色赤黄，可作颜料）

15. 泉华：能愈合骨折。（注：温泉之热度将石溶化而与水混合流出，待蒸汽散失后与水分离凝结于其他石上，似水垢，变成一种非石非土之物，灰白而松软）

16. 铁质页炭（结核状）：能收敛脉口止血。（注：本品有两种，一种色黄，具胆汁之色，无一定形状，放于舌上粘舌而苦，为上品，次品味苦，色不一）

17. 锡矿：能生肌愈疮。

18. 雄黄：治肉核腐烂，并能预防瘟病。

19. 雌黄：作用同雄黄。

20. 煤精：能消化石类，封闭脉口止血。（注：色黑像木炭，能燃烧）

21. 钟乳石、白石棉、蓝石棉：可治疗大筋病。

22. 锌矿：能生肌收口，治目疾有效。

23. 银朱：能生肌收口，清肺、肝、脉之热。（注：据《晶珠本草》记载，本品为与朱砂相类似的一种天然矿物，今不易得，故以银朱代替，也有以朱砂代替的）

24. “娄吾目”、孔雀石：治目疾，清骨热，敛黄水。

25. 红土矿石、结核状赤铁矿：治目疾，清骨热，干燥黄水。

26. 寒水石：能止泻，治热性津病。

27. 石灰：治胃中寒津凝结不化。

28. 滑石：能泻脉利尿。

29. 女结石：治结石病。（注：为妇女腹中取出的结石，此石对男性患者有效。女性患者要用男性结石。若不易得，可用河边的绵石代替）

（三）土药类

1. 溪中碎云母：治肾脏病，利尿。

2. 禹粮土：除脉热，疗疮伤，使脓血干燥，对火烧烫伤有效。

3. 火硝：能化石，治结石及石痞块，并有利尿作用。

4. 无水芒硝：生火热，泻痞块。

5. 碱花：祛腐肉，助消化，治毒病。

6. 硫黄：驱魔鬼，干黄水及脓血。

7. 铁明矾、叶绿矾：祛腐肉，破痞块。

8. 胆矾：治疖痈，破痞块，除云翳。

9. 石花：治中毒病并清陈热。

10. 岩精：能治一切热病。是清胃、肝、肾热之特效药。（注：据藏医药文献记载，为石缝中流出的一种像紫草茸汁样物质，不易得，据说栖于崖石中的红耳鼠兔喜觅食此物，故今以其粪代之）

（四）木药类

木药类包括根、木质、草本、木、枝、心材、皮、树脂、叶、花、果十一种。精华药则出自草、木、动物三种。平地药有根、茎、叶、花、果五种。（注：此处的原文很混乱，而且木药类上面有十一种，但在下面只有四种）

1. 冰片：能扑灭热增盛，根治陈热及渗着于内的热病。

2. 白檀香：治心肺的骚热等热证。

3. 紫檀香：清血热。

4. 沉香：清心热及命脉之热。

（五）精华类

1. 牛黄：清瘟毒、肝热及腑热。

2. 竹黄：除一切肺病，解疮疡之热。（注：据《晶珠本草》记载，本品原为农民种植的竹子样作物的中心取出的色白而带黄、状如滑石粉的一种药物，不得者可以石灰华代之）

3. 红花：能治一切肝病，并能止血。

4. 小豆蔻：治一切寒性肾脏病。

5. 肉豆蔻：有祛风及治各种心脏病的作用。

6. 丁香：清除寒风及命脉之病。

7. 草果：清脾胃之寒证。

8. 麝香：治中毒病、虫病、肝肾疾病及疠病等。

9. 熊胆：止血，祛腐生肌，对眼病也颇有裨益。

（六）平地产药类

1. 五脉绿绒蒿：治肝、肺之一切热病。

2. 木棉花萼：治肺热。

3. 木棉花丝：治肝热。

4. 木棉花瓣：治心热。

5. 孜然芹：清肺热，消食开胃。

6. 黑种草子：治肝寒证，对胃病亦有裨益。

7. 瘤果芹：治胃寒证。

8. 黄葵子：治皮肤病，干燥黄水。

9. 草决明：与黄葵子效同。

10. 波棱瓜子：清腑热及胆热。

11. 丝瓜子：引吐胆病。

12. 止泻木子：能清除胆病及热性腹胀。

13. 葡萄：能清除肺病，能将热邪排出体外。

14. 芫荽子：能清胃中之热津。

15. 沙棘果：能祛除肺病，化瘀血，治津病。

16. 毛叶木瓜：能清津病及热病。

17. 石榴子：治一切胃病，增生胃火，治津病及寒性病等。

18. 胡椒：治津病及其他寒性疾病。

19. 荜拨：治一切寒病。

20. 干姜：生胃火，增食欲，除津风病。

21. 野姜：除津风，活血化瘀。

22. 小米辣：热力如真火，故能生胃火，并能治痔疮、下落浮肿、虫病、麻风病等。

23. 肉桂：能清肝胃之寒风。

24. “嘎仁扎”：能增生胃火。（注：本品来源不清，各家争论很大，代用品有大托叶云实、大香等）

25. 阿魏：有杀虫作用，并能治寒性疾病及心风病。

26. 酸藤果：有杀虫作用，并能增生胃火。

27. 紫矿：能治各种虫病。

28. 肉托果：能杀虫，祛腐疗疮，并能治瘟病。

29. 乳香：能将黄水排出或就地使干。（注：卫生部药品生物制品检定所鉴定为达马树脂，须进一步考证）

30. 胶质没药：能治除麻风病、炭疽等疠病引起的刺痛。

31. 松香：能控制骨松质及骨中之黄水。

32. 白硇砂：能除毒杀虫，泻脉病，治白喉，祛腐肉，并能利尿。

33. 光明盐：治津风病、寒性不消化症。

34. 粉红石盐：作用除同光明盐外，还可治眼病。

35. 紫硇砂：生胃火，治腹胀嗳气、津风病等。

36. 卤盐：作用同紫硇砂。

37. 角盐：治六腑之寒证。

38. 灰盐：作用同角盐。

39. 朴硝：活血化瘀，排黄水。

40. 硼砂：能愈合疮口，活血化瘀，并可作泻药。

41. 珍珠盐：可治瘿瘤。

42. 诃子：能除去咸味外的五味，可养身生热，助消化，能治风、胆、津引起的各种疾病。（注：本品有胜利诃子、无畏诃子、甘露诃子、增长诃子、干瘪诃子五种。胜利诃子形似葫芦尾，可治风、胆、津病。无畏诃子具有五棱，可治眼病，甘露诃子肉质厚，能使干瘦者肥胖。增长诃子形圆如瓶，可治创伤。干瘪诃子多棱角，可治小儿胆病）

43. 毛诃子：可治津胆病和黄水病。

44. 余甘子：可治津胆病和血病。

45. 广酸枣：治心热证。

46. 白刀豆：治肾热证。

47. 油麻藤子：治脾热证。

48. 杧果核：治肾脏病。（注：有时冲天子和杧果核混用）

49. 蒲桃：治肾脏病。

50. 大托叶云实：治肾脏病。

51. 海枣（马奴达干）：可治黄津、紫津和胃病。

52. 藏木香：可治风病、血病及热病。

53. 川木香：可治热津症。

54. 广木香：可治风血及胃胀症、肺病、白喉，祛腐生肌。

55 姜黄：治中毒症，祛腐生肌，还能治疠病。

56. 水菖蒲：生胃火，助消化，治白喉、炭疽等病。

57. 石斛：有镇呕及治热津症之作用。（注：白羊草效同）

58. 钩藤：治毒热证。

59. “琼代玛保”：治毒热证。

60. 商陆：治毒热证。

61. 黄秦艽：治毒热证。

62. “巴果”：治毒热证。

63. 榜莪嘎布：可治瘟毒及胆热证。

64. 红乌头：解肉毒及榜莪那布毒。

65. 黄乌头：解肉毒及榜莪那布毒。

66. 甘草：治肺病及脉病。

67. 宽筋藤：治风热病。

68. 紫色悬钩子：治风热病。

69. 粉枝莓：除与紫色悬钩子同效外，还能治瘟病。

70. 獐牙菜：治各种胆热病。

71. 鸭嘴花：能治各种血热病。（注：本品叶厚，花作黄白色，味苦，性凉，嫩枝可供食用，不易得，现有两种代用品，一为赛北紫堇，一为纤毛婆婆纳。据《晶珠本草》记载，赛北紫堇可以代替，而纤毛婆婆纳不能代用，一般译为闹羊花实误）

72. 马兜铃：能清肺肝及腑之热。

73. 岩白菜：可治瘟病，肺热，脉热病。（注：狭叶红景天效同）

74. 秦皮：能清骨热，并有接骨作用。

75. 油松：可治津风病、寒性黄水病。

76. 小檗皮：可敛毒，干燥黄水。

77. 扁刺蔷薇皮：可敛毒，干黄水。

78. 文官木：干燥坏血及黄水病。（注：西藏猫乳效同）

79. 丁座草（次品）：能将各种津病从上面引出，为最佳的催吐剂。

80. 巴豆：为峻泻剂。

81. 漆树脂：为峻泻剂。

82. 腊肠果：能治肝病，并为缓泻剂。

83. 葫芦：能止寒热泻。

84. 漆树子：能止寒热泻。

85. 莎木面（西谷米）：能止寒热泻。

86. 栎膏：能止寒热泻。

（七）草药类

1. 兔耳草：能干坏血，清骚热及五脏之热。

2. 翼首草：治瘟毒、陈热。

3. 尼泊尔黄堇：干坏血，治紫津之脉热病。

4. 麻花艽：治腑热及胆热。

5. 篦齿虎耳草：能清肝之热。

6. 唐古特青蓝：能清肝胃之热。

7. 紫红獐牙菜：能清胆热。

8. 椭叶花锚：能清胆热。

9. 无茎芥：能清肺热。

10. 唐古特红景天：能清肺热。

11. 金腰子：平息或排除胆病。

12. 乌奴龙胆：治中毒病及热泻。

13. 囊距翠雀：治中毒病及瘟疫病。

14. 绢毛菊：治毒热及头破伤。

15. 拟耧斗菜：下死胎，除箭镞遗留。

16. 独行菜：干燥体内黄水，治头骨骨折，保持骨松质之血。

17. 独一味：保护骨松质，排黄水。

18. 贝母：治头伤，解毒热。

19. 镰形棘豆：愈合疮口，杀疠，治中毒病。（注：轮叶棘豆效同）

20. 高山龙胆：可治喉部毒热等症。

21. 柳兰叶风毛菊：愈合伤口，解毒热。（注：川西千里光、贴生接骨木效同）

22. 西藏棱子芹：治中毒病。

23. 芜菁陈膏：治中毒病。

24. 马钱子：治中毒病。

25. 打箭菊：治头骨骨折，干燥黄水。

26. 多刺绿绒蒿：治骨折，充实骨松质之血。

27. 单叶绿绒蒿：作用同多刺绿绒蒿。（注：川西绿绒蒿效同）

28. 曲金丝：可治肝肺之脉热、毒热。

29. 藓生马先蒿：有敛毒作用，可解肉食中毒。

30. 长筒马先蒿：能吸收水液。

31. 水葫芦苗：能吸收水液。

32. 峨眉蔷薇花：有清胆压风之作用。

33. 花苜蓿：能疗疮生肌，并能治肺病。

34. 垂果蒜芥：可解肉食中毒，能治骚热病。

35. 雪灵芝：可清肺中之热邪。（注：本品可分三种，一为甘灵芝，一为冷蒿，一为白蒿）

36. 猪毛蒿：清喉热，治肺病。

37. 当归：能清心热，治中毒病。

38. 扁刺蔷薇子：能治毒热和肝病。

39. 圆柏叶：能清肾热，治炭疽病。

40. 小檗花及子：有止泻作用。

41. 天仙子：可治虫病。

42. 唐古特瑞香：可治虫病。

43. 鸢尾子：能杀虫，治类牛症。[注：本品分雄性（马蔺）、雌性（青海鸢尾）和中性（尼泊尔鸢尾）三种]

44. “嘎保秋堵”：能敛毒和治疠病，虫病。（注：“嘎保秋堵”是白万灵药之意，是几种药的通称，在敛毒时用尼泊尔鸢尾，在治疠杀虫时用山莨菪）

45. 木贼：治体腔创伤及眼病。

46. 夏至草：可退云翳。

47. 角茴香：可治瘟病和毒热病。

48. 天南星：能杀虫，并能治骨刺。

49. 沿沟草：清肺热、肝热及脉热。（注：杉叶藻效同）

50. 短穗兔耳草：可排脓血及黄水。

51. 角柱花：可治月经过多。

52. 葫芦巴：治肺脓疡，并有止泻作用。

53. 鸡蛋参：治嘈杂及感冒。

54. 尖齿糙苏：治嘈杂及感冒。（注：螃蟹甲效同）

55. 玄参：能清痘疹之热。
56. “美多赛欠”：疗疮生肌，治脉管腐烂。
57. 卷丝苣苔：治中毒病，并能止热泻。
58. 瓦韦：排脓疗疮，保护骨松质。
59. 草木犀：清陈热和毒热。
60. 甘松：清陈热和毒热。
61. 黄连：能吸收水液和治瘟热。
62. 黄花獐牙菜：能接脉，疗疮，并能治肠刺痛。
63. 矮泽芹：有消肿作用，并能攻破体内疖痈。
64. 柔软紫菀：治中毒病及瘟病。（注：缘毛紫菀效同）
65. 冷蒿：有止血作用，并能消四肢肿胀。
66. 西伯利亚蓼：能泻黄水及水鼓。（注：塔黄效同）
67. 苍耳子：可除毒及清肾脏之热。
68. 少花延胡索：可治瘟疫病。（注：须弥紫菀、银白杨效同）
69. 山苦荬：能治胆病。
70. 骨碎补：治肉食中毒及配合毒。（注：贯众效同）
71. 水柏枝：治肉食中毒及配合毒。
72. 山矾叶：治肺和肾脏之扩散伤热。
73. 紫草茸：治肺和肾脏之扩散伤热。
74. 茜草：治肺和肾脏之扩散伤热。
75. 冬葵子：有利尿作用，并能止渴止泻。
76. 圆叶报春：治创伤。
77. 双花堇菜：能堵塞脉门。
78. 短叶锦鸡儿根：除肌肉热及脉热。
79. 鬼箭锦鸡儿：能活血化瘀，并能清血热。
80. 白刺果：能清心热及治妇女病。
81. 乳白花黄芪：能泻水鼓及灰色浮肿。
82. 香薷：祛腐生肌，除虫疽。
83. 麻黄：能止血，治肝热。
84. 菥蓂：能清肺、肾之热。
85. 路旁菊：可治瘟毒、紫津病，并能清脉热。
86. 齿苞黄堇：治中毒病，消四肢肿胀。
87. 臭蒿：治胆病及目黄病。（注：本品分黑、白两种，黑者为臭蒿，白者为锯锯藤）

88. 叉分蓼：可清大小肠等六腑之热。（注：叉枝蓼效同）

89. 酸模：能治疮类引起的发热。

90. 肉果草：有补肺作用，并能治肺脓疡。

91. 蚓果芥：治肉食中毒。

92. 波罗花：可治耳部疾患，并能治腹胀。

93. 沙生槐子：能引吐胆病。

94. 裸黑粉菌：有补益胃火之作用。

95. 草玉梅：能祛腐肉，生胃火，排黄水。

96. 高原毛茛：能祛腐肉，生胃火，排黄水。

97. 铁线莲：能祛腐肉，生胃火，排黄水。（注：本品分黑、白两种，黑者为黄花铁线莲，白者为短尾铁线莲）

98. 烈香杜鹃：可治寒热夹杂症。

99. 葛缕子：可治风热、中毒病及眼病。

100. 车前子：可治腹泻。

101. 海韭菜：可治腹泻。

102. 翠雀花：可治腹泻。

103. 荠菜：止各种呕吐。

104. 手掌参：能强身补精。

105. 橐吾：能引吐胆病。

106. 刺参：能引吐津病。（注：本品分黑、白两种，黑者为飞镰和大蓟，白者为刺参）

107. 锡金大戟：可泻一切寒热疾病。

108. 疣果大戟：可泻一切寒证疾病。

109. 蓝钟花：能排泻胆病。

110. 高原大戟：能排泻胆病。

111. 大黄：能泻毒热、腑热及津病。

112. 亚大黄：能泻痨病。干撒疮伤可排脓祛瘀。

113. 狼毒：可治疖痈，并能泻痨病。

114. 迷果芹：可治黄水病及肾腰寒证。

115. 天冬：可延年益寿，并能治黄水病。

116. 黄精：可延年益寿，并能治黄水病。

117. 紫茉莉：可治下身寒性病，并能治黄水病。

118. 蒺藜：可治小便癃闭、湿痹及肾脏病。

（八）动物药类

动物药类有角、骨、肉、血、胆、脂、脑、皮、蹄、毛、尿、粪、全虫十三种，现将各个的作用分述如下：

1. 角类

（1）犀角：干燥体内脓血及黄水。

（2）狍角：干燥体内脓血及黄水。

（3）鹿角：干燥体内脓血及黄水。

（4）藏羚角：能止泻。

（5）原羚角：能止泻。

（6）鬣羚角：能催生。

（7）公绵羊角：能催生。

（8）野牛角：能增生胃火，破痞瘤病。

（9）盘羊角：治瘟疫病。

2. 骨类

（1）陈天灵盖：可干燥黄水。

（2）经风吹雨淋日晒后之人肩胛骨：可治陈热渗着于机体。

（3）人髋骨：治炭疽病。

（4）龙骨：可祛腐肉，治肉核病。

（5）虎骨：补骨松质。

（6）贝齿：能止血，干燥脓液。

（7）霹雳击毙动物之骨：治痫疾。

（8）痫疾死者之骨：治痫疾。

（9）猪骨：治紫津症。

（10）绵羊骨：治风病。

（11）股骨头：治小便不通。

（12）血雉骨：能止血。

（13）猴骨：能催产。

（14）田螺：治虫病，泻水鼓。

（15）奇蹄类动物骨：可治黄水病。

3. 肉类

（1）人肉：治肉核肿、风病、中毒、疠病等。

（2）蛇肉：破积化瘀，对眼病亦有效。

（3）秃鹫肉：能生胃火，治瘿瘤。

(4) 孔雀肉：治胆病及中毒症。
(5) 雪蛙肉：治肾腰寒证。
(6) 水獭肝：治小便不通。
(7) 旱獭肝：可接骨。
(8) 山羊肝：对眼病颇有裨益。
(9) 肺、心、肝、脾、肾：可治相应的脏腑疾病。
(10) 狼胃：能增生胃火，治消化不良。
(11) 狼舌：治舌肿。
(12) 猪舌：治骨刺。
(13) 狗舌：愈合各种创伤。
(14) 驴舌：能止泻。
(15) 绵羊睾丸：可壮阳。
(16) 狗睾丸：治胎盘不下。
(17) 狐肺：治肺破裂。
(18) 燕肺：治肺破裂。
(19) 马鸡肉：治呕吐。
(20) 麻雀肉：增生精液。
(21) 鬣蜥：增生精液。
(22) 树麻雀：增生精液。
(23) 赤麻鸭肉：治腿肚转筋。

4. 血液

(1) 鹿血：治虫病、子宫出血。
(2) 山羊血：治梅毒、黑豆疹。
(3) 野牛血：止泻。
(4) 藏羚血：止泻。
(5) 猪血：有收敛毒病和紫津的作用。
(6) 黑驴血：治痹病及关节黄水。
(7) 鸡冠血：能愈合创伤，补骨松质。
(8) 经血：有封闭脉口止血及生肌作用。

5. 胆类

各种胆有封闭脉口之作用，并能祛腐生肌，治毒病及眼病。

6. 脂类

(1) 蛇脂：除子弹。

（2）鹿脂：能除虫，并能防毒。

（3）猪脂：有敛毒作用，并可治皮肤疱疹。

（4）人脂：治风病及皮肤疱疹。

7. 脑类

（1）山羊脑：治大筋及小筋断伤。

（2）绵羊脑：治头晕、脑震荡。

（3）野兽脑：治腹泻。

（4）野兔脑：治肠刺痛。

（5）人脑：消肿，治黄水。

8. 皮类

（1）蛇皮：治肉斑、牛皮癣。

（2）犀牛皮：治黑痘疹。

（3）象皮：治黑痘疹。

（4）鼠皮：可排脓。

9. 蹄爪类

（1）红螺厣：清骨热。（注：作者误认为是爪类，故放于此）

（2）驴蹄：有利尿作用，治小便不通。

（3）马蹄：治痞瘤。

（4）马附蝉：治腿肚转筋。

10. 羽毛类

（1）孔雀翎眼：治中毒病和肺脓疡。

（2）鸬鹚羽毛：利尿。

（3）雕鸮羽毛：治水肿病。

（4）鼯鼠毛：治子宫病。

（5）岩羊毛：治中毒病。

（6）公山羊阴囊毛：治炭疽病。

11. 尿类

（1）人尿：治疠虫病，防瘟病。

（2）母黄牛尿：泻黄水病及陈热。

12. 粪便类

（1）秃鹫粪：能生胃火，破痞瘤，消肿促使肿块化脓。

（2）野猪粪：治消化不良、疠瘟、胆痞瘤。

（3）人粪：治胆痞瘤、中毒病、消肿。

(4) 马粪：治虫病、风病、胆病，并能止吐。

(5) 望月砂：泻水肿。

(6) 狗屎：消肿。

(7) 狼粪：消肿。

(8) 雪鸡粪：消肿。

(9) 鸟类粪：化瘀排脓。

(10) 两头尖：化瘀排脓。

(11) 鸽粪：促使肿块化脓。

13. 全虫类

(1) 斑蝥：泻治各种脉病。

(2) 螃蟹：利尿。

(3) 水虱：利尿。

(4) 金龟蚰：治类牛症。

(5) 步行虫：治类牛症。

(6) 独活虫：止血。(注：生于独活根部的黑头黄灰虫)

(7) 白螺壳：治脑漏。

(8) 川西水麝鼩：治肉毒病。

(9) 河乌：治肉毒病。

(10) 沙蜥：治虫病和中毒病。

三、引药

1. 红块糖：为驱寒病和风病的引药。

2. 白糖：为驱血和胆引起的热病的引药。

3. 蜂蜜：为黄水病和津病的引药。

第二十一章　药物分类和配合法

复次，明智仙人又如是言道："善哉大仙谛听！药物配合法有药物分类和药味、药性配合两部分。"

一、药物分类

1. 热病通用药类：冰片、白檀香、牛黄、竹黄、红花、五脉绿绒蒿等。

2. 治胆病药类：獐牙菜、波棱瓜子、止泻木子、榜莪嘎布、山苦荬、金腰子、麻花艽、小檗皮等。

3. 治血病药类：紫檀香、鬼箭锦鸡儿、文官木、兔耳草、鸭嘴花、余甘子、尼泊尔黄堇、翼首草、茜草、紫草茸等。

4. 除瘟疫药类：牛黄、波棱瓜子、榜莪嘎布、岩白菜、苍耳子、少花延胡索、角茴香、黄连等。

5. 治中毒药类：麝香、榜莪嘎布、黄乌头、红乌头、钩藤、“琼代木保”、商陆、黄秦艽、西藏棱子芹、川西千里光、芜菁陈膏、镰形棘豆、卷丝苣苔、姜黄、乌奴龙胆、骨碎补、水柏枝、高山龙胆、翼首草、扁刺蔷薇皮、小檗皮等。

6. 肺病药类：竹黄、甘草、葡萄、沙棘果膏、广木香、岩白菜、雪灵芝、无茎芥、丛菔等。

7. 治风热合并症药类：宽筋藤、紫色悬钩子、沉香、葛缕子、广木香、胶质没药、大蒜等。

8. 治热津症药类：毛叶木瓜、藏木香、芫荽子、沙棘果膏、五脉绿绒蒿、石榴子、野姜、余甘子等。

9. 治津风药类：干姜、野姜、阿魏、紫硇砂、大葱、大蒜等。

10. 治寒津药类：石榴子、胡椒、荜拨、干姜、小米辣、草果、小豆蔻、肉桂、大托叶云实、酸藤果、烈香杜鹃花、黑种草子、瘤果芹、短尾铁线莲、草玉梅、高原毛茛、卤盐、白硇砂、光明盐、角盐、灰盐等。

11. 治风类药：肉豆蔻、红块糖及各种骨头等。

12. 治黄水药类：乳香、草决明、黄葵子、文官木、小檗皮等。

13. 治虫病药：麝香、阿魏、大蒜、紫矿、天仙子、酸藤果、马蔺子、田螺壳、黑蒿炭、唐古特瑞香、天南星、花椒、羌活等。

14. 止泻药类：葫芦子、木橘、漆树子、栎膏、莎木面、车前子、海韭菜、紫草茸木、藏羚羊血、翠雀花等。

15. 利尿药类：白硇砂、光明盐、溪中碎云母、螃蟹、小豆蔻、冬葵子等。

16.引吐药类：丁座草、橐吾、刺参、水菖蒲、丝瓜子、短穗兔耳草、沙生槐子、金腰子、白芥子等。

17. 泻下药类：长嘴诃子、巴豆、腊肠果、漆树脂、锡金大戟、疣果大戟、大黄、蓝钟花、高原大戟、西伯利亚蓼、狼毒、亚大黄等。

二、药味、药性配合

（一）药味配合

1. 两味配合的有与甘味配合者五种，与酸味配合者四种，与咸味配合者三种，与苦味配合者两种，与辛味配合者一种。

2. 三味配合的有与甘味配合者十种，与酸味配合者六种，与咸味配合者三种，与苦味配合者一种。

3. 四味配合的有与甘味配合者十种，与酸味配合者四种，与咸味配合者一种。

4. 五味配合的有与甘味配合者五种，与酸味配合者一种。

以上四种药味与二种药味配合的有十五种，五味配合的六种，三味配合的二十种，六味配合的一种，计药味的配合共五十七种，连同六单味药共计六十三种，配合治疗素患偏盛偏衰引起的七十四种病。

（二）药性配合

1. 平息的剂型：有五种或七种，即汤剂、散剂、丸剂、软膏、酥油丸五种，再加药酒、硬膏为七种。

2. 排泻的剂型：为轻导剂、泻下剂、催吐剂、峻导泻剂、鼻泻剂等，以上方剂可清除三患，特别是能根除混合型头部疾患，是治疗四百零四种病之对治药物，应用何药，须对症施用。

第七处　外治器械

第二十二章　外治器械

意生仙人又如是请问道："善哉导师明智仙尊！如何学习外治器械处？请延寿药王予以教导。"

如是请问毕，导师言道："善哉大仙谛听！学习对治疾病的外治器械处，可将其分外治法和外治器械两部分来学。"

一、外治法

外治法就是用各种方法，从身体外部把疾病摘除或平息下去之方法。外治法可分为温治、粗治、猛治三种。温治法有熨法、浴法和涂法三种；粗治法有放血、艾灸、穿刺三种；猛治法有割开、截断、拔出、摘除四种。

二、外治器械

（一）检查异物的器械

1. 针头：粗细均匀，圆如麦秆，长六指的名针头，是诊断头骨骨折的。

2. 圆头器、荞形器、尖弯器、尖钩器、蛇眼器、铜号口器及圆头豁口器：以上器械长十二指，细而柔软，是诊断四肢异物遗留的。

3. 八指长锋利器：是检查肿块化脓与否用的。

4. 乳头状中空器：长三指，男用周长五指，女用周长六指，诊察疾病时用乳头二孔器，做手术时用一孔器，作察痔切痔用。

（二）除取异物的器械（钳类）

1. 狮子口钳、鹫嘴钳、鸦嘴钳：三钳长十八指；连接处有钉，一柄如铁钩，一柄上面有环，三钳可除刺骨异物。

2. 草鹬嘴钳：状如上述而钳嘴长八指，很细，形如草鹬嘴，用来拔除肌肉及筋中的异物。

3. 芦管嘴钳：中空长十二指，坚硬笔直，内有细芯，用以拔出创伤深处之异物。

4. 镊子：齿细根部有箍之镊，用来夹取脉渣及筋渣。

（三）剖肌及放血器械

1. 雀翎管状刀：形如雀之翎管，长六指，用于刺肌肉中的脉。

2. 斜刃仰卧刀：刀背略向后弯而锐利之刀，用于刺器皿、小尖脉放血。

3. 斧刃刀：用于刺骨上之脉放血。

4. 剃头刀：用于划破肿块。

5. 八指长镰形刀：用于划破舌肿。

6. 平头刀：如手术刀那样的平头刀，用于割头部之疮疡。

（四）穿刺器械

穿刺针长六指，针头以下颈细，以后逐渐粗壮，末端大而沉重。

1. 空心蛙头侧孔针：用于排除旋聚的气和心包积液、肝水鼓。

2. 空心笔尖针：用于放腹水。

3. 空心鸟嘴针：用于排除胸部脓液。

4. 青稞头针：用于穿刺脊椎瘤。

5. 实心蛙头针：穿刺心、肺、大小肠、肾脏之瘤。

6. 荞麦形铜针：用于穿刺白睛。

7. 长一拃的牦牛舌针：挖取四肢痞瘤。

8. 矛头针：用于穿刺四肢脓水。

（五）零星器械

1. 单刃锛、双刃锛、犊唇挖匙、小锄挖匙：均长六指具柄，须用良好钢铁制造，用于削刮头骨骨折部分。

2. 截骨锯：宽二指，长十指密齿锯，用于锯骨折之长余部分。

3. 利钺刀：用于割创伤之脉及筋。

4. 长五指管状锯形钻：用于骨上打眼。

5. 十指长犊唇刀：尖端弯曲，用于刮除耳、鼻、喉中的疹疱。

6. 碎胎刀（一拃长的尖弯碎胎刀）：用于取死胎。

7. 蛇头镊：用于取尿道结石。

8. 导尿管：长约十二指，粗细如中等麦秆，中空坚韧光滑的导尿管，用于小便不利。

9. 尖曲齿龋烧灼器：长十指，尖弯曲的烧灼器，可烧灼牙虫。

10. 吸烟器：长十指，基部孔穴能容纳五并指，尖端分三叉的吸烟器，用于口、鼻吸烟。

11. 吹药器：长十指，中空，用于喉中吹药及烧灼悬雍垂。

12. 灌肠器：中空，根部能容拇指，顶部能容豌豆，长约八指，腰及根部有箍，用于轻导泻和峻导泻灌肠，与此相似而较小者，用于冲洗疮伤。

13. 吸角：高五指，宽三指，尖端具有小孔，能容纳白芥子，用于吸引黄水。

14. 火罐：周长十八指，高十二指，口圆，直径四指，用于消化或提取外部肿块。

15. 镜状剃头刀：形如新月，用于剃除头发。

16. 烧灼器：形如炒青稞用搅棒，长十指，用于烧灼疖痈、炭疽、肿块等。

17. 肌肤针：尖端锐利弯曲，细而光滑，用于缝合肌肉和皮肤。

以上器械，随症选用。

第八处　摄　生

第二十三章　摄生方法

复次，意生仙人如此请问道：“善哉明智大仙！怎样学习摄生方法，请延寿药王予以教导。”

导师言道：“善哉大仙谛听！对无病的人身，要保持健康和延寿。”

一、保持健康

一切疾病的内因通过外因诱导才能发病，没有外因，则内因不能单独成病。因此，要严防引起一切疾病的外因。由于季节、官窍、起居、性味等的过甚、不足或相反，则将引起疾病的发生。与此相反，有规律的正常生活，则会使人健康无病。因此，正确掌握饮食、起居及药物三者的合理享用可以防止疾病的发生。

二、延寿

人过花甲，正精体力衰退，为了延年益寿，需进行老年颐养滋补，其法可分为功效、居处、年龄、补养方法四点。

（一）功效

有延年益寿、返老还壮之效，并使身体精光焕发、身强力壮、五官灵敏。

（二）居处

进行补养时，居处要清洁安静，心情舒畅，不要受到任何打扰。

（三）年龄

年龄不能过迈，禁忌色欲，按法选择吉日，坚持进行。

（四）补养方法

分主要补养和附带补养两种，主要补养分先行和正行两部分。

1. 先行：需先进行油治，然后进行泻下，用三果（诃子、毛诃子、余甘子）、光明盐、荜拨、干姜、水菖蒲、姜黄、酸藤果、红块糖、母黄牛尿配合进行泻下，如不进行泻下，犹如染污垢布而色不鲜艳，不会收到良好效果。

2. 正行

(1) 将大蒜（十一两：两为容量单位，一两就是一把）煮后研碎，融酥油（二十一两）配合，装入瓶中密封，藏于青稞中三周后取出，在二十一天中服完，本品能清除一切风病，并有延年益寿之效。

(2) 将红耳鼠兔粪膏，金、银、铜、铁之灰，装入铁器中，另配以合适之药物，存放服食，服用量逐渐增加，本品有祛除各种疾病和延年益寿之效。服药期间禁食“莫奶玛保”和小豌豆类。

(3) 将小米辣、酥油、蜂蜜配合服用，可强身延寿，增生胃火；小米辣若与母黄牛尿配合服用，可治肉斑病和麻风病。

(4) 将诃子、毛诃子、余甘子与酥油配成三果酥油丸，能使五官感觉灵敏，充实体力，防老长寿。

饮食、起居宜忌：服上述药品时，按具体病情，配合适宜之饮食起居，禁食腐烂、酸味及绿菜等不宜之品。

若能依法进行，则三月或半年，最长不过一年，必会得到预期之效。

如不能按上法进行，则可进行附带补养法，每日清晨空腹服上述药丸，亦能收到短暂之效。

第九处　诊断

第二十四章　素患直接诊断法——诊断法之一

意生仙人又如此请问道：“善哉明智大仙！应如何学习辨证处，请延寿药王予以教导。”

导师言道：“善哉大仙谛听！学习辨证，犹如火与烟之关系，辨证要以症状为依据，没有诊断知识的医生，把真实症状不以为真，犹如将烟误为蒸汽一样，或者一见集云就说要下雨一样（对集云的颜色、快慢等没有弄清楚，就说出肯定下雨之话），亦有把假象症状，误以为真的症状。因此，必须掌握正确的诊断技巧。有为了确定预后和治疗需要应用素患之诊断法；为了使人称贤和恭敬使用取巧诊断法；为了治疗时知道取舍应用取舍四种取舍诊断法。”

明确指出素患之诊断法，可分为从引起疾病的病因去诊断，从特性症状去诊断，从利弊反应去诊断（三种）。

一、从引起疾病的病因诊断

问清发病前进了何种饮食和有何种行动，就会将各种疾病了解清楚，尤其是从引起疾病之外因能了解疾病，何故？从病因必会生出病果（症状），这不会有矛盾。

二、从特性症状诊断

（一）诊断基础

是风、胆、津三者，据其特性和偏盛、偏衰、蓄积、发作情况，以及受扰而机能紊乱之症状，可归纳为寒热两类进行诊断。

（二）诊断范围

是五官及其五境和五垢。五官是眼、耳、鼻、舌、身；五境是色、声、气、味、触；五垢是痰涎、泻物、吐物、小便、血液。

（三）诊断途径

要从地区、季节、禀性、年龄、昼夜、食物、部位等几个途径仔细诊断，彼此对照，不使有误。

（四）诊断方法

1. 望诊：诊察眼睛看到的体形大小、形态、颜色等，特别要看舌和小便，这是从视野了解诊断。

2. 切诊：诊察身体寒热、突起、柔软等情况，特别要行脉诊，这是凭智慧推知的诊断。

3. 问诊：这是从听到的语言中了解什么原因引起疼痛，怎样痛，什么部位痛，在什么地区引起疼痛，何时痛等，特别对于内外因、发病部位、性相等要详细询问诊断，从病因分析致病素患，从疼痛部位推知入侵途径，从性相推知具体病症。故在一切诊断中，以问诊为最重要。这是通过询问了解病情。

三、从利弊反应诊断

利弊反应可分为饮食、起居、药物、外治四方面，要仔细观察构成疾病的外因和疾病本质之间的特性相同与否，二者之间适应与否，这样才能确诊各种疾病。医生掌握病情，就会顺利施治。

第二十五章　取巧诊断法——诊断法之二

复次，明智仙人又如是言道："善哉大仙谛听！运用取巧诊断法，就是要掌握疾病特点、侧面了解病情、延长诊病时间、询问追踪法、促病人说出真情、令患者封口不谈、抬高显示自身法、巧方掩饰缺点六点。"

一、掌握疾病特点

要全面掌握各种疾病特点，特别要熟悉症状，患者只说一句某处痛，就可推知其病。因此必须把书本知识与临床实践熟练地结合起来，犹如要知宝类的优劣，不能只凭专书了解它，亦不能抛弃专书而凭实物定优劣，二者必须相结合一样。

二、侧面了解病情

派来请医生的人，最了解病人情况，故从侧面询问疼痛部位及痛法，谁看过，服过何药，患病多久，在患者未经主诉前就了解清楚。

三、延长诊病时间

难以确定之疾病，不能急躁，要长时间地诊断，细致谨慎询问，观察病人，以求明确诊断。

四、询问追踪法

了解以往治疗过程中应用的放血、艾灸、药物等情况，了解后就可查明疾病寒热属性。

五、促病人说出真情

病人不诉而做不出明确诊断时，为了避免患者乱评论，说些禁忌及先驱邪送鬼，然后服药才能见效等含糊不清之话，促使病人忍不住而说出疼痛部位及治疗经过。

六、令患者封口不谈

有些患者不经医生询问，他就诉说病情，当患者一诉病情，医生就会了解大概，故告之患者无须多言何处疼痛等症状，医生已了解病情，并将疾病明确说出，使患者对医生的医术赞扬不已。

第二十六章　四种取舍诊断法——诊断法之三

复次，明智仙人又如此言道：“善哉大仙谛听！取舍四边诊断法是根据病情，分为易治、难治、勉治、不治四种。”

一、易治

（一）具备条件易治者

1. 医生：医生要具备已攀登于学识高台，精通医学，掌握师长的临床实践，具有廉洁公正之品德四点。

2. 药物：药品要各种剂型齐全，各种功效药物齐全，性味消化味配合适当四点。

3. 护士：护士要具有伶俐勤奋，爱护病人，身语意三者要洁净，能领会医生教导的智慧四点。

如具备上述十二条件者，则属易治之范围。

（二）患者易于治疗

男子、青年人、性情温和、勇敢坚强、体质能经起各种治疗、经济富裕、能遵守医嘱、知道致病因素、善于回答医生询问症状者则属易治。

（三）疾病本身易于治疗

凡病因，发病轻微，症状不严重，所损害、地区、禀性与疾病性质不同者（如胆降于骨，胆病发于寒冷地带、夏季、黎明、傍晚，禀性风之机体发生胆病，虽发生胆病，但不利于该病，故易于治疗），没有并发病，只生于外部、中部或内部一处之病，单一型病，新病等则属于本身易治之病。但也有例外，如瘟病发生的地区、时间、疾病性质相同（如发生于干燥炎热地区，时间为秋季、中午或午夜），尿闭同时出现便秘，旧的血痞块三症，则易于治疗。

二、难治

具备易治之部分条件，以致成为易难相兼之复杂情况（如病人与疾病属于易治，但医生不具备条件。或医生高明，而病人和疾病属于难治，必须采取各种方法长期治疗），必须采用各种方法长期治疗者属于难治。

三、勉治

指与上述易治难治相反而无法治疗的疾病，但还有点生存的寿命，仅能以习惯饮食和起居护理等勉为其治，以维持其余生者是为勉治之病。

四、不治

（一）有治法之不治症

凡是忿恨法王、良师及众生，忘医生之恩而且藐视他，患者无暇治疗，贫困而无法施行治疗，不遵医嘱，寿尽及忧愁困迫、破坏宗教等患者，若诊治则会受他人嘲笑，故虽有治疗之法，但亦不予治疗。

（二）无法治之不治症

凡经对症治疗而病情更加严重，出现死亡征兆之症属不治之症。

第十处　治疗方法

第二十七章　总治则

复次，意生仙人又如此请问道：“善哉明智大仙尊！如何学习治疗方法处，请延寿药王予以教导。”

导师言道：“善哉大仙谛听！对上述疾病已有明确了解，现要了解怎样治疗，故将治疗之方法叙述如下，这可分为治疗原则和治疗方法两部分。”

治疗疾病的方法虽然很多，若无治疗原则，犹如向暗处射箭而无目标一样。关于治疗原则，可分为总的治疗原则、分类治疗原则及特殊治疗原则三方面。

一、总的治疗原则

1. 怎样治疗：凡风等一切疾病，在自己部位蓄积时要及时给予治疗，如已发作增盛时，就会引起其他疾病。因此，在治疗时，以不妨害他病之方药治之，如果已引发他病，则应先治其重病。

2. 用什么治疗：对治方法有平息和排泻两种。在疾病蓄积而未发时应用平息法，已发作者应用排泻法治疗。在疾病平息向愈之阶段，要注意饮食起居，以免引起他病，这是指有规律之蓄积、发作与平息之正常情况。但是，由于突发原因，虽不是蓄积发作之时间而蓄积发作者，对此不可忽视，应立即消灭，以免迁延日久而成为难治之症。

服药方法：也要根据疾病、昼夜发作、吃饭时间灵活决定服药方法，有空腹服、饭前服、饭间服、饭后服、药饭交替服、食际服（上行风等大部疾病于饭消化后服药，药消化后吃饭的方法服下）、不定时少量服、药饭同服、压食服（凡呃逆等疾病在饭前饭后都服，将食物压在中间）、晚间服等十种服法。

一般医生，不注意与疾病配合，都定为食物和药物消化时服药，这是愚蠢者之服药方法，药物难以达到病所。如能遵守各病服药时间，犹如在石堆中认所需之石子一样，必落于治疗的疾病上。

3. 治愈之标准：任何疾病，经过精心治疗后，仍有唾液、鼻涕乖多，机体沉重，食欲不佳，消化不良，大便干燥或腹内被风腐蚀而二便失禁，体力减弱，语言低沉等症状时，为病峰未摧之征。无论何病，如已平息或收敛时，则会出现与上述相反之征象。故未平息者继续治疗，已平息者停止治疗，以免引起他病。

二、分类治疗原则

1. 不消化症之治疗：由于胃火式微，饮食和精华未能很好地消化，与风等结合而混于所损害之中，称为不消化症。对此，必须应用促其成熟，增生胃火之药物，把病峰摧毁，一旦获得收敛、成熟等征象后，从最近之部位排泻。如果还未行施排泻法，从上或下自发排泻时，则不用制止药物。当疾病还未成熟之前，不能行施排泻法，因疾病渗着于正精，不但不能泻出，反而损伤正精，如在未酿成的醅中加入水一样，不但释不出酒来，反而损坏了粮食一样。

2. 自性型病之治疗：不具有未消化的单一型病，由于饮食起居之不当而引起各种疾病，首先是风之入侵，然后则其他疾病亦被骚扰而入侵。这些由于饮食起居及发作时间未凑到一起，则长时间地蓄积于各自的部位，力量没有达到发作之程度，犹如双方交战而一方败却，后得助而战争复起一样，在未遇外因时不发作，一旦与外因相遇而力量增加，即在各自部位发作。由于风先入侵，骚扰其他疾病，因此，必须服用消灭风而又能使能消胆力量增长之饮食，使其疾病成熟，消灭使疾病散布之风邪，收敛散布之疾病，犹如在未雨先要制止风一样。此后在疾病最近之道路（引吐或泻下）排泻。四肢及外部皮肤肌肉之病，在用收敛药物无效时，从内部或外部脉中排泻（利尿或放血）。

3. 被动（他性型）病之治疗：所谓被动病就是在前一病上加另一种病，前病的部位被后病夺占，前病在自己的部位起来转入后病部位为害、扰乱后病，如果后病病势轻，只将前病治好，则后病自然平息，由于没有斗争对象，后病就不再留于前病部位，如果后病病势重，则治后病，对于转入后病的前病，不治自愈（例如在胆病上附加风病，风夺胆位，引起胆转入风位，骚扰存在于风位的风，这时如风势偏小，只要治疗从前本位上的胆病，则风亦自然平息下去，因无斗争对象，风也不留在胆位。如后者风势偏大，因治疗附加的风病，则住在风位上的胆病，用不着治疗，既然夺位者被平，则自己返回家中自然方便），犹如只要将女盗依靠的盗首制服，女盗便会无所依靠一样。

三、特殊治疗原则

1. 对诊断不清而没有把握的疑难病，要像匿猫扑鼠般地小心观察试治，摸索情况，一旦得到正确掌握，则用对治法进行治疗。

2. 如对疾病确诊后，则像山顶插旗般地直接明确定出治疗法。

3. 对治药难达病所时，先要促其病进入自己途径，像驯烈马入道那样，用促其成熟、收敛、分解等法治疗。

4. 对别人经过治疗之病，要查明属于药力不足、过强或治反中的哪一种，像白鹭捕鱼般地准确辨证施治。

5. 对严重病像隘道逢敌般地以药物、外治、饮食、起居同时应用治疗。

6. 对轻病患者，像循梯高攀般地用起居、饮食、药物、外治按顺序予以治疗。

7. 对单一型疾病，像勇士歼敌般地用无损于他病之药方治疗。

8. 对于合并症及混合症，必须注意平衡和合，像绅耆调解同姓相残杀般地不分亲疏治疗之。

9. 要根据十维生（所损害、居处、季节、禀性、年龄、疾病、疾病部位、胃火、体质、习惯）适当配合，像犏牛、绵羊各负其驮般地按病势大小酌情施治。

第二十八章　具体治则

复次，意生仙人又如是请问道："善哉导师明智仙尊！具体治则简略言之有九类，如作详解则如何？请延寿药王予以教导。"

导师言道："善哉大仙谛听！现将具体治则详述如下，可分为匿猫捕老鼠之治则、山顶插旗之治则、驯烈马入道之治则、白鹭捕鱼之治则、隘道逢敌之治则、循梯高攀之治则、勇士歼敌之治则、调解同姓相残杀之治则、犏牛（绵羊）各负其驮之治则。"

现将具体治则详述如下：

一、匿猫捕老鼠之治则

对诊断不清而没有把握之疑难病，先用试探药试治，风病之试探药为附骨汤；胆病之试探药为獐牙菜汤；津病之试探药为三味光明盐汤；胃与大肠病、痨虫病之试探药为五鹏散；血骚病及风刺痛之试探药为四味藏木香汤；配合毒之试探药为十三味收敛汤；寒热间杂之病，以生活习惯试探；泻法之试探药为清道汤和腹鸣汤；艾灸的试探为用有油脂之物热熨；放血以石头冷罨或用冷水喷激试探；试探脓液以具孔火针穿刺。此外，诊断不明而怀疑某病时，即用少量之对治药试探，将怀疑之各种假象作比较，哪个对治方有疗效，即用此方作为主要对治药。

二、山顶插旗之治则

在疾病未确诊前，不做肯定预后，以免预后不应验之弊，故先说含糊其词之语，当疾病诊断明确后，明确说出疾病名称，引起疾病之内外因，现在如此作痛，最后要变成何种情况，要如此治疗，几时治愈等。或说为不治之症，说出死期，像山顶插旗般地使人明了。

三、驯烈马入道之治则

对治药达不到病上而难以进入时，则做如下处理：

1. 未成熟热之对治药落于伴随病之上（未成熟之热伴有风和津，热之对治药则助长风津，则致热以更甚，故首先必须用四味藏木香汤将伴随病分离），伴随病增盛而热病亦随之而增盛，故必须以汤药将伴随病分离。

2. 血骚病之病血与正血犹如乳水相混，可用三果汤将病血分离后放血，如不进行分离而放血，则对疾病和正精都有害。

3. 紫津症和毒热证，必须将分散者收敛后杀灭之，如不收敛，则对治药无法扑杀而转为扩散热证。

4. 隐热病要用温热剥去寒性蒙头，何故？如不剥去，则寒性蒙头接收对治法，而热病就无法接收了。

5. 一切不消化症，应用促其成熟和培育胃火之药物摧毁病峰，待出现病峰已摧的症状时，可在临近之道路排泻之。与此相同，泻下前先以先行药引发疾病，如不引发而泻下，犹如冰上洒水一样。

四、白鹭捕鱼之治则

对经过别的医生治疗的病，要详查用药量是否有偏低、偏高或治反的情况。如因用药量偏低而疾病未息者，则应加大药量；如因用药量偏高而引起他病者，引起何病，即用该病之对治法镇压之；如因治反而引起病情恶化者，则应改换用药。

五、隘道逢敌之治则

对热势强大之疾病须用四水治疗降温，即应用冰片为药物之水，小尖脉放血为外治之水，少量进食无营养品为食物之水，在凉爽处居住为起居之水。对寒势强大的疾病须用四火燃烧，即以各种热性配方为药物之火，以艾灸为外治之火，以食性热而有营养之品为食物之火，以居暖地着暖衣为起居之火。如不这样治疗，会因病情发展危及生命。

六、循梯高攀之治则

一般轻微病首先注意起居，如用本法无效，则用饮食治疗，如仍无效者，则用寒热药物进行治疗，用以上三法压不下去，则用外治法将病邪排泻。

七、勇士歼敌之治则

风、胆、津三单一型病，不论哪一种发生，要以不引起他病之方药治疗，如不懂此原则，则将发生十二种转化病。

1. 由于治反而本病未愈，反而引发他病。

（1）风病服用味苦、辛之药，不但风病未息，反而转为津、胆二病。

（2）胆病服用咸味及辛味，不但胆病未息，反而转为津、风二病。

（3）津病服用苦味和咸味，不但津病未息，反而转为风、胆二病。

上述治法若过于不当时，亦有转为混合病者。

2. 治力偏大，本病平息而引起他病。

(1) 甘、咸二味能息风病而引发津、胆病。

(2) 辛、酸二味能息津病而引发风、胆病。

(3) 甘、苦二味能息胆病而引发津、风病。

八、调解同姓相残杀之治则

在治疗合并病和混合病时，要着手平衡和合，诃子、渣驯是平衡和合之共同良药。按疾病所降部位和各个病原加入归经药，心脏加肉豆蔻，肺脏加竹黄，肝脏加红花，命脉加丁香，肾脏加小豆蔻，脾脏加草果，胃加石榴子和荜拨；胆病加獐牙菜、波棱瓜子，风病加肉豆蔻、宽筋藤、三骨精（肩胛骨柄、跗骨、尾骨），津病加藏木香、芫荽子、毛叶木瓜，血加鸭嘴花、兔耳草，黄水病加乳香、决明子、黄葵子，疠病加麝香，魔鬼病加胶质没药。

何病需何药，必须结合具体症状加于基本方药之上。

上述各症混合为病者，需用各自之制服药，合并型及混合型的病势相等时，则用药要寒热相等，若其中一病力量大而另一种小者，对其治法也要与此相应，何病出头先压何病，或轮流隔日治疗，或将对治药连服而同时治疗。

服药具体时间是中午及午夜为杀灭胆热之时，凡性凉药物和食物，应在热的时候服用；初更和早晨为培养胃火之时，故以热性药物和食物把寒津平息下去；黄昏和黎明为诱风之时，以性热而有营养之食物和药物对付零散之风。

总之，三患偏盛，哪个偏盛，则与另两个为敌，对此，犹如兄弟间哪个出头就压哪个般地治疗。若不足，犹如扶持懒妾（如一人有三妇而立三庄园，其中懒妇之庄园要垮台需加以扶持，使其赶上其他二庄园）般地治疗。这样就可使和合不盛不衰而趋于平衡。

此外，正精如原料，不应任意耗损（以不当之药物、外治、饮食、起居损害正精），胃腑似耕地，要像田间管理般地培育胃火。如能熟知上述治则，就可成为一个救死扶伤之医生。

九、犏牛（绵羊）各负其驮之治则

医生必须根据病人的十维生（所损害、居处、季节、禀性、年龄、疾病、疾病部位、胃火、体质、习惯）仔细诊断，若发生十维生都相同之病时为重症，要以对治之法压服它；如部分与上述相同者，应以适当之治疗法治疗。

第二十九章　两种治法

复次，明智仙人又如此言道："善哉大仙谛听！对疾病用何种方法治疗，这虽然很多，但概括起来，不外乎一般治法和具体治法两类。"

一般治法的对象有两类，故治疗方法亦有两种，即增强体力用补养法，消瘦体质用禁食法。

一、增强体力之补养法

（一）补养对象

凡风邪偏盛、正精亏损、同房过劳、孕妇产妇、失血过多、肺脏穿孔、年老体弱、夜不安寐、忧愁困迫、负荷过重、劳累过度者以及在暑季等者，一般用补养法。

（二）用何补养

1. 食物：以羊肉、红块糖、白糖、酥油、乳类、乳酪、酒等富有营养之品进行补养。

2. 药物：服用与疾病相应之酥油丸。

3. 外治：可应用轻导泻、泻下法涂擦按摩。

4. 起居：要安心入睡，静坐休养，心情愉快。

（三）功效

能使体力增加，能制伏各种疾病，犹如弱小者突获对敌之力那样，使虚弱的身体强壮起来，疾病自然平息。

（四）补养过甚之弊病

补养过度会引起身体肥胖，疖痈、肉核肿大，变为愚昧，小便淋漓，痰涎及寒津增多等弊病。

（五）对弊病之治法

使用消耗津类及脂肪的饮食、药物有效。胶质没药、渣驯、小檗膏、蜂蜜调和，能治一切肥胖病。又方：三果与蜂蜜配合，或干姜、风化芒硝、酸藤果、余甘子、青稞粉、蜂蜜配合，可治各种肥胖病。肥胖与体瘦相比，则以体瘦者为佳，因此，对于补养法要适当掌握。

二、消瘦体质之禁食法

（一）禁食对象

食物不消，食油腻之品过多，大腿强直，瘟疫病，小便淋漓，体内疖痈、垢病、痹病、脾脏病、脖项病、脑病、心病、热泻、呕吐、身体沉重、食欲不振、二便不通、身体过胖、黄水病、津胆增盛病，以及身体强健的壮年人，在冬季作禁食疗法。

（二）用何消瘦

1. 平息法：和合不平衡而令其平衡者为平息法，须用食物、药物、起居、外治等配合治疗，体质稍差者，宜长时禁用饮食，当难以忍受时，可给以性轻而易消之食物少许；如体质中等者，可给以培育胃火或促其成熟的汤剂、散剂；体质强壮者，宜在白天和夜晚多作散步活动，并进行发汗。同时按具体情况给以艾灸、温熨、沐浴、放血等相应之治疗。

2. 排泄法：将疾病引发后向体外排泻的方法叫作排泻法。所用配方为病存在于未消化部位时，宜用催吐剂排泻之，存在于消化部位时，宜用峻导泻剂灌肠排泻；存在于脏腑之疾病用泻下法排泻；脉病用泻脉法（即利尿法）排泻。

（三）功效

使用平息法和排泻法使体质消瘦的功效是五官清明，身体轻爽，食欲良好，工作勤奋有劲，饥渴有时，大便通畅，上行风和下泄风运行无阻。

（四）禁食过甚之弊病

行之过分，则会引起正精耗损，肌肉干瘪，头晕失眠，面容憔悴，语声微弱，五官功能衰退，经常口干，不思饮食，大小腿、尻骨、两胁、心窝、头脑作痛，似患瘟病，恶心欲吐，风病亦随之而发。

（五）对弊病之治疗

一切补养之法对此均有裨益，特别是食肉类之肉，轻导泻，饱食熟睡等能使体胖如豕。一切营养之中没有与肉类相比的。

总的来说，补养的对象，不能使其消瘦，如果需要排泻法时，可应用和缓之方法进行。同样，需消瘦者禁用补养法。风偏盛而其他任何一种偏衰时，则用补养法，若风偏衰而津胆偏盛者以禁食法治之。所依者和依附者的偏盛偏衰之治法相同（所依者是指血、肉、骨、髓等，依附者是指风、胆、津。所依者和依附者的偏盛偏衰治法相同，但其也有特殊之处，如所依者骨和依附者风两者则不属于此类，虽风偏衰、骨偏盛时所用的治法是一种，风偏盛、骨偏衰时所用之方法是两种）。

第三十章　具体治法

复次，明智仙人如此言道："善哉大仙谛听！具体治法是对三患的分别治疗方法。"

一、风病

1. 饮食：芝麻油是治风之最佳品，其次是红块糖、青稞酒、陈酥油、陈羊肉、旱獭肉、马肉、驴肉、人肉、大葱、大蒜等性重腻而绵温之食物。

2. 起居：宜居于温暖之暗室，称心友人陪伴，听悦耳之语，安静睡眠，着暖衣服。

3. 药物：宜服三骨精汤、陈羊头汤、四精汤和三味阿魏汤或散剂。或肉蔻阿魏散、白祛剂、肉祛剂、蒜祛剂、酸祛剂（熬尽水分的纯酥油配制的白祛剂，羊肉汤配制的肉祛剂，煮大蒜配制的蒜祛剂和陈酒配制的酸祛剂）等。或肉豆蔻、大蒜、榜莪那布、人骨、三果、五根（迷果芹、黄精、天冬、紫茉莉、蒺藜等五根，但在配方中蒺藜不用根而用籽）等配制成酥油丸内服。总之，要用味甘、酸、咸及性腻、温之品进行治疗，特别是要用陈酥油等性温而有营养之品作轻导泻灌肠为最佳。

4. 外治：用陈酥油涂擦按摩，以有油之物在疼痛之处热熨及灸百会等风穴。

二、胆病

1. 饮食：新鲜酥油为胆病之最佳食物，其次是新鲜的黄牛肉和野牲肉、凉水、茶水、黄牛和山羊奶制的乳酪及酪浆、蒲公英菜、青稞片粥、面粥等凉性食物。

2. 起居：宜静居于凉风吹拂之树荫下及青草地，或河滩凉爽地带，用心喜的香郁清凉之品涂擦全身。

3. 药物：以草药（獐牙菜）、平地药（榜莪嘎布）、进口药（竹黄）为三种共同用药，再根据热势大小配以冰片、白檀香、牛黄为主的方剂（大热冰片为主，中热檀香为主，小热牛黄为主）。总之，要用味甘苦涩而性凉之药物，特别是用甘味药进行泻下是最理想的。

4. 外治：进行发汗及凉水淋浴，在增盛之脉道放血、冷罨等。

三、津病

1. 饮食：蜂蜜为津病之最佳食品，其次是少量进食鱼类、绵羊、野牛、牦牛、猞猁、秃鹫等之陈肉，陈青稞之热面食、青稞陈酒、开水、姜开水等性轻糙温而易消化之品。

2. 起居：须曝日就火，着衣温暖，在干燥地带作身心皆益之劳动，禁忌白天睡觉。

3. 药物：服具有咸、辛两味之汤剂。或服以石榴子、烈香杜鹃为主之散剂。总之，宜服味辛酸而性轻、糙、锐之品，尤其是性锐、糙之吐剂为治津病之理想药。

4. 外治：用青盐、土块、皮毛热熨。对于特别增盛之津病，可进行艾灸和热针治疗。

总的来说，风病宜用轻导泻及有营养之品；胆病宜用泻下法和寒凉之品；津病宜用催吐剂和温热之品；风胆合并者，宜服寒凉而具有营养之品；津胆合并者，宜用寒凉且轻之品；津风合并者，宜用性温而有营养之品；混合型病，宜用性凉而具有营养之品治疗。

概括言之，一切热证用寒凉之法治之；一切寒证按津病治之；风不论与寒或热并发，在其对治药物之上加性温腻之药治之。

第十一处 医 生

第三十一章 医 生

复次，意生仙人如此请问道："善哉导师明智仙尊！如何学习医生处，请延寿药王予以教诲。"

导师言道："善哉意生大仙！对医生可从因素、本质、定义、分类、职责、结果六点来讲。"

一、因素

（一）具有智慧

是指具有辨别之智力、意志坚定、细心诊察三点，以领悟医学的纲要和详解，对一切临床实践熟谙无阻，毫无顾忌地顺利施行。对书中未有记载的疾病亦能精心研究，作出详细治则，这是因素中最重要之一点。

（二）心地善良

所谓心地善良者是指具有菩提心那样的慈悲。可分愿望、实践、结果三点。

1. 愿望：能看见别人的痛苦，要有对人有益之心念，对亲属敌人都要一律看待，以悲悯、仁慈、喜别人脱离苦难、一视同仁四点誓愿成佛陀。

2. 实践：将上述愿望一一付诸实现。

3. 结果：能精心钻研医药，对病人无记仇之心，则疾病易于治疗，且治愈率亦高。

（三）具有信仰

1. 六种态度：对待师长如佛陀，对师长教导似仙教，对医学理论如佛经，对待同学如兄弟，对待病人如子女，看脓、便如猪狗般地不嫌脏六点。这六点应视作誓言必须遵守。

2. 两种保持：对医药学和外治器械如护法神及其手执之武器一样保持。

3. 三种须知：是指一切药物是珍宝、甘露和供养物，故要知道药物是得到需求的如意宝，是清除各种疾病的甘露，是持明仙人的供养物。

（四）表率作用

1. 身体方面：要精通医药及外治手术。

2. 语言方面：说话要温和悦耳，能使病人心情愉快。

3. 意的方面：思想明晰，内心明了不糊涂。

（五）工作勤奋

1. 对本人的工作要求：分为学习基础知识，依靠外因，争取同学帮助，达到彻底精通四点。

（1）学习基础知识：一切知识之根本是问读文字，必须把它彻底熟练掌握，能否成为一个精通医学的人，主要决定于对文字的询问和精读。

（2）依靠外因：为了精通医学，必须依赖师长之教导。这可分为师长的特点、投师方法和投师的必要性三点讲述。

① 师长的特点：学识渊博，精通医学，性情温和，不狡猾保守，爱护学生。

② 投师方法：对老师的教诲不生怀疑，要专心倾听，不能阳奉阴违，要按师长教导完成，一切行动要顺应师长意图，要感恩不忘。

③ 投师的必要性：很快学会医学理论和精通医学知识的必要方法。

（3）争取同学帮助：除师长教导外，还必须争取同学帮助，常请教和提问，以加强记忆，丝毫不偷懒，懒为学习之敌。

（4）达到彻底精通：凡是在书中看到的或听到的，都要熟练掌握，解除疑惑，达到彻底精通。

2. 对病人的工作态度：在对病人没有断定生死之前，不能中断或因其他工作而妨碍治疗。并要专心治疗，犹如在墙上端着满碗融化酥油走，撒一点就有杀头之危险那样，利用药物、外治及时抢救。

（六）精通人际往来

1. 顺从人间往来：先要精通处世之法，语言、动作文雅，令人欢喜，对顽固者要以适当之方法驯服。若具备上述三点，则愿望会圆满实现。

2. 顺从正法：要调伏性格，善交人，能知足，则对自己和别人均有益。

3. 对二者共同顺从：对受疾病痛苦和贫穷之人要怜悯，如果这样，则必得“这医生如菩萨”的赞誉，高贵者亦会满足自己的需求。

如能具备上述六点，则毫无疑问，美名和愿望定会圆满成就。

二、医生之本质

医生要对素患、所损害、对治之特性等都要通达，这就是医生之本质。

三、医生之定义

把疾病医治好，使人身获得裨益，故称为医，在严重疾病上能大胆做手术，故称为医生。此外，国王为人间之神，而国王尊称医生为“尊者”，故医生又称为“神尊”(拉杰)。

四、分类

(一) 无上医生

是能清除三毒之因（无明）和其果（风胆津）疾病之医生。那就是药王佛，再不会有超越他的医生。

(二) 特殊医生

是能知别人之心思和智慧，具有慈悲、怜悯之心，能纠正自己思想过失之仙人。

(三) 普通医生

分上等和下等两类。上等医生有三种，一为出身贵族的医生，一为经过系统学习，精通理论的医生，一为虽未精通医学理论，但经受过师长之教导，他们是众生生命之友。另一种是为谋生而伪装之医生，乃是生命的刽子手。把前者称为上等医生，把后者称为下等医生。

1. 上等医生：出自贵族，有智慧，常守誓言，熟悉医学理论，精通秘诀要义，富有临床知识，笃信佛法，抛弃贪欲，心地善良，怜悯众生，专心一致，对他人之事如己事，懂得各种医学词义，是为上等医生，是患病众生之救星，是掌握医学的诸仙后裔，是延寿药王之化身。

2. 下等医生：凡不具备上述条件者为没有高贵血统的屠夫般的医生，他们犹如狐狸居王位，大家都不尊重他，那种不知医学理论之医生，犹如给盲者示物，不能分辨疾病和治法。没有经过临床实践的那种医生，犹如走上陌生之路，对疾病症状和外治发生怀疑。不知诊断方法的那种医生，犹如在陌生的地方徘徊，一种疾病也诊断不出。不知诊脉验尿的那种医生，犹如侦察兵不会报敌情，无法诊断出寒热。不知预后的那种医生，犹如首脑不会讲话，自恐落个坏名誉。不知治疗原则的那种医生，犹如向黑暗中射箭，药物达不到病所。不知饮食起居宜忌的那种医生，犹如叛逆到敌方，使病势加剧而损伤正精。不知平息方法的那种医生，好像不会种地的农民，药量偏低、偏高或治反而使病势加重。不知泻下的那种医生，好像在沙丘上浇水，疾病和正精都受到损害。无药和器械的那种医生，好像没有铠甲、武器的勇士，不能摧毁疾病。不知放血和艾灸的那种医生，好像没有知情人指点的盗贼，外治不达病所而发生错误。所以，低劣的医生，诊错疾病的轻重，则治疗随之而发生错误，把魔鬼作为医生的器械，手执死神之套绳，是致命之媒介，因此大家不必与这种人接触。

五、医生之职责

(一) 普通的职责

1. 身的职责：要把药物和手术器械准备齐全，为病人努力工作。

2. 语的职责：要作出明确的预后，犹如在闹市上吹螺一样，作出大家明了的预后。能治者则作出预后良好的结论；不治者定出死亡之大概日期；死活难以肯定者，如蛇舌（蛇具两舌尖）般地作出模楞两可之结论，视病情发展再下结论。或者医生和病人看法相同时，则明确说出病症；医生的臆断也要针对病人的情况；不闭好坏之门，以便有逃避之余地。

（1）医生和病人看法一致时：则明确说出病症，病人怀疑是某病，医生亦察明是某病，则明确说出疾病情况。

（2）医生之臆断亦要针对病人情况：病人怀疑是毒病，医生诊断为另一种病，则不必说出，思想上要顺应病人，诊治上对症施治。

（3）不闭好坏之门，以便有逃避之余地：病人之痊愈与死亡，这全凭病人与医生之运气、业力和福气，如何会死，如何会愈，不能作出肯定之预后时，应说病情危急，也有可能治好，虽病人不危险，但却说要谨慎治疗。

3. 意的职责：要顺应世间的各种事情，在任何时候，要三思而行，不使有误。

（二）特殊的职责

1. 看：对各种情况都要了解，药物外治等方面，禁忌出现不足、过量或相反之弊病，要执行正确之道，这是“看”的极好态度。

2. 修：要有四无量心（愿众生具有安乐之因；愿脱离痛苦及痛苦之因；愿与无苦之安乐永不离；愿离开亲疏与爱憎，以平等对待），不要倒向相反的四险地（对施恩不报者慈悲，对憎恨众生者悲悯，对他人治过之病人死亡者高兴，对病人的死与活平等对待）。

3. 行：分取舍两方面。

（1）争取放布施，持戒律，能忍耐，有勤奋等。

（2）舍去十不善（杀生、偷盗、淫乱、妄语、离间语、恶语、绮语、贪欲、嗔怒、邪见），并将疯狂行为、信口乱说、粗鲁行为、骂人语言和下流行为等抛弃。

六、医生的结果

（一）暂时的结果

今世得到幸福，有权享受和安乐。能够完成这些的是药，因此把自己的本事对别人讲述，虽是危害自己的人，像兄弟那样对待，要考虑别人的感受，适当顺应别人感受去进行，则将获得自己的幸福和声誉，则饮食和享受亦随之而来，此时谨慎地把能力贡献出来。此外，在自己需要的时候，可以取点报酬，在病愈后不能再取报酬。

（二）长远的结果

只要抛弃诡谲和贪欲等，专心医治病人，则会到达佛陀之仙境，这是延寿药王之教导。

第三部　秘诀续

第一章 咨 询

复次，导师世尊延寿药师琉璃光佛从禅定中起立，安入于“愿望实现”为名的医药禅定中，安然入定不久，从脐部向十方发出无数彩光，消除十方众生贫困之痛苦及内外一切疾病，然后彩光复返脐部，从功德中化出导师明智仙人，住于佛前虚空中，从语中化出仙人名叫意生，礼绕导师后如是请问道：“善哉导师明智仙尊，对《理论续》您作了详细教导，对于《秘诀续》应如何学习，请延寿药王赐教。”

从功德中化出之明智仙人如是言道：“善哉意生大仙！学习第三部《秘诀续》，成为万物之灵的人身，由于被无明陷于轮回之中，由于痴而不能理解功过之因，由于贪而作出许多恶业，由于嗔而对别人进行刺激，由于嫉妒而对人产生竞争之心，由于骄傲而对下产生歧视之心，由于聪明而作出许多无意坏事，由于不勤奋精进，因而也就得不到长远之有，由于惯于恶业而长久蓄积，因而流转于轮回之中，历经种种坏身。因此，从宿业和素患中生出四百零四种疾病，使身心不得安乐之时，饱受痛苦之折磨。对此先讲述素患病、内科病、热病、头项病、脏腑病、阴器病、杂病和疮类八种共同身病之治疗，再加小儿病、妇女病、魔鬼、外伤、毒病、老年补养和壮阳生育等共为八支，从头顶至足底所有疾病之治法，经临床实践之《秘诀续》中，以怜悯之心讲给仙人你，望虔敬谛听，牢记心中，以谦虚慈爱之心医治病人。

“善哉意生大仙！为上智者简略地讲述了《概论续》，为中智者讲述了《论述续》，为下智者将要讲述这部极其详细的，把教与临床实践相结合的《秘诀续》。此续可分为十五篇，首先由风、胆、津开始，何病用何治，请你提问，我将给予讲述。”

意生仙人如是请问道：“明智大仙尊！你对众生吉祥普照，首先简略地赐教《概论续》，但由于未理解，而又详尽地赐教《论述续》，现在又要将具有临床实践的《秘诀续》，分作十五篇来教诲，如何学习其中治疗三患篇，风、胆、津三者之内因、外因、分类、症状和治法等如何，请延寿药王赐教。奇哉！为众生之事而赐教，为了我们这些所属而赐教。”

第一支　共同身病

第一篇　治疗三因

第二章　风　病

复次，导师明智仙人如是言道：“善哉大仙谛听！首先讲述治疗三患篇，可分为风、胆、津三种来讲。风是一切疾病之致病根源，并起着引发疾病与播散疾病的作用，凡寒与热中都会有风之存在，同时也成为促使热病复发和结束生命之重要原因。”

“风之本性凶暴，能促使各病病情加重，因此首先讲述风病治疗法。善哉大仙，请虔敬谛听！风病可分作内因、外因、分类、症状和治法五点来讲。”

一、内因

风出于无明，由贪欲而生，风具有六种特性，在正常情况下，无病理变化而存在于自己的部位。

二、外因

由于过食苦味和性轻而粗糙之品，房劳过度，饥饿，睡眠不足，饥饿时做重活和言语过多，或因大量失血、呕吐泄泻过烈等，以及被寒风吹袭，失望悲恸，思虑过度，愁苦抑郁，言语过多，久食无营养之品，二便等之强忍或努责，使其在自己之部位发作而蓄积，其力量逐渐强大，再遇外因即行发作。如外因过烈，则会同时蓄积发病。发作后进入六门而表现出风之症状，失去健康而发生六十三种风病。

三、分类

（一）总的分类

1. 以种类分：他性型病是风通过别的通路而误入歧途所致。有“阿哇达”、反折燕芒症（腰弯曲扭转如燕麦芒，故名）、内曲燕芒症、颊衰症、舌结症、半身曲弓症、控脉症、半身干枯症、全身干枯症、木僵症、臑瘫症、“布厦宰”症、跛足症、大腿僵直症、豺狼头症、刺症、身体拘挛症、“堪黎”症、足酸楚症、足热症等二十种。

如上所述，风病虽有二十种之多，但其主要症状表现，可归纳为僵直、拘挛、干枯、肿胀、跛足、刺痛症、神乱不安、哑结等八种。

2. 以部位分：自性型病发作而进入所损害，有散布于皮肤，增盛于肌肉，窜行于筋脉，渗着于骨骼，降于脏，落于腑，五官现花等。第一散布于皮肤者一种。第二有进入肌肉和脂肪两种。第三有进入脉管、大筋和血三种。第四有进入骨、关节、髓、精四种。第五有入于心、肺、肝、脾、肾五种。第六有入于饮食、未消化部位、消化部位、胆腑、大便、小便、子宫等七种。五官现花有进入头、目、耳、鼻和齿五种，另有入于全身一种，计有二十八种。概括言之，则有头风、心风、肺风、肝风、胃风、大肠风和肾风七种。

（二）具体分类

则有维命风、上行风、遍行风、等火风、下泄风五种单一风病。与津胆合病者共十种。

四、症状

（一）从引发病因诊断

由于享用上述之饮食起居而引发的疾病，则肯定是风病。因此，首先诊断病因为至要。

（二）从特性症状诊断

1. 总的症状：风病脉空而不耐按压，小便清澈如水，转变后尿质稀薄。舌干燥而红，口有涩味，患者多感头昏目眩，耳内作鸣，想行走，多嘘叹，神志不安，恶寒战栗，毛发有酸楚感，疲乏无力，有游走性刺痛，动则全身刺痛，皮肤失润不华如裂状，腿痛若折，肢体拘挛或僵直，四肢如被缠缚，动则痛甚，目有外突感，失眠不寐，常呵欠伸腰，性情暴躁，不能自制，髋腰等全身关节疼痛如被杖击，枕骨、前胸、腮颊疼痛如刺，风穴（指第一椎、百会、膻中三穴）开放，压之疼痛，恶心空呕，腹胀肠鸣，黎明前后咳吐泡沫状痰液，每遇黄昏、黎明及食物消化后病情加剧。

2. 证候分类

（1）按种类叙述症状

① “阿哇达”症：由于风而身曲如弓，知觉丧失，双目瞪视，呼气困难，呻吟如鸽。

② 反折燕芒症：胸突项强，磨牙，口吐泡沫，头、腮颊和背疼痛，呵欠失语，双目瞪视，两胁疼痛如刺。

③ 内曲燕芒症：症状与前相同，但呈佝偻状，头颈向内弯曲，背部隆起。

④ 颊衰症：牙关紧闭，或下颌下垂，不能开合。

⑤ 舌结症：语言謇涩，饮食困难。

⑥ 半身曲弓症：半身弯曲如弓，头部震颤，口角㖞斜，目瞪不合，语言謇涩，意识

不清，睡醒惊悸。

⑦ 控脉症：风随血入侵头顶脉道，病势严重者头顶皮肤变黑作痛。

⑧ 半身干枯症：半身干枯，麻木不仁，偏废不用。

⑨ 全身干枯症：症状与前者相似，但发病于全身。

⑩ 木僵症：身体僵硬如木，不能仰俯。

⑪ 臑瘫症：风自肩胛部入侵，致使手臂失去伸举之作用。

⑫“布厦宰”症：手指失却功能，偏废不用。

⑬ 跛足症：风从股内侧之大筋入侵，关节松弛，下肢拘急跛行，行走时腿肢作颤。

⑭ 大腿僵直症：津和脂肪过盛，渗入股骨，腿部麻木沉重不温，难以伸举。

⑮ 豺狼头症：风血交阻于膝部，肿胀作痛，形如豺狼头。

⑯ 刺症：风自踝部侵入，足踝刺痛。

⑰ 小腿僵直或身体拘挛症：由于风自足跟的大筋入侵，以致小腿僵直，艰于屈伸，发为身体拘挛。

⑱“堪黎”症：本病系“布厦宰”与身拘挛症二症之合并症。

⑲ 足酸楚症：风津交阻于足部，疼痛而酸楚。

⑳ 足热症：本病由血、胆风混合发病所致，两足发热，尤其以行走时更甚。

如上所述，风病之证候分类，虽有二十种之多，但其主要症状表现，则可归纳为如下八种：

① 僵直症：身体僵直如木，仰俯伸屈均感困难。

② 拘挛症：身体仰俯屈伸之活动机能受限。

③ 干枯症：肌肤干枯贴骨，感觉消失，偏废不用。

④ 肿胀症：身体肿胀，肿势时增时减。

⑤ 下肢拘挛：下肢拖行，足重麻木。

⑥ 刺痛症：疼痛剧烈若刺，疼痛呈游走性。

⑦ 神乱不安：不眠多语，甚则哭笑无常。

⑧ 哑结症：体力衰弱，神志不清，失语。

(2) 按部位叙述症状

① 风散布于皮肤：皮肤有欲裂之感，触之粗糙，有酸楚感。

② 风入于肌肉：肌肉肿胀，肤色变异，皮肤粗糙，或并发丘疹。

③ 风入于脂肪：不思饮食，躯体肿痛，皮下发生肉核结节。

④ 风入于脉道：患部之脉空旷而粗壮。

⑤ 风入于血：脉管发红而肤色不华，疲乏失眠。

⑥ 风入于大筋：患部拘挛或僵直，足作跛行。

⑦ 风入于骨：骨骼刺痛，肌肉枯萎，身体衰疲。

⑧ 风入于关节：关节空虚，局部肿胀，形如内曲燕芒症。

⑨ 风入于髓：失眠不寐，有被缠缚之感，以手按捏则觉轻松。

⑩ 风入于精：肌肉干萎或肤色改变，并有滑精出现。

⑪ 风入于心：胸部满闷，口常嘘气，神乱不安。

⑫ 风入于肺：面部作肿，咳痰不利，咳出时为泡沫痰液。

⑬ 风入于肝：其症状表现为食物消化后呵欠频作，自觉肝虚悬欲折。

⑭ 风入于脾：全身作肿，腹胀肠鸣，脾区疼痛。

⑮ 风入于肾：肾腰疼痛，耳聋不聪。

⑯ 风入于饮食：食后疼痛即行发作。

⑰ 风入于未消化部位：嗳恶呕吐，不思饮食，腹内鸣响，口渴引饮，呼吸喘急。

⑱ 风入于消化部位：大肠部刺痛，且肠内鸣响，大便不通，小便癃闭，腰及尾骨疼痛。

⑲ 风入于胆腑：局部作胀刺痛，饮食难消，白睛黄染。

⑳ 风入于大便：下泄风回旋不下，以致大便干结，或带声下泻。

㉑ 风入于小便：小腹作胀，膀胱部发凉，小便不利或淋漓。

㉒ 风入于子宫：卷结成块，经闭或淋漓。

㉓ 风入于头：头目眩晕，行路时摇晃不能自持。

㉔ 风入于目：眼脉红赤，目有欲坠感，遇寒风则病情加剧。

㉕ 风入于耳：耳鸣刺痛，耳内有空虚之感。

㉖ 风入于鼻：鼻塞不利，流清涕，嗅觉不敏。

㉗ 风入于齿：牙龈肿痛，有如嚼花椒似的麻木感。

㉘ 风入于全身：出现全身之各种症状。

概括言之，头风病者头晕耳鸣，食后即吐，起立则昏晕扑倒，自觉外界旋转；心风病身体战栗，上身满闷，神志恍惚，语言错乱，头晕不寐，口常嘘气；肺风者少眠不寐，咳痰不利，咳出之痰为白色泡沫，体内有塞满感，恶心呕吐，胞睑作肿，晚间则咳嗽剧烈；肝风者嗳气频繁，上身刺痛，脊椎两旁肌肉亦痛，食欲不振，视物不清，每于黎明和黄昏自觉肝部虚悬欲断；胃风者气喘腹胀，嗳气频作，胃痛如刺，得食后暂能缓解；大肠风者胀鸣泄泻，矢气频作；肾风者肾腰疼痛，耳内如蝉鸣。

（3）内部五种风发生病理变化之症状

① 维命风病：常食粗糙食物，禁食挨饿，活动过烈，大小便等之强忍或努责，致使维命风之机能紊乱，则出现头晕神乱、吸气不畅、吞咽困难。

② 上行风病：由于强行制止呕吐、嗳气，以及哭笑过度，或强力负重，致使上行

风之机能紊乱，则发生语言困难、口吃、哑结、体力减弱、口角㖞斜，甚则意识不清。

③ 遍行风病：由于久坐或久行，或勉力竞技，遇惊受怕，为苦所迫，以及过食粗糙食物等，则导致遍行风机能紊乱，出现心如扭拧、突然昏倒、惊惕恐惧、言语喋喋不休、胡乱行走，每于受刺激后发作。

④ 等火风病：由于饮食不当，如服食不易消化之食物，以及白昼睡眠等，导致等火风之机能紊乱而发病。出现胃火式微、不思饮食、食物不化、堵塞风路、与血混杂、呕吐烟汁般的黏液和食物。

⑤ 下泄风病：由于行房忍精，或大小便及矢气之强忍努责等，扰乱了下泄风之功能，而发本病。其主证为四肢关节松弛、下肢关节阵痛，甚则跛跷而行、大便闭结、小便不利、矢气不通。

以上各种风病，其中任何一病与胆并发，则可出现发热及泪水变黄等症；如与津并发，则可出现体温降低、身体沉重，甚则神志模糊不清等。

（三）从利弊诊断

凡食肉饮酒，食红块糖，饱食性温而高营养之品，以及向阳就火，涂擦按摩后舒适者，则可确诊为风病。

凡饮食凉水、黄牛酪浆、陈旧豆叶、花椒水及茶水，以及饥饿口渴、身体受寒、语言过多、房劳过度、熬夜不寐、思虑太过等引起不适者亦可确诊为风病。

综上所述，概括言之，本病首先由有害之饮食、起居引发，中间则出现脉芤尿清，呵欠战栗，想伸懒腰，毛发根部有酸楚感，每于黄昏、黎明及食物消化后疼痛加剧，最后出现寒凉者不论何病，皆可确诊为风之症状。

五、治法

（一）总的治疗

有饮食、起居、药物、外治四种。

1. 饮食：以荨麻、大葱、干糌粑、骨汁、羊肉、马肉、驴肉、旱獭肉、人肉、未干旧肉、红块糖、植物油、热面食、牛奶、酒、红块糖酒等性温腻之营养食物治疗，禁食有害食物。

2. 起居：住室须幽静温暖，光线不宜过强，穿暖衣服，令其充分睡眠，由可意之友加以护理，给予温和之安慰，禁忌有害起居。

3. 药物

（1）汤汁：将跗骨、肩胛骨柄、尾骨共煎取汁，或各种骨头共煎取汁加调料（干姜、阿魏、紫硇砂、大蒜等）饮服，对一切风病有裨益；羊肉、酥油、旧红块糖在酒中熬煎取汁，可祛一切风病，尤其对风入于齿有卓效；上汁中加肉豆蔻、紫硇砂、阿魏，可清除入于心和命脉之风；存放三年之三岁羊头煎汁，加入阿魏、干姜、光明盐，可清除一切风病，尤其对头风有卓效；干姜、阿魏煎汁，加入紫硇砂内服，对一切风病有裨益，尤其对胃风、大肠风和心风有卓效；干姜、葛缕子和肉豆蔻煎汤内服，可治一切风病，并能使神志清明。

（2）酒类：将迷果芹、黄精、糌粑酿造之酒，以麦酒稀释饮服，可治一切风病，尤其对肾腰以下之风病有特效（此类方剂药名分量注解不明者按《后补续》处理）；用红块糖酒可治一切风病，与此相同酥油酒可除寒风病；蒺藜酒可除骨风和肾风；三岁羊骨酒对骨风有裨益。

（3）祛除剂：祛除剂有白祛剂、红祛剂、酸祛剂和蒜祛剂四种。首先将羊或牦牛酥油炼尽水后，加适量干糌粑成糊状物，再在牛乳中煮沸，加干姜、光明盐，为白祛剂；上述糊状物与羊肉汤配合煮沸成半流汁，名红祛剂；小麦酒醅面汁加绵羊旧酥油、红块糖、干姜，煮沸成半流汁，名为酸祛剂；大蒜煮熟捣碎，加入酥油、骨汤和光明盐煮沸，名为蒜祛剂。上述任何一剂，都能清除各种风病，并能使身体强健、五官功能正常、神志清醒，对热病山滩际阶段之风病，则本方犹如甘露。

（4）粉剂：将肉豆蔻、阿魏、紫硇砂、卤盐、光明盐、三热（荜拨、胡椒、干姜）、肉桂、石榴子、小豆蔻、诃子、宽筋藤、大蒜等共研，以八倍之白块糖为引，热偏盛以肉豆蔻为主药，寒偏盛以阿魏为主药，以三骨精汤或四精汤（羊肉、酥油、旧红块糖，在酒中共煎）送服，凡内外上下之一切风都能清除。

（5）酥油丸：将紫硇砂、荜拨、诃子共研细末，用牦牛酥油制丸内服，可治一切风病（有的书中则解释为可治上身风病）；石榴子、芫荽子、干姜、小米辣、荜拨共研细末，用牦牛酥油制丸，可治各种风病，增生胃火，并能使羸瘦者肌肉丰满；大蒜、红块糖共研，用牦牛酥油制丸，在青稞中存放十余日后服食，是治疗一切风病之特效药；肉豆蔻、紫硇砂、阿魏、诃子共研，用牦牛酥油制丸，可治各种风病；与此相同，将榜莪那布、人骨、三果、五根共研，用牦牛酥油制丸内服。

4. 外治：将旧酥油加温作轻导泻灌肠；诃子、大蒜、光明盐共研，以融酥油做成药钉纳入肛门，可治下部之风病；将杂有其他疾病者用具油之缓泻剂泻下；将陈植物油全身涂擦按摩；在刺痛部位以油渣饼或陈旧骨头煮后热熨；将各种骨加酒煮后作蒸汽浴，并以其骨油在全身涂擦按摩。上述之油治和热熨能清除刺痛和汗毛之酸楚感，可使僵直或拘挛恢复原状，能增生体力和胃火，能使羸瘦者肌肉丰满。风病如杂有他病，则禁施单一的油治法，必须兼施具油之排泻法。取百会、第一椎、第六椎、第七椎、十六椎、膻中等穴灸之。

如按上述治法施治，则可将一切风病清除无遗。

（二）分症治疗

1. 按种类治疗

（1）“阿哇达”症：先施油治和温熨后，再以锐利鼻泻法通鼻，以通风路。此后以柏子、牦牛奶、乳酪、羊肉汤、融酥油等共煎取汁饮之。将柏子、油松、宽筋藤、五根、广木香、草木犀、紫色悬钩子共研，加羊肉汤、牦牛奶、红块糖、乳酪酵母、四油共煎为药糊，可在全身涂擦、点燃熏鼻、滴鼻和轻导泻灌肠。本病如与津并发时，则出现心胸和两胁疼痛等症状，可用花椒、诃子、阿魏、光明盐、肉桂、紫硇砂、藏木香、青稞等煎汁，以蜂蜜为引饮服。或者将阿魏、干姜、石榴子、紫硇砂、广木香等煎汁饮服。本病如与胆病并发时，可用鼻药和泻下法治疗。

（2）反折燕芒症、内曲燕芒症、颊衰症、半身曲弓症、臑瘫症：上述五症皆宜保养并以鼻药治之，还可在头顶用芝麻油涂擦，或滴入耳、目等处。如患部作肿，可用吐法治疗。如目红灼痛，宜以放血法治疗。

（3）大腿僵直和不消化二症：本病系因食物分解和运化不良，引起津和脂肪增盛，渗入肢骨所致，故禁用油治法，宜用粗治法。以食用白青稞、大麦、野青稞所制糌粑、生活于地面之野牲肉和蜂蜜、乳酪酵母等无盐菜为宜。将三果、短尾铁线莲、荜拨、兔耳草、蜂蜜等制成软膏内服。或将短尾铁线莲、小米辣、诃子、油松、蜂蜜等制成软膏内服；胶质没药、红耳鼠兔粪膏、诃子等在母黄牛尿中共煎取汁饮服。将香附子、小米辣、三热药、胶质没药、三果、酸藤果各等份，共研为散内服，以清除增盛之津和脂肪。将大香、白芥子叶共研，以母黄牛尿调涂。进行剧烈活动以消耗脂肪和津邪，待消耗尽后可解除饮食禁忌，以油治法施治。

（4）拘挛症、跛足症、“布厦宰”等症：将油松根、干姜、小米辣、荜拨、藏木香等共研，在羊乳酥油中煎后服之，即可痊愈，行走无阻。并按‘布厦宰’与拘挛症发病部位，把病侧无名指与小指之间（四趾与五趾）的筋用针挑起，然后将下面如棉纱状之黄筋切断。

（5）跛足等各种外部风症：诊断其发病原因，给予油治、熨法、放血、排泻、涂擦等相应之治疗。将草木犀、广木香、小豆蔻、水菖蒲、石菖蒲、紫檀香、石花、甘松、芹菜子（也有用羌活子的）共研，以白糖为引，加芝麻油制成油丸，可治控脉症、木僵症、跛足症等一切其余风病，尤其对癫痫、痞瘤、睾丸下坠等症均有良效。

2. 按部位治疗

（1）风入于皮肤、肌肉之间：宜用治风药物调和酥油涂擦按摩、温熨等方法治疗。

（2）风入于脂肪：可按大腿僵直之富贵风治疗。

（3）风入于骨和髓：应用油治法和熨法治疗，以四油内服和外涂并用，亦可用来作轻导泻灌肠。

（4）风入于精：以雪蛙强身散治之。

（5）风入于筋、关节、脉：进行油治和熨治后包扎患部。

（6）风入于大筋而四肢拘挛者：将黄豆、光明盐、芝麻油三物熬汁涂擦。

（7）风入于血：行施油治法后根据部位选穴放血。如放血后失去知觉者，用屋梁吊挂烟灰与光明盐、芝麻油调和涂擦患处。

（8）风入于心：服三味阿魏汤、乌头酥油丸或三果酥油丸。

（9）风入于肺：服四味沙棘散（沙棘果膏、竹黄、孜然芹、小豆蔻）后以诃子、毛诃子核“搜普”酥油丸内服。

（10）风入于肝：白块糖加水煎熬浓缩后服之，或将三岁羊肝蘸阿魏粉入酥油中煎，趁热服食。

（11）风入于脾：将三热与融酥油调和内服。

（12）风入于肾：先服五根酥油丸，继服蒺藜酒。凡风入于五脏，可灸背部各脏属穴。

（13）风入于饮食和未消化部位：可服引吐药引吐，再给予消化食物和增生胃火之饮食与药物。

（14）风入于消化部位：先以轻导泻灌肠，然后在未进饮食前给服融酥油。

（15）风入于胆腑：以药物增生胃火（马面散加波棱瓜子、獐牙菜、光明盐），此后进行泻下和灸治。

（16）风入于子宫：按妇科病章中叙述之方法治之。

（17）风入于大便：以蓖麻油作轻导泻灌肠。

（18）风入于小便：以具油毡片热熨，并给以利尿药。

（19）风入于头：先以油脂涂擦，此后进行艾灸和服三岁陈羊头汤。

（20）风入于耳：以具油毡片热熨，酥油融化后滴入耳内。

（21）风入于目和鼻：以纯融酥油点眼和滴鼻。

（22）风入于齿：以具油物热熨，在二齿脉艾灸，并服四精汤。

以上五官之风病，服三果酥油丸有卓效。

（23）风入于全身：总治法就可以治愈。

3. 五种功能性风病之具体治法

（1）维命风病：以芝麻油等涂擦按摩，以药物（甘草、乳香、诃子、甘松、四油）焚烟熏鼻，灸风穴。

（2）上行风病：在四结门及胸部等处以油物热熨，服三果酥油丸和骨汤，灸天突、结门和膻中三穴。

（3）遍行风病：内服肉蔻广枣酥油丸，饮红块糖酒，食陈羊肉粥等。

（4）等火风病：前胸后背以炒盐热熨，服阿魏散（阿魏、干姜、紫硇砂、石榴子）。灸十三椎和等火穴。

（5）下泄风病：进行轻导泻灌肠，油脂涂擦按摩和各种骨头热熨。饮食以性热而高营养之品，艾灸十六椎。

以上五种风与胆并发者，宜用泻法治之，并服食性凉而有营养之食物。如与津并发者，宜用引吐法治之，并服食性轻而温之食物。同时还必须保持温暖。

风病之概括治法如下：

① 拘挛和僵直症：宜用油治法和蒸汽浴法。

② 干枯症：宜用油治法、热熨法、泻脉法和温泉浴法治疗。

③ 肿胀症：用油治法后，以泻下法泻之。

④ 下肢拘急：禁用油治法，以粗治法治之。

⑤ 刺痛症：以具油之物热熨和艾灸治疗。

⑥ 神乱不安症：服食四精汤和酥油丸，并行施针灸疗法。

⑦ 哑结症：以油治法、轻导泻灌肠和艾灸［百会、一椎、二十指（趾）尖、命脉癫狂穴］清除之。

⑧ 头风：将芝麻油加阿魏粉滴鼻。用黄葵子、大蒜、紫硇砂、酥油调和涂头，继以羊胃包扎，亦可用干姜阿魏共煎作蒸汽浴，以各种骨煎汁，加入旧酥油、羊脂和髓、红块糖、羊肉汤，给病人饮服发汗。在风府三口穴和第三椎灸治。

⑨ 心风：将三果肉（广枣、麻藤子、白刀豆）、三果、牦牛酥油、红块糖等制成酥油丸，再加三热药、三盐服食。以各种骨共熬取油，与旧酥油、红块糖、热药（三热）、各种盐类配合服食。灸六椎、七椎、膻中、渡鸦眼穴。

⑩ 肺风：将沙棘果膏、竹黄、孜然芹、小豆蔻、紫硇砂、白糖共研内服。此后以四良、三热共研，用蜂蜜调服。四味石榴散加木棉花丝、孜然芹、藏木香、芫荽子、瘤果芹、干姜、胡椒、白糖为散，以新鲜温酒送服。灸四椎、五椎、渡鸦眼和天突穴。禁食未干旧肉和浓酒。宜食鲜羊肉、无茎芥汁稀释之小麦酒、新鲜温酒。

⑪ 肝风：将各种肝脏制粉，加紫硇砂、红花，以酥油制丸内服。并服鼠粪酥油丸和毛诃子核酥油丸，以各种骨头煎熬作蒸汽浴，在九椎和肋上灸治。

⑫ 胃风：红块糖加水熬煎浓缩后服食。将石榴子、肉桂、三温（肉豆蔻、小豆蔻、草果，又称三良）、三盐、黑种草子、孜然芹、三热、瘤果芹共研，用红块糖为引，以酒送服，或上药与红块糖酒配合服之，灸胃中、十三椎。

⑬ 大肠风：将石榴子、三热、紫硇砂、蕨麻嫩叶（也有作蕨麻和草莓二药解的）共研，用红块糖为引内服，此后服大蒜酥油丸。然后以宽筋藤、紫色悬钩子、水菖蒲、茜草、肉豆蔻、小豆蔻、荜拨、姜黄、葫芦巴共研，用山羊酥油调和作轻导泻灌肠，在左右大肠端穴灸之。

⑭ 肾风：在羊头菜肴（羊头骨煎汤，加入全羊身肉粉）中加葫芦巴内服。用各种骨头熬汁，再加红块糖共熬服食，或者服食驴肉、水獭肉、红块糖酒或糌粑酒，此后食

五根酥油丸，灸十四椎。

上述之各个风病与其他病并发者，须加该病之对治药物，各个单一型病，在总治药之上加各该病之对治药。凡油腻富有营养而性温之品，能治一切风病。风能并发于寒热两证，遇寒则从其类而化寒，寒因风而益甚；遇热则从其类而化热，热得风而益炽。胆病属热，挟风则热更盛；津病属寒，挟风则寒愈剧。风性轻，能鼓动水湿泛滥，使水鼓、下落浮肿及灰色浮肿之病情加剧，能使痞块形成。凡散布于人体各部之疾病，莫不由风为先导，因风而成，及至热病余邪未尽之向愈阶段，往往因风之鼓动而复发，由此可以得出结论，风在一切疾病发生、发展、转归全过程中发挥着作用，故对风不能掉以轻心！

第三章　胆　病

复次，明智仙人如是言道："善哉大仙谛听！胆病可从内因、外因、分类、症状、治疗、善后调理六点讲述。"

一、内因

胆病之源出自病原胆和胆府。

二、外因

兵器伤及身体之要害部位而伤热扩散，过食热性、酸性等不易消化之食物，以及嗔怒、接触污秽、触犯护神、恶鬼为害等，遂发为难以治疗的四十七种胆病。

三、分类

（一）总的分类

1. 按种类分：有病原胆过甚，火热胆（即能消胆）部位转变，胆府之胆汁外溢和共同胆（即病原胆、火热胆和胆府之胆）窜入脉道四种。

（1）病原胆过甚：由于时令、魔鬼、饮食和起居四外因引起之胆过甚情形在热病治疗章中详述之。

（2）火热胆部位转变：由于风、不消化、津和血等侵入能消胆之部位，夺其胆位而迫使胆散布于外，形成四种胆转化病。

（3）胆汁外溢：由于胃痞瘤和肝痞瘤挤压胆府，或者胆府本身结有痞瘤，使胆汁不自主地外溢（三种）。或者扩散伤热或风邪侵犯迫使胆外溢（一种）。

（4）共同胆窜入脉道：无论胆府之胆或能消胆，由于扩散伤热、骚热或瘟热导致胆增盛而窜入脉道（三种）。或因饮食起居之不当，导致胆增盛而溢入脉道，形成肤黄及目黄两种疾病。

上述十三种胆病是按种类分的，简而言之，头一类和末类属于自性型热病，中间两类则属于他性型病。

2. 按部位分：则有散布于皮肤、增盛于肌肉、流行于脉道、渗着于骨、降于脏、落于腑、五官现花等。脏指肺、心、肝、脾、肾五脏。腑指胃、大肠、小肠、膀胱和子宫。五官指头、目、耳、鼻、舌。

以上十九种是按部位分类的。

（二）具体分类

有能消胆、能作胆、变色胆、能视胆、明色胆五种。与风和津并发者十种。

上述胆病虽有多种，但可归纳为寒热两类。血和胆偏盛者属热；不消化和津风夺去胆位者属寒。

四、症状

（一）总的症状

全身皮肤、白睛、颜面及小便发黄，腹部膨胀，皮肤作痒，呕吐或下泻胆汁。

1. 胆热证：脉象紧，小便蒸汽大、混悬物厚，身热，口渴而苦，失眠不寐，大便色黄。凡酒、肉、旧酥油及红块糖等热性食物对本病均有害。

2. 胆寒证：症状与前者相反，表现为胃火式微、消化力弱、大便发白。

（二）证候分类

1. 按种类分

（1）热病：从热病引发病因、特性和喜恶诊断（另有专章）。

（2）火热胆部位转变

① 转化为风病：腹胀肠鸣，大便秘结，呵欠频繁，食热性及有营养之食物后则感舒适。

② 转化为不消化或津病：身重嗜睡，疲乏无力，懒于行动。饮食起居得热则舒，遇寒则碍，大便之特征为色灰白松软。

③ 转化为血病：成为紫津的病因，大便呈黑紫色，坚如鹿粪。

（3）胆汁外溢

① 痞瘤引起的外溢：肝痞瘤或肝肿大而挤夺胆位者，肝区可明显触及肿块，胃痞瘤挤夺胆位者虽贪食而食后即吐出，胆区极为坚硬，压之痛不可忍。胆之本身结为痞瘤者，体弱无力，皮肤发黄作痒，食欲不振。本病如以泻下法、放血法等治之无效时，则别无他法。

② 扩散伤热或风导致胆外溢：全身无力，呕吐或泻胆汁。

③ 胆溢症：身无力而吐泻胆汁。

(4) 共同胆窜入脉：共同胆由于外因形成扩散伤热，或骚热降落于胆，或瘟病降落于胆的三种胆窜入脉道症，其诊断和治疗参看专章。由于饮食起居之不当而引起胆汁增盛的窜入脉道症，可分为肤黄和目黄两种。

① 肤黄胆病：皮肤色黄如金，视物皆呈黄色，躯体沉重无力，睡不安寐，食乳酪、酪浆及水液等均有苦味，本病在清早凉爽时较安，中午则病情加剧。

② 目黄胆病：本病以白睛和指甲发黄为主症，视物呈青红色，眼眶作痛，困倦无力，易于出汗，食欲不振，口干而渴，恶心欲吐，胃脘嘈杂灼痛。

上述各症如延误日久，则转成黑消耗症，其主要症状是全身作痒，皮肤发青黑色，发及眉毛脱落，疲乏无力，肌肉消瘦，指甲出现黑色斑点，本病到此阶段，由于胆汁遍布于全身骨肉之中，犹如被阎罗之绳缠缚，其生命已微渺无望了。此时不再治疗，可做法事供养。

2. 按部位分

(1) 胆散布于皮肤：皮肤作痒。

(2) 胆发展于肌肉：发出疱疹，挠破后流出黄水、血液及胆汁。

(3) 胆入于脉道：肘、膝关节和四肢鱼肌以及腋下等温暖处作痒，然后漫延至全身，此时由于脉道充满胆汁，以致皮肤及眼睛均呈黄色，若在胆脉放血，流出者皆为胆汁。

(4) 胆渗着于骨：全身关节作阵发性疼痛，关节作肿，肌肉干瘦。

(5) 胆入于心：心肺及上身不舒，夜不安寐，舌现黄色，对饮食起居，均喜凉恶热。

(6) 胆入于肺：鼻涕及痰唾均作黄色。

(7) 胆入于肝：肝区作痛，肌肤发青，头痛，眼干灼痛，唾液黏稠。

(8) 胆入于脾：舌现花纹，下泻鲜血，腹胀而满，左腿作肿，关节疼痛。

(9) 胆入于肾：肾腰作痛，腿重麻木，耳后肤色发黄。

(10) 胆入于胃：吐泻胆汁。

(11) 胆入于小肠：下泻胆汁。

(12) 胆入于膀胱：小便癃闭或失禁。

(13) 胆入于子宫：子宫下漏胆汁，或结聚为痞瘤。

(14) 胆入于头：脑和囟门疼痛，每于烈日曝晒及服食乳酪或时至秋季则病情加重。

(15) 胆入于目：目睛黄染，灼痛多泪。

(16) 胆入于耳：耳流黄水，灼痛异常。

(17) 胆入于鼻：鼻涕发黄，鼻塞不通。

(18) 胆入于舌：舌作黄色，食物皆有苦味。

上述各部位发病，如出现目黄和溲黄，则都可确诊为胆病。

3. 按内部五种胆病分

（1）能消胆病：舌黄口渴，纳谷不化，食欲不振。

（2）变色胆病：黄水充盈于腹，躯体沉重，疲乏无力。

（3）能作胆病：心痛如扭，气息喘急，身颤口渴，食欲不振，心肺灼痛。

（4）能视胆病：头痛，尤以酒后刺痛更甚，目发黄，能近视而不能远视。

（5）明色胆病：体温升高，皮肤青黑、粗糙、灼痛。

凡胆病与风合并时，可出现风病症状，如与津病合并时，可出现津病症状。

五、治疗

（一）总的治疗

1. 胆热证之治疗：将獐牙菜、波棱瓜子、麻花艽、鸭嘴花、榜莪嘎布共研煎汤凉服。如因胃火不足而难消者加荜拨。此后再以波棱瓜子、三獐牙菜（印度獐牙菜、尼泊尔獐牙菜、西藏獐牙菜）、榜莪嘎布、广木香、角茴香、山苦荬、兔耳草、小檗皮共研，以白糖为引，凉开水送服，可治各种胆病。按具体情况，选用短角、正长胆脉或器皿放血。如不见效，按病情用收敛、排泻和平息之法治疗。首先以红耳鼠兔粪膏、蝙蝠葛、鸭嘴花、高山柏子、獐牙菜、木贼、葡萄、大黄、甘草、小檗皮共研，以白糖为引，把波棱瓜子放在母黄牛尿中浸泡取汁送服收敛。其收敛之征象为眼睛、小便和面色较前为白，口渴欲饮，食欲不振。这时可进行泻下，以高原大戟、硼砂、波棱瓜子为散，用童尿调服，并以母黄牛尿催泻。然后以大米粥作善后调理，饮食以凉为宜。此后为了清除余邪，将波棱瓜子、秦皮共研，以白糖为引，用牛乳送服，再以三獐牙菜、波棱瓜子、铁屑粉、榜莪嘎布、草黄花紫堇、酸藤果等共研为散，日服三次，用雪水送服。此后如有热邪遗留之可能时，血胆偏盛者，服二十五味冰片散，风偏盛者，服獐牙菜酥油丸最能收效。

饮食宜食新鲜黄牛肉、野牲肉、新酥油、苦苣菜、大米、蓝青稞面食、雪水、黄牛或山羊乳所制之乳酪、酪浆、淡茶等，上列各种饮食，多为性轻而凉之品，对本病较宜。

起居以避免向阳就火、嗔怒和剧烈活动为宜，居住宜凉爽，使安静休养，以悦耳之语安慰，常沐浴洗头，穿无怪味之新衣。

2. 胆寒证之治疗：将石榴子、肉桂、余甘子、蝙蝠葛、沙棘果膏、黑冰片（野猪粪炭）共研，以白块糖为引，用开水送服；如不见效，四等汤加獐牙菜，以白糖为引，用开水送服。此方能收敛胆和津，并有软坚化湿之作用。此后将丝瓜子、橐吾、光明盐、荜拨、锡金大戟共研细末，用牛乳调服，能将一切病引出。或者以光明盐、长嘴诃子尖、大黄、臭蒿、荜拨、波棱瓜子等内服常泻之，然后以性温之饮食止泻最为重要。以后将石榴子、野姜、荜拨、獐牙菜、波棱瓜子、止泻木子、藏木香共研，以白糖为引，用开水送服。此后作善后调理，使疾病痊愈。如经上法治疗而难以收效者，可在八椎、九椎、十二椎和大肠侧灸之。

饮食宜食黄牛、山羊和犏牛奶制的新酥油，鲜羊肉、鱼肉、旧干肉、热面食、新鲜的温大蒜菜肴。

起居宜避免寒冷潮湿和寒风吹袭，可在干燥地区以不出汗为度散步。

（二）分症治疗

1. 按种类治疗

（1）胆过甚之热证：在热病总治法中叙述。

（2）火热胆部位转变

① 胆转化为风病：宜服食羊肉、新酥油和酒等性温而有营养之品。将石榴子、荜拨、獐牙菜、阿魏、干姜、紫硇砂、诃子共研，以红块糖为引，用开水送服。以新酥油作轻导泻灌肠，其作用如甘露。并在第一椎和九椎灸之。

② 胆转化为不消化或津病：宜服四味石榴散或马面散，以帮助消化、益火温胃，此后可按病情如上法分别采用吐法或泻下法。再以獐牙菜、波棱瓜子、光明盐加于上述两方，以清除余邪。可灸三椎、十三椎、等火穴和鸠尾穴。

③ 胆转化为血病：可按紫津病治疗，治后在八椎和九椎灸治为要。

总之来讲，夺位性病变之治疗，先治侵入之病，则本部位之胆病也自然恢复到自己的位置。如不清除病因，就无法排出病果。

（3）胆汁外溢

① 肝大或肝血引起的外溢：宜服八味竹黄散，此后在短角或器皿或正长胆脉多次放血，以降血势。并进行泻下，以艾灸作善后调理。

② 痞瘤引起的外溢：将贝齿炭、相思子（也用桃儿七的）、水菖蒲、刺参、光明盐等与灰药共研为丸，内服攻破泻下。在短角、正长胆脉少量放血，此后灸鸠尾、九椎三口穴。胆痞瘤宜用大便和野猪粪烧炭在性，与白糖、五味石榴散配合，用开水送服，必要时服八味獐牙菜散，并在所属穴位少量放血，在八椎、九椎、十二椎和胃穴灸之。

（4）胆汁增盛之窜入脉道症

① 肤黄胆病：宜用獐牙菜、止泻木子、波棱瓜子、兔耳草、鸭嘴花、榜莪嘎布、马兜铃煎汤内服。在小尖脉、六头和正长胆脉放血。以獐牙菜泻剂（獐牙菜、止泻木子、麻花艽、锡金大戟）泻下，再以性凉之饮食作善后调理，然后给服七味红花散，并食搅拌之乳酪。

② 目黄胆病：服獐牙菜凉汤，再服果实汤（三果、锡金大戟、腊肠果、大黄、麻花艽、葡萄、兔耳草、榜莪嘎布、宽筋藤），使胆热下行。在肝胆合脉、小尖脉和正长胆脉放血。将宽筋藤、獐牙菜、野姜、诃子、兔耳草、止泻木子共研，以白糖为引内

服。或者将七味冰片散（冰片、竹黄、红花、白檀香、鸭嘴花、兔耳草、木棉花瓣）以白糖为引内服。

2. 按部位治疗

（1）发展于皮肤、肌肉：凡胆发展于皮肤、肌肉或胆外溢等症散布于其他任何部位，宜用草木犀、甘松、瓦韦、诃子、柏叶、迷果芹、当归、烈香杜鹃叶、水菖蒲、广木香共研，母黄牛尿调服。或者以蓝钟花、草玉梅共研，乳酪调和涂擦。如不见效，全身以温水洗净，用奶桶油、大蒜、青盐等调和涂擦全身后在阳光下曝晒，以指甲骚抓，则胆汁外出。再以圆柏叶、高山柏叶、蓝花棘豆叶、青盐配合涂于全身，然后在太阳下曝晒，用指甲再三骚刮，可将黄水根除。如再不效，以锡金大戟、蓝钟花、长嘴诃子尖三药煎汤取汁，加入三黄水药作常泻剂泻下。在肝脉、脾脉、正长黄水脉、正长胆脉多次放血，并进行温水浴，此后服食文官木酥油丸则有裨益。

（2）流行于脉道：宜用獐牙菜、止泻木子、马兜铃、鸭嘴花、麻花艽、波棱瓜子、水柏枝、篦齿虎耳草等粗研煎汤内服。正长胆脉多次放血，然后进行泻下，并服二十五味冰片散。

（3）渗着于骨：以獐牙菜常泻剂（獐牙菜、紫红獐牙菜、椭叶花锚、三果、高原大戟、大黄、秦皮）泻下。二十五味冰片散加胆药内服。饮食以凉性为宜，温水浴对本病颇有裨益。肌肉、血液和筋腱干枯者，以冰片、白檀香、紫檀香、木棉花萼、木棉花瓣、木棉花丝、五脉绿绒蒿共研细末，黄牛酥油、白糖、蜂蜜调成软膏内服。

总而言之，胆散布于体表外部者按黄水病治疗。

（4）胆侵入五脏：胆侵入五脏者以三獐牙菜、波棱瓜子、止泻木子、葡萄、麻花艽、榜莪嘎布等为通用方，可按病情用下法加味：

入于心者加肉豆蔻、广木香、沉香；入于肺者加甘草、竹黄、雪灵芝；入于肝者加红耳鼠兔粪膏、红花、鸭嘴花；入于脾者加广木香、石榴子、荜拨；入于肾者加圆柏叶、小豆蔻、三红（茜草、紫草茸、紫草），白糖为引内服。分别按各脏之主穴脉道放血。待热势下降后，分别按各脏所属之脊椎穴位灸治。

（5）胆落于腑：不论落于何腑，皆以泻下法治疗为佳。

（6）胆入于官窍：胆溢于头，宜用吐、泻法及额脉放血，并以（八味獐牙菜）散剂煎汤喷激头部，艾灸三结门，服三果酥油丸治疗；胆入于眼，宜在额脉放血，并以小檗膏涂眼；胆入于耳，以广木香、豌豆花、波棱瓜子、诃子、毛诃子煎汁滴耳；胆入于鼻，先用鼻药驱邪外出，然后以红花加酥油滴鼻；胆入于舌，在舌下盍脉放血，噙服甘味药（用葡萄、白糖、甘草等煎汤）。

（7）内部胆病：能消胆病宜服光明盐汤（三味光明盐汤），继用丝瓜子引吐；变色胆病先以泻剂泻之，再以马面散加獐牙菜内服，在正长胆脉多次放血；能作胆病宜服六味沉香散（沉香、红花、獐牙菜、诃子、木棉花丝，白糖为引），在小尖脉左右隔天交替放血、正长胆脉放血、心胸部以水喷激；能视胆病内服獐牙菜软膏，在金戟、银戟放血，再以水多次喷激；明色胆病以白檀香、红花浸泡取汁涂擦皮肤，将波棱瓜子、白檀香、黄葵子、三果共研，以白糖为引内服，以凉水喷激，在小胆脉放血。

(8) 合并病：胆病如与津病或风病并发者，应按各疾病之对治疗法进行治疗。

总之，胆病大部兼有魔鬼为害，故在治疗之前，必须进行送鬼处理，然后再施对治法。

六、善后调理

余邪不尽，则有复发之忧，必须以泻下法清除余邪，再以人胆、熊胆、鱼胆三剂加红花、白糖共研，用黄牛乳送服，此后再以白糖、秦皮、波棱瓜子共研，用红色黄牛乳送服，则永不复发。在十三椎、十九椎三口穴灸治，体弱而风偏盛者宜服獐牙菜酥油丸，在第一年内禁忌有害之饮食起居，则能巩固疗效。

第四章　津　病

复次，明智仙人如此言道："善哉大仙谛听！津病可从内因、外因、分类、症状、治疗五方面来讲。"

一、内因

从无明之愚痴中生出津邪，在身体健康的情况下，它具有七种特性。

二、外因

偏食苦、甜、重、凉和油腻之食物，食后不事活动，白昼睡觉，坐卧湿地，衣服单薄受凉，冬春季节身入冷水，以及食刚成熟或未成熟之麦豆、果品及储藏过久之腐败变质之品，山羊及尕里巴瘦肉，变质脂肪、酥油及植物油，陈旧豆叶，坏萝卜、野蒜等。或因食未烧熟或煮焦的食物，发霉变质之食物或过多地饮服黄牛乳、山羊乳，或吃了未发酵之乳酪、变质酪浆和冷水凉茶等寒冷之品，或是多饮多食，宿食未消而又进饮食。

三、分类

（一）自性型

1. 总的分类

(1) 按种类分：有鸠尾津、铁垢津、火衰津、喉部阻塞津、白痹津、干消津六种。

(2) 按部位分：散布于皮肤，发展于肌肉，流行于脉道，渗着于骨，降落于脏，坠入于腑，五官现花等。脏指心、肝、脾、肺、肾五脏。腑指胃、大肠、小肠、胆府、膀胱、子宫六腑。五官指头、眼、耳、鼻、舌。

2. 具体分类：有能依津、能化津、能味津、能足津、能合津五种。另有津风合并、津胆合并共十种。

以上合计四十一种病是自性型病。

（二）他性型

可分为黄津和紫津两类。

四、症状

（一）总的症状

1. 从诱发的病因进行诊断：享用上述引起津病的饮食、起居后，发生疼痛者则可确诊为津病。

2. 从疾病的特性症状进行诊断：津病的脉象一般沉弱而不显，小便色白，气味与蒸汽均小。食物味觉不敏，舌与齿龈色淡而呈灰白，白睛晃白而胞睑作肿，鼻涕和痰涎增多，头昏，身心沉重，食欲不佳，体温降低，消化力弱，肾腰不适，全身发胀，颈部瘿瘤增大，甚至呕吐或下泻糌粑样物和津液，放出之血色淡而有黏性，神志不清，多眠嗜睡，疲乏无力，全身作痒，肢体、关节强硬，肌肉增厚，困倦懈怠。本病每于大雨季节、初更、早晨及饭后即行发病。

3. 从习惯利弊进行诊断：如吃轻性而温热及粗糙之食物，居住温暖之处，适当散步活动，则感病轻而舒适。反之，如给以性重而凉之食物，居住潮湿，衣服单薄等病势加剧者，则可确诊为津病无异。

（二）证候分类

1. 从种类进行诊断

（1）鸠尾津病：由于禀性为寒风，服食不习惯之饮食，食有害食物及未成熟之品四种原因而致使胃火衰败，食物不消，津和黏液增多，壅阻于鸠尾下，隐隐作痛，自觉似有积聚，但按之则无痞块，食欲不佳，消化不良，食则痛剧，饥时较安。

（2）铁垢津病：病因与鸠尾津病同，由于食物不消化，致使黏液增多，凝结于胃壁，形如铁之生锈状，以致胃火衰降，胃中痞满胀痛，嗳气频作，食欲不佳，肌肉瘦消，困倦懒怠，呕吐黏液、津液及食物。

（3）火衰津病：由于寒风特盛，饮食难消，加之过食凉性食物，或衣服单薄使身体受寒，或涉冷水及水中作业时间过久，或因热病后期吃凉性食物及药物过多，或放血与泻下过度，致使能消胆和等火风的机能衰退，形成火衰津病。其症状为体温降低，饮食难消，腹胀肠鸣，胃部痞满，嗳气频作，泻不消化食物，体力减弱，肌肉干瘦，最后则发生水鼓或形成痞瘤。

（4）喉部阻塞津病：本病是由于胃脘、胸部及肺部之津液增盛，犹如奶桶上凝结油脂一样，津液之气凝结于气管及食道，致使食道扭拧欲塞，继而逐渐发展为吞咽困难，呼吸不利，肌肉干瘦，体力丧失，由于食物不能进入胃，形成胃脘逐渐闭合，最后食道阻塞，终成死症。

（5）白痹津病：由于在未消化部位津液增多积滞，致使胃肝疼痛难忍，饮食无味，呕吐或下泻，四肢鱼肌及目眶作痛，呕吐热水，最后则散布于四肢关节而成痹症。

（6）干消津病：消谷善饥，没有饱意，体力衰弱，肌肉干瘦，腹胀膨大，下肢发颤，困倦懈怠。

2. 从部位进行诊断

（1）津散布于皮肤：则体温降低，全身作痒，皮肤呈灰白色。

（2）津发展于肌肉：则身凉不温，肌肉虚浮臃肿，肌肤甲错，身体沉重，疲乏嗜睡，肉核肿大。

（3）津流行于脉道：则躯体沉重，一切脉络强硬而有寒凉之感。

（4）津渗着于骨：则骨骼寒凉作痛，关节肿胀，屈伸走坐均感强硬不利。

（5）津降于心：则神志迷糊不清，食欲不佳，胸胁胀满，身心皆感沉重。

（6）津降于肺：则胸胁胀满，头晕，不思饮食，咳出大量稃浊黏性痰涎。

（7）津降于肝：则食后肝区作痛，吐出蛔虫及绿水。

（8）津降于脾：则呼吸气粗，嗜睡，形神憔悴，倦怠无力，腹部作胀，大便飧泄不化。

（9）津降于肾：则两耳失聪，小便不利，肾腰疼痛，每当受寒冷潮湿则病情加剧。

（10）津坠于胃：则胃脘沉重不舒，消化不良，嘈杂泛酸。

（11）津坠于大肠：则腹胀肠鸣，食时疼痛。

（12）津坠于小肠：则小腹沉重，泻黏液样大便。

（13）津坠于胆府：则目黄，身重困倦，昏睡嗜眠，消化不良。

（14）津坠于膀胱：则转变为津蚀液症。

（15）津坠于子宫：则下体发凉，月经绵下，带有黏液状分泌物（如为男子，则小便浑浊不清）。

（16）津入于头：则头重嗜睡，食欲不佳，饮食难下。

（17）津入于眼：则目肿流泪。

（18）津入于耳：则耳内发凉沉重，两耳不聪。

（19）津入于鼻：则鼻塞不通，鼻腔酸重。

（20）津入于舌：则舌体强硬，食不知味。

3. 内部分类症状

（1）能依津病：食欲不佳，胸胁胀满，胸背均感刺痛，嘈杂泛酸，甚至不思饮食。

（2）能化津病：消化不良，食物难消，不能分解饮食之精微，嗳气频作，胃脘痞满而硬。

(3) 能味津病：食物无味，纳差，口不渴，舌寒唇痛，语声不扬。

(4) 能足津病：头昏目眩，囟门沉重，两耳闭塞不聪，喷嚏频作，鼻涕绵绵，有如感冒之状。

(5) 能合津病：关节疼痛粗肿，四肢屈伸不利。

(6) 津与风或胆并发者：出现各自的症状。

(7) 黄津病：由于胆汁外溢所引起，脉象迟而空虚，小便色黄，胃脘胀满，食欲不振，每于饮酒发热后囟门和目眶疼痛，嘈杂吐酸，并吐黄色胆汁。病人如居住潮湿，或吃腐败及酸性食物时，可能引起泄泻，而炒熟之小麦、山羊肉、陈酥油以及酸酒之类，对本病均有碍，本病之后期，可能转化为紫津或胆病。

(8) 紫津病：患病后胃脘、肝脏、肩背部疼痛甚剧，吐出物似紫草茸洗汁，身重倦怠，心情不乐，无论饥、饱、寒、暖，均对本病有害，有时无故作痛，但不经治疗也会好转。

五、治疗

(一) 总的治疗

由于津性属寒，故在药物、外治以及饮食起居等各方面皆以温热为宜，津为重浊之邪，如土地之沉重，往往病情缠绵，疗程较长，难求速效。

1. 食物疗法：以陈粮所制的热面食、陈酒、开水、姜汤、羊肉、鱼肉、野牛肉、秃鹫、猞猁及狼肉等新鲜而热性食物及轻而粗糙之食品为宜，但进食不宜过饱，使易于消化。

2. 起居护理：应向阳就火，衣服须厚暖，在干燥之处多说话、散步，白天不可睡眠。能引起津病的上述饮食起居须在患病期间禁忌。

3. 药物

(1) 汤剂

① 服三味光明盐汤或四味光明盐汤。

② 用光明盐、菥蓂、荜拨三味煎汤内服。

③ 用三热、光明盐共研煎后趁热服之。

(2) 散剂

① 服四味石榴散、八味石榴散、七味烈香杜鹃散、马面散。

② 用五热、紫硇砂共研内服，可治津病引起的不消化症、鸠尾津、铁垢津、食欲减退、胃火式微及各种寒性疾病。

③ 用四味石榴散加黑种草子、紫硇砂、干姜共研内服，能生胃火、增食欲、助消化、除嗳气、镇胃刺痛。

④ 用五热（干姜、荜拨、胡椒、小米辣、短尾铁线莲）、四味石榴散、酸藤果、光

明盐、紫硇砂共研，能除一切寒津病。

上述散剂以白块糖为引，用开水送服，可将津病压制下去，如余邪未尽时，病在上者应用引吐法，病在下者应用泻下法，如余邪仍未肃清，则用适宜的散剂清除之。

4. 外治

（1）用青盐炒热温熨患部。

（2）用土块烧热熨患部。

（3）用狼或猞猁皮护患部。

（4）寒势甚者则用针灸疗法。

（二）分症治疗

1. 按种类治疗

（1）鸠尾津病

① 内服药：将三热、光明盐、紫硇砂共研煎汤内服。

② 外治：将青盐或土块加热温熨患部，若不见效，再服烧盐方，药后进行引吐，并灸鸠尾三口穴。

如果在鸠尾形成痞块，则称鸠尾痞瘤，触之有坚硬而跳动之块状物，以手压之，则痛不可忍，不能进食，或食后即行吐出。本病宜用下法治之，将寒水石在火中烧熟，淬酪浆中，使成粉末，与秃鹫粪、诃子、荜拨配合共研，以白糖为引，用开水送服，本方可使不消化的食积和痞瘤彻底消灭。或以三剂热丸将痞瘤攻破，再以催吐或泻下法清除余邪。

（2）铁垢津病

1）内服药

① 先服寒水石灰药方，或服锐利灰药方以挖攻病邪，继用吐法或泻法。

② 四味石榴散。

2）外治法：如用上法仍难平息者，则在前后胃穴以蕲艾灸之（前身灸中部胃穴、三痞瘤穴，后身灸十二椎）。

（3）火衰津病

1）内服药

① 马面散。

② 将石榴子、五热、三良、酸藤果、草玉梅、大香、光明盐、紫硇砂、红块糖共研，用开水送服，以增生胃火。

③ 光明盐、瘤果芹、短尾铁线莲、荜拨、干姜，上述药物依次递增，再加总量的诃子炭共研内服，此为补益胃火之良药，效如真火。

2）外治法

① 将阿魏、紫硇砂、三热、大蒜共研细末，用陈酥油调和，制成药锭，纳入肛门以生胃火。

② 针灸第十二椎及等火穴。

(4) 喉部阻塞津病

1) 内服药

① 将五热、四良、阿魏、酸藤果和以光明盐为主之各种盐类以及草玉梅、高原毛茛共研细末，用毒蜂蜜（是一种有毒蜂蜜，食之能麻醉人）调和。

② 用寒水石猛火炮制的锐利灰药。

以上两方早晚连服，开水送下。吃鱼肉和羊消化道肉粥。药后兼用吐法和泻法。

2) 外治法：灸鸠尾、天突、第四椎等穴。

(5) 白痹病

1) 外治法：首先以石子或鸽粪加热熨患部，然后接服下方。

2) 内服药

① 将阿魏、白硇砂、短尾铁线莲共研煎汤内服。

② 将小豆蔻、广木香、光明盐、荜拨、麝香、酸藤果共研内服。

③ 将石榴子、三热、诃子、光明盐、藏木香、芫荽子、漆树子、紫矿共研细末，用红块糖或蜂蜜调服。

3) 起居护理：在干燥之处适当地进行散步，对本病有益。

(6) 干消津病

1) 内服药

① 将干姜、紫硇砂、诃子、余甘子共研细末，用白块糖调服。

② 用刺参引吐。

2) 外治法：艾灸鸠尾穴。

上述六种津病的饮食等以性轻而微温之品少量服食为宜。

2. 按部位治疗

(1) 津散布于皮肤

三热共研，用奶桶油调和涂擦患部后曝晒，用手按摩，使药力渗入皮肤之中。

(2) 津发展于肌肉

1) 饮食疗法：将牛羊的消化道切碎共煮成稀粥服食。

2) 内服药：八味石榴散。

此外，本病应控制饮食，并进行适当的劳动。

(3) 津流行于脉道

可用各种盐类煎汤内服，并用热熨法治疗。

（4）津渗着于骨

1）内服药：三热共研，与红块糖酒配合内服。

2）外治法

①用鸽子粪加热熨患部。

②用奶桶油涂敷按摩患部。

③艾灸冰冷的患部关节。

3）饮食疗法：以食驴肉为宜。

（5）津降于心肺

1）可用催吐剂引吐。

2）内服药

① 以四味石榴散为主，心病加肉豆蔻、阿魏、紫硇砂；肺病加沙棘果、广木香、竹黄，以白块糖、蜂蜜为引，用开水送服。

② 心病宜肉豆蔻、三热、小豆蔻、黑种草子、草果共研，用白块糖调服；肺病宜石榴子、三热、黑种草子、孜然芹、肉桂、小豆蔻共研，用白块糖调服。

③ 艾灸第四、第五、第六及第七椎。

（6）津降于肝

1）内服药：将三热、石榴子、肉桂、紫硇砂、红花共研细末，用白糖送服。

2）外治法：艾灸第九椎。

（7）津降于脾

1）内服药：将石榴子、光明盐、三热、灰盐、紫硇砂、粉红石盐共研细末，以白块糖为引，用开水送服。

2）外治法：灸第十一椎。

（8）津降于肾

1）内服药：将三热、小豆蔻、白硇砂、冬葵子、螃蟹、溪中碎云母、三实共研，用白块糖酒送服。

2）外治法

① 将青盐、沙子炒热，乘热熨之。

② 用猞猁皮或狼皮围护患部。

③ 灸第十四椎。

3）饮食疗法：宜食雪豹肉、狼肉、水獭及驴肉。

（9）津坠于胃

1）内服药：五味石榴散，或将紫硇砂、漆树子、阿魏共研内服。

2）外治法：适当选灸前后胃穴（前身选中部胃穴，后身选十二椎）。

(10) 津坠入大小肠

1) 内服药：将肉桂、五热、酸藤果、阿魏、紫硇砂、红块糖共研内服。

2) 外治法：灸前后所属穴位。

(11) 津坠于胆府

1) 内服药

① 四味石榴散。

② 将光明盐、波棱瓜子、野姜共研内服。

③ 服泻下药泻下。

2) 外治法：灸九椎及十椎。

(12) 津坠入膀胱

将白硇砂、三热、小豆蔻、冬葵子共研细末，用白酒送服。

(13) 津坠入子宫

1) 内服药：三剂热丸。

2) 外治法：进行热熨和灸治（青盐、土块加热熨之，灸精府）。

3) 饮食疗法：宜饮五根酒，食驴肉。

(14) 津入于头：用催吐剂引吐后，继服八味石榴散。

(15) 津入于眼：用熔黄铜的浮屑点眼，并服食鱼肉。

(16) 津入于耳：以阿魏、白硇砂浸液滴入耳内。

(17) 津入于鼻：先以六味泻鼻方涤津祛邪，然后以锐利烟方燃烟熏鼻。

(18) 津入于舌：用热药煎汁漱口。

3. 按内部治疗

(1) 能依津病

1) 内服药

① 先以刺参煎汤催吐。

② 服五味石榴散或六味寒水石散。

2) 外治法：灸第八椎。

(2) 能化津病

1) 内服药

① 八味石榴散。

② 四味光明盐散。

2) 外治法：艾灸第九椎、十三椎、胃穴，根据病情选穴。

(3) 能味津病

1) 内服药

① 三果汤。

② 沙棘果、野姜、甘草、三果共研细末，蜂蜜调服。

2）外治法：灸天突及第一椎。

（4）能足津病

1）内服药：刺参煎汁引吐。

2）外治法

① 用四味滴鼻露滴鼻（甘草、萝卜汁、酥油、芝麻油）。

② 在囟门放血。

③ 灸三合处（百会、囟门、后囟）。

（5）能合津病

1）内服药：内服诃子散（诃子、麝香、野姜、驴肉共研细末，内服）。

2）外治法：草决明研细，奶桶油调和涂擦按摩患部。用吸角抽吸患部黄水，并用针灸疗法。

（6）津与风病或胆病并发：应按疾病具体情况，给予对症治疗。

4. 按他性型病治疗

（1）黄津病

1）内服药

① 四等汤。

② 八味石榴散。

③ 以丝瓜子引吐（丝瓜子、橐吾、光明盐、荜拨、锡金大戟，上药共研煎汁引吐）。

④ 以藏木香方温泻（藏木香、诃子、宽筋藤、紫色悬钩子、干姜、腊肠果、大黄）。

⑤ 六味寒水石散。

2）外治法：金戟、银戟放血。

3）饮食疗法：宜食新鲜牛羊肉、新酥油、黄牛或犏牛乳。

（2）紫津病

将石榴子、毛叶木瓜、沙棘果膏、余甘子、野姜、藏木香、芫荽子、五脉绿绒蒿、荜拨共研，与白糖调和，用开水送服。

总而言之，津性重钝而凉，它为一切内科疾病的根源，津散布于外部肌肤，在脉络、关节者极少，从己的部位进入他位者亦缺，大部增生于食物未消化之胃中，它为黏腻重浊之邪，如土地之沉重，故治疗时必须以治胃为前提。

第五章　紫津混合症

复次，意生仙人又如此请问道：“善哉！明智大仙！风、胆、津的治疗方法，已如您所示，其混合症的治疗方法如何，它的名称和分类如何，请延寿药王予以指教。”

如此请毕，导师讲道：“善哉！意生大仙！混合症可根据治疗风、胆、津的三种方法进行治疗，但混合症有三种不同类型，即由内因形成的混合症，由发病阶段形成的混合症和和合机能紊乱而形成之混合症三种。后两者中，由于发病阶段而形成的混合症为未成熟热病，和合机能紊乱而形成的混合症为中毒症。”

第一是由内因形成的混合症，定名为紫津症。这可从内因、外因、部位、时期、种类和诊断、治疗、巩固八点来叙述。

一、内因

紫津混合症之内因为津、血、胆、风等凝结而引起，故名。由于本病之病因复杂，而症状表现错综多变，故在诊断和治疗方面较困难。

二、外因

（一）热性紫病

热性紫病的外因为扩散伤热之瘀血郁结于肝，外伤出血滞留于内，过食热性及酸性食物，促使肝中坏血增多，导致肝血不能生化为正精，肝血逆行，流入胃中，与津混合则成血津，混合之血津在胃中腐化后，流入小肠与胆混合，则形成烟水色之败血，然后流入大肠与风混合，成为上落紫病。

（二）寒性紫病

寒性紫病的外因为过食不易消化或不适宜之食物，蕴积不化，致使胃中黏液增多，导致等火风和能消胆的机能衰退，不能分解精华和糟粕，因而进入肝中后，不得生化为正精，坏血滞留于肝脏，血不循径而外溢，血降于胃，则胃的消化机能因之而减弱，由于津性属寒，临症多表现为寒性而隐蔽了紫病的真象，本病可称为下结紫病。

三、部位

（一）自位

自位有胃、肝、小肠、大肠四个。紫病发于胃，则症状、治疗与津病相似；发于肝，则症状、治疗与血病相似；发于小肠，则症状、治疗与胆病相似；坠入大肠，则症状、治疗与风病相似。

（二）他位

紫病散布于他位者，有散布于外和散布于内两种。

1. 散布于外者：发展于肌肉和散布于皮肤者其症状与治疗与麻风病相似；散布于脉道其症状、治疗与中毒症相似；降于关节者其症状、治疗与痹病相似。

2. 散布于内者：没有化为正精之坏血由肝进入命脉，与正血相混者命脉成为它坚固之碉堡，除此而外，命脉也与脊椎相连，脊椎如险要的城池，紫病通过命脉向上弥漫于头者其症状、治疗似头病；同样散布于肺者其症状、治疗如肺病；散布于心者其症状、治疗似心风病；散布于脾者其症状、治疗似脾病；散布于肾者其症状、治疗似肾病。

四、时期

根据紫病的发生、发展过程，可分为初期、中期、后期三个阶段。本病初起，表现为热盛病象，是为热证期，中期出现寒热交杂病象，是为寒热兼杂期，最后为寒甚期。

（一）紫病热证期

初期紫病因生热而引起血胆偏盛，致使病情加剧，是为紫病热证期，如有寒象，也隐伏于本部位而不显。

（二）紫病寒热兼杂期

中期血胆期属热，津风期属寒，寒热相等为寒热兼杂期。

（三）紫病寒证期

后期血胆之热势殆尽，津风增盛，则转为寒证。

五、种类

（一）紫病散布

有散布于外和散布于内两种。

（二）紫病增盛

有破溃与不破溃两种。

（三）紫病滞留

有隐伏和非隐伏两种。

（四）紫病卷结

有新症与旧症两种。

六、诊断

（一）诊断方法概论

1. 脉象：紫病的脉象粗壮而满，关部空虚而不显，寒证之脉象多细而弱。

2. 尿液：尿液色紫，味臭而浓，浑浊不清，或呈紫红色，亦有绿色者。

3. 症状：疼痛情况似肝胃变位，痛彻胸背，肢体沉重，腿困不能举，脊椎关节疼痛，纳差，食不知味，口有鱼腥味，嘈杂泛恶，恶心欲吐，但难以吐出，有时胸腹灼痛，头及目眶作痛，出汗遇冷后则发生类牛症般之疼痛，大便干燥色紫，状如鹿粪，腹痛无论饥、饱、寒、热均能发生，无故突然作痛，但不经治疗亦能自动缓解。本病在春秋二季易于发作，可分为三个阶段，初起时呕吐黏液及酸水，及至病情成熟的第二阶段，吐出物则为黄色或紫草茸洗汁，本病发展至后期，则吐烟汁色坏血。

4. 饮食利弊：凡未成熟之粮食、炒小麦、陈旧糌粑、陈酥油、血类菜、芝麻油、山羊肉、腐败牦牛肉、腐败鱼及猪肉、酸酒、大蒜、未发酵之乳酪等油腻而重之饮食，过热过凉之食物，对本病有害。凡岩羊、原羚、黄牛、山羊、犏牛等的乳酪及酪浆，鲜鱼、猪肉、大麦等性轻而粗糙之食物，以及寒热适中的饮食，则对本病有益。

（二）具体诊断

1. 按紫病发生的部位诊断

（1）紫病发生于胃：表现为消化不良，嗳气呕吐，食后作痛，无论陈酒、新酒及死畜肉食之均有害，好发于气候过寒、过热和感受潮湿之时。

（2）紫病发生于肝：膈膜及背部疼痛，在脊椎等关节按摩揉搓则感舒适，每于烤火曝日，服食性热有营养之食物、腐败及酸性食物后发作。在肝部增盛时则肝脏坚硬，肝区胀满，如生痞瘤般疼痛。

（3）紫病发生于小肠：小肠绞痛，有扭动感，目及小便发黄。

（4）紫病发生于大肠：腹胀肠鸣，早晚及饮酸酒等物后疼痛发作，腹胀特甚，矢气奇臭，食性热之品则感舒适，寒凉食物则有害。

2. 按紫病阶段诊断

（1）紫病热证期：脉紧，小便色紫，蒸汽大而气味浓，舌干僵硬，口苦，食欲不振，身重嗜睡，面现油腻，白睛红赤，膈膜及背部刺痛，头及目眶疼痛，囟门沉重，烤火及曝日则疼痛加剧，当服食腐败及酸性食物和剧烈活动后则发病，此为热盛紫病。

（2）紫病寒热兼杂期：在紫病的第二阶段，由于紫病阻碍了等火风之通路，等火风传入六腑之脉道，因血受风之追逐，流窜不定，经常刺痛，如发类牛症，昼轻夜重，在空腹或热熨时，则有舒适之感，以后则皮肤干枯，肌肉消瘦，青筋暴露。由于本期病情寒热错杂，故虽治以温性或凉性之药物，均不显效，但亦不恶化。本病称扰乱紫病，治疗困难，大部预后不良。

（3）紫病寒证期：全身机能呈衰退性，如身寒，困乏无力，食物不化，嗳恶呕吐，食后腹痛，腹胀肠鸣，大便滞留难下，饮水及薄酒后病情加剧。

3. 按紫病的种类诊断

（1）紫病散布症：头及目眶作痛，全身有酸痛感，身重倦怠，体力衰退，面颜憔悴，膈膜及胁、背闪痛，在脊椎关节揉压时得以缓解，脊椎两旁肌肉颤动，痰中带血，痰呈紫红色，肾、腰、股及四肢关节、鱼肌等处呈游走性疼痛，恶心欲吐。

① 散布于头：则囟门沉重，目眶作痛，鼻衄不止。

② 散布于心：则心中不乐，发狂身颤，烦躁不寐，饮酒后疼痛难忍，胸部壅塞不舒，虽以热性油腻饮食及艾灸治疗，均无效验。

③ 散布于肺：则背部灼热沉重，且有轻微疼痛，经常痰中带血，本病虽以放血疗法及以治肺病之法进行治疗，但均无效验，若给予热性及有营养之饮食致病情加剧。

④ 散布于脾：则左腹刺痛，遇热加重，呻吟不已，面容发紫。

⑤ 散布于肾：则腰部扭转，足重难举，腿股肾脉闪动，小便红赤。

⑥ 散布于精府：则在男子尿道、女子阴道经常流溢脓血。

⑦ 散布于肌肤：则肌肤呈散在性灼痛。

⑧ 散布于脉道：则紫病所到之处，青筋暴露变黑，肿胀麻木。

⑨ 散布于关节：则状如湿痹，高热，肢体沉重，关节变粗，伸缩困难，食营养之食物，反感不舒。

⑩ 散布于椎管：则脊椎疼痛，脊椎两旁肌肉颤动，椎节松弛，揉按挤压则感舒适。

紫病散布症的证候表现虽然错综复杂，但总的来说，一切紫病均伴有肝胃疾病症状，交叉轮替作痛，或先有肝胃作痛，然后继发他病，若以往无其他病史，而与肝胃交替作痛者，当可确诊紫病。

（2）紫病增盛：当紫病发展增盛时，可分为溃破与不溃破两种证候，不破溃者症如上述的紫病热证期的症状，及至病情发展恶化时，发生内部出血，如病增盛于胃，吐出之血作烟汁样；如紫病增盛于大肠，则下泻黑血；如增盛于未消化与消化之间的中部小肠时，则吐血与便血并见。无论吐血或便血，可分为血路已断、血路未断和正血本身已尽三种。

① 血路已断：血路已断是正血未失，病血外达，其症状表现为身体轻快，不感疼痛，食欲良好者能治。

② 血路未断：血路未断是经过吐、泻后，烟汁色的黑血未尽，身体疲乏不舒，不思饮食者则治疗困难。

③ 正血本身已尽：本身已尽是正血耗损，表现尿液红赤而泡沫大，脉空而数，心肺不舒，喘逆上气，毛发颤战，舌、口唇及指甲失却润泽，面色发黄，颈部脉抖颤，足背脉稍有颤动，口渴而心喜寒凉者大部不治。

（3）紫病滞留：本病有隐伏型与非隐伏型两种。非隐伏型的症状和治疗与紫病总治相同。隐伏型紫病是寒势掩蔽腑热，其表现为脉象细沉，小便呈绿色，身体沉重，倦怠无力，膈膜及背部疼痛，食欲减退，口淡无味，嗳气欲吐（吐后则感舒适），食物不化，胃脘胀满，大便燥结，每于出汗遇冷，服食乳酪、酪浆后发生类牛症。对饮食起居，得温则感舒适。

（4）紫病结为痞瘤：紫病结为痞瘤，可发生于肝、脾、大肠、小肠等处，压之坚硬而滚动，刺痛剧烈，局部灼热，体力衰弱，不思饮食，脉象细数，尿液色红，痞瘤初步形成，状如肝脏一样难治、凶险（亦有作“状如肝脏者难治”解），日久溃破者，较为易治。如因痞瘤而引起漏水时，出现颜面及足背浮肿，腹部膨胀沉重，青筋暴露，称为紫病下漏热水症，治疗乏术。乃因痞瘤被攻破后，形成水液蓄积于内，燥湿之药无法使其干涸，只能在小肠内点滴流出。一般腹腔内部之疾病，大都皆由紫病引起，有些庸医常误诊为中毒病，有的误诊为热证，有的误诊为寒证，也有的误诊为麻风病的。

七、治疗

（一）治疗概述

1.饮食起居

（1）紫病热盛期：鲜鱼，肥瘦适度的嫩鲜猪肉，犏牛之乳酪、酪浆，肥瘦适度的岩羊、原羚、黄牛肉，豌豆糌粑，淡茶，凉开水是紫病热盛期的饮食。忌食热性及滋腻食物，不可过度疲劳。

（2）紫病寒盛期：溪鱼、野牛肉、鲜羊肉以及生长于干燥地区谷物所做热面食是紫病被寒邪掩蔽时的饮食。忌食性重、性凉及不易消化之食物，不可白昼睡眠，远离寒湿，常以不出汗为度在干燥温暖之处散步。

2.紫病通治方剂

（1）精药方

诃子、红耳鼠兔粪膏为平衡和合之药，竹黄、红花为肺肝之附加药，石榴子、毛叶木瓜、沙棘果、芫荽子、藏木香、五脉绿绒蒿、荜拨七味是热津的对治药。獐牙菜、鸭嘴花能清血和胆，如热势盛者可加牛黄、白檀香，寒盛者加烈香杜鹃和野姜，病在上部者以蜂蜜为引，病在中部者以白糖为引，病在下部者以红块糖为引，本方为治疗紫病的总方，尤其是对紫病热盛者更好。

（2）矿药方

雪山钙质结核、诃子、红耳鼠兔粪膏如君，鸭嘴花、尼泊尔黄堇如皇后，寒水石如太子，三对治药（藏木香、芫荽子、沙棘果）如大臣，上药共研，是紫病的通治方。上方加肉豆蔻、沉香、白檀香、紫檀香，治疗紫病散布于心和命脉者。加牛黄、白檀香、三凉，治疗紫病初期发热者。加竹黄、葡萄、甘草、熊胆，治疗紫病散布于肺脏者。加榜莪嘎布、熊胆、波棱瓜子，治疗紫病热证隐于腑者。加骨碎补、猪血、小檗皮，治疗紫病散布于脉络和关节而似毒病者。加紫草茸、石斛、炒米，治疗紫病吐血者。加漆树子、翠雀花、止泻木子，治疗紫病泻血者。加沙棘果、光明盐、蛇肉，治疗紫病结为痞瘤者。加烈香杜鹃花、石榴子、荜拨，可治疗紫病隐伏者。药引如上，加白糖、红块糖和蜂蜜，是治疗紫病混合症的良方。

（3）草药方

① 唐古特青蓝、蒲公英、扁刺蔷薇皮、沙棘果膏、姜黄五味分量依次递减，作为主药，烈香杜鹃花、肉桂、小豆蔻、黄精、宽筋藤为辅助药，共研细末，以白糖为引，热证用凉开水，寒证用开水送服，可治疗一切紫病，尤其是对寒热兼杂有卓效。将白檀香、竹黄、红花、藏木香、芫荽子、白糖共研，与上方连服，可治紫病血热亢盛。或用四等汤送服，可治腹胀嗳气。

② 将红花、熊胆、紫草茸、石斛、炒米共研细末，加白糖、蜂蜜调服，治上部吐血。将寒水石、尼泊尔黄堇、漆树子、止泻木子、唐古特青蓝共研细末，加入米粥送服上药，治下部泻血，本方对紫病混合症有卓效。

③ 初起泛吐酸水时，将石榴子、藏木香、红花、荜拨、小豆蔻、寒水石共研细末，以白糖为引内服。或石榴子、沙棘果膏、余甘子、漆树子、小檗子、亚大黄茎叶共研内服。

④ 呕吐黄色胆汁时，将止泻木子、獐牙菜、甘草、芫荽子、草果、熊胆、白糖调和共研内服，就会平息下去。或将甘草、波棱瓜子、獐牙菜、石榴子、三红共研粗粉，煎汁内服。

⑤ 呕吐紫草茸汁样水液时，将白檀香、红花、竹黄、獐牙菜、五脉绿绒蒿、马兜铃、余甘子、小檗皮、白糖研末，以紫草茸汁送服。

⑥ 呕吐烟水色坏血时，将石榴子、茜草、芫荽子、小豆蔻、荜拨、毛叶木瓜、甘草、熊胆共研细末，以蜂蜜调服。

3. 外治：根据疾病具体情况，给予相应的放血、泻下、艾灸、熨法等治疗方法。

（二）分症治疗

1. 根据发病部位进行治疗

（1）紫病发于胃部者，以治疗津病为主

首先服用四味藏木香汤，然后总方药与四味石榴散连服。或四味石榴散加红花、藏木香、芫荽子、沙棘果膏共研内服。

（2）紫病发于肝，以治血为主

1）汤剂：将獐牙菜、广木香、鸭嘴花、藏木香、石斛共煎凉服。

2）散剂：宜服七味红花殊胜散或八味竹黄散。

3）外治

① 在短角、器皿二穴适量放血。

② 服散剂和放血后仍不愈者，用锡金大戟、兔耳草、硼砂共研为丸，按患者之体质强弱，适当泻之。

（3）紫病发于小肠，以治胆为主

1）汤剂

①将獐牙菜、藏木香、止泻木子共研煎汤凉服。

②服四味止泻木汤亦有良效。

2）散剂：将红耳鼠兔粪膏、止泻木子、榜莪嘎布、熊胆、藏木香、芫荽子、诃子、岩白菜共研，以白糖调和为散，内服。

3）若无效，则用上法泻之。

（4）紫病发于大肠时，以治风为主

1）汤剂：煎服四味藏木香汤。

2）散剂：将石榴子、三热、三良、红花、肉桂、孜然芹、诃子、光明盐、紫硇砂共研，红块糖调和为散，开水送服，可清除腹胀肠鸣及大肠之风。

3）导泻：下部痛甚，大便不通者，宜用灌肠导泻（峻导泻）。

2. 根据紫病分期治疗

（1）初期为紫病热盛期

1）汤剂：服五味木香汤（广木香、獐牙菜、鸭嘴花、石斛、藏木香），则可立即止紫津引起的疼痛。

2）散剂

① 将紫檀香、牛黄、红花、竹黄、藏木香、芫荽子、鸭嘴花、五脉绿绒蒿、尼泊尔黄堇、獐牙菜、红耳鼠兔粪膏共研，以白糖为散，日服三次。

② 将诃子、红耳鼠兔粪膏、尼泊尔黄堇、麻花艽、榜莪嘎布、翼首草、唐古特青蓝共研，以白糖调和为散内服。

③ 将白檀香、牛黄、三凉（竹黄、丁香、红花）、獐牙菜、鸭嘴花、广木香、红耳鼠兔粪膏、诃子共研，以白糖调和为散，凉开水送服，可治紫津增盛。

3）外治

① 根据紫病存在部位，选器皿、短角、大肠脉放血（病在胃等上部选器皿，在肝等中部选短角，在小肠等下部者选大肠脉）。

② 如服散剂和放血法仍不见效者，则用上法泻之。

（2）中期为寒热兼杂期

中期紫病受扰，为风血交杂期。

1）饮食起居：以不受凉为度适当活动，饮食应以寒性与热性之食交替服食。

2）药物

① 将石榴子、藏木香、沙棘果、荜拨、鸭嘴花共研，以白糖调和内服。

② 小竹黄安宁散加藏木香、芫荽子、沙棘果内服。

3）外治法

① 将亚大黄、卷丝苣苔煮后外熨，立止刺痛，如效果不显著而体质强壮者，久服先行药后，行轻导泻灌肠，以祛风邪。

② 将锡金大戟、沙棘果膏、海螺炭、蛇肉、白硇砂共研，以红块糖调和泻下。如果体质虚弱而不能泻治者，则以轻导泻和峻导泻交替灌肠导泻，连续进行七次或九次，必将风平息，使大肠端的血干涸而排除。

③ 在短角脉、小尖脉、大肠脉三穴少量放血。

④ 在第一椎、十三椎、大肠穴等处灸之。

经过上述治疗，必将紫病交杂病在自己的部位平息下去。

（3）末期为寒盛期

1）药物

① 汤剂：多次服用三味光明盐汤和四味光明盐汤。

② 散剂：四味石榴散加胡椒、藏木香、芫荽子，以白糖调和，共研内服。或四味石榴散加藏木香、芫荽子、光明盐，以红块糖调和为散，开水送服。

2）外治：有时将轻导泻和峻导泻交替使用颇有裨益。在胃穴、大肠穴、六椎、七椎、八椎灸之。

在寒盛期，禁忌放血、泻下、寒凉、潮湿及寒风吹袭，以温热之饮食起居及富有营养之品进行治疗，则津风平息。

3. 根据种类治疗

（1）紫病散布症

1）药物

① 将红花、竹黄、五脉绿绒蒿、马兜铃、獐牙菜、余甘子、小檗皮共研，以白糖调和内服。

② 在相应的脉道进行放血。

经过上述方法治疗，散布轻微者即可治愈。如散布严重，则需收敛、杀灭及泻下之方法。

紫病通用收敛方：将猪血、藏木香、芫荽子、沙棘果膏共研，以白糖调和，内服收敛之；或以石榴子、扁刺蔷薇皮、骨碎补三味共研，以猪血粉、白糖调和，用黄牛乳送服；或以硼砂和牛乳调和收敛之。

分散于上部者用三黄汤（姜黄、小檗、大黄）收敛之；分散于下部者用硼砂加三颜料汤剂（紫草茸、茜草、山矾叶）收敛之。

已收敛之征兆是身体沉重、口干、不思饮食、胃脘疼痛、脉和尿液均现热象。这时宜用通用方精药散扑杀之。此后以锡金大戟、黄连、硼砂泻之。若病邪势盛，酌情重复泻之。病势轻微者，泻后用散剂杀灭之。

如果紫病散布不能收敛者，即予局部歼灭之，可用紫病通治方之中间方（即矿药散）加味治之。或者以紫病增盛期的散剂为主，散布于头者加熊胆、獐牙菜、麻黄。散布于心者加乳香、肉豆蔻、沉香。散布于肺者加竹黄、甘草、朱砂。散布于肝者加红耳鼠兔粪膏、红花、鸭嘴花，用紫草茸浸汁送服。散布于脾者加丁香、波棱瓜子、荜拨。散布于肾者加麝香、小豆蔻、冬葵子。散布于精府者加三颜料，共研内服，并在腨端、大肠脉放血，五脏有症者在各自所属脉道放血，头部取金戟、银戟、囟门、小尖脉放血。散布于内脉者，同时应用泻脉和泻腹之法治之。散布于外部皮肤、肌肉、脉道、骨骼者，先治其内部之病，待内部疾病治愈后，再用温水浴法治之。

（2）紫病增盛期：病势亢盛，有溃破与不溃破两类。增盛而不溃破之治法已如上述，极度增盛而如沧海决口者，分向上溃破与向下溃破两种治法。

① 向上溃破：体质强壮而能进食者，不必制止，用涂擦、焚熏、骨汤、红块糖等保养正精，并令其吐出病血。如出血不止，体质虚弱需止血时，用米泔水加余甘子、石斛，蜂蜜调和内服。或者以紫檀香、石斛、马兜铃、岩白菜、角茴香煎汤凉服。此后唐古特青蓝烧炭存性，融酥油调和内服。又方：将竹黄、红花、熊胆、鸭嘴花、织锦缎烧炭存性、贝齿烧炭存性、豌豆花共研内服。又方：将紫檀香、山羊血、石斛、电气石、炒大米，共研为散，以白糖调服。

服上述药方后仍难收效时，可采用逆治法，将锡金大戟、唐古特青蓝共研煎汤，以蜂蜜为引泻下。或者将锡金大戟、三果、唐古特青蓝、荜拨共研为散，以蜂蜜为引泻下，此为最佳之泻剂。泻后石榴子、余甘子、炒大米共研，用酥油调为糊状饮料内服。

② 向下溃破：体质强者如上法进行，使其下泻。如果体质衰弱而需要止泻时，将车前子、翠雀花、紫草茸共研煎汁，加漆树子、熊胆、唐古特青蓝、尼泊尔黄堇、白糖内服。又方：大米稀饭加尼泊尔黄堇、寒水石、白糖内服。又方：将鸭嘴花、唐古特青蓝、铁明矾、山矾叶、小檗膏共研煎汤，以蜂蜜为引凉服。又方：将三实（大托叶云实、蒲桃、杧果核）、葫芦子、栎膏、炒大米共研为散，以白糖调和内服。外治是用凉水在腿鱼肌冷罨，在前后大肠穴艾灸。

经上法治疗仍不收效者，以逆治法治之，用丁座草、牛乳、蜂蜜配合引吐。此后以石榴子、石斛、山矾叶、紫檀香共研为散，加入大米稀饭饮服。黄牛乳或山羊乳或其鲜血，加入石斛行轻导泻灌肠。

此病出现正血受损之征兆时，将黄牛乳、山羊乳、白糖、酥油共煎，在风的时刻（黎明和黄昏）服之。又方：将三鲜精、三甜（鲜肉、鲜酥油、鲜酒、白糖、红块糖、蜂蜜）共熬水尽服食。又方：服白祛剂和小竹黄安宁散。

（3）紫病隐伏滞留者：以六良药（竹黄、红花、丁香、小豆蔻、肉豆蔻、草果）加热制寒水石方攻破后，再如上法泻之。又方：诃子、红耳鼠兔粪膏、尼泊尔黄堇三药分量依次减半，将余甘子、鸭嘴花、广木香、榜莪嘎布共研，以白糖、红块糖、蜂蜜为引，初服量减半，以后依次递增到全量，开水送服，食物药物难消者，上药与四味石榴散连服。又方：将雪山钙质结核、诃子、红耳鼠兔粪膏、牛黄、白檀香、经风吹日晒的旧人骨、熊胆、姜黄、蒲公英、大便炭、六良药共研，以白糖调和为散，服量由少到多依次递增。药后腹内鸣响而有泻意时，应减少食物量，加大药量，开水送服，可将乳酪般的滞留病泻出，若无泻意亦能在就地消灭之。又方：沙棘果膏三钱、光明盐二钱，藏木香、芫荽子各一包，以白糖调和，开水送服，可攻破紫病滞留，再以锡金大戟、沙棘果膏、硼砂，共研细末，用红块糖为丸泻下，并在开水中加光明盐、沙棘果和骨汤催泻，然后以热性及凉性的药物和饮食交替服用止泻。

(4) 紫病血瘤症：紫病结为血瘤，可用烧盐方治之，或用热制寒水石方以挖掘之。又方：火硝三钱、朱砂一钱，与熟羊脑调和服之。

饮食：以猪肉、蛇肉、鱼肉等将痞块攻破，攻破后的症状为痞块稍有软化，不思饮食，脉和小便均现热象，此时应将锡金大戟、光明盐、沙棘果膏、蛇肉共研细末，用红块糖调和为丸内服，将攻破之痞块泻出。如果痞块过于陈旧而难以攻破者，以内服药法、放血法及泻下法清除热邪，再用针刺泻之。

紫病为混合型病，如地般沉重而难以治疗，病程长而沉重，故一两次难以治愈，必须反复治疗，如不保养正精而药物、外治应用过度，则会形成金完锈尽，疾病和正精同归于尽之弊。因此，在病势稍减之时，以新鲜有营养之食物一面培养正精，一面进行治疗。

八、巩固

为了防止疾病复发，用泻下法及服药法泻出余邪。并在命脉、胃穴、大肠穴、肝穴等处灸之。对于不利于本病之饮食起居，应禁忌一年，如不复发，病属治愈。

第二篇　治疗内科痼疾

第六章　不消化症

此后，意生仙人如是请问道：“善哉导师明智仙尊！如何学习临床实践《秘诀续》中的内科痼疾治疗篇，请延寿药王赐教。”

导师言道：“善哉大仙谛听！内科痼疾有两种类型，一种是以不消化为根源的四种痼疾，另一类是不消化之结果形成之痼疾，这又可分为新旧两种。不消化痼疾在此从内因、外因、变化情况、分类、症状、治疗六点叙述。”

一、内因

引起不消化病的内因是津，津属水土，故性重而凉，易引起不消化病。

二、外因

（一）引起之不消化

由体寒风盛，体弱干瘦，食无油类之品，静坐不动，悲恸思虑过度，年老体弱，久饥后食物不消化引起。

（二）不习惯引起之不消化

由饮食失常，半夜食不习惯之食物而引起不消化病。

（三）不适宜食物引起之不消化

饮食不节，重复或混杂食用乳制品、菜类和酸物、鱼肉等引起不消化。

（四）食物本质引起之不消化

指不适时地、无节制地食用刚成熟及未成熟之谷物、腐败食物、瘦肉、脂肪、生奶、生食物、煮而未熟或煮焦之食物、陈旧食物、掺水食物等引起不消化。

三、变化情况

由于具备内外因，致使津胆风三者的消化机能减弱，能化津未能将食物磨碎而腐熟；能消胆未能将食物消化；等火风未能将精华和糟粕分解开来，对此则称为不消化。由于不消化而引起胃中津浊增多，这种增多之黏液堵塞了风通行的脉管，因而引起了鸠尾津、铁垢津、火衰津等各种痼疾。如果是体健之壮年人，胃火旺盛之人，身劳多语之人，常食油腻之人，应常食或少量诱食，习惯后，则永远不会患不消化症。

四、分类

（一）以物质分类

1. 固体类：有糌粑、蔬菜及瘦肉。

2. 水液类：有酒、水、乳类、乳酪、酪浆、茶水等。

3. 油类：有酥油、植物油、脂肪、浮油、骨髓等。水液和油脂不消化会引起较大的危害。

（二）以本质分类

1. 糟粕不消化症：食物未消而壅滞于胃，胃中黏液增加而包围积食，历久不消，糟粕结为食痞块。

2. 精华不消化症：由于等火风的机能衰退，不能很好地分解精华与糟粕，致使部分糟粕进入精华运行之脉孔，变色胆以不成熟之血输入于肝，滞留不行，是为精华不消化症。日久则发生卷结、滴漏、散布、滞留四种病理变化。由于卷结生痞瘤；由于滴漏成灰色浮肿、水鼓；由于散布生中毒、麻风、火焰症、下落浮肿、疖痈、日形脓肿、垢病、痹病、目黄、脉瘤、青腿牙疳；由于滞留长久致紫病增盛、紫病隐伏、脾脏病等。以上诸症，多由精华不消形成。

（三）以种类分类

有黏液、嗳恶、似木、似毒四种。

（四）以伴随分类

有风、胆、津三种。

（五）以时期分类

有初期和陈旧期两种。

五、症状

（一）症状概述

大便不利或泄泻，矢气不通，以致气体盘旋于内，腹部膨胀，有时大便滞留后大量泻出，由于精华和糟粕混杂，清浊不分，故二便带有油质，同时出现全身无力、愁郁寡欢、肢体沉重、不思饮食、食时胃痛嗳气、头部疼痛等症。

（二）证候分类

1. 糟粕不消化症：食不知味，胃脘痞满，嗳气呕恶，尤其对某种伤食致病的食物，食后更感不适，但久食习惯后则此反应亦随之消失，同时亦可出现胞睑、颜面、足背浮肿等症状。

2. 精华不消化症：倦怠无力，愁郁寡欢，少思饮食，嗳气频作，肌肉干瘦，胸胁作痛。

3. 不消化黏液症：津浊增多，堵塞等火风的上下通路，形成腹部膨胀，持续疼痛，矢气不通，嗳气不利，是各种不消化症之病因。

4. 不消化嗳恶症：黏液堵塞了下泄风之通路而逆行于上，矢气难行，大便秘结，嘈杂泛酸，嗳气频频，膈膜疼痛，最后转为紫病。

5. 不消化似木症：黏液堵塞风上下运行之通路，等火风进入肝、脾二脏和胁肋等处之脉内，以致机体不能仰俯，如体内塞入木棍，在入侵之部位刺痛而发生类牛症之症状。

6. 不消化类毒症：本病是精华不消，凝结渗着于各个脉道，如中毒般地呈现肌肤色青，体弱无力，食后不舒，食欲不佳，若遇高热酷寒则痛不能忍。

7. 伴随症：无论哪种不消化症，杂有风病则腹胀身颤、头晕、四肢僵直；如并发胆病，则体内灼热、大便泄泻（色黄而秽臭）、嗳气呕吐、口干而渴，并易感染其他传染病；并发津病时，口涎黏稠且多，身体沉重，神志昏沉，嗳气呕吐，食物无味。

8. 不消化时期：不消化以时期分，则有初期和陈旧两种，初期称不消化症，陈旧后以不消化为因而变为痼疾。

六、治疗

（一）治疗概述

分药物、外治、饮食、起居四点，依据不消化病势的小、中、大，给以相应之治疗。

1. 轻度不消化症：必须节制饮食，早晚饮光明盐开水，帮助消化在未消化部位遗留的糟粕和排除黏液及疏通脉管。饮食方面，凡不易消化及寒凉之品均应禁忌，可食少量性轻而易消之加姜麦粥，未干之旧羊肉、鱼、野牛肉、酒、热糌粑以护肠壁。起居方面，不宜在潮湿、寒冷及有风处居住，白昼不可入睡，在干燥地区适当运动和散步，以微汗为度，但本病在初起时，必须节制饮食，而白天适当的睡眠则对本病有利。但有人认为，在不消化初期和陈旧期进行散步皆有益，这是愚蠢之说，糟粕不消化初期散步有益，而在精华不消化的陈旧期散步则要转之为毒。何故呢？因精华存在于肝，与胆并病而属热，糟粕在胃和大肠，与津风合并属寒。

2. 中度不消症：宜服四味光明盐汤或者将光明盐、紫硇砂、三热共研粗粉，煎汤热服，本方有增生胃火，消化积食之效。如难收效，则服马面散，或者将石榴子、五热、三盐、白块糖共研为散，用小剂量开水送服，剂量过大则难以消化，并且助长黏液增加。在局部用石子、土坯或青盐热熨，并用狗皮、狼皮或猞猁皮缚于腰部。

3. 重度不消症：用药进行消化后排除之，病在上部者宜用引吐法；在下部者宜用峻导泻灌肠法；在中部者宜用泻下法，以后如饮食起居不当，易复发。因此必须注意治后之起居护理。

经过上述治疗，因渗着严重而难以根除者，在适当之胃穴或灸或针，或针灸同时施用。

（二）分症治疗

1. 糟粕不消化症：培育胃火时宜用石榴子、三热共研内服。消积时以光明盐、紫硇砂、白硇砂，白块糖调和为散作基础方。

（1）糌粑积滞不消：基础方加酒曲、碱花。

（2）肉类积滞不消：基础方加狼胃或鸬鹚和秃鹫喉管，用该物熬汤、羊肩胛骨柄煎汤送服。

（3）菜类积滞不消：基础方加荨麻、短尾铁线莲。

（4）酒类积滞不消：基础方加酒曲及沸透之热酒，或用制酒之植物茎节煎汤内服消之。

（5）茶和水积滞不消：基础方加青盐，用自己小便送服。

（6）乳酪、酪浆、乳类积滞不消：基础方用酪水送服以消之。

（7）酥油、脂肪积滞不消：基础方加制寒水石。

（8）植物油积滞不消：基础方加豌豆粉。

（9）矿物类积滞不消：基础方加铁明矾、火硝。

2. 药物积滞不消：基础方与毒丸（榜莪那布、诃子为乌头之七倍，三热为乌头之两倍）连服。药后以丁座草、水菖蒲、荜拨、野姜、山羊乳等配合引吐。病严重者先引吐后服药，再行热熨，适当散步活动和饮开水对本病效用最佳。

3. 精华不消化症：宜服四等汤，如已散布者，用牛乳加青盐内服收敛。没有散布而聚集者，宜用锡金大戟、漆树脂、广木香、光明盐、水菖蒲、红块糖共研内服。吐酸水者以乳酪酵母、大米调理之，此后用开水送服五味石榴散（加干姜者）。

4. 不消化黏液增多症：宜用丁座草、水菖蒲、干姜、光明盐共研细末，开水送服引吐。吐后在腹部热熨，并饮适量之开水。或者用大黄、丁座草、碱花、荜拨、青盐，共研细末，酥油调和，做成药锭，纳入肛门，以导出下部之风邪。亦可在上药加锡金大戟、酒曲导泻。初更时期在双足用热石熨之。

5. 嗳恶频繁症：在足跟污垢分际处艾灸，并在当日禁食，上部鼓气，使风向下运行，中部之风缘胃肠用力猛鼓动，放松二阴，使风通行无阻，此后饮食起居按泻下法的善后调理之法进行调理。

6. 不消化似木症：服四味藏木香汤或四等汤，用石子热熨局部以杀病势，此后同时进行引吐和泻下，在腹部用水热熨，选大肠脉或短角脉放血，并减少饮食量。

7. 不消化似毒症：宜用骨类熬汁，作蒸汽浴和热水浴。此后如敛毒和敛紫病一样进行收敛，待出现已收敛的症状后，则应用泻腹法或泻脉法以清除之，此后连服二十五味冰片散和五味石榴散。最后用“巴山”酥油丸调理善后。

8. 不消化症并发风症：宜用热熨及轻导泻法，并发胆病者宜用泻下法，并发津病者宜用引吐法。本病凡与风胆津并发者，应以各病之主治药及相宜之食物，进行适当治疗。

9. 不消化症陈旧后转归为其他症：因最初由不消化病引起，故根据寒热，以白糖或红块糖为引，开水送服五味石榴散，以培育胃火，清除不消化症，将精华安置于本位，其结果亦有助于其他疾病之治疗。如不治病因而欲治病果者，犹如除毒草斫叶不挖根。一切内科疾病都由不消化引起，因此，治疗不消化症的医生要特别重视，如果把病因解除了，则不会有病果出现。

复次，意生仙人请问道：“善哉明智仙尊！由不消化之因引起的结果——痼疾，它们的内因、外因、变化情况、分类、症状、治法、巩固疗效等如何，请延寿药王赐教。”

导师言道：“善哉大仙谛听！不消化之因引起的病果痼疾，新病有鸠尾津、铁垢津、火衰津、毒痼疾、紫津病、胆病六种；旧病有痞瘤、灰色浮肿、下落浮肿、水鼓、消涸疾五种。毒病以后有专章论述，其他新病已在上面论述，在这里只讲五种旧痼疾。”

第七章　痞瘤病

复次，明智仙人如是言道：“善哉大仙谛听！痞瘤痼疾可从病因、分类、部位、形成情况、症状、治疗六点论述。”

一、病因

（一）内因

引起痞瘤的内因是不消化、津病、血病、胆病、风病、虫、黄水、毛等。

（二）外因

引起痞瘤的外因是宿业、魔鬼、不消化、扩散伤热、骚热、外伤、孕产、潮湿、寒邪等。

二、分类

有津食痞瘤、鸠尾痞瘤、石痞瘤、风痞瘤、血痞瘤、胆痞瘤、脉痞瘤、毛痞瘤、虫痞瘤、水痞瘤、脓痞瘤十一种。

三、部位

痞瘤发生的部位有肺、心、肝、膈膜、脾、肾、胆、胃、大肠、小肠、膀胱、子宫等处。其中糟粕未消化的食痞瘤发生于胃及大肠；鸠尾痞瘤亦发生于胃；石痞瘤发生于胃及膀胱；风痞瘤发生于胃、大肠及子宫；血痞瘤发生于胃脘、大肠、肝脏、脾脏、子宫等处；胆痞瘤发生于胆府和小肠；脉痞瘤多发生于胃脘、肾脏、膈膜、输尿脉；毛痞瘤发生于胃及大肠两处；水痞瘤之发生无一定部位，可发生于任何部位，但多发生于肺、心、肝、小肠、大肠等处；脓痞瘤之发生也无一定部位。

概括起来，可归纳为外痞瘤、内痞瘤和中痞瘤三种，外痞瘤可发生于六腑之外，或皮肤与肌肉之间；中痞瘤发生于六腑之内壁及五脏之边缘；内痞瘤则发生于脏腑之深部。

四、形成情况

1. 食痞瘤：凡服食的固体、脂肪、酒等未消化而存在自己的部位，被黏液包裹，变成糟粕未消化的食痞瘤。

2. 鸠尾痞瘤：由不消化为因，引起津的黏液增多，被风逐步卷结，形成鸠尾痞瘤。

3. 石痞瘤：精华未消而久留于胃，津与寒邪为因，被风结为圆团，层层覆盖裹之，成熟后坚硬如石，称为精华未消之石痞瘤。

4. 肝脏血痞瘤：由于精华未消，肝脏坏血增多，肝下血露凝结，逐渐增长发展，形成肝脏血痞瘤。

5. 脾脏血痞瘤：与上相似，坏血侵入脾脏而形成脾痞瘤。

6.胃紫痞瘤：肝血落于胃脘，被津腐烂，血热蒸煮卷为硬块而形成紫痞瘤。

7. 大肠血痞瘤：上述坏血如卷结于大肠端，则为大肠血痞瘤。

8. 小肠胆痞瘤：与上相同，如落于小肠与胆混合，卷结为硬块，则为小肠胆痞瘤。

9. 胆府痞瘤：精华未消而从肝落于胆府，致使胆液结为硬块，称胆府痞瘤。

10. 脉痞瘤：精华未消而致使坏血增多，进入膈膜、肺脏、肾脏、输尿脉、胃脘等之脉中，结为硬块，形成脉痞瘤；兵器所伤的创口血同样会形成脉痞瘤。

11. 膀胱结石瘤：精华未消而进入膀胱之脉孔，小便之热力将其蒸煮卷结形成小石，为膀胱结石。

12. 子宫血瘤：妇女产后恶露不尽，卷结于子宫形成产后子宫血瘤。

13. 虫痞瘤：虫卷结于胃及大肠，称为虫痞瘤。

14. 毛痞瘤：茸毛卷结于胃及膀胱，形成毛痞瘤。

15. 水痞瘤：精华未消而散布于脉孔，致使脏腑之旁黄水结为痞瘤，称为水痞瘤。

16. 脓痞瘤：脓痞瘤即脓包。

17. 风痞瘤：在胃脘、大肠及子宫中之痞瘤，如因风之作用而移动，并能跳动而增减不定者，是为风痞瘤。但风单独不能形成痞瘤，必须有其他因素。

综上所述，痞瘤病以其发病部位之不同而病名繁多，但按其性质可归纳为寒痞瘤与热性痞瘤两大类。凡血和胆为因而形成者为热性痞瘤；凡津风及寒邪为因而形成者为寒性痞瘤。

五、症状

（一）症状概述

各种痞瘤之脉象多细弱，有病脏腑所属之脉形扁而不显，小便有鱼目状泡沫，痞瘤所在之部位易结污垢。消化不良，稍遇寒凉即嗳恶呕吐，尤其是吃瘦肉、纯酥油，饮薄酒后即行吐出。大便秘结而干硬，有时作泻，体瘦无力，每于饱食或遇冷后即感疼痛，剧烈活动后则发病，大部分疾病会出现上述症状。

（二）证候分类

1. 糟粕未消之食痞瘤：胃脘壅塞，嗳气频作，饭后发生类牛症，尤其是再吃致病之食物特别敏感，颜面、胞睑、足背等处浮肿。

2. 鸠尾痞瘤：食毕即吐，甚则倾吐一空，痞瘤大小稳定不变，压之疼痛不甚，体弱无力，嗳气不利，饥时较舒，食后及居处寒湿则疼痛加剧。

3. 精华石痞瘤：痞瘤坚硬如石，其他症状与前相同。

4. 肝脏血痞瘤：发于右肋部，发展迅速，目黄，小便红赤，脉象细数，遇冷或热时背部及膈膜均感疼痛，皮肤发青而干萎不华，吃动物肝则吐薄酒样黏液，痞瘤如发展增大，挤夺胆位，可出现黄疸，目及小便俱呈黄色。

5. 脾脏血痞瘤：症状如肝痞瘤，但发于左肋。腹胀嗳气，能进食，常吐泡沫状痰液，发热不甚，颜面虚肿如水浸之谷物状。

6. 胃和大肠之紫病血痞瘤：痞瘤部位灼热刺痛，按之跳动，冷热对本病均有害，饥饱寒热皆作痛。

7. 胆腑痞瘤：白睛黄染、尿亦色黄，肌肤发青而干枯少泽，饮食不减而体力衰弱，本病发展至成熟期时全身发痒。

8. 小肠胆痞瘤：目及小便发黄，身体沉重，食欲不振，疼痛剧烈，口渴，脉紧，小便短涩。

9. 大肠风痞瘤：腹胀肠鸣，大便泄泻，多泡沫，痞瘤呈移动性，经常增减变化。

10. 子宫血痞瘤：关节及小腹作阵发性刺痛，过饱时则疼痛加剧，有时子宫大量出血。

11. 膀胱结石瘤：小便癃闭，阴茎刺痛。

12. 肺脉痞瘤：咳嗽频作，咯痰不利，喑哑不扬，食后呕吐，肌肤发青而干枯不润。

13. 肾脉痞瘤：本病初起时无任何感觉，迨发展成熟后则症状明显，肌肤干枯，腰部仰俯不利，身体沉重，小便发红，饮水后即呕吐。

14. 膈膜脉痞瘤：疼痛部位在第八椎处，仰俯不利，嗳气恶心，如食肝及膈肌时，立即呕吐。

以上几种脉痞瘤，大小如羊粪，脉及小便均呈热象。

15. 虫痞瘤：当虫卷结扰动时，则疼痛剧烈难忍，蛰伏时则无任何感觉。

16. 毛痞瘤：在其发病的脏器可显示相应之症状。

17. 心脏水痞瘤：胸部有颗粒状虫疹出现，性情急躁粗暴，状若疯狂，自觉心脏有被浸煮于热水中之感。

18. 水痞瘤：一般症状为胞睑及足背浮肿，痞瘤充实而坚韧，疼痛不剧，压痛不甚。

19. 脓痞瘤：以手触之有酸楚感，压之痛不可忍，脉、尿及肌肤有轻度热象。

一般痞瘤病在空腹时，患者取站立、俯卧、仰卧及侧卧等体位进行检查，可摸及肿块。痞瘤发生于体表者，则很明显，易查到；发生于中部者（脏腑之外部及边缘），以手摸之可触及凝结之块状物；发生于内部深处者，必须从症状中去诊察；如痞瘤发生于肺、肝、脾等脏，其特征为各该脏所属俞穴部位有刺痛感。

概括言之，凡属热性痞瘤者，其临床症状表现为脉象、尿液、外表均呈热象，痞瘤增大迅速，触之灼热而跳动，对热性及高营养之食物食后不适，而对凉性之品较为适应。与此相反者则确诊为寒性痞瘤。

本病之预后判断，痞瘤不论属寒属热，如出现剧痛、呕吐及三脱（两太阳穴下陷为肉脱，脉象细弱而数为脉脱，消化力衰弱为火脱）症状者，预后不良。凡身体强壮，无刺痛感，能进饮食者预后良好，必须想尽一切办法给予治疗。

六、治疗

（一）治疗概述

有药物、外治、饮食、起居四种。不论寒证与热证，均有内、中、外三种治法。

1. 热性痞瘤

（1）热性痞瘤在内部者：将獐牙菜、波棱瓜子、止泻木子、三凉、红耳鼠兔粪膏、广木香、荜拨、硼砂、贝齿灰、诃子、猛制寒水石、雄黄、兔耳草、烈香杜鹃三味烧炭存性共研，以白糖调和内服。在痞瘤所在附近脉道放血。可按病情适当泻脉或泻下，并进行温泉浴法。

（2）热性痞瘤在中部者：将六良药、诃子、白檀香、紫檀香、五脉绿绒蒿、榜莪嘎布、獐牙菜、波棱瓜子、止泻木子、广木香、硼砂、光明盐、荜拨、乳香、文官木、硫黄、犀角、陈旧白马蹄、猛兽骨、野牛角和骨微煨，用寒水石猛制，以白糖调和内服。放血、泻下、温泉浴等如上法进行。

（3）热性痞瘤在外部者：用冷蒿、刺参、高原毛茛、桃儿七、葛缕子、两头尖浸泡温敷，促其化脓，如不成脓时，可按外治法治疗。并积极采取泻下之法，或用热针穿刺，然后按疖痈般地给予祛腐生肌之治疗。或者用禾叶繁缕、肉托果、朱砂、火硝、麝香共研细末，以毒蜂蜜调和，制成药钉，纳入痞瘤，待失去热觉而出现水泡时，是药已达病所之征，再涂以人脑，用纸覆盖疮口，用热糌粑在胃脘温熨片刻。

以上诸症的饮食起居：宜食新鲜野牲肉、黄牛及犏牛的新鲜乳酪和酪浆等性轻而凉之品，禁忌腐败变酸、难以消化及蔬菜等凉性食物，剧烈劳动，近烤烈火，曝晒烈日等。

2. 寒性痞瘤

（1）寒性痞瘤位于深处者：将油松木、锡金大戟、巴豆、风化芒硝、五热、五盐(光明盐、白硇砂、紫硇砂、粉红石盐、卤盐)、裸黑粉菌、乳白香青、三果、广木香、黑种草子、孜然芹、兔耳草共研细末，与芝麻油、牛羊化油、乳酪、酥油等拌和，装入陶罐密封，烧炭存性，此方为王（主药，量为三分之二），与马面散调和，与八味石榴散早晚连服，本方有培育胃火，增进食欲之效。此后将光明盐、硼砂、瘤果芹、五热、诃子炭共研细末；秃鹫、胡兀鹫、狼的粪及胃、黑种草子、紫硇砂、卤盐、三热共研细末，上两方接连服下。大小能食散和上述灰药配合，与四味石榴散早晚连服，本方有培育胃火，增进食欲的作用，能攻破一切寒性痞瘤，攻破后痞瘤变软，刺痛剧烈，脉与小便均现热象，再用泻下法后行艾灸，以调理善后。

（2）寒性痞瘤位于中部者：将油松、三果、各种盐类、石榴子、荜拨、三良药、硼砂、乳香、锡金大戟、三热草药（高原毛茛、短尾铁线莲、草玉梅）、野牛角共研成粉，用酒拌和，密封于锅内，烧炭存性，以红块糖调和，开水送服，本方能使痞瘤破溃，破后再以泻法泻之。痞瘤如不能攻破时，可用手术针穿刺，穿破后再用泻下法肃清余毒。在胸胁部之痞瘤附近发生刺痛者，取蛇眼穴及脏腑所主俞穴艾灸。

（3）寒性痞瘤位于外部者：首先用油治法及热熨法治疗，待痞瘤软化后反复多次用拔火罐法使痞瘤向外突出，以线缠缚，用刀割除，按外科疮疡处理。另将蓖麻子、白芥子、胡麻、芝麻研细，调和涂擦。如肿块不消，可用热针穿破，按疖痈治疗。

以上诸症的饮食起居应注意，寒性痞瘤之饮食，以羊肉、野牛肉、猛兽肉、雪鸡、斑翅山鹑、家禽、麻雀等之肉，米饭，以及加有荜拨、胡椒、干姜的热糌粑、融酥油、头酒、干姜汤为宜，凡无营养、难消及凉性食物均应禁忌。此外可用狼皮包扎患部，卵石加温按摩，并进行适度之劳动及散步。

（二）分症治疗

1. 心脏水痞瘤：将犀角、熊胆、肉豆蔻、红铜灰、鹿角、陈天灵盖、贝齿灰，共研为散，以蜂蜜调服。如不见效，上方加水银、沙棘果、短尾铁线莲、紫胶为丸内服，能干涸心脏水痞瘤。如服上药不见效，可用穿刺法进行穿刺。

2. 肺脉痞瘤：本病初起时，进行温泉浴治疗，此后将沙棘果、余甘子、荜拨、广木香、甘草、碱花共研细末，以蜂蜜调服。或者将沙棘果、碱花、余甘子共研，以蜂蜜为丸，口中噙服，可治肺脉痞瘤。

3. 肝血痞瘤：宜服脉痞瘤总治方（指《后补续》中烧盐灰方）治疗，或者连服红花方剂（将红花、竹黄、五脉绿绒蒿、獐牙菜、红耳鼠兔粪膏、广木香、熊胆、鸭嘴花、麻花艽、朱砂共研细末）与八味石榴散。或者将扁刺蔷薇子、红耳鼠兔粪膏、白檀香、红花共研为粉，加酒发酵三天，发酵起沫后，加红块糖做成软膏内服，能治肝血增盛，并使肝脏之痞瘤消而干之，在短角、器皿穴位多次少量放血。若发烧者，将七味岩精散(红耳鼠兔粪膏、红花、竹黄、诃子、獐牙菜、熊胆、荜拨共研) 与上药连服。最后用泻下法肃清余毒。

4. 脾脉痞瘤：脾脉痞瘤的治疗与肝脉痞瘤相同，但放血部位取笼头穴及无名指背脉，最后再用灸治法。

5. 肾脂脉痞瘤：首先用温泉浴法，待刺痛减轻、痞瘤变软、病情转安时，可在腨端、大肠脉放血。如无效，以鸽子粪、卷丝苣苔敷浴，促使痞瘤化脓，以后在患部艾灸以调理善后。如仍不能化脓时，用泻脉法清除病邪，并在肾脂穴施针刺法。

6. 不消化食痞瘤：本病可分为鸠尾痞瘤和石痞瘤两种。痞瘤初起时可用炒热石子按摩患部。再以光明盐、瘤果芹、短尾铁线莲各等份，荜拨、干姜各加倍，诃子量为上药之和，共研细末，内服，本方性烈如火，能助胃火，对不消化症及因津、风引起之一切寒性痞瘤均有效。

又方：将榜莪那布一钱、诃子一两、雄贝灰七枚，竹黄、红花各一钱，五热、五盐各一钱，白硇砂、唐古特青蓝各二钱，《后补续》灰药三钱共研细末，八岁童尿泛为丸，如豌豆大，用三味光明盐汤送服，本方效力很强，具有攻坚破瘀之作用，能使石子粉碎，则无论痞瘤否。将烧盐灰药三钱、火硝二钱、胡兀鹫粪炭一钱共研为散内服，为攻破痞瘤之良药，药后痞瘤攻破，用前法泻出余毒。如痞瘤仍难攻破，必须用针穿刺，然后再用泻法泻出余毒。

7. 胆腑痞瘤：是前世之宿业病，本病在初起时要积极治疗，如迁延日久，多属难治。大便烧炭存性、黑冰片、硼砂、熊胆、白糖、荜拨，共研细末，与五味石榴散早晚连服，可将痞瘤化而干之。并选适当穴位放血，此后用温泉浴及泻下法。

8. 小肠胆痞瘤：将硼砂、熊胆、兔耳草共研细末，以白糖调服。用山矾叶在局部温熨。此后以秘诀泻剂（锡金大戟、硼砂、熊胆、兔耳草）泻之。或者用八味獐牙菜制伏后泻之。

9. 胃及大肠之紫津血痞瘤：将沙棘果、藏木香、芫荽子、光明盐共研，以白块糖调和为散，开水送服。亚大黄叶、卷丝苣苔共煮，加盐少许热熨。将熊胆、兔耳草、锡金大戟、硼砂共研内服泻之。或者烧盐灰药与五味石榴散连服攻破，破后用峻泻剂泻之。体质虚弱者交替使用轻导泻与峻导泻。

10. 风痞瘤：将大蒜酥油丸以红块糖调服，并如上法进行轻导泻。此后将阿魏、石榴子、五热、藏木香、光明盐、卤盐、紫硇砂、黑种草子、葛缕子、芫荽子、瘤果芹、小豆蔻、沙棘果膏、水菖蒲、孜然芹、碱花、香薷共研细末，在酥油和乳酪中煮后温服，再以艾灸之。或者取大蒜汁四两，加水八倍煎熬浓缩，再将浓缩汁加入三十二两牛奶中煎熬浓缩，本浓缩汁除治风痞瘤外，并可治风瘟、“布厦泽”等一切风病。

本病亦可用阿魏、水菖蒲、广木香、紫硇砂、干姜、诃子、藏木香、瘤果芹、蓖麻子、锡金大戟等共研泻之。

11. 虫痞瘤：宜用白硇砂、干姜、酸藤果、黑蒿炭共研细末，以红块糖为丸，内服攻破。再以马粪、黑蒿、大蒜、羌活等加热，在局部熨之。如难以攻破，再以大蒜酥油丸加驱虫药内服，并进行轻导泻灌肠，如能攻破，就会痊愈。

12. 子宫痞瘤：将鸽子粪、两头尖、麻雀粪、肉果草根、倒提壶共研，以酒糟调和，加热多次温熨局部，此后内服能食三剂丸，以破积化瘀，再以泻下法和泻脉法清除瘀血，如能泻出脓血、肉糊般坏肉等者可痊愈。

子宫痞瘤初发时，可用迷果芹入芝麻油中煎熬取汁，然后加入三热、红块糖、酥油等内服，以攻破痞瘤。将油松根、荜拨根、大茴香、荜拨共研为粉，入芝麻油熬为软膏内服，可治各种子宫痞瘤。子宫痞瘤攻破后流血者不必止血，以富有营养之品营养身体，此后并服五根酥油丸。

饮食起居护理以最热为宜。

13. 膀胱结石瘤：火硝四钱，白硇砂二钱，螃蟹、三热、冬葵子各一钱（原文螃蟹、三热、冬葵子无分量），以红块糖调和，酒送服。石子攻破后，必从尿道排出。

痞瘤病之治疗方法已如上述，由于病情复杂而治法繁多，但概括言之，不外以下几种：风痞瘤宜用油治法；胆痞瘤宜用泻下法；血痞瘤宜用放血法，以导病血外泄；脉痞瘤以促使化脓及温泉浴疗法；石痞瘤应以针刺穿破；鸠尾痞瘤则以药物攻破；水痞瘤及脓痞瘤则在局部穿刺清除之。

如以痞瘤所在部位而言，其发生于内部者，宜用内服药物治之；如发生于中部者，须针刺破之；如发生于体表者，应以拔火罐之法，使痞瘤外突，然后用刀切除。如能掌握以上方法，则必成为救死扶伤之良医。

第八章　灰色浮肿

复次，明智仙人如是言道：“善哉大仙谛听！灰色浮肿可从病因、分类、症状、治疗四部分叙述。”

一、病因

由于饮食起居之不当，使未经完全消化之精华滞留于肝，不能变为正精，以致形成坏血和黄水充斥于体内。黄水受风之鼓动，泛滥遍布于全身皮肤肌肉之间，遂成灰色浮肿等病。

二、分类

本病能侵入肺、肝、脾三脏，还能与黄水和风并发，故分为五种。肺灰色浮肿病血较偏盛；肝灰色浮肿病则并有胆病；脾灰色浮肿病易发津病；黄水浮肿病则黄水充斥于皮肤肌肉之间；风灰色浮肿病发于心和命脉。

三、症状

（一）症状概述

颜面、胞睑、脚背、胫面等处浮肿，动则喘逆上气，心跳，不思饮食，食物不化，唇、舌及齿龈灰滞失泽，体弱无力，脉沉，尿液色黄，身体极度困乏。

（二）证候分类

1. 肺浮肿病：咳嗽频作，痰中带血，并咳出泡沫状痰液。

2. 肝浮肿病：白睛，肌肤及小便发黄。

3. 脾浮肿病：腹部膨胀，多虱，舌及唇呈灰白色。

4. 黄水浮肿病：皮肤瘙痒，阴部作肿。

5. 风浮肿病：少眠不寐，肿胀虚而不坚，且肿势时增时减。

四、治疗

（一）治疗概述

灰色浮肿首先是风引发的，故必须服食三甜加水煎熬至浓缩水尽的膏滋、湿陈羊肉、融酥油、酒等，再加以涂擦按摩就能平息，如不平息，则以药物、外治、饮食、起居四者治疗。

1. 药物：灰色浮肿风邪偏盛，故首先按具体情况服食、涂擦獐牙菜酥油丸和黄牛五类酥油丸，或用此药导泻。此后以锐利引吐药引吐。再以上述之油治法治后，以泻药（锡金大戟、油松木）加铁屑粉用黄牛尿调和泻之。此后以三果、岩白菜、酸藤果、小米辣、三热各等份，铁屑粉量为上药之和，共研为散，用蜂蜜调为软膏内服，可治灰色浮肿。又方：芫荽子、油松木、小檗皮、五热、荜拨根、三果各等份，共研细末，铁屑粉为上药和之两倍，黄牛尿为上药与铁屑粉和之八倍，将上药和铁屑粉分别在铁器中熬煎浓缩，然后相混为丸，如豌豆大，每服五至七丸，此后服食黄牛酪浆，可消灰色浮肿。将芫荽子、红耳鼠兔粪膏、水银、铁落、三角（鬣羚、藏羚羊、黄牛三者之角）、三热、小米辣、酸藤果共研细末，用蜂蜜调为软膏内服，可治灰色浮肿、珍宝毒、痫症等。将老鹳草、葛缕子、乳白香青、五热、紫色悬钩子、小檗皮共研为散，用开水送服，主治下落浮肿和灰色浮肿相混的危重病。

2. 外治法：灸第一椎、十三椎、十八椎，可祛风止黄水。

3. 饮食起居：宜食大米粥、新鲜羊肉、酥油及酪浆。禁忌鱼肉、猪肉、腐败变酸之食物、乳酪、红块糖、青盐、炒青稞、干肉、生冷食物、难消食物及白昼睡眠、房事、骑乘、居住潮湿寒冷等。

（二）分症治疗

1. 肺浮肿病：将竹黄、红花、小豆蔻、烈香杜鹃、石榴子、铁屑粉共研，以三倍白糖调服。热盛者宜服十一味冰片散（冰片、白檀香、三凉、岩白菜、獐牙菜、鸭嘴花、紫草茸、诃子、荜拨）。服药后在小尖脉、冈脉、六头放血。如不见效，服诃子泻剂（诃子、蓖麻、锡金大戟、甘草、榜莪嘎布、碱花共研，与酥油配合）泻下，再服小麦酒后灸第四椎、第五椎。

2. 肝浮肿病：将红花、旧松儿石、铁屑粉、芫荽子、人胆共研细末，以山羊酥油调服。或者将蝙蝠葛、山苦荬、鸭嘴花、獐牙菜、宽筋藤、兔耳草、三果共研粗粉，煎汤，以蜂蜜为引内服。此后在小尖脉、短角放血。如不见效，用红花泻剂（红花、蓖麻子、锡金大戟、荜拨）泻后，在十三椎、第九椎灸之。再将长筒马先蒿、兔耳草、绢毛菊、山苦荬、肉桂、角盐、干姜、荜拨共研细末，以红块糖为丸内服。肿势甚者，在黄水下门（十六椎、拇趾跟向上量一寸处）等处进行穿刺。

3. 脾浮肿病：连服十味铁屑散与七味杜鹃散。艾灸十一椎及十二椎，饮食宜食温热之品。

4. 黄水浮肿病：将乳香、三果、红耳鼠兔粪膏共研为散，以蜂蜜调和，与十味铁屑散连服。蜂蜜、红块糖加水熬匀，水尽后内服，并服食奇蹄类肉。如服上药无效，则用泻剂（诃子、锡金大戟、漆树脂、干姜、乳白香青与母黄牛尿调和）泻之。此后在三水穴（第一椎、十三椎、十八椎）灸治。

5. 风浮肿病：宜服八味阿魏散（阿魏、干姜、荜拨、紫硇砂、肉桂、小米辣、肉豆蔻、小豆蔻）。用大蒜酥油丸和五根酥油丸内服、外涂或作轻导泻剂。用各种骨头煎汁，加干姜、荜拨、肉桂、瘤果芹内服。艾灸第六椎和第七椎。宜食羊肉及奇蹄类肉。

凡灰色浮肿陈旧后变为下落浮肿之外水，下落浮肿陈旧后变为水鼓。因此，无论下落浮肿或灰色浮肿，不治而变陈旧者，则按治疗水鼓病的方法治疗。

第九章　下落浮肿

复次，明智仙人如是言道："善哉大仙谛听！下落浮肿的治疗可分为病因、分类、症状、治疗四点来叙述。"

一、病因

引起下落浮肿的病因有饮食、病期、外因三点。

1. 由饮食引起：由于饮食未消而形成精华与糟粕相混，在肝脏中没有变为正精，因而坏血逐渐增多，散布于皮肤肌肉而发生黄水，黄水落于下部而形成浮肿。

2. 由病期引起：是灰色浮肿陈旧后发生的。

3. 由外因引起：由于各肿疾病误治或扰乱而发病。

二、分类

有风、胆、血、津、外伤、中毒六种。

三、症状

（一）症状概述

各脉发热而闪动，肢体倦怠无力，胃火式微，消化不良，不思饮食，其后全身出现浮肿，尤其是颜面、足背、胸部、腹部、阴部等处浮肿较甚，肌肤之间黄水充盈，凡转向下面之部位则肿胀更甚。

（二）证候分类

1. 风下落浮肿：身颤而有酸痛感，肿胀松软，皮肤粗糙，白天肿势较甚，夜间减轻。

2. 胆下落浮肿：白睛、尿液、皮肤均呈黄色，本病遇温热则发病。

3. 血下落浮肿：各脉刺痛而闪动，目及尿液均呈红色。

4. 津下落浮肿：身体寒凉，遇冷则感不舒，肿势白天较重，夜间较轻。

5. 外伤下落浮肿：伤口黄水流集，灼痛发红。

6. 中毒下落浮肿：毒进入体内，则出现中毒症状，易于察知。

四、治疗

（一）治疗概述

本病初起时就用禁食疗法或服食易于消化之食物。将榜莪嘎布、油松木、止泻木子、酸藤果、胡椒共研粗粉煎汤内服，可治下落浮肿病。并以五味石榴散保养胃火。将三果、兔耳草、三热、锡金大戟共研粗粉，加母黄牛尿在铁器中熬煎取汁，加乳香，以蜂蜜调和泻下。或者将乳香、红耳鼠兔粪膏、三果共研煎汤收敛。将宽筋藤、油松木、乳香、紫茉莉共研，以黄牛尿调服，可治各种下落浮肿病。

（二）分症治疗

1. 风下落浮肿：用黄牛五类酥油丸内服、涂擦和作轻导泻。也可用紫硇砂、融酥油、干姜配合涂擦。

2. 胆下落浮肿：以泻下法泻下后，再将六良药、贝齿炭、天灵盖炭、三热炭、红耳鼠兔粪膏、黄葵子共研细末，以白糖为引内服，可干涸胆下落浮肿病。

3. 血下落浮肿：应用泻下法后，二十五味冰片散加黄水药（蒺藜、冬葵子、螃蟹、宽筋藤、小檗皮），以文官木煎汤送服。并在疾病入侵脏腑所属穴位少量多次放血。

4. 津下落浮肿：用泻下法后，再以灰丹药干燥。

5. 外伤下落浮肿：在伤口附近脉道放血，再以凉药（獐牙菜、红耳鼠兔粪膏、兔耳草、无茎芥、白檀香等）涂擦。

6. 中毒下落浮肿：按中毒专章中所述方法处理之。

第十章　水鼓痼疾

复次，明智仙人如是言道：“善哉大仙谛听！水鼓痼疾可从内因、外因、分类、转化情况、部位、症状、治疗、善后调理八部分叙述。”

一、内因

引起水鼓病的内因是风、胆、津、黄水及血五种。

二、外因

饮食所伤，食物不化，泻下后饮食起居不当，热病后放血过多，或服寒凉太甚，劳动疲乏后饮过多之水，在潮湿之处睡眠等致使胃火衰败，再加前世宿业及魔鬼为害而转为水鼓。

三、分类

可分为疾病引起之水鼓、魔鬼引起之水鼓和毒转化之水鼓三种。

疾病引起之水鼓有散布水、漩积水、滴漏水、小肠溃破水四种。

1. 散布水有散布于血、散布于胆、散布于黄水三种。

2. 滴漏水有脏漏、腑漏、瘤漏三种。

（1）脏漏水有肝漏水、脾漏水、肺漏水三种。

（2）腑漏水有胃漏水、大肠漏水两种。

（3）瘤漏水有血瘤漏水、脉瘤漏水和水瘤漏水三种。

以上是十五种水鼓病（魔水、毒水、小肠溃破水、漩积水、三种散布水、三种脏漏水、两种腑漏水、三种瘤漏水）。

四、转化情况

1. 漩积水：不消化引起胃中津浊增盛，堵塞小便和下泄风之通道，下泄风逆行，致使小便误入精华之通道，皮下和六腑外部浊水充盈，此为误入脉口之漩积水。

2. 精华散布于血的水鼓：精华未消化而进入肝脏的通道，没有化为正精，以致坏血形成、黄水增盛，散布于肌肤和脉孔，是为散布于血的水鼓。

3. 精华散布于胆的水鼓：肝脏增盛后的坏血漏入胆腑，胆汁增多外溢，致皮肤肌肉黄水增盛，此为精华散布于胆的水鼓。

4. 精华散布于黄水的水鼓：由于久住潮湿、泻下、放血及寒凉药物用之过度，导致胃火绝灭，以及渴饮凉水、变质薄酒、乳酪、酪浆、茶等，致未消化之物进入精华孔道，未能化为正精，散布于脉道，是为精华散布于黄水之水鼓，属于寒水。

5. 胃漏水：如上所述，由于胃火散失，未消化之津浊堵塞了精华之通道，精华未消而久滞于胃，胃火散失，犹如清水倾入新陶罐一样，外渗而滴漏，是胃漏水。

6. 大肠漏水：上述之精华未消而降入大肠，大肠满盈而外漏，是为大肠漏水。

7. 肝漏水：精华未消而坏血散布，降于肝，肝被坏血充斥而增大，致使肝脏热量散失而腐烂，是肝漏水。

8. 脾漏水：与上相同，发生于脾者为脾漏水。

9. 肺漏水：精华未消而坏血进入肺管，肺管中黄水充盈而聚集，落于膈膜而漏于腑上，把此称为肺漏水。

10. 脉瘤漏水：精华未消而坏血增盛，进入肝、脾、膈膜、小肠等脉中，脉孔之血汽结为脉瘤，陈旧后血化而破溃致脉口启开，对此称脉瘤漏水。

11. 血瘤漏水：精华未消的坏血或兵器所伤之血散布，致使肝和脾增大，血珠结为痞瘤，陈旧后痞瘤融解，是为血瘤漏水。

12. 水瘤漏水：精华未消的坏血导致黄水增多，进入脉中，在脉中形成黄水灰色浮肿，破溃后则为水瘤漏水。

13. 小肠溃破水：小肠劳伤或患肠刺痛，或因碎骨刺伤小肠，导致小肠黏膜损伤，陈旧后逐渐腐烂而溃破，外流之水混有小便，是为小肠溃破水。

此外，还有因起居行为不当，引起魔鬼为害和配合毒转化为水鼓的。但除此而外，也有对各肿病之误治，依次发生灰色浮肿、下落浮肿，陈旧后则变为水鼓的。

上述各病概括起来，可归纳为风水、胆水和津水三种。更可进一步归纳为热水和寒水两种。

五、部位

以水发生之部位来说，可分为外水、内水和中水三种。外水发生于皮肤的表皮中间，内水流溢于大小肠之上，中水遍发于皮下肌肉之上。

六、症状

（一）症状概述

总的症状又可分为疾病侵入之初期、成熟之中期和发展增盛之后期，用这三个阶段诊断疾病之安危。本病初期，表现为身弱无力，胃部有轻度胀满感，呼吸气急，心跳，消化力减退，唇、舌及齿龈晃白，无论行走静坐均感胃重，手足背、胫面部、会阴部、十六椎、胃腑之上、下胸部、口及面部、胞睑八水区作肿。中期为水鼓成熟期，水湿充斥于腹中，以指弹之发出“吐吐仇仇”声。本病发展至后期，水势更甚，可分为热水和寒水两症。

1. 热水症：脉紧，尿液色红或黄，呼吸时喉中痰鸣有声，目黄，鸠尾部易积污垢，腹部膨隆，青筋暴露，四肢干瘪似饿鬼。

2. 寒水症：脉象迟缓，尿液色青，口不渴，胃胀鸣响，有时泄泻，头身及四肢肿胀特甚，按之凹陷不起，身体粗壮。

寒水经久不愈，则水势泛滥，肺心肝等脏均为浊水所淹，会很快死亡，热水症缠绵日久，与正血相混，在较长时间内病水也不在附近蓄积，治疗棘手，不可应用穿刺放水，因水与正精相混而与生命相连，若贸然以针刺放水，则水与生命同归于尽，造成病人死亡之恶果。临终之症状为食欲不振，呕吐，频咳，目黄，气短，口渴，小便短少浓稠，呈红黄色，正精耗尽，体力全失，病势若此，生命绝望。如果呼吸缓慢，食欲良好，口不渴，身轻不痛，目白，尿液呈青色，脉转均匀有力，则预后良好。

（二）证候分类

1. 散布水鼓

（1）精华散布于血的水鼓：脉象紧，尿液色赤，身体沉重，饮食不思，肩背及胁肋等有轻度刺痛，放出之血色黄而稀薄如水。

（2）精华散布于胆的水鼓：呼吸不利，气逆而喘，心悸，食欲不振，饱后胃腹胀满，目和尿液发黄，大便泄泻胆汁。

（3）精华散布于尿液：肿胀如塑像，脉沉，尿液呈青绿色，心悸，胃脘壅塞。

以上三症，可分为内水和外水两类。病之早期，水湿在外，是为下落水肿，日久水湿成熟而为内水。

2. 漏水症

（1）肝漏水症：首先右侧之水增盛，脉紧，尿液红赤，若穿刺放水，流出之水如紫草茸洗汁，腹部胀大，青筋暴露，四肢干瘪。

（2）脾漏水症：左侧之水增盛，脾周围积水，脾硬如石，胃胀且鸣，消化力弱。

（3）肺漏水症：咳嗽频作，心悸，面容憔悴，食后胃腹胀满不舒。

（4）胃和大肠漏水症：腹胀肠鸣，胃脘壅塞，食欲不振，消化力极弱，当饱食或受寒后，如类牛症般绞痛，尤其是病在胃部，胃部胀大特甚；如病在大肠，则大肠部位膨胀特甚。

（5）瘤漏水症：水积缓慢，局部水湿特多，瘤破脉口启开后，则水湿迅速增加，而且刺痛剧烈。

（6）漩积水：下泄风上逆，小便不利，腹胀肠鸣，积水迅速。

（7）小肠溃破水：小肠下部不舒，水湿发生于下部。

（8）魔水：鱼肌端颤动，心中不乐，面生水泡，鼻孔流血，寸口动脉不显，疾病时发时息，是为魔鬼为害之征，或者心情沉重，脾气暴躁，病人像放于镜上之金龟甲，腹大而且难以活动。

（9）毒转化的水鼓，则可出现中毒症状。

以上各症可归纳为风、胆、津及混合型病转化的四种。风转化者腹内鸣响，刺痛剧烈，时增时减，小便色青，大便不利，矢气不通；胆转化者白睛黄染，肌肤发青，小便不利，色如酥油汁或茜草汁，脉紧；津转化者喘逆上气，肿势特甚，消化力弱，身重嗜睡，脉沉尿青。

上述十五种水鼓中，魔水、漩积水、胃和大肠漏水、散布水等易治疗，其余的则难以治疗；胆转化的热水为不治之症；津风转化的寒水可以治愈。

七、治疗

（一）水鼓病初期

宜服八味石榴散和马面散，吃新鲜羊肉及融化之酥油等品，以培养胃火。本病以缓泻剂泻去黄水，亦有效益。

（二）水鼓病中期

1. 治疗概述：水鼓总的治疗可分为“改变河流水道法”“海水就地干涸法”“疏通池沼水道法”“引导湖水入渠法”“封脉防泛法”五种。如不转变河流水道，则如流入池沼之水，越积越多；海水不就地干涸，则如水潭之源泉，永远不会干涸；池沼不疏通水道，犹如酥油茶桶盛满水一样不能漏出；湖泊之水不引进水渠，犹如池塘无水沟那样，无法流出；水尽而不封脉防泛，犹如农民不堵塞坝口那样，水湿重新侵入，因此治疗水鼓时须具有这五种治疗原则：

（1）改变河流水道法：水鼓是因未消化而导致胃火衰败后发生的，故寒性水肿宜用四味石榴散，如为热性水鼓，前方加红花、白块糖调和，开水送服，以升举胃火，帮助消化，清除脉管中的寒津黏液，使精华未消之正精进入各自部位。然后以甘草、芫荽子、冬葵子、草玉梅、鹏鹗羽毛炭共研细末，融酥油调服，严禁饮料，这样就会使精华和小便各入其道，则会出现食欲良好，口不渴，小便大量增加，胃脘舒适等征象。

（2）海水就地干涸法

1）药物：干涸药物有天灵盖散、灰丹丸、乌头丸、骨剂、水银丸、红铜散六种。

① 天灵盖散：以陈天灵盖为主，将马、猪、旱獭头骨，诃子核、毛诃子核、狐狸心、寒水石、红耳鼠兔粪膏、斑蝥、阿魏、白硇砂、短尾铁线莲、草玉梅共研细末，以牛乳、酥油、融化之牛羊脂调成糊状，烧炭存性，再将小豆蔻、荜拨、石榴子、螃蟹、冬葵子、水獭粪炭共研细末加入，按和合加药引（胆转化者白糖为引，风转化者红块糖为引，津转化者蜂蜜为引送服），本方作用甚强，纵然水势浩大如海，亦能使之干涸。

② 灰丹丸：将温和灰丹药（三分之二）、榜莪那布（一份）、诃子（十一份）、雄贝齿（七枚）和竹黄、红花、五热、各种盐类、风化芒硝、裸黑粉菌、鹿角炭、陈天灵盖炭、唐古特青蓝共研细末，以八岁童尿为丸，如豌豆大，每天早晨服之，服用量按年龄增之，连服一月，浩大如海之水鼓，亦能使之干涸。

③ 乌头丸：将榜莪那布一份、诃子两份分别烧炭存性，加贝齿炭、陈天灵盖炭，以白块糖为丸，治寒性水鼓，犹如七倍之劫火。

④ 骨剂：将海螺、贝齿、陈人骨、鱼骨、水獭骨、水鸟骨为主，加硫黄、红铜灰、寒水石、诃子、广木香、三热、短尾铁线莲、火硝、灰盐；白硇砂、紫硇砂、光明盐、碱花共研细末，烧炭存性，是干涸各种水鼓的传统良方，特别是对瘤漏水症更有卓效。

⑤ 水银丸：将水银、硫黄、沙棘果、三热、各种盐类共研，以红块糖为丸，本方为使水干涸之良药，特别是对热性水鼓更有效。

⑥ 红铜散：将红铜灰（三分之二）、铁灰（三分之一）、陈鹿骨炭、陈天灵盖炭、贝齿炭、诃子、红石花、芫荽子共研，热证以白糖为引，寒证以红块糖为引，水鼓如大海亦能干涸，特别是对脏漏水有卓效。

又方：将红铜灰、铁灰、银灰、风化芒硝、硫黄、白硇砂、短尾铁线莲、小米辣、诃子、三热共研，以白糖调服，对寒热水鼓均能干涸。

2）饮食：羊肉、热面食、野牛肉肉汤加调料（干姜、葛缕子、芫荽子）饮服，并食加酥油的面食及非烈性酒等，禁食难以消化之蔬菜、瘦肉等食物及凉性食物。热性水鼓则不宜吃热性及高营养食物。

3）起居：宜住干燥温暖之地，不可在潮湿寒冷及风大之处居住，并避免剧烈活动，以不出汗为度散步。

4）外治

① 以猞猁皮及狼皮温罨，狗皮虽效与上同，但易引起食欲减退，故禁用。

② 对脐部四周、鸠尾尖、缺盆、第一椎、第十二椎以及发病脏腑所属俞穴行艾灸。

③ 热性水鼓在短角和器皿放血（由于肝脏病引起的热性水鼓短角放血，其他脏腑引起的热性水鼓取器皿放血）。

（3）疏通池沼水道法：分泻水、对治排水和机变引漏三种。水鼓是因孔道被阻而产生的，故对治法除排泻法外，别无其他良法。

① 泻水法：将长嘴诃子尖、铜落、蓖麻子、锡金大戟、腊肠果、漆树脂、疣果大戟、高原大戟、狼毒、大黄、蓝钟花、西伯利亚蓼、荜拨、白硇砂共研，以红块糖为丸，白酒送下，先行及善后与五业疗法同，此方有开启脉口收敛水湿之作用。此后，将石榴子、肉桂、荜拨、小豆蔻、红花、麝香、榜莪嘎布、红耳鼠兔粪膏、乳香、芫荽子、冬葵子、白硇砂、光明盐、螃蟹、溪中碎云母、长嘴诃子尖、斑蝥共研，以红块糖为丸，白酒送服，可将水湿从尿道引出。排水量少时，将冬葵子、荜拨、肉桂共研煎汤催泻。或者将西伯利亚蓼、诃子、石榴子、小豆蔻、肉桂、唐古特青蓝、麝香、红耳鼠兔粪膏、红花、榜莪嘎布、冬葵子、光明盐、白硇砂、螃蟹、水虱、芫荽子、斑蝥，共研为散，白酒送服。或者将青海黄芪一捧、蚂蚁十只共研，加胡椒，再加水一升，煎去一半后经常作饮料。或者将驴右蹄尖三钱、红块糖二钱、白硇砂一钱共研为丸内服。以上各方定会将海水般的水鼓从尿道引出。

② 对治排水法：上述各法难以收效时，宜用白硇砂、螃蟹、小豆蔻、红花、朱砂、麝香、硼砂、乳香、荜拨、蒺藜、冬葵子、田螺壳、斑蝥等共研，以总数一半的白块糖调和，用乳白花黄芪煎汤，早晚各送服一次。或者将白硇砂、锡金大戟、诃子、铜落、斑蝥共研，以红块糖为丸，每日五或七丸，开水送服，即使水鼓浩大如海，也毫无疑问之引出。

③ 机变引漏：将三锐利药（蓖麻、锡金大戟、腊肠果）、三泻药（蓝钟花、高原大戟、疣果大戟）、三黄、三热草药、三果、入水道三药（白硇砂、螃蟹、麝香）、三清道药（即三热）、三引导药（硼砂、丁香、栎膏）、无害三药（花斑蝥、甘草、冬葵子）、三引药（白糖、红块糖、蜂蜜）共研用酒送服，本方有泻腹、泻脉双重作用，体壮者，一日服泻剂，一日补养身体，体质较弱者补养二日服泻药一日，如上法交替治疗，并用开水等催泻，若食物和药物不交替应用，则水道会被食物堵塞而难治。因此，药、食必须应用服一停一之跛行式服法。

（4）引导湖水入渠法：分从脉管穿刺和从穴位穿刺两种。首先用陈鹿角、动物头骨（不拘任何动物之头骨）、风化芒硝、短尾铁线莲、金露梅枝梢共烧存性，研细，黄牛尿调和泻脉，黄水面脉多次放血。两足肿势甚而沉重难举者，膝部以下用浓酒糟加面粉调敷后缠缚，除拇趾缝以外的其余三趾缝向上量一寸处穿刺，以泄黄水，待水流尽后，在创口灸之。

经过上述各种疗法无效者，必须行穿刺穴位治疗。穴位的部位是背部短肋之腋侧，前面从鸠尾尖向下一寸三口穴以下，神阙以上之水界，此处皮肤极薄，是穿刺减水之穴，在腰部压抑水，用细褐从下到上缠缚，让患者自然地盘坐于平坐垫，身体要端直，避开胃、贲门部和脉管，用笔尖管针刺入二横指许，根据水量放出半升或三捧，放之过多，浊水又会蓄积，而且会发生剧烈刺痛。穿刺后在其创口上用海螺炭或贝齿炭，或者牦牛肋骨灰敷之，其上用涂有面糊之毡片包裹，外面用细褐缠缚。如不这样，水口下坠，浊水迅速流尽，则会形成水完命尽之忧。因此在前面创口未愈之前不能穿刺，如果穿刺，则将成为杀人之刽子手。所以在创口愈后，依次向下移位穿刺，并要以穿刺、干涸药、泻药交替进行。放出的水象色如清水者预后良好；水象呈绿色或黄色者难治，如为红色或紫色者不治。

(5) 封脉防泛法：将熊胆、麝香、瓦韦、红花四味共研，用蜂蜜调服，以封闭脉口，并在“海水就地干涸法”中所述之穴再次灸之，尤其是要以灸法封闭上、中、下三水门（第一椎、十三椎、十八椎）。

2. 分症治疗

(1) 三种散布水鼓

先以四味石榴散护胃火，再分别治疗。

① 精华散布于血者：以二十五味冰片散分离血和黄水，再以上述之缓泻剂泻下，并在附近之脉道少量多次放血。饮食寒热交替，平和治之。

② 精华散布于胆者：以黄牛尿泻剂泻之（将蓖麻子、锡金大戟、乳香共研，以黄牛尿送服），并在胃穴灸之，然后以骨灰搜尼散（六良、三热、贝齿炭、陈天灵盖炭、红耳鼠兔粪膏、黄葵子共研，白糖调服）使就地干涸，饮食疗法同上。

③ 精华散布于水者：艾灸上、中、下三水门（穴）。饮食以温热为宜，并以上述骨剂或灰丹药干涸之。

上述各种治法在水鼓初起外水时应用，如不收效转陈旧时，必须以五种总治法治疗。

(2) 漏水症

① 肝漏水：以红耳鼠兔粪膏散（红耳鼠兔粪膏、红花、黄葵子、熊胆、红铜灰、贝齿灰、六良）约束之。在右侧短角放血，并服水银方剂燥湿。

② 脾漏水：在左侧短角放血，将酸藤果、水菖蒲、白硇砂共研粗粉，加牛乳煎服。白胡椒煎汁加光明盐、荜拨、小米辣可干脾漏水鼓病。

③ 肺漏水：先服五味石榴散保护胃火，再服铜灰散以干燥之，此后在第六椎、第七椎灸之。

④ 胃、大肠漏水、漩积水：宜以温热之食物调治，内服药以上述灰丹药、乌头燥

湿散为宜，再以阿魏、短尾铁线莲、大蒜、五根酥油丸作轻导泻灌肠，可助燥湿。

⑤ 瘤漏水：将三果、三热、酸藤果、铁屑粉、小米辣、锐利灰丹药以蜂蜜调服。并以上述之灰丹药和骨剂同时进行攻破和干涸。

⑥ 小肠溃破水不治，魔水可做法事供养治之。

⑦ 毒转化的水鼓病：宜服上述燥湿剂，并按中毒症对症治疗。

⑧ 水鼓病之属于风、胆、津所转化者，应按其所偏盛者给予相应之药物、外治及饮食起居等各种对症疗法。

八、善后调理

凡蔬菜等难以消化之食物，对水鼓有害的鱼、猪肉食物，骑乘，房事，行走，静坐，潮湿寒冷等有害的饮食起居要禁忌一年。在每日清晨服用燥湿药物，并食驴肉、五根酥油丸、雪蛙强身散等以补养正精，定会将水鼓治愈。

第十一章　消瘤疾

复次，明智仙人如是言道："善哉大仙谛听！可从病因、分类、症状及其治疗四点学习消瘤疾。"

一、病因

强忍二便和矢气等，精华等正精的油腻耗竭，以及剧烈活动，食用性质不同之饮食，致使风胆津素患的机能紊乱而遍及全身，扰乱运行之孔道，胃火式微而导致精华未消，饮食皆成垢物，正精耗竭，故称之为瘤疾。

二、分类

有风、胆、津三种；消瘤疾的并发症有六种之说。

三、症状

（一）总的症状

1. 初期：表现为经常感冒，喷嚏频作，口不知味，精神不振，体力衰弱；胃火式微，虽能进食而体弱无力，心跳；食欲不振，恶心欲吐，足背和面部浮肿，目睛晃白；贪欲酒色，嗜食肉类；头和足部经不起日晒，常以衣物覆盖；饮食易出汗，发和指甲易长，常作噩梦，梦中看见各种奇形怪物。

2. 中期和后期：消瘤疾发于上体时，则感冒痰多，呼吸喘急，肩痛，头痛，喑哑不扬，不思饮食；发于下部者多在肠胃，呕吐，泄泻，或大便秘结；发于中部者胁肋刺痛；发于关节时，形成瘟疫病。以上是消痼疾的十一种症状。

（二）分类证候

1. 风转化者：脑及胁肋、四肢等疼痛，喑哑，喉部有堵塞感。

2. 胆转化者：四肢及关节灼痛，呕吐泄泻，吐出物味苦，鼻痒，似患瘟疫之状。

3. 津转化者：身体沉重，恶心呕吐，不思饮食，口涎、鼻涕特多，易感冒，胃火式微。

上面出现的消化不良、呕吐、泄泻、感冒痰多、喑哑、不思饮食六种是痼疾的并发症。

四、治疗

（一）治疗概述

首先应用油治和熨法，以丁座草和牛乳配合引吐，将锡金大戟、腊肠果、白糖共研，用酥油调和泻下。此后以热性食物和药物增生胃火，并以称心的起居护理、镇风的饮食药物及不引发疾病的性轻之品治疗，并给以陈粮食品，山羊的奶子、肉汤及酥油，狼、秃鹫、蛇、驴等的肉。此外不使病人发觉而给以食肉类之肉，此为补养正精之最佳品，如病人发觉，就会引起呕吐、厌食，达不到补益作用。另外，可行轻导泻灌肠及服食羊肉、酒、红块糖、酥油等。

（二）分症治疗

1. 风转化者：野兽及水中生物肉在酥油中煎后取汁，加调料（干姜、葛缕子、石榴子）服之。山羊肉在酥油中煎后取汁，加荜拨或干姜或石榴子，或加青稞粥服之，可治六种并发症。

2. 胆转化者：饮白酒，内服芫荽子、干姜煎汤。将甘草、止泻木子、紫色悬钩子、葡萄、干姜、五脉绿绒蒿、苍耳子、蒺藜、蜀葵根、葛缕子、荜拨、麻花艽共研细末，制成酥油丸，主治痼疾类病。

3. 津转化者：将五热、风化芒硝共研，制成酥油丸内服，可治痼疾水鼓和痞瘤等。尤其是陈酒之澄清液对津浊之脉孔阻塞有卓效。

总而言之，消痼疾患者胃火衰败，腹泻会引起正精耗损，故必须以保护正精为至要，此时正精是依赖大便的，如腹泻不止，则正精受损。治疗参考治疗热泻法。

第三篇　治疗热病

第十二章　热病总治法

复次，意生仙人如是请问道："善哉明智大仙！怎样学习治疗热病篇？何种病因引起各种热病？热病之本质如何？为何称为热病？热病分类有多少？热病之症状和治疗如何？请延寿药王赐教。"

明智大仙如此言道："善哉意生大仙！学习治疗热病篇，要知道疾病分类无从计数，但概括起来，可归纳为寒热两类。热病繁杂而易误诊，因此诊断、治疗均有困难，且易发展而迅速夺去人之生命，故必须首先了解它，知道热病也就顺便了解了寒病，因此你的提问非常好，善哉大仙！请专心听讲。"

一、病因

（一）内因

热病之内因分远因和近因两种。

1. 远因：远因是由无明生嗔怒，由于无明之邪力，成熟烦恼之五毒（贪、嗔、痴、骄、妒），从其中之嗔怒生胆。何故？无无明就无烦恼，无烦恼，就不会出现嗔怒，无嗔怒，也就不会出现热病。

2. 近因：近因是未发生病理变化之胆。何故？胆性热锐，偏盛则会燃烧所损害，因此一切热病之病皆因为胆，无胆则不会生热病。

（二）外因

上述未发生病理变化之胆，使其增盛而发生病理变化之外因有四时、魔鬼、饮食、起居四种。

1. 四时：四时（春、秋、中午、午夜）之不足、过甚或相反，尤其是春热和秋热是热病之外因。

2. 魔鬼：忿怒、额目、邬摩天女和空行相互鼓动扰乱而生。

3. 饮食：过食热性咸味之品，以及肉类、酒类、红块糖等热性高营养之品。

4. 起居：休息后突然剧烈活动，在中午日光强烈时睡觉，赛跑，强力负重，挖硬土，开强弓，摔跤，坠马，或从悬崖峭壁坠下，悬崖、房屋倒塌压伤，或被石子砸伤、棍棒打伤等，后因剧烈活动引起热病。以上是热病总的外因，因不由时令和魔鬼引发，不会发生瘟疫病；不由饮食起居引发，不会发生骚热病；不由起居引发，不会发生扩散伤热；饮食会成为毒热之重要外因。犹如在火上添薪鼓风那样，四种外因鼓动胆热而产生热证。

二、本质

热病之本质是胆之火热过甚，何故？胆有腻（面腻、毛孔出油）、锐（肿块易化脓发病急快）、热（病后身热，喜食凉物）、轻（得病易治）、臭（汗及小便等气味浓臭）、泻（食不宜之品易引起腹泻）、湿（放出之血和咳痰稀薄）等特性，会出现过甚之发热症状，即面带油腻，疾病成熟迅速，发高烧，患病易治，或受其他外因时易转化，气味浓臭，出现腹泻，痰涎稀薄，出现上述症状即可推知为热病。（本段原文欠通顺，是按《金饰良言》整理的）

三、热病定义

命名为热病的原因是能燃烧所损害，所损害有七正精和三垢物，对这些不是烧成灰烬，但热证之热邪能使机体腐烂而致命，故称之为燃烧。

四、热病之分类

1. 以所依身分：有小儿、壮年和老年。

2. 以时期分：有初期和晚期两种。

3. 以素患分：有风、胆、津、血、黄水热五种。

4. 以部位分：有外部、内部和中部三种，发于皮肤肌肉、脉部骨骼、五脏六腑等处。

5. 以性型分：有自性型和他性型两种，自性型是单一型病，在其症状中很明显，他性型有并发型热和混合型热两种。

6. 以阶段分：有未成熟热、增盛热、空虚热、隐热、陈热、浊热六种。

7. 以种类分：有扩散伤热、骚热、瘟热、毒热四种。

五、症状

（一）正确不误之辨认

1. 症状概述：可分为内、外、秘三种，外部症状可从引发疾病的内外因去诊断，内部症状从特性症状去诊断，秘密症状从利弊去诊断。

（1）外部症状：由引发疾病之内外因去诊断，从享用上述引发疾病之饮食起居后，可推知何种病变。

（2）内部症状：从特性症状去诊断，热病之脉象浮数而紧，尿液红黄，臭味浓，蒸汽大，舌苔厚腻，头痛身热，口中酸苦，目黄赤，鼻干，痛处不移，口干渴，痰色红黄并带有咸味，吐出物或泻出物为血或胆汁，汗多而臭味浓，夜不安寐，白昼亦不能入睡。本病多在夜半、中午及食物消化时易发作。以上这些是胆火旺盛之症状。

（3）秘密症状：从利弊去诊断，饮食、起居、药物、外治用四水治疗，对症与否，长时应用后即能明确诊断。

2. 证候分类

（1）所依身热病和年龄热病，可按患者特征依次明显知道（所依身热指男、女和中性患者之热，年龄热指少年、老年和壮年患者之热）。

（2）时期热病：根据罹病时间长短可以知道。

（3）素患热病：从并发病的症状中可以推知，全身战栗，呵欠失眠，有酸痛感者为风热病；口苦，目及尿液黄者为胆热；身体沉重，神志不清，消化不良者为津热；尿液色红，目赤，疼痛固定不移者为血热；浮肿，皮肤发痒、发有疱疹者为黄水热。

（4）部位热病：可从入侵的途径明确察知。

（5）以性型分类之热病：自性型热病因其本身之症状很明显而易于察知。热病并发症如与风并发者，热风相助，则如友人之相互协作；津病与热病并发者寒热相交，犹如不和之二人相聚于一处；混合型之热病，犹如恶时代之壮年人，自以为自强而各不相下。以上所述疾病以适当的寒性或热性之品治疗，起初似有有效之感，但接连服用而生危害者就知其为何种疾病为害（如津与热合并，以温热治之则感有效，最后药力达于深处之热时则生危害感）。

（6）阶段性热病：未成熟热病恶寒，初更时分关节作痛；增盛热则热病之各种症状全部出现；空虚热以凉性之对治，更能引起偏颇；隐热病如以性温具有营养之品护养，则会感觉到有害；陈旧热病是经年累月之病，可以察知；浊热病因有多汗鼻衄，毛发有酸楚感，颜面浮肿等而易于察明。

（7）种类热病：瘟热病头痛眼花，恶寒怕冷；骚热病刺痛剧烈，痰多，呼吸喘急等症状明显；扩散伤热过烈之饮食起居引起疼痛；毒热病没有一定之明显症状，但有零星之各种病状。

以上是对各种疾病之准确无误之辨认。

（二）以取舍四边诊断预后

1. 易治：脉粗壮而实，变化不大，小便清澈，颜面润华，舌苔湿润，放出之血正血与病血分离，咯痰易出，刺痛不甚，呼吸均匀，纳食体壮，治疗易收效，不论上述之何病，如具上述情况者则易治。

2. 难治：虽无死兆出现，但病势沉重，并发症变化多者难治。

3. 不治：死兆要从脉象、小便、痰涎、血液、呼吸、病势、刺痛部位、体力、官窍等方面去诊断。脉象出现震颤、细而数、停顿、急骤等者死；小便无肾病而在体内发生转变，或小便不利或失禁、清澈者不治；痰涎如烟汁色或肉糊状，量多而蓄积于喉者死；放血无血或流出如朱砂水样血，或清浊分离而具黑渣者死；未做活动和熟睡时呼吸不匀，短而喘急者死；病势甚而渗着于内，对治无效，变化多端，为害亦多者死；刺痛点一开始只在心区，固定不移，痛如钉入木橛者死；体力衰竭，极度疲劳，身贴于睡褥者死；眼珠上翻，睾丸收缩，耳轮后贴，鼻干而结灰色甲，口唇外翻，齿结黑垢，舌缩且干，面结土色，语多而不清晰，饮食不进者定死无疑。

4. 勉治：还有假象病和死兆多的病，以正治之对治法治疗，观察有无效果，有的虽出现死兆，但对治能收效者，这仅是未肯定的假象病，可以治疗。

（三）小结

一种死兆不可能在每个病中都会出现，一病中全部死兆亦不会出现，所以死兆多而对治无效时，为宿业病，已被死亡之绳索绑缚。

六、治疗

（一）治疗概述

又可分为疾病与对治相遇之治则、不使延误治疗之要领、摧毁热病实质之对治三点。

1. 疾病与对治相遇之治则：首先，没有正确之治疗原则，则对治药物不能收效，故必须因病制宜地进行治疗；与此相同，寒热夹杂者对治法难以收效，故必须先将夹杂之病分离，再给以主病与对治相遇之治疗；分散病对治药难以收效，故先必须收敛，再将疾病之本因予以摧毁。

因病制宜地进行治疗：

① 结合健康状况和年龄进行治疗：健康一般者和儿童患者，如对待亲属般地进行治疗；身体健康者和壮年患者，如歼灭敌人般地扑杀；身体虚弱者和老年患者，则如抚育子女般地治疗。

② 结合病势和病期进行治疗：病势盛之热病初期，以猛烈之法立即扑杀；身虚而病程久之陈热，应以缓和之法进行清除。

③ 按素患进行治疗：风热病以退却追击法（先以温性营养之品抑制风势，对热来说是退却，其后施以性凉之对治，谓之追击）治疗；胆热病以截漏法（如将漏水引入水渠后清除之法——泻下）治疗；津热病以先发制人法（在病情未发展前消灭，犹如在对方未出兵前以先发制人）治疗；血热病以降力法（先服分离汤后放血）治疗；黄水热病以排泻和干涸法治疗。

④ 按部位进行治疗：降于肌肤之热病以汗法和水淋法治疗；脉热病以泻脉和放血法治疗；骨热病以罨法和浴法治疗；五脏之热以放血法治疗；六腑之热以排泻法治疗。

⑤ 按主要素患进行治疗：自性型病以追单法治疗；他性型病以何盛压何之法治疗。

⑥ 按阶段进行治疗：未成熟热促其成熟，使其进入轨道；增盛热以扑灭烈火般地扑杀热势（冰片等）；空虚热如驱风般地以性凉营养之品治疗；隐热先剥去蒙头，然后

达到药与疾病相遇之目的；陈热渗着于正精，要如剥漆般剥离；浊热将黄水就地干涸。

⑦ 按种类进行治疗：扩散伤热令其正精恢复原位；骚热要采用分离、杀灭和排泻并重之治法；瘟热像驱鸟般地（以饮食起居药物外治）迅速清除；毒热用平衡和合之对治法扑杀。

⑧ 分离寒热间杂的治则：未成熟热用汤剂分离，使其进入轨道，如一开始就用对治法，则必将落于伴随病之上，因伴随病病势发展，而热病亦随之发展。犹如取未酿成之酒醅不能作酒一样，不能进入轨道而死亡或变成难治之症。因此，必须把伴随之津风二病摧毁，使胆热不发展而进入轨道。热成熟历时久而与陈热相混之症，用药性偏重一方之药物治疗。犹如将河水引入主河道般地分寒热，用偏重一方的药物治疗，此法则分利和弊二类，治热病则推向寒证，分利和弊两类，其利是不会危及生命，其弊端是时间长。治寒证将疾病推向热证，亦分利和弊两类，其利是疾病易于治疗，其弊是过时则危及生命，因此以首先治疗热病而推向寒证为佳。隐热病如不剥去寒性蒙头，则对治法难以达到病所。因此，事先剥去蒙头，使疾病与对治相遇。空虚热事先如不处理好风，则风吹热以炽燃。因此，必须以食物诱惑压风，再清除余热。寒偏盛之浊热，首先要扶养胃火，若不治本，则会导致胃火衰败而热邪遗留。浊热混杂者以缓泻剂分离，一切混合症难以对症治疗，在治疗过程中，若发现见效者，则应首先治疗该病。以寒或热之对治法均无效者，则应以寒热对治法混合治之，或以早晚分别治之。

如上所述，若不知混合症之分离方法，将热邪和津、风同时治疗，则会引起混乱而诊断不清，亦不会收效。因此，必须知道混合症之分离方法是为至要。

⑨ 散布症之治疗原则：散布热证可分自然散布、外因散布和过期散布三种。中毒和紫病为自然散布热证；未成熟热在山滩际期延误治疗，热邪散布，变为浊热；第三是疾病收敛后，未及时泻出而误治，导致病邪散布于各个脉孔。这些散布热证，都是由风领头，散布于各个脉孔而遍及全身。如将散布之热邪不经收敛而行施对治，犹如在原野追逐狩猎，无法猎到，对此必须先以汤剂、散剂和饮食起居息风、收敛，然后给以对治疗法，则如火上泼水一样。如难以收敛，则以泻脉法和常泻法及水浴法等治之为佳。如仍难收敛者，就在本部位驱出之。

2. 不使延误治疗之要领：热病有实质病未得对治法而误治，用药偏低、偏高或治反而形成误治四种。

（1）实质热病未得对治法而误治：凡降于要害之热病，一开始就会危及生命，如按常规等待成熟，则必然形成误治，故必须立即用四水进行抢救。

（2）用药偏低而误治：由于用量偏低，只压住病头，虽有舒适之感，但深处之热邪未清，致使正精耗竭，形成误治。对此不能停药，必须加大药量，直至清除余邪为止。

（3）治反而误治：治反是将隐热误为寒证，应用四火将热病误治。

（4）用药偏高而误治：用药偏高是指用药猛烈，引起津风为敌，寒邪围攻生命。

上述后二症易于误诊，故必须认真辨认假象症状与实质症状，密切注视，一旦发觉，及时努力挽回，如明了上述要领可避免治疗延误。

3. 摧毁热病实质之对治法：摧毁热病实质的对治法有饮食、起居、药物和外治四种。

（1）饮食：宜食有益之物，禁食有害之品。

1）有益之饮食有十一种

① 未成熟热宜食使其纳入轨道之饮食。

② 增盛热宜常偏食性轻凉之饮食。

③ 杂风宜食诱惑风之饮食。

④ 对生怀疑之病宜用试探之饮食。

⑤ 空虚热宜用营养丰富之饮食。

⑥ 风热夹杂之症宜用拉回偏高之饮食（即风偏高者用性热而有营养之品，热偏高者用性凉而轻之品）。

⑦ 隐热病宜用揭开蒙头之饮食。

⑧ 陈热病宜用剥离渗着之饮食。

⑨ 寒邪过甚之症宜用培育火热之饮食。

⑩ 风邪过甚之症宜用压抑风邪之营养食物。

⑪ 正精耗竭之热证宜用强身之补品。

以上各种有益饮食，应结合具体情况进行服食。

2）有害饮食

凡有碍未成熟热之成熟，助长增盛热病上炎，鼓风热而散热邪，有碍隐热和浊热之胃火，从上能压抑陈热以及本质不适等六种饮食食之如毒，均应禁忌。

（2）起居：分适与不适两类。凡并发热病温凉相等为佳；单纯热病唯有凉性为佳。这又可分为处所、衣服和行动三点。温凉相等处即为日光和阴影交界处，远避潮湿，不遐想，宜住安静之处。衣着以不冻不汗，温暖轻便为佳。行动避免剧烈活动和长久静坐，以不出汗为度散步。凉爽处所为绿茵草地和溪边，树荫下，通风之楼阁凉房。衣着以布衣等轻便凉爽之服为宜，避免身劳多语，禁忌白昼睡眠，有称心伴侣陪伴，心情愉快为佳。与此相反者皆属不适，必须禁忌。

（3）药物治疗：药物治疗分平息药和排泻药两类。

1）平息药：分汤剂、散剂和酥油丸三种。

① 汤剂有催熟汤、分离汤、收敛汤、扑杀汤、试探汤、召回汤、干涸汤七种。

催熟汤有三种：四味藏木香汤能催津风成熟，三味獐牙菜汤能催胆热成熟，三果汤能催血热成熟。

分离汤有三种：一味宽筋藤汤能分离风和热，一味余甘子汤能分离血病，三味石榴汤（石榴子、藏木香、野姜）能分津和热。

收敛汤有两种：四味藏木香汤加三果汤和三味粉枝莓散（粉枝莓、茜草、鸭嘴花）加红块糖，可收敛风引起的热散布症。

扑杀汤有三种：五味延胡索汤（少花延胡索、波棱瓜子、角茴香、岩白菜、诃子）可扑杀瘟热增盛；五味黄连汤（兔耳草、鸭嘴花、尼泊尔黄堇、翼首草、余甘子）能扑杀增盛的扩散伤热和骚热；十五味水柏汤（水柏枝、骨碎补、柳兰叶风毛菊、“琼代尔”、卷丝苣苔、乌奴龙胆、绢毛菊、高山龙胆、榜莪嘎布、翼首草、苍耳子、扁刺蔷薇皮、小檗皮、草黄花紫堇、黄葵子）可扑杀毒热增盛；十味大汤（三果、宽筋藤、马兜铃、鸭嘴花、兔耳草、獐牙菜、榜莪嘎布、岩白菜）能将陈热立即杀灭。

试探汤有三种：一味跗骨汤、三骨精汤、三味葛缕子汤能肯定热病山滩际。

召回汤有一种：四精汤可召回飘荡之风。

干涸汤有一种：九味文官木汤（文官木、三果、宽筋藤、小檗皮、三黄水药）能干涸浊热。

以上为清除热证之汤剂。

② 散剂：有草药方、精药方和草精混合方三种。

草药方：君王（金腰子）、王后（尼泊尔黄堇）、太子（无茎芥）、大臣（唐古特青蓝）、民（角茴香）、军官（温热用角茴香、骚热用翼首草、血热用兔耳草、胆病用獐牙菜等，何病偏盛，则加大治该病之用药量）、兵（篦齿虎耳草、柳兰叶风毛菊、乌奴龙胆、独行菜、多刺绿绒蒿、黄连、高山龙胆、垂果蒜芥、蒲公英、水柏枝、秦皮、囊距翠雀、苍耳子等十三味）、乘马（雪水煎后晾冷或熬成膏）。服后对各种热证犹如火上浇水，立即平息。

精药方：须配合热邪之高、中、低及和合分别进行治疗，高热以冰片为主，中热以白檀香为主，低热以牛黄为主，应用扑杀热势炽燃之散剂，并发热病同时清除之散剂，根除陈热之散剂和平衡和合之散剂。

扑杀热势炽燃之散剂：高热必须应用三味冰片君臣散、七味冰片君臣散（三味加紫檀香、牛黄、兔耳草、獐牙菜）、九味冰片君臣散（七味加鸭嘴花、獐牙菜）三方扑杀之；中热用十味檀香散（紫檀香、白檀香、竹黄、红花、五脉绿绒蒿、兔耳草、牛黄、岩白菜、獐牙菜、鸭嘴花）清除之；低热可用十味牛黄散（牛黄、竹黄、红花、五脉绿绒蒿、鸭嘴花、马兜铃、兔耳草、獐牙菜、岩白菜、榜莪嘎布）清除之。

同时清除并发热病之散剂：热病并发风病者以十味沉香散（沉香、六良药、广木香、宽筋藤、大蒜炭、白糖）清除之；并发津病者给予竹黄安宁散。

根除陈热的散剂：热甚者用二十五味冰片散；中度热用檀香方剂（紫檀、白檀、六良药、马兜铃、獐牙菜、兔耳草、岩白菜、五脉绿绒蒿、花苜蓿、牛黄、三木棉花、甘草、广木香、三果）；低度热用牛黄方剂（以牛黄代替上方中的紫檀、白檀，再加红耳鼠兔粪膏、波棱瓜子）。

草精混合方：草药和精药混合而成的方剂八主散为基础方，按骚热（加紫檀、甘草、广木香、余甘子）、瘟热（加波棱瓜子、草黄花紫堇、岩白菜、少花延胡索、翼首草、榜莪嘎布）和降入部位加味（疠加麝香、胶质没药；心加肉豆蔻、沉香；肺加雪灵芝、甘草；肝加五脉绿绒蒿、红耳鼠兔粪膏；脾加荜拨；肾加小豆蔻；胃加榜莪嘎布；胆加波棱瓜子；尿道加麝香），则能清除各种热病。

③ 酥油丸：热病后期须以酥油丸调理善后，以巩固疗效。空虚热以三果酥油丸作善后调理；陈热合并风者以獐牙菜酥油丸清除之；浊热以黄牛五类酥油丸和文官木酥油丸调理善后，干燥黄水。

2）排泻药：用平息之汤剂和散剂不能清除之热邪，用排泻之泻下法使胆热下泄，各种热病在成熟时泻下最能收效。凡降于腑之热邪，其治疗法以排泻为主，凡热证治疗乏术者，其镇逆之法，除排泻法之外，别无他法。何故？其原因是可将病因根除。但可泻与否，要观察病原；适时与否，要观察时期；能支持与否，要仔细观察体力。胆病莫过于排泻法，但未成熟热病不能用排泻法，以防热邪散布，风偏盛和魔鬼为害者禁用本法。凡热病已成熟，热降于腑而治疗乏术者，已达排泻之时期。在脉象有力而体力能支持时，可以泻下。排泻法可分为先行、正行和调理善后三点。

① 先行：未成熟之热病，先促其成熟，散布之热病，必须进行收敛，还要抑制风势，隐热必须剥去蒙头而引发，火热式微者要先培育火热，病势盛者先摧毁病势，不属于增盛热的陈热等要进行沐浴和涂擦按摩。

② 正行：君王（疣果大戟）、王后（高原大戟）、太子（兔耳草）、大臣（大黄、波棱瓜子）、武器（射干）、乘马（白糖）等，可将病邪从病变部位排出。凡热病已达成熟期者上方加冰片、牛黄，热降于六腑者加红耳鼠兔粪膏、止泻木子，热病治疗乏术者加硼砂、红花。

凡泻出之粪便臭味浓、色红黄者为病邪外达之征象，此时要根据病情，用热开水或凉开水进行催泻，以清除余邪。应用排泻法余邪未尽者必须重复进行，如不排出，则会使疾病引发而热邪复燃。

③ 调理善后：疾病排出宜用淡糌粑开水、大米粥或面糊，或提取酥油后制成之乳酪等凉性之品作善后调理，如不这样，应用温热之品调理，则泻下之后，犹如在干净器皿中炒毒物样被污染。陈热等病宜用常泻方经常泻下为佳。

（4）外治：分用放血法将坏血从脉道中排出；用汗法将热气从毛孔中排出；用罨法止突发性刺痛；用浴法将散布之热清除；用凉水将外部热邪气焰压下；用艾灸将热邪逃

窜之关口封锁六种。

1）用放血法将坏血从脉道中排出：放血疗法之适应与否，必须诊察病原，血胆病虽有适应放血之谓，但热证禁用放血者有七种，未成熟热放血则会转化为浊热，尤其是瘟病放血则会降于五脏。骚热等病如不将病血分离后放血，则会导致正血外失，风生热散，病血遗留，余热为患。空虚热应用放血，则会引起风邪飚扬，发生刺痛。疠热放血，则会导致坏血进入命脉。毒热放血，则会导致毒热散布而余邪不出。正精耗竭的热证放血，则会危及生命。

适应放血的热证是热邪已达成熟增盛阶段，尤其是扩散伤热、骚热、血刺痛等症应用放血疗法，则有卓效。无暇成熟之热病放血，如亲手交病人于死神，而增盛热要争取早日放血。空虚热以性凉而高营养之品补养，并进行放血。隐伏热潜于何处，就在该处之脉放血，以引起潜伏之热。陈热少量放血。瘟病、毒热和疠刺痛等降于脉者可微量放血。

放血时机的适时与否、放血先行、鼓脉法、进刀法、找穴法以及血象鉴别、放血量和镇逆法等，应参照《后补续》放血专章进行。

2）用汗法将热汽从毛孔中排出：病势凶猛之未成熟病不宜用汗法，若用汗法而无汗，则会扰乱疾病再次散布；正精耗竭者如用汗法，会使具风之体受到挫伤。应用汗法，可使病势轻微之未成熟热从中途回转，使增盛热可从蒸汽中排出，能使空虚热之风热同时祛除，能使陈热像旧木器上之漆般剥离，能使瘟热像驱鸟群般清除，肌肤和骨中之热，亦可用发汗治疗，排汗时间以汗气发出为宜，其方剂分清方（清方是内服发汗，用八味鸟飞散）和引方 [引方是用各种草药沐浴（蒸汽）发汗] 两种。

3）用罨法止突发性刺痛：罨法分冷罨和热罨两种。

① 冷罨：用水中石、旧犁铁、丛服药糊、凉性草药冷罨，为止血刺痛之良法；用凉水袋冷罨，可治喉、眼发烧和肠刺痛，但未成熟和有风者禁用本法。

② 热罨：单一型的增盛热禁用本法。用白石英蘸酒热罨，可止风刺痛；东胡灸可止突发性刺痛；砖块加热罨胃脘，可治未成熟热、隐热、浊热和培育胃火。

4）用浴法将散布之热清除：应用五味甘露浴沐浴或敷浴或蒸汽浴和温泉浴，可治热邪散布于皮肤、肌肉和脉、骨之症。

5）用凉水将外部热邪气焰压下：本法禁忌未成熟热和并发热证。应用本法可使轻微之热从中途回转，使散布之热收敛于体内，可杀灭增盛热之气焰，能使渗着之陈热排出。

6）用艾灸封锁热邪逃窜之关口：对一切热病无灸法之记载，但下列六种热病可使用灸法，即用灸法封锁胆窜入脉道之峡关，用灸法卡住脉空热证之关口，用灸法压住热病后期风的煽动，用灸法将风瘟之震颤瘟和失眠瘟驯服，炭疽热病用疠上降疠之法灸治，热病后转寒者用灸法培育火热，以上称为热用热治之法。

（二）分症治疗

现讲述热病并发杂症癫狂、哑结、失眠、昏睡、头刺痛、头晕昏眩、眨眼、耳聋、鼻衄、舌干、口渴、不思饮食、呃逆频作、剧烈刺痛、频咳、咯痰不利、泄泻、呕吐、尿闭、尿血、便秘、大汗淋漓、体温散失、四肢拘挛、轮形疮、疖痈等病的特殊治法。

1. 癫狂、哑结和失眠：癫狂狂妄谵语、时示忿怒；哑结症神志不清，不能言语；失眠症昼夜不得眠。癫狂有热癫狂和寒癫狂两种，哑结又有热哑和寒哑之分，失眠亦分热失眠和风失眠两种。这必须根据脉、尿、舌和以前之善后调理及喜恶进行诊断，以分辨热和风（脉紧为热，空为风；尿混浊为热，清澈为风；舌黄黑为热，红糙为风；以前用放血、泻下、冰片作善后调理而生者为风，未做上述处理而发生者为热；喜凉恶温者为热，反之为风）。

热性癫狂用羊尾骨五个或七个置酒中煎汁，配以冰片君臣散多次发汗。或将冰片与酒配合内服。在第一椎和六椎灸之。此后取两岁公羊胸毛一把，浸泡于三骨精煎汁中，挤取羊毛脂（以硼砂、麝香）泡制去毒，加强药力（石药）在风之时期内服。或以羊毛脂、肉豆蔻、草果、骨汤调和内服，艾灸承浆。

寒性癫狂上药宜用白块糖酒调和内服。如不见效，四精汤加肉豆蔻、阿魏、胆矾、紫硇砂内服。在第一椎、第六椎、第七椎和膻中等穴灸之，食物以旧肉、陈酥油、人骨汤为宜。

热哑以三味冰片君臣散内服发汗，然后以凉水喷激之。在舌下盖脉、胸脉、短角脉放血。如不见效，可在百会、囟门艾灸。

寒哑可灸命脉癫狂、百会、第一椎和二十指（趾）尖穴。并以红祛剂等富有营养之品治疗。

热失眠症以麝香和白酥油涂擦，麝香在酥油中煎服，也可服大蒜炭。

风失眠症可服食肉类、酒类、红块糖和蒜菜。荜拨、牛奶、红块糖配合作轻导泻。

2. 昏睡：昏睡如醉者，用烈香杜鹃叶、石花、柏子煎汤内服，并给以狼心方（狼心、蝎头、牛黄、属虎女孩无名指指甲水浸）。用鼠眼或鱼眼擦眼。

3. 头刺痛：以丝瓜子、金腰子、橐吾、沙生槐子、榜莪嘎布等配合引吐，刺痛仍不止者再用泻下法。在额脉、囟门放血，并以凉水喷激。在颞颥陷中动脉、后囟灸治。将熊胆、獐牙菜、红花、榜莪嘎布、打箭菊、雪山钙质结核、波棱瓜子共研，以白糖调服。

4. 头晕昏眩：陈羊头方加阿魏、干姜服食，新酥油与光明盐配成鼻药滴鼻。

5. 眨眼症：用冰片、熊胆、小檗膏涂眼，麝香、小檗煎汤内服。

6. 耳聋：灸第十四椎后服三果酥油丸和五根酥油丸。

7. 鼻衄：将大籽蒿、小檗煎汤，加石花、红花、熊胆内服。或者以红花、熊胆、麻黄炭、石花、叉分蓼、乳白花黄芪、麻花艽共研，以白糖调服。头部以水激之。

8. 口舌干燥：将沙棘果、冬葵子、水葫芦苗共研，以白糖、蜂蜜调和含漱后服下。

9. 口渴：将冬葵子用白糖调服，或芫荽子煎汁，加白糖、蜂蜜内服，或者旧砖块煎汁内服。

10. 饮食不思：白糖、葡萄配合或余甘子、白糖、蜂蜜调和噙服。将獐牙菜、余甘子、光明盐煎汤凉服。此后在器皿、胸脉、胆脉放血。将四味石榴汤和小竹黄安宁散与喜食之物配合服用。

11. 呃逆频作：可分寒热两种，热性呃逆在头身用水喷激，此后在第六椎、第七椎和囟门艾灸。用白檀香人乳调和滴鼻。或者服冰片君臣散，然后在大拇指和无名指指甲艾灸；寒性呃逆用各种盐类酒调内服。热面食做成帽状戴于头上，在囟门、天突、胃中穴艾灸。

12. 剧烈刺痛：刺痛分血刺痛、疠刺痛和风刺痛三种。血刺痛宜用藏木香、广木香共研，白糖调和，开水送服；疠刺痛宜用胶质没药煎汁，澄清内服；风刺痛宜用羌活、麝香、法药（用迷信手段制成之药）、红花等共研为散，用跗骨汤送服，或者将肉豆蔻、小豆蔻、荜拨、石斛、宽筋藤、肉桂、白糖共研为末，用跗骨汤送服。

13. 频咳：将竹黄、甘草、白糖共研细末，用温山羊乳或温黄牛乳送服。或者将肉果草根、竹黄、白糖共研，用黄牛乳送服。或者以竹黄、肉桂、荜拨、白糖共研，蜂蜜、酥油调为软膏内服。或者将竹黄、雪灵芝、广木香、荜拨、白糖共研内服。

14. 咯痰不利：将沙棘果、广木香、荜拨、肉桂、余甘子共研，以蜂蜜调服。

15. 泄泻：泄泻分热泻和寒泻两种。便色如烟汁色或呈红黄色，臭味浓，沉于水底者为热泻，宜用七味胆散或四味止泻木汤加木橘内服止泻。便如糌粑色和具泡沫之水样者为寒泻，宜同时服四味石榴散和四味止泻散，于脐下一寸和二寸处灸之。

16. 呕吐：呕吐亦分热性呕吐和寒性呕吐两种。血和胆引起者为热性呕吐，吐血者紫草茸汁加熊胆、红花、白糖内服，吐胆汁者宜用马粪汁用酒调服，或者米泔水加石斛、蜂蜜制成软膏内服止呕。呕吐水和糌粑样物者为寒性呕吐，用炒米一握，加石榴子、荜拨、干姜、蜂蜜调服，在鸠尾穴灸之。作空呕者服跗骨汤，艾灸第六椎。

17. 热性尿闭：将鸬鹚羽炭、二岁驴前蹄、水虱、冬葵子、白糖共研内服，或者以白刀豆、小檗、白硇砂煎汤内服。如不见效者，可在二大肠脉放血，将火硝、螃蟹、蒺藜共研，用酒调服，对瘟热尿闭更有卓效。

18. 尿血：宜用红耳鼠兔粪膏、红花、熊胆配合内服，在腨端、大肠脉放血。

19. 便秘：将萝卜炭、波罗花子、长嘴诃子等研细，以牛乳调和内服，并用以作峻导泻。将麻花艽煎汁，加白酥油内服。或者将藜子、碱花煎汤内服。

20. 大汗淋漓：将烈香杜鹃花、块根紫菀煎汤内服。此后将野姜研细，用酒调服或与兔耳草、紫檀香、榜莪嘎布共研，用新酥油调和涂擦。

21. 体温散失：先以凉水喷激，然后将余甘子、五脉绿绒蒿共研，以白酥油调涂，或用扁刺蔷薇皮、小檗皮、黄葵子涂擦。

22. 热病后引起的手足拘挛或僵直而疼痛和口眼歪斜：可进行泻脉和温泉浴。

23. 轮形疮和疖痈：用三果分离病血，然后在附近脉道放血。

上述的各种并发杂症，各种热病大多要发生，尤其是吉祥天母瘟更会出现。因此，必须以各自之对治方清除之。

第十三章　辨别寒热之关键

复次，意生仙人向明智仙人如是请问："一切疾病莫不包括在寒热两类之中，但寒热治反，则会使别人之生命丧失，应该如何诊断寒热，消灭错误，请延寿药王赐教。"

明智仙人答道："寒热有四，一为表里俱热，二为表寒里热，三为表里俱寒，四为表热里寒。"

一、诊断方法

诊断寒热之方法，应从病因、居处、时序、禀性、年龄、部位、昼夜、食物、喜恶、小便十方面进行正确之诊断。

（一）表里俱热

引发胆病之病因使胆病发作，居住于干燥炎热之地，时序在暑季和秋季，年龄为壮年，禀性是胆盛者，疾病部位在中部，中午和夜半、饮食消化时病情较甚，长期喜食热性营养食物。尿液红而质地浓稠，臭气浓而混悬物厚。具备以上各种表现，再出现胆亢盛之症状时，为表里俱热（由于症状和本质皆属热证）。

（二）表寒里热

如果具有上述之十种表现，出现津、风偏颇之症状，为表寒里热（其在现象上为寒，而本质是热）。

（三）表里俱寒

常食引起津风的饮食，居住于寒冷潮湿之处，时序为夏季和冬季，年龄为老年与儿童，禀性津风较盛者，疾病存在于上部（津）和下部（风），上午、初更和黎明、黄昏病较甚，在刚进食和消化后疾病发作，平日喜食凉性及无营养之食物，故小便色青，蒸汽气味均小，混悬物稀薄。由于以上一系列之因素，再出现津、风偏盛之症状时，为表里俱寒（其症状与本质皆属寒）。

（四）表热里寒

如具备上述之表现而发生胆热亢盛之症状时，为表热里寒（其现象上为热，而本质是寒）。

二、寒热之辨识

如出现错综混杂症状时，很可能出现寒热相混之假象，给诊断带来困难，但无论热证出现寒象，或寒证出现热象之任何假象，如果根据病原、症状表现、治疗反应、食物喜恶以及治疗效果之五种假象去详细诊察，不难排除错误，取得正确诊断。

（一）明辨病原名称的假象

在治疗疾病时，须着重判断病原与性质，例如精华不消化、热性类牛症、紫津症、热性痞瘤、热性水鼓、热性尿闭等，如果仅从不消化、类牛症、津病、水鼓、痞瘤、尿闭等疾病名称上去着眼，忽略寒热之审辨，用热性药物治疗，必然造成错误致患者于死地。又如治珍宝毒及矿石毒时，如仅在毒字上着眼，投以凉性之品，亦必造成错误致患者于死地。故对疾病之治疗，不应着眼于疾病名称，必须分析疾病症状，排除寒热乱象之错误。

（二）明辨症状表现的假象

症状也可能出现假象，风病出现口舌干燥、刺痛，津病出现痛不移处或上身剧烈刺痛，胆病出现因风吹之头痛，未消化占胆位病出现白睛黄染，热邪将尽之际被风吹出现之空虚热等，本质属寒，但外表症状易误为热证，按症状表现，以寒法治疗，则造成误治导致死亡。胃、肾、心有隐伏之热，因胃是消化食物之基地，所以热邪入侵于胃，能消胆则起不消食物之反作用，以致出现刺痛、壅塞、不消化、嗳气等一系列寒证症状。肾脏是寒津的基地，虽然热邪侵入，但出现得温则舒、小便不利、遇寒则痛等寒证症状。心为风和津的基地，所以出现心神不安、健忘失眠、癫狂扑倒、战栗等症状。胃肾心的热似寒风，本质虽热，但外表症状易误为寒证。

此外，热证失眠、血胆病呕吐、热邪入骨而关节疼痛、热邪入脉而呵欠战栗和热入于心而癫狂谵语、肝热嗳气等，虽为热证，但显示出假象的寒证症状，如依据症状以温法治疗，则会治反导致死亡。因此不依据假象症状，以治疗之对路与否消灭错误。

（三）以治疗的反应纠正错误

治疗中会出现从初期的对症或似乎对症转为不对症，从初期似乎不对症转为对症之疗效假象。当热病出现寒证假象时，投以凉性药物，本是对症治法，但暂时出现似乎不对路的情况，投以热性药物原属有碍，但暂时出现对路之假象。寒证而有热的假象症状时，其表现与此恰恰相反（寒证出现热证之假象时，投以热性药物，本属对症治疗，但出现暂时不对应之情况，投以寒性药物原属有碍，但暂时出现对症的情况）。服药后药与疾病相搏，因而出现似乎有不对症之反应，以及假象症状之头被压下后也似乎有对症之感觉，如果跟随在假象后面进行治疗，则会导致死亡。所以不能单凭治疗之假象施治，必须经过长时间的喜恶考验，才能证实治疗的正确与否。

（四）明辨喜恶之假象

又因病人思想上的偏嗜，也可能出现本属有碍，但却有有益之感，虽属有益，但却有有害之假象感。因此，不能以病人的想象为依据，治疗的对症与否，要以脉象、尿液诊察治疗效果之有无判断，以消除假象。

（五）明辨疗效之假象

1. 外表症状已回而本质未回：有津之热证，经投以凉性药物，治疗既久，不但未能将深处之热邪清除，反而造成胃火衰亡，出现寒证症状；寒证宿疾粘着于深部，长期依赖四火（即饮食、起居、药物、外治等均为热性）治疗，致使热之蒸汽充斥于一切脉道，外表发为头痛、脉数、尿赤等症状，本证的本质虽为寒证，但一切症状表现则为热证，这就会形成寒证宿疾似热证，热证宿疾似寒证，故这两种假象之相似症。发生错误后，就有寒热互错之危险。因此，对假象的外表症状先给以抑制，再将深处的疾病本质肃清。

2. 本质已回外表症状未回：此种情况下会引起三种隐盗症。

（1）寒证因服热性药物过多，与引起热证的地区、时令、禀性等因素相遇，致使血、胆之热增盛，形成热在寒下游离而成为隐盗症，如不明病情，仍以温热药治疗，犹如火上加薪，焚烧正精。对此，应以四水（饮食、起居、药物、外治均为凉性）迅速挽回。

（2）热证因服凉药过多，与引发疾病的地区、时令、禀性等相遇时，则风、津之寒气增加，致使寒邪在热下游离而发为隐盗症，如不发现游离之症，仍以凉药治之，致使胃火衰亡，因而转成痞瘤和水鼓病。对此，必须以四火使其迅速回转。

（3）热病久服凉药，再与地区、时令、禀性等风的病因相遇，以致引起杂风煽动余热，犹如引火烧身，呈现口舌干燥、呼吸短促、脉紧、刺痛、口渴引饮症状，此为风在热下游离，如不明病情，仍以凉药治之，不啻吹风煽火。故此时应以食物抑制风势，熄其余火。

3. 外表症状与本质皆未回：造成这种局面的主要原因是病重药轻或治疗错误之故。如为病重药轻，可加大剂量；如为误治，则用相反之法治之，以纠正错误。

4. 外表症状与本质皆回：趋于正常，不致发生错误。

三、辨别寒热之关键

辨别疾病寒热之关键，是区别五种疑似的假象。病原名称之假象错误，可以症状清除；症状之假象错误，可以治疗清除；治疗之假象错误，可以喜恶清除；喜恶之假象错误，可以治疗效果清除；治疗效果之假象错误，可以小便清除。最后尿色之假象错误，可以混悬物清除，如果知道这样的结合关系，则任何时候不会误诊。此即所谓假象五结合，是明辨寒热的主要关键，具有以上的秘诀，才会查明疾病，只掌握一般知识之医生，则无法查明疾病实质。

第十四章　热病山滩际

意生仙人又请问道："药王明智仙尊！各种热病应用对治法易于使其回转，但热病经治后引起寒证，寒热误诊会断送别人生命，故请将山滩际的诊断、治疗秘诀要领予以传授。"

明智仙人答道："山滩际的险隘有三，风之融冻要先迎接缓和风势；胆之融冻在险隘处等候；津之融冻要调理善后（风之融冻病在热邪未尽之前，运用压风食物以迎接及缓和风势；胆之融冻病在热邪将尽而生风之际抑制风势；津之融冻病在热邪肃清后进行善后调理）。如果不知山滩际有三，只认为是一种症状而用一种方法治疗者，是为愚蠢之法。会断送别人之生命，故必须知道如下的三种险隘。"

一、风的融冻际

老年和禀性风盛之人，患热病以后，热邪易于降风位，和忧愁苦闷、思虑过度等生风之因相合，或是用冰片等寒凉药物、放血、泻下法等清热过猛，在热邪被压下之际，引起风势而出现杂风症状，由于余邪受杂风所煽，故出现脉数、尿赤、全身发热、气息粗急、舌干口渴等一系列热病证候。极易与一般热病相混淆而发生错误，如果追逐在假象热证之后面，以寒凉药物治之，反致激动风势致更甚，风邪迫热趋向命脉，称为空脉症，其治疗困难。故必须在先期用适度压风食物迎接与缓和风势，但压风要适时，不宜过早，如迎之太早，热病余邪被食物所腻滞，则会发生陈热。

（一）症状

风之融冻际不明显，在诊断时易发生错误。因此，必须从内、外、秘三个方面去诊察与判别，才能正确地辨认风的融冻际。

1. 外部诊察：热病余邪被风煽动之外部症状是脉数而空虚，不耐按压，小便色红，不浑浊而泡沫大，身有刺痛（痛无定处，呈游走性），舌质干燥而红糙，口渴欲饮（不饮水亦能忍耐），气息喘急，鼻孔开张，如在风穴压之，则痛不可忍，虽经寒凉药物及放血法治疗，热势复起。此时将红块糖、乳酪混匀食之，饮服骨汤，则热病症状即能消失。

2. 内部诊察：脉空而数，尿液红赤，清澈而泡沫大，舌质红而干糙。如同时出现上述脉、舌、尿三种症象时，表示热邪已去，可以酌量进食，缓缓调理。

舌干燥粗糙，是热被风煽之征。如舌质干瘪而舌尖上卷，是热胜于风之象，舌干而发黑，为风与热之势相等。舌色红而干糙，是只有风而无热。舌黄而强硬，起皱纹者，是为风与胆合病。灰白而强硬，起皱纹者，是风津与热病并发之征兆。舌灰白而厚腻，无色泽，是热邪散布，为浊热之征。舌色红而质柔润者，为疾病向愈之征兆。

如具备上述的诊断秘诀，无论出现何种融冻，即以望诊可察出。

3. 隐秘诊察：可用药物进行探测，探测之药物为将红块糖、葛缕子、野姜共研粗粉所煎之汤，或三骨精汤，或乳酪加红块糖，任选一种，于初夜时服用一握，如药后该晚疼痛减轻，睡眠较安，谵语减少，次晨舌质转润，神志清醒，当可确定为风之融冻际。

（二）治疗

本病如果出现呼吸粗急、身颤昏倒、谵语、舌缩于喉时，立即在四掌心和脊椎涂擦按摩，并将脂肪、红块糖、面粉拌和，焚烟熏之，如上引导，则必会到达融冻际。确定为风的融冻际后，以性凉之鲜肥肉不使逢火熬汤（石臼烧红，将碎肉加水倒入臼内成汤），非烈性酒，煮熟之馊黄牛肉，大蒜捣碎加水，黄牛和山羊的鲜酥油、白糖、蜂蜜调和，在黄昏和黎明风时服用。详细治法与下述之空虚热相同。可提前放宽饮食节制，适时适量进食，长久服用凉药，以食物抑制风势，再以凉药清除热证证邪。

二、胆的融冻际

壮年人和血盛而胆旺之患者，热邪入侵胆的部位，过多恣食酒肉，睡眠不规律，疲劳太甚等原因，与胆热合而为病。或因热病延误失治，致使热邪炽盛。或是单纯热病在向愈阶段，不伴有津风症状，禁食后恣意饮食，不加节制，由于脉管空虚，发为食复之症，以致高热复起，出现脉紧口干，神志昏迷等症，以为还有余热，盲目以寒凉药物追逐，只能促使正精损耗，转化为风热证，犹如交病人之生命于死神。在热病向愈阶段，虽然曾经忌口，但进食过早，亦能转成增盛热病，出现知觉丧失和头晕。因此，不能过早过迟，在险隘等候要适时。

（一）症状

本病的症状为无故出汗，食欲尚佳，口不渴，睡时无昏眩，呼吸平和，鼻尖柔软，尿色红黄，脉象外紧而内弛、至数正常，舌黄而上有干壳、边缘红色。如吃不新鲜的陈旧肉类、酥油，或饮红块糖酒过多时，即引起食复热，此时不必禁食，要给予适量饮食，如果禁忌太过，则将耗散正精而转成风病，以致肌肉消瘦，肤色发黄，口渴，饮食无味，呼吸急促，毛发上举而微微颤动，如出现以上之症状者，为胆之融冻际无疑。

（二）治疗

胆的融冻际之治疗，当热的症状消失以后，不等待寒风的症状出现，先给以少量之红块糖、乳酪、肥肉汤、非烈性酒掺水少许饮服，然后逐渐增加，因这类食物不致生热。等热病消退以后，即使吃了能生热之食物，亦不过似热灰一般，无烧毁正精之力量。

如果热病用寒凉治之过度，可致正精耗损，转为风病，使热邪复起，故必须以陈骨煎汤，加阿魏、调料（芫荽子、葛缕子）、大蒜炭，在早晨空腹温服。或者将紫硇砂和肉豆蔻共研，用陈酥油调和，日服三次。如仍不见效，用肉豆蔻三个或五个、紫硇砂四钱、红块糖一两、陈酥油七两制成软膏内服。并以人骨煎汁，加入大蒜、阿魏，在四掌心、一椎等风穴涂擦按摩，艾灸四风穴（一椎、六椎、大突、膻中），并以陈酥油作轻导泻灌肠，服食肉类、白酒、旧酥油、红块糖等性温而有营养之品。

三、津的融冻际

儿童或禀性津盛或热盛之患者，热邪入侵于津的部位，或是在热病尚未发展成熟时，过早地放血或过用寒凉，迫使热邪散布等各种因素汇合，致热病余邪隐没而出现寒证症状。

（一）症状

津的融冻病之症状表现是脉象迟缓、尿液色青、饮食不思、消化不良、舌苔滑腻，面容苍白，以上症状表现热象隐伏不显，故易误诊为寒证。根据这种情况，如不注意饮食禁忌，进食过早，则热邪复起。如果饮食控制太严，则有能转成水鼓病之可能，除此而外，亦不致引起其他疾病。因此，对本病之治疗，必须确实肯定热邪已完全消除，才可应用热性药物及食物进行善后调理。

热邪已尽之象征是脉沉而搏动松弛，尿液色青而淋漓，清澈而不浑浊，微畏寒，穿通常之衣不感温暖，发根竖起，消化力弱，口不渴，胞睑、胸腹部及足背作肿。如出现上述症状时，可以肯定已无热证存在，所以在此时不能以治胆的融冻际法治疗本病，不必以食物诱惑，必须以肉、酒等性热之高营养食物大量补充，如食后出现消化不良、腹胀嗳气、饮食无味及唾液增多等症时，可服三味光明盐汤、四味石榴散或马面散，以增生胃火。

第十五章　未成熟热病

复次，意生仙人向明智仙人这样请问道：“未成熟热病的内因、外因是什么？为何定名为未成熟热病？并请将分类、症状和治疗予以讲授。”

对请问之事作了如下答复。

一、内因

未成熟热病之内因是津和风。

二、外因

1. 自性形成的未成熟热病：其内因是风津合并而成，为何？比如风胆津像同父兄弟，一人有事，就能累及其他二人一样。四外因中于胆而引起胆病发作，也就顺便引起津风二者的机能紊乱，因此发生未成熟热病。特别是瘟疫病也会产生未成熟热病。

2. 病原引起的未成熟热病：由于地区、时令、禀性、年龄、部位、病原、饮食、起居等原因，热与津风并病而难以成熟。

3. 外因引起的未成熟热病：在未成熟热病发生时，由于饮食、起居对治过早引起津风，风致热邪散布而成。

三、定名

以上病因引起的未成熟热病，其本质是热邪与风津合并，风将热邪驱散于正精，寒津压住热邪之头，不令其发展成熟，犹如湿木在未着火前发出浓烟一样，合并病未分离而疾病力量未集中，病情未发展，故称未成熟热病。这时热与正精相混，病血与正血犹如乳水相融，像白芥子油般地遍布于全身。

四、分类

1. 本身成熟之热病有病势沉重和病势轻微两种。

2. 无暇成熟之热病有降于要害和治反引起之无暇成熟两种。

3. 热病不愿成熟之原因有三，即风、津和外因引起热病散布。外因引起之热病散布对治过早引起泄密（用凉药过早，致使风势加剧，犹如泄密而敌人更加残暴一样）、散布、隐伏、浑浊四种。

五、症状

（一）症状概述

脉象细数而晃动，尿液呈红黄色，浓稠而浑浊不清，舌苔灰白，上生红色风疹，体温不稳定，初夜发高烧，倦怠无力，常呵欠伸腰，口苦，头和小腿鱼肌及关节疼痛，恶寒，喜向阳就火，多迷梦，作遐想，各种未成熟的热病都有这些症状出现。

（二）证候分类

1. 本身成熟的热病：病原血胆偏盛之人，热邪降于血、胆及汗液部位，如果饮食起居与寒热不相违，按规律发生者为单纯热病，胆偏盛者三日、津偏盛者五日、风偏盛者七日则自己成熟。可从脉之热象大小、小便之浑浊与否、食欲良好与否以及头和关节的疼痛、恶寒之轻重等衡量病势大小。

2. 无暇成熟之热病

（1）降于要害而无暇成熟之热病：热病之成熟有一定规律，但如扩散伤热、骚热、瘟热、毒热等立即降于脏腑，能使脏腑腐败，故不可能等到成熟之时。

（2）治反后无暇成熟之热病：热邪降于津风二者之上，再与酒肉等饮食和剧烈活动相遇，则无成熟之时机，很快危及生命。其症状表现是体力和五官之光泽丧失，发病时疼痛剧烈，无论卧床、斜倚或臀坐，都不会使疼痛缓解，此为无暇成熟之热病。

3. 不愿成熟之热病

（1）风热病不愿成熟之症状：脉象混乱，全身如被杖击，作空呕，呵欠战栗，眼睛上翻流泪。

（2）热病因津等形成不成熟之症状：口不知味，涎涕乖多，胃脘壅塞，食欲不振，呕吐，体温低。

（3）外因引起之热病散布之症状：饮服凉水、乳酪、酪浆，以及放血、泻下、发汗、服汤药等原因，致使热邪散布，出现身易汗无力，恶寒时有时无，喜向阳就火。本病风偏盛者为泄密。治疗不见效，热邪中途转向，其症状表现为尿液红赤，脉象细、浮取紧、沉取空而数，喉中痰鸣，夜不安寐，呵欠频作，关节疼痛。对泄密症如不抑制风势，便会转成空虚热，则如寒风一样粗暴。血胆偏盛的热病散布，则症状表现为脉象细数、小便红赤、关节疼痛、气喘、易汗、皮肤有酸楚感。如果将散布之热不加收敛，变为陈热，如漆样渗着于机体。津偏盛而掩盖热证之头，则症状表现为肝胃和肾腰周围、头和关节疼痛，食欲不振，饮食难消，作空呕，掩蔽若不解除，则形成隐热，出现头昏不清之症状。黄水偏盛则变成浊热证，其症状表现为脉象细数，尿液色红而紫，怔忡心悸，胞睑和足背略呈浮肿。有轻度咳嗽、气粗、肩背轻微刺痛、浊热不清则成下落浮肿，如水一样浮动。

（三）未成熟热以后出现的情况

病势沉重而难以成熟者，一般为死症，难以成熟而病势轻微者，则会延长病程。病势严重而易于成熟者，死亡很快或病愈亦快。病势较轻而易于成熟者，则很快就会痊愈。同样在干燥地区，时令在暑季和秋季，禀性为胆偏盛者，年龄为壮年人，病原为血胆偏盛者，由于饮食起居相反，热势轻微者会自然成熟，病势严重而热增盛者，大部为死症。

同样，病原为津风，由于饮食起居、药物外治应用寒凉，致使热病未成熟而病程延长，本病服食肉及酒类，剧烈活动，白昼睡眠，若病势轻微，则成熟容易，如病势严重，则形成无时机成熟的热病。

（四）热病成熟之症状

舌苔白黄，无风疹，脉象上部数，下部脉位低沉而搏动紧。尿液红黄，浑悬物在中间纷纷卷结，心喜寒凉，身有汗气，五官呈现衰退性，特别是恶寒停止时，病已达到成熟阶段，犹如燃料已尽之火，正是治疗的时刻，不使成熟热过甚。

六、治疗

（一）治疗概述

1. 治疗原则是瘟热病如酿酒般地使其成熟，扩散伤热和骚热，如使敌友分离般地进行分离（使正血和病血分离）。

2. 治疗疾病的对治有药物、外治、饮食、起居四种。

（1）药物：四味藏木香汤煎后温服，能使热邪不增长而平息津风。血胆偏盛者将宽筋藤、三果共研煎汤温服，使热邪和津风分离。长时间难以成熟者，将大蒜炭、三良药、宽筋藤、石斛、烈香杜鹃、苍耳子共研细末，用骨汤送服。

（2）外治：在胃脘进行热罨，四掌用白酥油涂擦。

（3）饮食：宜温服无营养而易消化的炒青稞片粥、久滚之凉开水等。在早晚可饮热开水。

（4）起居：衣服宜温暖，居处选半阳半阴之地。

凡剧烈活动，向阳就火，白昼睡眠，以及食用肉类、酒类等性温而有营养之品，均能滋生胆热，故皆需禁忌。而居住阴寒潮湿及寒风吹袭之处，以及食用乳酪、酪浆、凉水、生食和不易消化之品，均能中于风津，故须禁忌。在热病未成熟阶段禁用泻下、放血、发汗及汤剂和散剂，如果应用，则热会从中途转向。不知道上述促使成熟的治疗方法，有的认为容易成熟，予以温热治疗导致病热加重，危及生命。有的认为未成熟之热应以寒凉治之，则如征服具有保镖强手之客，而寒凉之对治落于伴随症风津之上，未杀灭胆热却使津风增长，伴随症津风增长后，热邪亦随之而增长。因此，应用寒热平和之法促其成熟，则以后热邪不生，以前所生者亦能分解清除。

（二）分症治疗

1. 本身能成熟之热病：病势严重者以促其成熟之对治法行常规治疗。病势较轻者，令热病像驱鸟远飞一样清出，将三果、獐牙菜、岩白菜、马兜铃、五脉绿绒蒿、宽筋藤，共研煎汤（本方称八味鸟飞散），每次温服半捧，服后在温暖地方睡卧休息，当药消出汗后，将面部覆盖，以羊毛和面粉频擦汗液，并饮服压风之鲜肉粥，如果出汗艰难，以藜煎后之蒸汽熏之。有的在药物未消前，将病人的面部覆盖，致病人在药未生效前已无忍受力且无汗，扰乱了该病，使素患更加严重。因此，如此发汗手段，在其他各种发汗法中都要注意。如上法发汗三天，此后再取星水一、二、三小罐，依次在三日内浸润机体。再将牛黄、三凉共研为散内服，必促热邪在中途回转向愈。

2. 无暇成熟之热病：在津风之阶段，应服促其成熟之汤剂，在胆之阶段，以凉性之对治法歼灭之，如果等待成熟，则热病失治而会夺去病人之生命。所以须不顾热邪之散布与浑浊，以药物外治与疾病搏斗，抢夺生命。

3. 不愿成熟之热病

（1）因津而未成熟者：以石榴子、余甘子、野姜、石斛，共研煎汤温服。或者以石榴子、余甘子、苍耳子共研煎汤内服，或服三味光明盐汤。

（2）因风而未成熟者：以宽筋藤、旧红块糖，共研煎汤内服。或服三骨精汤。

（3）外因引起之热病散布而未成熟者：将胆矾研细，以青稞酒为引服之，并在肘和膝以下用水浸润。次日早晨在髋和肩以下用水浸润，又次日早晨，将全身用水浸润。此后将三果、獐牙菜煎汤冷服。

4. 治疗过早之热病

（1）治疗过早而未成熟热泄密者：宜服跗骨汤，四掌和风穴用新酥油涂擦。散在性疼痛处或在刺痛部位用热油布罨之；热服四味藏木香汤，以新鲜肉、酥油、炒青稞酒抑制泄密症。

（2）未成熟热散布者：可服骨精汤，此后将三果煎汤凉服，此后再服六良药的散剂，待身上酸痛感停止后，以缓泻剂（诃子、大黄）泻下，即可痊愈。饮食以性凉而有营养之品收敛之。

（3）未成熟的头被掩盖者：宜服四味石榴散，将跗骨和炙野姜煎汤内服，并用缓泻剂泻下，给以无营养性温之饮食，则掩盖会被清除。

（4）未成熟浊热：将宽筋藤、荜拨、三果共研煎汤内服。在短角或器皿穴放血，此后根据热邪力量大小，以白檀香、牛黄或红花为主，加入三果、鸭嘴花、乳香、黄葵子、红耳鼠兔粪膏共研细末，以小剂量常服，用文官木汤送下，并行泻下（三果、大黄、蓝钟花、乳香、母黄牛尿）后，再以艾灸（第一椎、十三椎、十八椎等火穴）调理善后，即可清除浑浊。

七、小结

如上所述未成熟热病可出现于各种热病之前期，尤其是瘟疫病，未成熟热成分更偏重，必须根据未成熟热之症状和并发症促其成熟。在未出现成熟症状之前坚持治疗，成熟快而良好者易治，疗程也短。误治则会转为隐热、陈热、增盛热、空虚热、浊热等，故在热病未成熟之阶段治疗最为重要。

第十六章　增盛热

复次，意生仙人向明智仙人如此请问道："增盛热之内外因和本质如何？为何称增盛热？并将其分类、症状和治疗予以赐教。”

明智仙人答道：“增盛热之内因是胆，其本质热而锐且臭。引起本病增盛之因有自性增盛、阶段增盛、外因增盛三种。自性增盛是骚扰了邬摩天女和救度母，再遇春秋炎热之时和居住干旱炎热地区，过食酒肉等性温而有营养之饮食，剧烈之活动，引起胆之机能紊乱，导致锐温之特性过甚，增盛于正精中之血和垢物中之汗。阶段增盛是疾病已达到成熟阶段和热病达到高峰阶段。外因引起的增盛是未成熟者在干燥地区居住，时间为春秋季节，禀性是胆型人，年龄为壮年，部位是胆的部位，病原等与胆结合，由于饮食起居逆行，与伴随之津风脱离，疾病成熟，热力齐备，单纯的热邪焚烧正精，故称为增盛症，犹如干柴遇烈火。”

一、分类

1. 按疾病种类分：有瘟热增盛和骚热增盛两种。

2. 按病势分：有病势严重和病势轻微两种。

3. 按降落途径分：又可分为总论和具体两类。总论可从力量了解，具体分类则有增盛于心脏、命脉、肺脏、肝脏、脾脏、肾脏六种，另加胃及胆，共八种。

二、症状

增盛的症状可分为症状概述和证候分类两部分。

（一）症状概述

增盛热总的症状是脉象洪大而粗，突出而滑利，实而紧数，尿液色红黄，臭味浓，蒸汽大，痰呈红黄色，大量咯吐烟汁状痰液，呼吸短促，刺痛剧烈，齿有黑垢，机体沉重，食欲不佳，口干而渴，心喜凉物，身有臭汗味。特别是增盛瘟热，其头痛多昏眩。病势之严重与轻微，可从其脉尿去衡量。

（二）证候分类

1. 热增盛于心：形如酒醉，意识不清，愤怒撕衣，舌干而中心焦黑，多昏睡，口渴，饮食不进，乳部刺痛。

2. 热增盛于命脉：频频嘘气，神志昏乱，常拭衣上的尘土，眼红，痴视天空。

3. 热增盛于肺：头晕气短，胸背刺痛，喑哑，心跳，入夜则剧咳不已，面部作肿。

4. 热增盛于肝：目红，痰黄，右胁肋及膈膜刺痛。

5. 热增盛于脾：腹部胀满，左胁刺痛，舌灰唇黑，呼吸气粗，手足发麻，膝部作肿，腰痛欲折。

6. 热增盛于肾：下肢拖行，腰肾部刺痛，小便不利，尿赤而热，蒸汽大，头昏耳聋。

7. 热增盛于胃：呕吐，胃作类牛症般绞痛，不论寒热均感疼痛，目向后瞪视。

8. 热增盛于胆府：口苦，目及尿液发黄，不思饮食，呕吐胆液。

三、治疗

（一）治疗概述

1. 治疗原则：热病病势严重者，如降霹雳般地猛力杀灭，病势轻微者以温和和平之法治之。首先（以汤剂）扑杀病气，其次（以散剂）打落病叶，最后（以泻下、外治）砍断病根。

2. 对治法：对治法分药物、外治、饮食、起居四种。

（1）药物治疗分平息和排泻两种。

1）平息法：平息药分汤剂和散剂，汤剂又分分离汤和杀灭汤两种。

① 分离汤：将獐牙菜、宽筋藤、余甘子、鸭嘴花共研粗粉，煎汤凉服。将病血分离，如果不分离而直接放血时，则正血随病血而出，造成不良后果。

② 杀灭汤：以宽筋藤、余甘子、马兜铃三味为基础药，依据热邪的大、中、小，依次配以兔耳草、獐牙菜、鸭嘴花，煎汤凉服，为治疗增盛热之良药。或者风偏盛者宽筋藤、苍耳子、三果；胆偏盛者獐牙菜、兔耳草、榜莪嘎布；血偏盛者紫草茸、鸭嘴花、三果；津偏盛者川木香、三果、五脉绿绒蒿等方之上各加岩白菜，煎汤凉服，依次清除风、胆、血、津热。

③ 杀灭散剂：热邪势盛者，宜服三味冰片君臣散、七味冰片君臣散（上方加红花、兔耳草、鸭嘴花、獐牙菜）、九味冰片君臣散（八主散加冰片）等；热势中等者，宜服八味牛黄散（牛黄、三凉、白檀香、麝香、榜莪嘎布、诃子、白糖）、八味檀香散（白檀香、三凉、岩白菜、五脉绿绒蒿、獐牙菜、甘草、白糖）；热势小者，宜服八味竹黄散（竹黄、红花、小豆蔻、红耳鼠兔粪膏、獐牙菜、诃子、朱砂、荜拨、白糖）、七味红花散（红花、竹黄、马兜铃、五脉绿绒蒿、毛诃子、朱砂、獐牙菜）、七味大汤散（獐牙菜、止泻木子、波棱瓜子、岩白菜、余甘子、兔耳草、鸭嘴花、白糖）。

2）排泻法：凡热病已经成熟、热落于腑、热降于肝胆、热病疗效不显著、脉搏有力、正精未损者，宜用长嘴诃子尖、大黄、波棱瓜子、兔耳草等，在母黄牛尿中煎后凉服。服药后呕吐者，按《后补续》中之防护处理。泻药已起效者用凉开水催泻后，以稀薄糌粑汁、稀粥或乳酪止泻，这样会将疾病直接清除，是治疗疾病的主要方法。

（2）外治法：分放血、发汗、水淋、凉罨四种。

1）放血：药物治疗无效时，用放血法清除之，在增盛之脉道和有病脏腑所属脉道放血。放血疗法之先行、正行和善后调理与《后补续》放血疗法同。扩散伤热和骚热之瘀血已积于脉管和五脏之中。因此，在治疗中首先考虑的是放血疗法。

2）发汗：把热邪从毛孔中引出之方法是发汗，将白山羊右角角尖燎焦，与羊毛脂调和，加温后涂擦全身，待干后，用绵羊睾毛煎汁，送服三味冰片君臣散，可将热邪从汗毛孔中排出。或者将诃子、肉豆蔻、苍耳子共研煎汤，温服发汗，再用羊毛、面粉擦拭，炒青稞片熬粥温服。瘟病是胆热存在于汗液，已达毛孔中，因此不能放血，最佳的外治法是发汗引出。

3）水淋：有暖阳照射时，让患者裸体蹲于木板上，先饮半捧水，以防热邪内陷，再在全身用口喷星水润湿，然后不使闭气而以忍受为度地进行浇淋。这可使热邪之汽外达而热下降。

4）冷罨：在有刺痛的部位上用水中石子、旧犁铁，或性凉草药或无茎芥和麻花艽与乳酪调和，再三冷罨局部，则镇痛之效甚速。

（3）饮食疗法：宜食大米、青稞片粥、苦苣菜和蒲公英菜，饮黄牛的新鲜乳酪和酪浆、雪水、不含硝之凉水等，胃弱者可煮开凉饮最佳。凡咸味食品、酒肉、大蒜、热性草药、牦牛和绵羊的乳酪、酪浆以及性温有营养之品等像毒一样，必须禁忌。

（4）起居：宜居住于凉风吹袭、阴荫及河边、洁净草地、月光下等凉爽之地，身、语、意三方面必须保持平静。禁忌向阳就火、粪土之上白昼睡眠、行走、久坐、猛起久睡等身劳语劳之行动。

（二）分症治疗

首先用汤剂分离，其次是放血治疗，最后用散剂杀灭三种方法。

1. 心热：宜服余甘子汤（余甘子、鸭嘴花、白檀香、红花），在心脉放血。散剂宜服七味冰片散（冰片、竹黄、红花、五脉绿绒蒿、獐牙菜、兔耳草、沉香、白糖）或九味冰片散（冰片、二檀香、沉香、竹黄、獐牙菜、五脉绿绒蒿、麝香、石斛、白糖）及八味檀香散（白檀香、獐牙菜、马兜铃、榜莪嘎布、草果、诃子、木棉花丝、广木香、白糖）。

2. 热入于命脉：汤剂和放血疗法同心热病。散剂宜服九味沉香散（沉香、紫檀香、白檀香、肉豆蔻、丁香、广酸枣、红花、木棉花丝、广木香、白糖）。此外还可在百会和足掌放血后灸之，以羊尾骨五个或七个煎汁，与冰片君臣散配服后如出现刺痛减轻、神志清醒者为能够治愈之征兆。

3. 热增盛于肺：宜服马兜铃汤（马兜铃、无茎芥、鸭嘴花、白檀香、獐牙菜），在肺脉放血，并服八味甘草散（甘草、竹黄、红花、肉豆蔻、草果、葡萄、獐牙菜、五脉绿绒蒿）、七味竹黄散（竹黄、红花、肉豆蔻、丁香、小豆蔻、榜莪嘎布、獐牙菜、白糖）、九味竹黄散（上方加诃子、木棉花）。

4. 热增盛于肝：宜服鸭嘴花汤（鸭嘴花、马兜铃、红花、獐牙菜），于右侧短角放血。散剂宜服七味红花散（红花、竹黄、小豆蔻、草果、马兜铃、波棱瓜子、獐牙菜、白糖）和九味红花散（上方加兔耳草、止泻木子）。

5. 热增盛于脾：宜服波棱瓜汤（波棱瓜子、白檀香、丁香），脾脉放血，并服七味豆蔻散（小豆蔻、草果、丁香、红花、獐牙菜、宽筋藤、波棱瓜子、白糖）。

6. 热增盛于肾：宜服红花汤（红花、红耳鼠兔粪膏、小豆蔻），于腨端及大肠脉放血，并服七味圆柏散（圆柏叶、螃蟹、小豆蔻、冬葵子、诃子、獐牙菜、红花、白糖）和九味檀香散（白檀香、麝香、红花、獐牙菜、红耳鼠兔粪膏、榜莪嘎布、小豆蔻、诃子、白刀豆、白糖）。

7. 热增盛于胃：宜服苍耳子汤（苍耳子、獐牙菜、余甘子、川木香），器皿放血，并服七味岩精散（红耳鼠兔粪膏、诃子、小豆蔻、红花、老鹳草、止泻木子、熊胆、白糖）。

8. 热增盛于胆：宜服獐牙菜汤（獐牙菜、波棱瓜子、鸭嘴花），在胆脉放血，并服七味波棱瓜散（波棱瓜子、獐牙菜、止泻木子、红花、小檗皮、熊胆、鸭嘴花、白糖）。

在治疗本病时，要精心研究，根据具体病情，在上述总药中加入分证治疗药物，以加强疗效。经过如上之治疗，则治愈之征兆是脉象由沉转浮，由细转粗，由洪转迟，由紧转松，由空转实，由短数转长；尿色清澈，气味小，浑悬物稀薄；疼痛减轻，神志清醒，食物有味，呼吸均匀，白昼少眠，夜晚嗜睡，想做工作。经过如此治疗后的融冻际，犹如夏去冬来，热邪经过增盛阶段后，将转为空虚热，因此把山滩际的治疗方法予以叙述。由于人、禀性、地区、疾病、外因等的不同，形成风、胆、津三种融冻际。在风的融冻际，对杂风必须早期用适度压风食物以迎接和缓和风势；胆的融冻际在热邪将尽之险隘处等待歼灭；津的融冻必须在热邪尽后进行善后调理，这三种融冻在上述之山滩际章中已清楚表述，可参阅。在热病后期，通过饮食起居彻底清除余邪。

第十七章　空虚热

复次，意生仙人向明智仙尊如是请问道："空虚热的内因、外因、本质如何？为何称空虚热？请将其从分类、症状、治疗方面予以赐教。"

明智仙尊针对其询问答道："空虚热的内因是风。引起空虚热的外因有三，即自性空虚、外因空虚和部位空虚三种。自性空虚分风瘟和空虚骚两种，因地区、时令、禀性、年龄、病原、存在部位等与风的病因相会合，则发生风瘟或空虚骚，首先是本部位（风的）热邪被风煽吹；外因空虚是风偏盛之人，热病过用粗糙寒凉汤剂和散剂以及放血、泻下、发汗、长时少量进食等，将热邪压服后引起风邪，热病余邪被风所煽而成；部位空虚是热邪降于命脉风之部位，由于部位之关系，热邪被风所煽而成病。上述之病因致使风与热邪夹杂成病，热邪被风煽动，则热病症状上升。风本质属寒，出现热病症状是否有矛盾？这不会有矛盾，空虚热如铁匠之熔炉，风箱虽寒，却成为炉火之助手，如不断以风之煽吹，则热邪愈炽愈盛，故称为空虚热。”

一、分类

（一）分类概述

有热空虚、脉空虚和风空虚热三种。

（二）具体分类

有瘟空虚热、血空虚热、胆空虚热、津空虚热、黄水空虚热和肺心空虚热六种。

二、症状

（一）分类概述

1. 热空虚：热被抑制后，余热为风所煽，临症表现尿液色赤清澈、泡沫大，脉空虚、上部数，呼吸喘急，发高烧，眼睛红赤，眼脉怒张显露，舌红干糙，口干渴，全身游走性刺痛，鼻张而鼻翼翕动，烦躁不寐，有时惊悸、谵语、汗毛竖起，风穴有压痛，此为假象风热，如以寒凉药物及放血法追逐，犹如交患者于阎罗之手。如对症状发生怀疑，以烟熏、油脂涂擦及骨汤试探，如出现舌质湿润、呼吸均匀、口不渴、嗜睡、神志清醒等热隐没之征象时，善医者决不能怀疑。

2. 脉空虚热：热降于命脉之脉空虚的症状是脉、尿同前症，目上翻红赤，口中虚气，意识不清，常以手拭衣上之尘埃，失眠，神乱不安，有奔逃之表现，有时战栗，扑抓迎面之人，牙关紧闭，磨牙，出现错觉等，这是风血相交于心和命脉，如上述症状齐发者不治。

3. 风空虚热：热病后期转为风病之风空虚热，症状是呵欠频作，风穴疼痛，作空呕，失眠不寐，神乱不安，会恭维人，想伸手足，两目上视，头发颤动，精神虽未彻底错乱，但谵语怪多，舌红而糙，脉尿无热象，病情严重者亦能转成癫狂病。

（二）分类症状

1. 瘟空虚热：手足僵直疼痛、口歪或唇下垂，失眠不寐，头发颤动，面色灰滞不华。

2. 血空虚热：口歪，饮食不进，嗜睡。

3. 胆空虚热：失眠不寐，口歪，目、舌发黄。

4. 津空虚热：易汗，睡后多迷梦。

5. 黄水空虚热：眼前昏花，少眠不寐，精神错乱，出现癫狂。

6. 肺心空虚热：少眠不寐，刺痛轻微，身体僵硬，牙关紧闭，神昏谵语。

三、治疗

（一）治疗概述

1. 治疗原则：热空虚用将二有势者同时压下之法则，脉空虚用哨兵坚守险隘之法则，风空虚用使狂人安卧床榻之法则。

2. 对治分药物、外治、饮食、起居四种。

（1）热空虚

① 药物：用羊尾骨五个，加入半斤酒中煎去三分之二，取汁加入冰片、竹黄、白糖内服。在药消化之时发汗，汗后要抑制风势。此后，在骨汤内挤入三岁羊毛脂、大蒜炭（也有作胆矾炭解的）、阿魏、红块糖，在风之时期服下。或者将大蒜炭、沉香、肉豆蔻、广木香、乳香、红块糖共研细末，于黄昏和黎明用骨汤送服，能将风热同时清除。又方，将白檀香、三凉、五脉绿绒蒿、宽筋藤、石榴子、荜拨、大蒜炭、白块糖共研细末，在中午和午夜以骨汤送服。

② 外治：黄昏日落后，在第一椎、第六椎和第七椎灸之。在疼痛部位以油渣饼、陈旧骨头共熬成糊状物热罨，或用有虫孔的白石英，酒浸烤热罨之。

③ 饮食：早晚宜食酥油炒羊肉，中午宜食新鲜黄牛肉和野牲肉。饮料要根据病情和病者之体质，酌情服宽筋藤与旧红块糖之煎汁，或新鲜温和之酒，或牛乳煎后凉冷加白块糖等饮料。

④ 起居：禁忌寒风吹袭，语言过多，听闻刺激言词，剧烈活动，喧哗吵闹。居处要温暖，要有悦意之人陪伴。

如不见效而热势加剧者，以新鲜有营养之食物抑制风势，再以凉药歼灭之。

（2）脉空虚热

① 药物、外治：脉空虚热凉药和放血疗法不能扑灭，应首先在百会、第六椎及手足拇指（趾）端艾灸，将四味沉香散（沉香、肉豆蔻、乳香、五脉绿绒蒿）以白块糖为引，用骨汤送服。如不见效，在后囟、第七椎、膻中等处灸五壮，以控制险隘，堵塞潜逃之通路。将冰片、白檀香、肉豆蔻、广酸枣、竹黄、木棉花丝共研细末，在中午和午夜服之，此后以干酒糟和旧骨加热熨之，再将干酒糟、旧骨酒煮之物在全身搓擦，大量发汗后须如上法用艾灸控制脉之险隘。

② 饮食起居如上法调理之。

（3）风空虚热

① 饮食：风空虚热会转成风病，故饮食以温和酒、白块糖、羊肉，并制祛除剂于早晚服之，如未压抑，可将陈羊肉、旧酥油和人肉混合服食。

② 将药物：将阿魏、干姜、肉豆蔻、紫硇砂、大蒜炭、宽筋藤、红块糖共研为散，用骨汤送服。

③ 外治：在风穴涂擦按摩，并用炒青稞或土坯热熨，在第六椎、第七椎、第一椎和后囟灸治。

④ 起居：不与别人交谈，睡卧于幽静之暗室。

（二）分症治疗

1. 瘟空虚热：禁忌放血，宜服食羊肉和温和酒，予涂擦按摩、安静睡眠等法治疗。将大蒜炭、宽筋藤、白糖共研，用骨汤送服。

2. 血空虚热：禁忌饮酒、白昼睡眠和艾灸，宜用涂擦，食物以鲜羊肉为佳，并服温和汤（獐牙菜、兔耳草、余甘子、鬼箭锦鸡儿）。

3. 胆空虚热：肉和酒类对本病特别有害，必须禁食，宜涂擦按摩，服温和汤剂（獐牙菜、麻花艽、榜莪嘎布、波棱瓜子、止泻木子、岩白菜、马兜铃、诃子），令其多睡。

4. 津空虚热：禁食酥油和放血，宜服食开水和鲜肉，可进行涂擦按摩，服三果汤，出汗后不必擦拭。

5. 黄水空虚热：禁食油类，宜服食肉类及陈酒，令其多睡，服三果酥油丸，在第五椎、第七椎灸之。

6. 肺心空虚热：禁用寒凉汤剂和放血疗法，宜服食骨汤、新鲜肉类及温和之酒，并进行涂擦按摩。亦可在总药上按病情加适当的分证治疗药物。

第十八章　隐伏热

复次，意生仙人向明智仙人请问道："隐伏热之内因、外因和本质如何？为何称为隐伏热？请一并将分类、症状和治疗方面予以赐教。"

明智仙人答道："隐伏热之内因是寒和风，其外因有三，即自性隐伏、部位引起的隐伏、外因引起的隐伏三种。自性隐伏是因具备地区、时令、禀性、年龄、病原等之寒风患者发生轻微热病，首先在自己的部位隐伏于津风之下，故称自性隐伏。部位隐伏是热邪入侵胃、肾、心三脏腑，虽热邪入侵，但为寒风之部位，故热邪隐伏于深处，其总的症状表现为寒风之症状。

"外因隐伏是未成熟热治疗过早，或在津之山滩际阶段营养施之过早，故热邪隐伏在寒下，热证症状难以显现。隐伏之热邪如隐藏之火，寒风二者蒙蔽了热邪之头，热邪症状隐伏在津风之下，形成表寒里热，故称隐伏热。"

一、分类

本病可分为总论和各论两部分。总论有热盛和寒盛两种；各论有热隐于心，隐于胃和肾三种。

二、症状

诊断方法有四种，即从症状认识，以脉尿揭露，用放血法深觅，用饮食和药物揭蒙头。

（一）从症状认识

1. 症状总分类：分热盛和寒盛两类。

（1）热盛症状：脉位低而紧，尿液色赤难以转变，面多油腻，心神沉重，睡后口舌干燥，口苦，食欲不佳，头重目赤，鼻衄，有时出汗，夜不安寐，昼多昏睡，向阳就火时则身体倦懈，上坡则疲乏无力，饮食起居过凉过热均感不适。

（2）寒盛症状：脉象沉而缓，尿液色青而不转变，面容灰白，身体强硬，食欲不佳，精神恍惚，鼻流清涕。饮食起居恶寒喜温。

2. 证候分类

（1）热隐于心：指甲晃白，初夜失眠不寐，白天喜就荫凉，面及胸背常现虫疹，酒后神志不清，神乱不安。

（2）热隐于胃：饮食寒热均有害，尤其是食物过热时，出现刺入木橛般的疼痛。吃新鲜肉类亦感不舒，温和饮食则感有益。

（3）热隐于肾：小便淋漓带血，饮酒及久行久坐后足部沉重，肾脉分布之处刺痛难忍。

（二）以脉尿揭露

如对上述症状有怀疑时，则用切脉验尿之法进行揭露，脉象虽变化莫测，但沉而稍紧，且实。尿色虽变化莫测，但蒸汽消失缓慢，混悬物渐渐翻腾而最后遍布尿中。

（三）用放血法深觅

脉尿无法查明者，以放血法深觅。热隐于心，在器皿穴放血后就可确定是与非；热隐于胃，在短角放血后就可知晓；热隐于肾，在腨端放血就可查明是与非；如热隐于全身，在上述三脉放血。放出之血如结有脓液或胆汁，或结有铁锈样物者则确定为隐热无疑。

（四）用饮食和药物揭蒙头

如仍不能确定，则用饮食和药物揭蒙头。首先偏食性温有营养之食物，初期将津风之寒平息，则感觉舒适，中期无任何利弊，后期达于隐在深处之热，则感觉有害。此后以药物揭蒙头。隐蔽于全身者给以大竹黄安宁散、四味石榴散揭津风蒙头，再以红花、竹黄、五脉绿绒蒿清除热邪。具体揭蒙头的方法有引导、泄密和深觅三种。向自己的部位引导者为三良药，泄密者为荜拨，深觅者以白檀香、牛黄、红花三味为主，辅助药心为广木香、乳香、沉香；肾为红耳鼠兔粪膏、麝香、诃子；胃为榜莪嘎布、岩白菜、红耳鼠兔粪膏、波棱瓜子，以白糖调和，开水送服，小剂量多次诱惑服用。最初药中津风，则有不适感，中间由于寒邪过盛而无利弊感，最后药达热而感到舒适，上述三法是用药秘诀。

三、治疗

（一）治疗概述

1. 治则：首先引盗入库，其次开凿烟囱、窗户，最后水熄火烬三种治则。

2. 对治法：分药物、外治、饮食、起居四种。

（1）引盗入库法（任其食、拿，然后逐出或杀之）

1）药物治疗分汤剂和散剂两种。

① 汤剂：将三果、马兜铃、五脉绿绒蒿、宽筋藤、獐牙菜、榜莪嘎布、岩白菜、鸭嘴花，共研粗粉，煎汤凉服，本方能将热邪在体内扑灭或清除体外，并能使正血与病血分离。

② 散剂：将冰片、沉香、三凉、獐牙菜、榜莪嘎布、岩白菜共研，以白糖调服。将牛黄、白檀香、三凉、诃子、麝香、榜莪嘎布共研，以白糖调服。将红花、竹黄、獐牙菜、诃子、红耳鼠兔粪膏、五脉绿绒蒿、麻黄、马兜铃共研，以白糖调服，上三方依次根据热势之大、中、小和结合部位心、肾、胃服之。或者配合上述泄密、引导和深觅之法，将热清除。

2）饮食：宜食大米、新鲜黄牛肉、青稞片粥、新鲜酥油、搅酪等，根据热邪和体质灵活掌握。

3）起居：在凉爽地区安静休息，不可多睡，这样，犹如破坏蚁穴，可将热邪清除体外。

（2）开凿烟囱、窗户法：体表发热时，可在增盛之脉道放血，并进行泻下（《后补续》中的舵手方加冰片、白檀香、牛黄）。热降于骨者，用五味甘露浴作蒸汽浴；降于肌肤者发汗；降于肾和内脉者泻脉利尿。本法犹如烟聚于屋而开凿窗户一样，将热邪从其部位清除。

（3）水熄火烬法：最后余热未尽而遗留体内，如遇外因，犹如星火遇艾，立即复发漫延，故必须将牛黄、白檀香、三凉、甘草、葡萄、肉豆蔻、荜拨、石榴子、肉桂共研细末，以白糖为引内服，以养护胃火、清除余热。并以三岁羊毛脂作温水浴，服獐牙菜酥油丸，待余热已尽之症状出现后则不必禁食，可逐渐增加食量。此后按降入之具体脏腑，在各自穴位灸之。

（二）分症治疗

1. 热隐伏于心：将冰片、白檀香、紫檀香、沉香、三凉、肉豆蔻、广酸枣、木棉花丝、诃子共研细末，以白糖调服。热势不盛者，将白檀香、五脉绿绒蒿、木棉花丝、诃子、肉豆蔻、余甘子共研细末，以白糖调服。此后在小尖脉、器皿穴、舌脉、胸脉等放血。热邪清除后可在乳间、第六椎、第七椎灸之。饮食解禁过迟，则将生心风，故必须早日逐渐开放饮食，并服三果酥油丸。

2. 热隐伏于胃：先以五味石榴散或七味杜鹃散固守胃火，再以红花、波棱瓜子、止泻木子、红耳鼠兔粪膏、熊胆、岩白菜、马兜铃共研，以白糖为引，在中午和午夜用凉开水送服。或者在四时（早，晚，中午，午夜）内服大竹黄安宁散。在短角、器皿放血，并以汤剂（亚大黄煎汁加锡金大戟、荜拨）泻下。饮食凉温交替应用，并在胃穴灸之。

3. 热隐伏于肾：先服四红汤，再以白檀香、红花、小豆蔻、獐牙菜、红耳鼠兔粪膏、圆柏叶、诃子共研细粉服之。或者将白檀香、麝香、诃子、小豆蔻、丁香、红花、獐牙菜、大托叶云实共研，以白糖调服。在腨端、大肠脉放血。将麝粪在童便中煮后热熨刺痛部位。此后以蜂蜜酒、驴肉补肾，并服五根酥油丸，灸十四椎。

上述三隐伏热，在热病后期如不以温法治疗，则会转成寒证。

第十九章　陈旧热

意生仙人向明智仙人请问道："陈旧热之内因、外因、本质如何？为何称陈旧热？一并请将分类、症状、治疗予以教导。"

明智仙人答道："陈旧热之内因是经年累月，迁延不愈之热，其发病原因有自性陈旧、外因引起陈旧和药力不足引起陈旧三种。自性陈旧：由于紫津症和中毒症之长期滞留与正精就原先混杂而成病。外因引起之陈旧：由于饮食不节、起居失调，致使轻度之热内因小而未能发展漫延，但由于饮食起居不当，热邪逗留不去，或因未成熟之热和胆偏盛之病治疗过早而成病。药力不足之陈旧热：轻度之瘟疫、感冒、骚热或轻度之扩散伤热等，对治未能控制，长久逗留体内，由于上述之原因，致使热经年累月不愈，病与正精相混杂而渗着，犹如铁之生锈，或如布上渗油，或如木上涂漆，难以彻底清除，由于热邪迁延日久，故称之为陈热。"

一、分类

（一）分类总论

可分夹风之陈热和无风之陈热两种。无风之单纯陈热是由于药力不足致使陈旧；夹风之陈热是风偏盛之未成熟热治疗过早，治一病引发另一病，热病未息而风热夹杂，迁延为患。或在风之山滩际中，营养给之过早，余热滞留，与风相并而发生。

（二）分类各论

有发展于肌肉、散布于皮肤、流行于脉道、渗着于骨骼四种。

二、症状

（一）症状概述

1. 无风之陈热：脉象细而紧，尿液红赤，蒸发时间久，蒸汽不易消散，面带油腻，口中发黏，后颚干燥僵硬，目赤眨眼流泪，肌肤色青发干，结有薄垢，肩背部灼痛，动则心跳不安，四肢和下半身沉重麻木，心喜寒凉，欲就荫凉，中午及初夜疼痛较甚，易汗嗜睡，遇微热即发病，但胃纳较其他热病稍佳。

2. 夹风之陈热：症状与前相同，但不同的是体力减弱，有时恶寒，汗毛孔有酸楚感，无故自汗，游走刺痛，关节疼痛等。

（二）证候分类

1. 陈热发展于肌肉：有散在性发肿，肿处红而坚硬，挤压则疼痛而流脓水。

2. 陈热散布于皮肤：灼痛麻木，有酸痛感。

3. 陈热流行于脉道：脉管发黑显露，患部隆肿高突。

4. 陈热渗着于骨骼：作零散性疼痛，齿色不华，肌肤发青而干瘦失荣，关节肿大，小腿拘挛。

三、治疗

（一）治疗概述

1. 治疗原则：首先应用浸渍僵硬法，中间应用水淋灰烬法，最后应用毒树除根法。

2. 对治方法：分药物、外治、饮食、起居四种。

（1）为时较久之陈热且渗着遍体者，将正血与病血分离，以三果、獐牙菜、宽筋藤煎汤长时间凉服以浸渍之，待出汗停止、身体轻健、食欲良好、刺痛消失或收敛于一处时，可在适当脉道少量多次放血。此后将獐牙菜、兔耳草、三果、翼首草共研，煎汤凉服，可将陈热立即消灭。散剂宜服二十五味冰片散，以三果汤或文官木汤送服。此后，将诃子、毛诃子、余甘子、大黄、锡金大戟用黄牛尿浸泡，加少量蜂蜜空腹服之，则会不定时经常下泻，根据疾病和身体情况，在适宜之时止泻。这是陈热渗着于体之最佳疗法。此后将牛黄、白檀香、三凉、五脉绿绒蒿、宽筋藤、红耳鼠兔粪膏共研，以白糖调服。夹风者服食獐牙菜酥油丸最有效。经如此治疗而热邪复起者，将会发生空虚热，要以饮食抑制风势，如仍不平息，则七正精皆转为热证，任何方法都无效者，则成热病失治之绝症，因此对三种热病必须细心诊断（需凉法治疗的胆病，需抑制风势之空虚热，正精耗损之热病）。

（2）饮食以鲜野牲肉和黄牛肉，黄牛和山羊的乳酪、酪浆、鲜酥油，青稞片粥，炒青稞酒以无茎芥汤稀释等饮食酌情给服。起居禁向阳就火、身劳多语。宜在凉爽之地安静休养，并禁止白昼睡眠。

（3）经如此治疗后，必须将余热彻底驱逐，稍有遗留，犹如芜菁之伤疤一样会发展漫延。因此有害之饮食起居必须禁忌一月，服二十五味冰片散，并用水淋激。连服九日小果滨藜散（小果滨藜、乳白花黄芪、秦皮、三果），并以藜蒸汽熏之，促其发汗，则热邪丝毫不留。此后，饮食起居由少到多，逐渐解禁。

（二）分症治疗

1. 发展于肌肤：宜服二十五味冰片散，以肝脉为主多次放血，并如上法发汗和水淋。此外，以常泻方泻下有效。

2. 流行于脉道：宜服十一味檀香散（白檀香、紫檀香、三凉、岩白菜、熊胆、五脉绿绒蒿、黄葵子、朱砂、兔耳草，白糖为引），在增盛之脉道放血，如收效不显著，可以泻脉利尿。

3. 渗着于骨：可服八木散（白檀香、紫檀香、文官木、小檗、柏木、蒙古绣线菊、秦皮、广木香，白糖为引），以陈旧骨头或五味甘露方进行蒸汽浴，并在肾脉放血，以常泻方泻之。

第二十章　浊　热

复次，意生仙人向明智仙人如是请问道："浊热之内因、外因和本质如何？为何称为浊热？请一并将分类、症状、治疗予以赐教。"

如此请问后明智仙人答道："浊热之内因是黄水，其外因有自性浑浊和外因浑浊两部分。"

自性浑浊是黄水偏盛之热病类，治疗后热邪落于病原之上。

外因引起的浑浊可分为未成熟热病治之过早和过甚两种。治之过早是指未成熟之各种热病类，由于药物、外治、饮食、起居等对治疗法施之过早，引起寒津而致使胃火散失，引起风病而致使热邪散布于脉孔，风搅乱血而产生黄水；所谓过甚者是指在津之山滩际中应用寒凉过甚，致使胃火衰亡而变为寒水症。

浊热之本质是风、血及黄水混合为患之病，上述这些正精相混之情况是犹如浑浊之泉水或细沙和水混于一起。也由于错治而致使疾病与正精共同浑浊，故称为浊热。本病由六门入侵而遍及全身。

一、分类

（一）分类总论

分为热偏盛之浑浊与寒偏盛之浑浊两种。由于病因等之不同而产生病势之大小各异。

（二）分类各论

有散布于皮肤、发展于肌肉、流行于脉道、渗着于骨、降于五脏、落于六腑六种。

二、症状

（一）症状概述

1. 偏于热盛：尿液色赤，如紫草茸汁，脉象细数、沉取搏动快，面黄而肿胀，舌、齿龈和指甲灰滞不华，动则心悸气喘，身力衰弱，易于出汗，口舌干燥，咳嗽频作，疲乏嗜睡，胞睑及足背浮肿，身有酸痛感，肩背部轻度刺痛，当病情严重时，则五脏脓、水聚集。尤以汗后身有酸痛感，鼻衄为主症。

2. 偏于寒盛：脉象细空而数，尿色红黄而浑浊，颜面、胸腹、胫面、足背均浮肿。舌及齿龈灰白，自汗，呼吸喘急，胃脘胀满，纳谷不化，当病情严重时，可转化为热水鼓。

（二）证候分类

1. 浊热散布于皮肤：头发及汗毛脱落，全身皮肤发痒，突然发生水泡、火焰症、疹疱等皮肤病。

2. 浊热发展于肌肉：全身散在性疼痛，肿块结节垒垒，色红而扁薄，溃破后流黄水及脓血。

3. 浊热流行于脉道：血管曲张，高肿闪动，色黑而显露可循，四肢麻木。

4. 浊热渗着于骨：肌肉发青干瘦，呈散在性疼痛，颜面浮肿，关节肿大，小腿拘急，牙齿、指甲色泽灰滞不华。

5. 浊热入于肺：气短喘息，喑哑不扬，胸背刺痛，胞睑、口唇和足背浮肿，咯吐脓血痰液。

6. 浊热入于心：神志迷糊不清，或作癫狂，喜近寒凉。

7. 浊热入于肝：目及身黄，身重纳呆，舌现青纹，齿龈发白。

8. 浊热入于脾：左胁刺痛，唇部作肿，喷嚏频作。

9. 浊热入于肾：腰部酸痛，下身沉重。

10. 浊热坠入腑：呕吐纳呆，腹泻或便闭，腹满，疼痛如扭。

三、治疗

（一）治疗概述

又分为治疗原则和对治方法两种。治疗原则是首先应用沙子渗湿法，中间应用引河入渠法，最后应用驯敌为友法。对治方法是药物、外治、饮食、起居四种。

首先应用干涸浊热黄水之药方，以三收敛汤（见热病总治章）先将散布之热邪进行收敛，再用骨汤送服二十五味冰片散，使收敛而风势平静。此后以白檀香、紫檀香、三果、红耳鼠兔粪膏、乳香、黄葵子、三凉、荜拨、白糖共研为散，用文官木煎汤送服，能使黄水干涸。此后在增盛之脉道多次少量放血，用三果常泻方将余邪泻出。

浊热偏于寒盛者，宜服五味石榴散或小竹黄安宁散，以补养胃气，此后以收敛汤剂（见热病总论）进行收敛，并以上述之常泻方泻下。再将六良、三黄水药、三果、鹿角、陈天灵盖、贝齿、三盐（火硝、光明盐、紫硇砂）灰共研细末，与五味石榴散（加干姜）接连服下，可使黄水干涸。病势严重者，可应用水鼓章的泻下法或干涸法。

最后必须将黄水和余热变为正精，其方药为黄水饮单蜂蜜酒和双蜂蜜酒，风饮蒺藜酒，胆饮无茎芥酒，津饮三果酒等，根据黄水和风胆津病原而给以相应之酒。

“巴山”酥油丸以蜂蜜为引内服，其作用犹如白银变黄金，可将黄水和坏血变为正血。

饮食及起居护理同陈旧热。

（二）分症治疗

1. 浊热入于肌肉及皮肤：宜在肝脉和脾脉放血，以三果常泻方法进行泻下，用凉水喷激几次后，服二十五味冰片散，再以洗涤毛孔发汗方法进行发汗（碎羊骨三个，加酒一升，煎至两捧，取汁加黄牛乳酪一捧，煎至一捧，加白硇砂、紫硇砂各一钱，红块糖半钱，肉豆蔻一钱，空腹服后发汗）疗效更佳。将白檀香、二黄水药（乳香、黄葵子）共研细末，以黄牛尿调和，局部涂擦。

2. 浊热入于脉道：于外部之脉短角、腨端放血，内部之脉则用泻脉利尿法，宜服十味檀香散（将白檀香、紫檀香、岩白菜、熊胆、黄葵子、竹黄、丁香、五脉绿绒蒿、朱砂、兔耳草共研为散，以白糖调服），以干涸脉中之浊热。

3. 浊热渗着于骨：以人骨和五味甘露作蒸汽浴，再以上述之常泻方和洗涤毛孔发汗法治疗，在肾脉放血，再以八木散清骨热。

4. 浊热降于肺：宜用白檀香、牛黄、沉香、竹黄、红花、甘草、葡萄、无茎芥、高山龙胆、花苜蓿、白糖共研内服。如脓多者可用五味沙棘散将脓引出，此后以二十五味冰片散内服干脓热，待热势挫服后，再服三红膏（将三红、三凉、沿沟草、甘草、白糖、蜂蜜共研细末，用新鲜酥油调成软膏内服）调理善后。

5. 浊热降于心：将沉香、白檀香、肉豆蔻、竹黄、红花、丁香、广酸枣、余甘子共研，以白糖调服。在器皿放血，服广枣酥油丸（广酸枣、二檀香、诃子、红花、乳香）。在膻中、第六椎艾灸，以巩固疗效。

6. 浊热降于肝：宜服九味岩精散、七味红花散，在短角、器皿放血，并以缓泻剂（红花或红耳鼠兔粪膏加锡金大戟）泻之。

7. 浊热降于脾：连服七味红花散与五味石榴散治之，然后在胃穴及十一椎艾灸。

8. 浊热降于肾：宜服七味红花散（红花、獐牙菜、余甘子、大托叶云实、麝香、圆柏叶、白檀香）和八味岩精散（红耳鼠兔粪膏、獐牙菜、麝香、乳香、黄葵子、红花、圆柏叶、翼首草，白糖为引），然后在腨端放血，艾灸黑脉（从十四椎向左右各量一寸一分）和十四椎。以单蜂蜜酒和双蜂蜜酒、奇蹄类肉等滋补肾脏。

9. 浊热降于腑：治以泻下法为主，并服大竹黄安宁散，热势盛者将红花、波棱瓜子、熊胆、獐牙菜、红耳鼠兔粪膏、诃子、老鹳草、白糖共研为散内服，以清腑热。

第二十一章　扩散伤热

复次，意生仙人向明智仙人请问道："扩散伤热之内、外因和本质是何？为何称扩散伤热？请一并将分类、症状和治疗予以讲授。"

如此请问后明智仙人答道："扩散伤热的内因是病原和正精。其外因有剧烈活动，竞走，跳跃竞技，举重，勉力负重，开强弓，挖硬土，从悬崖峭壁坠下，自马上跌下，房屋倒塌压伤，或被石块、棍棒打伤等外伤引起血机能紊乱而发为胆热病，因此称为扩散伤热。"

一、分类

分内部脏腑扩散伤热和四外部扩散伤热两种。内部为五脏六腑扩散伤热，外部是指肌肉、骨骼、脉管、大小筋四种。

二、症状

（一）症状概述

脉象细紧，尿液色赤，臭味浓重，发病部位疼痛，面现油腻，呼吸喘急，不能活动。

（二）证候分类

1. 心扩散伤热：哑结不语，动则昏倒，知觉模糊不清，睡眠后怔忡惊悸，乳间、两肋和两肩间刺痛，眼脉怒张。

2. 命脉扩散伤热：眼睛瞪视，嘘气不已，意识模糊不清，疼痛剧烈，不自觉地以手抓地。

3. 伤热扩散于肺：背部沉重，不能睡卧，鼻口气壅，呼吸喘急，喉部嘘嘘作响，不能咳嗽，肩颈部有压迫感，胸背刺痛，仰俯艰难，咯痰不利，咳吐脓血。

4. 伤热扩散于肝：肋中部和肝部刺痛，咯吐血痰，鼻衄，心肺不适，胸部满闷，喘逆上气，白睛红赤，视物不清，胃脘胀满。

5. 伤热扩散于膈膜：肌肉发青，肩背有塞满之感，喉中痰鸣，动则心悸，行走艰难，身体强硬，如芫菁烧后被拧一样，白睛红赤，膈膜有移转之感，小尖脉怒张。

6. 伤热扩散于脾：胃上部胀满，左胁部刺痛，面色灰暗，腹胀肠鸣，有时泄泻，左侧肋骨高突处和肋尖刺痛，肌肤颤动。

7. 伤热扩散于肾：尻骨沉重，身体仰俯艰难，肾区、鼠蹊沟、髀枢、大腿等处疼痛如刺，睾丸肿大，小便带血。

8. 伤热扩散于胃：嗳气猛烈，胃上部作胀鸣响，进任何饮食都倾吐一空，发生如类牛症般疼痛，胃胀而不能平卧。

9. 伤热扩散于大肠：脐部两侧刺痛，腹胀频频鸣响，喘逆上气，肩背部满闷，并有寒凉之感，矢气下行后大便失禁。

10. 伤热扩散于小肠：小肠灼痛难忍，并有旋绕之感和坠入鼠蹊沟之感，小便癃闭，可发生小肠类牛症。

11. 伤热扩散于胆：目黄肤青，头重难举，肝脏有肿胀之感，肾和膈膜作痛，肩背部有胀满之感，尿液色红，易发类牛症。

12. 伤热扩散于膀胱：下腹及肾区疼痛，小便淋漓，鼠蹊沟灼痛难忍。

13. 伤热扩散于精府：髀枢和大腿肌缝痛，髋嵴肌疼痛欲断，不能起立，足拖麻木，腿与尻骨连接处疼痛，有时有小便癃闭感。

14. 外部肌肉之伤热分鱼肌扩散伤热和其他肌肉扩散伤热两部分。

（1）鱼肌扩散伤热：鱼肌部作肿而失去功能。

（2）其他肌肉扩散伤热：有被打后之痛感，作肿色红。

15. 骨扩散伤热分关节、骨髓、颅骨缝、肋骨扩散伤热四种。

（1）关节扩散伤热：关节活动不灵，刺痛剧烈，关节上下作肿。

（2）骨髓扩散伤热：患部难以活动，骨部深处疼痛明显。

（3）颅骨缝扩散伤热：神志不清，恶心呕吐，头晕目眩。

（4）肋骨扩散伤热：刺痛剧烈，按之则痛不可忍。

16. 脉扩散伤热分头部、躯干、四肢扩散伤热三种。

（1）头部脉扩散伤热：经脉牵扯疼痛，脉上肿突而发生疹粒。

（2）躯干脉扩散伤热：咳嗽，局部刺痛发热，肿后化脓。

（3）四肢脉扩散伤热：各脉均作肿，色红而闪闪灼痛，伸缩艰难。

17. 大小筋扩散伤热：不能仰俯，局部作肿，大筋存在于肢体之后，小筋在肢体之前。

三、治疗

（一）治疗概述

1. 药物

（1）汤剂：兔耳草、鸭嘴花、翼首草、麻花艽、柳兰叶风毛菊、茜草六味，根据热势应用二味、四味和六味（热势小者用前二味、热势中等用前四味、热势盛者用六味）

煎汤凉服，可治扩散伤热。或者将小檗、麻黄、文官木、茜草共煎凉服，治一切扩散伤热，犹如甘露。

(2) 散剂：根据高热、中热和低热，分别以冰片、白檀香、红花为主药，加熊胆、岩白菜、柳兰叶风毛菊、诃子、打箭菊、秦皮，以六倍之白糖调和为散内服。

此后适当选服三果、三红、文官木、五根等调理善后。

2. 外治：对内外的扩散伤热根据病情灵活应用放血、泻下、罨法、浴法、灌肠、水喷激等疗法（五脏用放血法，六腑用泻下法，脉道用罨法，肌肉骨骼用浴法，大小肠用灌肠法，关节用水喷激法）。

3. 饮食起居：宜用寒凉，并要静坐疗养。

凡被马摔下，从悬崖坠下，房屋倒塌等致体腔内受伤而发热者，宜用七味和九味冰片散，并在增盛之脉道放血，此外可用泻下法（巴豆、锡金大戟、朱砂、荜拨、白硇砂、光明盐、诃子、干姜）。

（二）分症治疗

1. 心扩散伤热：宜服四主散（冰片、白檀香、红花、牛黄）、九味沉香散（沉香、白檀香、紫檀香、肉豆蔻、丁香、犀角、广酸枣、诃子、木棉花丝）、肉蔻散（七味肉蔻散），在各心脉放血（器皿、舌脉、小尖脉），在安静之处卧床休息。饮食宜用寒凉，禁忌酒类。此后并在第六椎、第七椎灸之。

2. 命脉扩散伤热：治疗方法除与心扩散伤热相似外，并在百会、足掌放血后灸之。

3. 肺扩散伤热：宜服三味岩白菜汤（岩白菜、马兜铃、无茎芥）、三味冰片散（冰片、竹黄、白檀香）、九味冰片散、五味竹黄散（见肺骚病），并根据热势大小，选穴放血（大热取小尖脉、中热取六头、小热取前翘），以上刺痛、咳吐脓痰者宜服小鸮脑（小鸮脑加竹黄、甘草），空腹饮黄牛和山羊温乳，热下降后，饮无茎芥稀释之酒，服竹黄软膏（将竹黄、红花、丁香、小豆蔻、甘草、诃子、铁屑粉共研，用蜂蜜制成软膏）以清除遗留之热邪。此后灸第四、第五椎及大小胸梯（从黑白际向上量一寸为大胸梯，再向上一寸为小胸梯）。

4. 肝扩散伤热：首先服九味冰片散（冰片、三凉、旧松儿石、三果、大唇马先蒿），此后将红花、旧松儿石、唐古特青蓝、铜绿共研，用山羊酥油调和，煎后温服。在小尖脉、短角、胆脉依次放血，此后在九椎、肝角穴（从乳头向下量一寸，从胃中穴向外量一寸）灸之。

5. 膈膜扩散伤热：如上法治疗后，再行泻脉法和泻腹法（泻脉按《后补续》进行，泻腹：锡金大戟、巴豆、朱砂、荜拨）。在第四肋上和第八椎三口穴灸之。三果酥油丸加蜂蜜、红块糖内服。

6. 脾扩散伤热：将六良药、肉桂、栎膏、岩白菜、腊肠果、荜拨加三倍之白糖共研，开水送服。在无名指背脉和笼头二脉放血。此后以光明盐、硼砂、粉红石盐、白糖、酥油调和内服，并灸胃穴及脾穴。

7. 肾扩散伤热：先服七味檀香散（白檀香、红花、小豆蔻、麝香、大托叶云实、广木香、诃子），中间服果肉散（广酸枣、白刀豆、白花油麻藤子各一份），在腨端和大肠脉放血。最后服圆柏酥油丸（圆柏叶、小檗皮、高山柏子、蒺藜、冬葵子、紫茉莉、黄牛及山羊酥油、螃蟹、红花、红块糖），并行罨法及浴法。饮食以温性为宜，灸肾穴。

8. 胃扩散伤热：刺参加酒引吐。

9. 脾扩散伤热：将桃儿七、丁座草共研牛乳调服。将光明盐、硼砂、莱菔子、寒水石、三盐（紫硇砂、卤盐、白硇砂）共研，以蜂蜜为丸内服。在短角、器皿、中指和无名指中间脉放血。在胃前后穴依次灸之。

10. 大肠扩散伤热：将阿魏、紫硇砂、荜拨共研煎汤凉服。或者以莱菔子、紫硇砂、肉桂、红块糖制成药酒或粉剂（加阿魏粉）内服。在大肠脉放血，以红花泻剂（红花、长嘴诃子、短尾铁线莲煎汁加锡金大戟）泻之，有时可进行灌肠导泻，此后在大肠穴灸之。

11. 小肠扩散伤热：以红花泻剂（红花、荜拨、锡金大戟、酥油、红块糖配合加蒲公英根、长嘴诃子）泻之。在大肠脉和小肠脉放血，并将药锭（大黄、粉红石盐、酥油）纳入肛门，以热油布热罨，此后在十七椎灸之。

12. 胆扩散伤热：宜服獐牙菜汤及胆散（岩白菜、六良药、波棱瓜子、人胆、熊胆、蛇胆），各个胆脉放血，再以射干方剂（射干、锡金大戟、长嘴诃子、红花）泻下。此后在第十椎灸之。

13. 膀胱扩散伤热：治疗与肾脏相似，有时可服利尿药（用白硇砂、螃蟹、小豆蔻、冬葵子等与酒调服），并在十八椎灸之。

14. 精府扩散伤热：治疗除与肾病相似外，并在弯脉放血，进行洗导泻，在十二椎及髋骨头灸之。

此外，外部的扩散伤热治疗如下：

15. 鱼肌扩散伤热：在鱼肌端用热糌粑（加干姜、葛缕子）和油渣饼温熨，在附近之脉道放血，化脓者治法同创伤类。

16. 肌肉扩散伤热：如上面之方法进行药浴、放血，仍有热者用毡片蘸凉水绑缚。

17. 关节扩散伤热：若热肿且红时，以凉水喷激之，晚上以温砂或黄牛粪敷之，有时可用水浸之毡片缠缚关节，在增盛之脉道放血，此后以毡片缚之。无热疼痛小、肿势松软者，以具油毡片热罨，再以水中石子热熨。用热糌粑和油渣饼温熨，此后以毡片缚之。在患病初期要静坐休息，后期则活动锻炼有益。

18. 足扩散伤热：敷灰色敷料（乳酪和乳加面粉）以毡片包扎。

19. 颅骨缝扩散伤热：先做颅缚包扎，然后热熨（将山矾叶、老鹳草、甘松等以布包裹在油中煎后熨百会和囟门）和艾灸。

20. 肋骨、锁骨扩散伤热：应用油按法（东胡灸），骨折严重者灸后用创伤敷料包扎。

21. 头部脉扩散伤热：用翼首草、鸭嘴花、秦皮、余甘子煎汤服之，此后在局部放血。以各种谷物和五味甘露浴温熨。在三结门和脉门闪动之处灸之。

22. 体腔之脉扩散伤热：将岩白菜、鸭嘴花、獐牙菜、余甘子共研煎服，如上法放血（六头、小尖脉），在刺痛处热熨和做蒸汽浴。

23. 四肢脉扩散伤热：在局部热熨和灸之。将秦皮、余甘子、兔耳草、鸭嘴花、麻花艽等共研煎汤内服，并在附近之脉道放血。

总的来说，在静脉放血，在动脉艾灸，用兔耳草、獐牙菜、麻花艽等共研，以乳酪调和敷之。

24. 大小筋扩散伤热：用蝇子草、黄精、冷蒿、碱花、酒曲等煎水温浴，以能忍为度之浸泡，并做五味甘露蒸汽浴，以好酒和经年之酥油涂擦按摩，并曝日就火，将老鹳草炭、熊胆、白石棉、竹青皮、面粉、稠酒糟、筋腱等共研，以盐水调和，在局部涂擦，用毡片包扎治疗。如出现色红肿胀发烧者，可在附近脉道放血。有胀感者在有黄水之部位穿破以吸角吸之。不能直挺挺不动，要缓缓练习伸缩。

第二十二章　骚　热

复次，意生仙人向明智仙人如是请问道：“骚热之内因、外因和本质是何？为何命名骚热？请一并将其分类、症状、治疗予以讲授。”

如此请问后明智仙人答道：“其内因是属于热性之胆，其外因是时令、魔鬼、饮食、起居四者之异常，以致素患受骚扰而机能紊乱、血热大增，热邪燃烧正精，故称骚热。”

一、分类

可分为增盛骚、空虚骚和柔和骚三类。由于居住炎热地区，时令在秋季，禀性为胆型，年龄为壮年，素质血胆偏盛之人，饮食肉类、酥油、酒等过多，起居方面由于身体过劳和语言过多，以及嗔怒等骚扰胆邪，热增盛于血分，是为增盛骚；由于居住寒冷地区，时令为夏季，禀性为风型，年龄为老年，素质风偏盛者，在起居方面失望悲恸，思虑过度，睡眠不足，房事过度，体力消耗太甚，在无力、饥时做重活及言语过多等，致使风和血受骚，引起胆热而被风煽动，故称空虚骚；由于居住潮湿地区，时令在春，禀性为津型，年龄为儿童和素质津偏盛之人，津受骚扰，血与胆之热为津所压抑，称为柔和骚。

增盛骚以种类分、降落部位分和以痰涎分三种。

（1）以种类分：有热骚、热扩散和热瘟三种。血胆之单纯骚热为热骚，这又可分为热增盛、热哑结和类中毒三种；骚热依据扩散发病者为热扩散，亦可分为热穿破和热腐蚀两种；骚热与瘟疫并发者为热瘟，可分为疠热瘟及和合热瘟两种。如是骚热和瘟疫骚可归纳为七种。

（2）以降落部位分：有降落于心、肺、肝、脾、肾、胆、脉、风八种。

（3）以痰涎分：其痰色亦可根据降落部位推知。

二、症状

（一）增盛骚

1. 症状概况：脉象洪大、实而数，尿液色红黄、蒸汽大而气味浓臭，恶寒时间短，刺痛剧烈，仰俯艰难，气急而粗，痰呈红黄色，咯吐烟汁色痰液。

2. 证候分类

（1）按种类分之症状

① 热增盛：热增盛而病势加剧者，若降于脏则刺痛剧烈，降于腑则眼及尿液、痰液发黄，服药放血均不收效，肝胃区压之则痛不可忍。

② 热哑结：咳痰不利，咳嗽频作，咳出如豌豆大的红黄色和烟汁色物。

③ 类中毒：发病初期，病达凶险要害，痰液如烟汁色或如烧芜菁汁色。肺肝被热腐蚀而糜烂。

④ 热穿破：痰呈红黄色，有时带血，如果脉口穿破，大量吐血者死。

⑤ 热腐蚀：首先坏血充斥于肺，痰不向上涌，而腐蚀脏器，最后肺脏化脓者屡见不鲜。其症状表现为身重头痛、饮食不思、咳吐脓血、上身满闷，所属穴位刺痛。

⑥ 和合热瘟：恶寒，头和关节疼痛，头昏目眩似瘟病，刺痛痰多并有肺热发生。

⑦ 疠热瘟：又称急刺痛，刺痛游走，痰涎多变，舌唇灰黄，身体好动，神乱不安，少眠不寐，汗毛反倒，能传染。

（2）按部位分之症状

① 降落于心：目赤、乳部及胁下刺痛，舌干燥，意识不清，谵语。

② 降落于肺：咳脓血痰，肩关节、锁骨、两肩胛间、胸部疼痛。

③ 降落于肝：右胁和肝区作痛，体弱而好站立，脊椎两旁肌肉沉重。

④ 降落于脾：目瞪视，喷嚏频作，左侧短肋刺痛，身发小疹。

⑤ 降落于肾：肾腰疼痛，仰俯艰难。

⑥ 脉骚热：身体麻木，目赤，声音嘶哑，口干欲饮，舌短缩，喉部灼痛。

⑦ 降落于胆：口苦身黄，发间易汗。

⑧ 风骚热：口干，神乱不安，呵欠身颤，呃逆频作。

（3）按痰涎分之症状：有灰虚痰、红痰、黄紫痰、紫黑痰、紫红痰、鲜红痰、黄明痰、青泡沫痰八种，根据降落部位做明确诊断。

3. 灾日：肺热（热增盛和热哑结）和类中毒为七日，其他四种为九日，越过十一日病势减弱，则大部可愈。但因患病部位与生命关系之大小而各异。降于子肺、心、肝等者，就会危及生命；降于脾肾二脏凶险；降于母肺和胆府者则易愈。如果中病后立即体力丧失、面容憔悴、痰色如烟汁、局部刺痛、治之不效、呼吸短促、喉中痰积、受害多端、病情多变者，为病降于要害之征，虽越灾日，仍然无救。如病情变化小，呼吸缓慢，痰易咳出，药物、放血对刺痛、痰涎和体热等收效显著者，能够治愈，必须积极治疗。

（二）空虚骚

1. 症状概述

呵欠战栗，游走刺痛，心胸与神志均感不爽，胸背疼痛，食欲不佳，身有酸痛感，恶寒，身体衰弱，头目昏眩，关节疼痛，痰白虚软，频咳而难以咳出。

2. 证候分类

（1）热偏盛者：脉象空而数，尿液色赤、泡沫大、蒸汽腾涌，目赤舌燥，肌肤灼热，口干引饮，神昏谵语。

（2）寒偏盛者：尿液色青、泡沫涌集，脉象空而迟，体弱无力，夜不安寐，心悸，口常嘘气，恶心空呕。

（三）柔和骚

咳吐浊痰，有轻度刺痛，脉和小便之热象逐渐出现并且升高。

三、治疗

治疗原则是热骚降于胆邪，无论平息、排泻，必须用胆的对治法进行治疗；热扩散是因腑内血热增盛之故，必须扑杀热气，从适当之脉道引出；热瘟是因胆热降于汗液，故须将热立即杀灭，并将余热从毛孔中排出；疠热瘟（疠急刺痛）是因疠降于黄水和垢物，故须以对治法杀灭后泻之；空虚骚是因血胆被风所煽动，故须先驯服风邪，扑杀胆热，最后清除余热；柔和骚是因热邪被津压抑，故须以温和法使其平息，并将津发汗排出。对治法有药物、外治、饮食、起居四种。

（一）增盛骚治疗

1. 治疗概述：热已增盛，不必促其成熟，宜将獐牙菜、宽筋藤、余甘子、鸭嘴花，共研煎汤凉服，以分离病血而杀灭胆热，在小尖脉、六头脉、器皿脉等凡增盛之脉道，立即不分昼夜，连续多量放血。粉剂按病情选用五味、七味、九味冰片君臣散（冰片、竹黄、白檀香、牛黄、红花为五味，加麝香、熊胆为七味，再加獐牙菜、兔耳草为九味），药量加大，连续服用。有时可发汗，并在刺痛部位冷罨。热势特甚而效果不显著，或降落于肝胆之症状出现时，则用君臣泻剂（疣果大戟、大黄、高原大戟、兔耳草、波棱瓜子）以童尿调和泻下，并根据热势增盛（加冰片、牛黄），治疗乏术（加硼砂、红花），热骚降于肝胆部位（加红耳鼠兔类膏、止泻木子），烟汁样痰色未变（加冰片、千年墙馊土），热哑结未引出（加沙棘果膏、广木香、硼砂），热穿破未止（加硼砂、紫草茸、鸭嘴花），热瘟未制服（加獐牙菜、榜莪嘎布、岩白菜）等需要在君臣泻剂上加味。如泻物气浓臭色黄者，为病已外达之征兆，这时须进行催泻（开水或雪水），以清除余热。泻后昏迷不适，或欲想全部泻尽时，泻后以性凉之品作善后调理。体壮病重者重复泻下。药物、放血和泻下致使刺痛散布，治疗乏术者，用红块糖酒收敛后剥离杀灭之。

饮食以青稞片粥，黄牛和山羊的乳酪、酪浆，蒲公英菜，白蒲公英菜，稀薄糌粑汁等为宜，禁食青盐、酒肉等性温而有营养之品。

起居应避免火烤日晒、剧烈活动。宜在通风荫凉之处静坐休息。经过如此治疗，热势稍有减退，脉迟，痰色转变，刺痛停止，此后以白檀香、牛黄、三凉、獐牙菜、竹黄、白糖调和，咳嗽频繁加甘草，咳痰不利加沙棘果膏内服后，出现刺痛消失、痰涎纯净、食欲良好、身神轻爽、神志清明为已达山滩际之征，可放宽饮食，给以新鲜营养之品。

2. 分症治疗：可结合种类、降落部位和痰涎进行治疗。

（1）按种类治疗

① 热增盛：热增盛而降于脏，则按总治法，以药物、放血连续治疗。如降于腑，除泻下外再无其他妙方。

② 热哑结：将沙棘果膏、木棉花丝、广木香、硼砂、水绵、白糖共研，小剂量多次服用。在刺痛部位用圣地红景天、猪毛蒿温熨，如不能清除者，用秘诀泻方（君臣泻剂加沙棘果膏、广木香、硼砂）泻之。

③ 类中毒：宜服三味君臣散，在小尖脉交错放血（右侧刺痛在左侧放血，左侧刺痛在右侧放血），以药物、外治法与疾病抗衡，如无效，用泻剂泻下（泻剂加冰片、千年墙馊土煎汁）并服八味冰片散（冰片、牛黄、白檀香、犀角、红花、人胆、朱砂、兔耳草、白糖，岩白菜煎汤送服），经常饮岩白菜、千年墙馊土煎汁，如烟汁样痰液变为脓液，则能够治愈。

④ 热穿破：将红花、熊胆、豌豆花、白糖调和共研，以紫草茸汁送服，上身用水喷激。如血流不止，以秘诀泻剂（君臣泻剂加硼砂、紫草茸、鸭嘴花）泻下。

⑤ 热腐蚀：血腐蚀服余甘子、鸭嘴花汤，并经常服用九味冰片散（冰片、白檀香、

紫檀香、竹黄、红花、熊胆、獐牙菜、鸭嘴花、朱砂，白糖调和)。两种热扩散之治疗主要是放血，故以外治法与疾病争夺血液。脓腐蚀以八味犀角散（犀角、白檀香、紫檀香、竹黄、红花、岩白菜、甘草、熊胆、白糖）扑杀血热，用五味沙棘散将肺脓引出，此后以三红补肺。

⑥ 和合热瘟：首先以汤药（三果、獐牙菜、宽筋藤）分离，再以宝绳散立即扑杀之，或者服八主散亦颇有效。有时可进行发汗，并结合刺痛部位放血，如热难以制，则以秘诀泻剂泻下（君臣泻剂加獐牙菜、榜莪嘎布、岩白菜)。

⑦ 急刺痛：首先以宽筋藤、诃子、茜草煎汤内服，促其成熟、收敛和分解，然后用五味对治止痛散（大戟、亚大黄、榜莪那布花、打箭菊、肥厚诃子)，用童尿为引，以小剂量再三服之，或者服用镇痛大方（六良药、麝香、胶质没药、车前叶垂头菊、人肉、榜莪那布花、石菖蒲、大戟、亚大黄、狼毒，童尿为引）泻之颇有疗效，泻后以牛黄、白檀香、竹黄、红花、熊胆、麝香、榜莪嘎布共研为散，用茜草煎汁送服，在刺痛部位用羌活和圣地红景天冷罨。在疠未杀灭前禁用冰片和放血。白食和甜食用之如毒，须禁忌。如出现刺痛停止、痰涎正常，则为疠已杀灭之征，可根据刺痛和热势大小，酌情应用放血和冰片之类。

(2) 按降药部位治疗

三凉、白檀香是治各病之要药，其上加七味肉蔻散（肉豆蔻、木棉花萼、木棉花丝、木棉花瓣、沉香、人胆、铁屑粉、白糖）可治心骚热；加四味甘草散（甘草、诃子、葡萄、马兜铃）治肺骚热；加五味绿绒蒿散（五脉绿绒蒿、獐牙菜、鸭嘴花、止泻木子、射干）治肝骚热；加四味诃子散（诃子、獐牙菜、鸭嘴花、角茴香）治脾胃骚热；加五味岩精散（红耳鼠兔粪膏、鸭嘴花、螃蟹、诃子、小檗皮）治肾骚热；加三味熊胆散（熊胆、岩白菜、木贼）治脉骚热；加四味獐牙菜散（獐牙菜、波棱瓜子、止泻木子、篦齿虎耳草）治胆骚热；加六味肉蔻散（肉豆蔻、小豆蔻、宽筋藤、石斛、肉桂、荜拨）治风骚热，以上各方都要以白糖为引。并根据降落部位，在各自的脉道放血，风骚热禁用放血，而脉骚热可在增盛之脉道放血。

(3) 结合痰的颜色治疗

痰色灰白松软者为心的隐骚热，宜用余甘子汤送服四味肉蔻散（肉豆蔻、白檀香、广酸枣、竹黄)，在器皿、胸脉放血；痰色红赤者是肺的隐骚热，宜用紫草茸汁送服五味竹黄散（竹黄、白檀香、红花、甘草、熊胆)，在冈脉、六头二脉放血；痰色黄紫者是肝之隐骚热，宜用鸭嘴花汤送服七味红花散（红花、丁香、止泻木子、熊胆、小檗皮、红耳鼠兔类膏、射干)；痰色紫黑者是脾的隐骚热，宜用千年墙馊土汤送服五味牛黄散（牛黄、红花、马兜铃、朱砂、诃子)，肝脾二脏宜在左右短角放血（肝右、脾左)；痰色红紫者是肾之隐骚热，宜用茜草汁送服八味红耳鼠兔粪散（红耳鼠兔粪膏、红花、小豆蔻、诃子、麝香、五脉绿绒蒿、榜莪嘎布、獐牙菜)，在腨端放血；脉骚热之痰色红，频频咳嗽，以岩白菜汤送服六味熊胆散（熊胆、丁香、红花、岩白菜、兔耳草、朱砂)，刺痛者在刺痛部位附近和增盛之脉道放血；痰色黄而清者是胆的隐骚热，宜用牛黄汤送服六味獐牙菜散（獐牙菜、波棱瓜子、止泻木子、熊胆、鸭嘴花、小檗皮)，在正长胆脉和金戟放血；痰呈青色泡沫痰者是风骚热，宜用骨汤送服七味沉香散(沉香、肉豆蔻、小豆蔻、宽筋藤、石斛、乳香、广木香)，不可放血。起初热势增盛阶段，以总治法进行治疗，待热势下降后，按病情行加味之特殊疗法。

（二）空虚骚治疗

1. 热偏盛者风和热同时治疗，将三果与四味藏木香汤相混服之，在刺痛部位以羌活或白石英加热熨之，以黄牛乳酪、黄牛酪浆、新鲜黄牛肉压抑风势，刺痛集中后，在附近脉道以开脉口为度放出少量坏血。关节启开者，在疼痛部位以艾灸之，并以骨精汤送服二十五味冰片散，热势难以下降者，以具油温和剂泻之（十味舵手散加三果，制成酥油丸)。此后服獐牙菜酥油丸。

2. 寒偏盛者，服三骨精煎汤，经常温服四味藏木香汤有卓效。陈旧骨加热熨之，以融酥油涂擦按摩。宜服食新鲜肉、酒、酥油和白块糖。并服食三果酥油丸，在风穴灸之。总之以平息风而不引发热之方法治疗，禁忌房事，言语过多，思虑过度，寒风，嗔怒，剧烈活动，腐败、酸性食物及高营养之品。

（三）温和骚治疗

常服三果汤，以分离坏血，在刺痛部位放血，服八主散以杀热邪，有时对津的热病以发汗排之。饮食以面粥、黄牛乳酪、黄牛肉、稀薄糌粑、开水为宜。如不见效，泻下(上述之五味君臣方）后服二十五味冰片散，治疗避免过甚或不足，以清除病根为度治疗。

第二十三章 吉祥天母瘟

复次，意生仙人如此请问道：“善哉明智大仙！瘟疫病之内外因是什么，由何性质和原因而定此名，瘟病共分多少种，其表现和一定不变的症状有哪些，其治疗方法有几种？请延寿药王赐教。”

如此请问后明智仙人言道：“善哉意生大仙！瘟病发生的内外因是五百世之最后期，由于人类贪婪而做十不善事；诵持密咒者不和而相互残杀；众生不睦而成派相斗；外道、异教相互争执而放施食；众生常食其言而杀生害命，因而在此时骚扰了邬摩天女、空行母，放出形成瘟疫之毒气，集结如云，以致发生吉祥天母瘟、肠刺痛、白喉和炭疽、黑痘疹。此外，由于四时气候之过甚不足或相反，以及剧烈活动、秽气熏染、忿怒、恐惧、愁苦、贪欲、饮食不节等转为瘟病。上述之内外因，引起胆火燔燃。病毒首先降于汗孔，再依次降入津、胆、风，从六门依次侵入，或被秽气熏染，依次传染流行，故称瘟疫。其分类有吉祥天母瘟、痘疹、肠刺痛、白喉和炭疽、疫感五种。后四种在下面另有专章叙述。”

一、分类

吉祥天母瘟之分类方法有三种，即根据降落部位分类、根据阶段分类和根据病原种类分类三种。其中降落部位和阶段分类在症状中叙述。根据病原种类分，则有风、胆、津、混合瘟、疠瘟五种。震颤和失眠是风瘟；红瘟和脑刺痛是胆瘟；愚痴和哑结是津瘟。混合瘟分连绵瘟、时常瘟、一日瘟、三日瘟和四日瘟五种。胆窜入脉道瘟、脑刺痛瘟和称为疯瘟“知知合”的三种病，意义相同，是疠瘟的别名。

二、症状

（一）症状概述

1. 初期未成熟瘟的症状表现是，恶寒时间长，头和四肢关节疼痛，身体沉重，倦怠无力，多迷梦，呵欠频作，两耳失聪，神昏如醉，喜向阳曝晒，特别是在初夜疼痛加剧，口苦头痛，不思饮食，脉象细数，有时动摇，尿色浑浊。

2. 中期瘟病增盛，身体沉重，汗气浓臭，眼色红黄，舌、唇和齿结有污垢，头痛口渴，神志呈衰退性，尿赤味臭、混悬物特厚，脉象细紧而数。

3. 后期达融冻际阶段，出现空虚瘟症状，髋腰及小腿疼痛特甚，身汗少眠，头昏耳鸣，舌红干糙，频作空呕，谵语，有时身颤，体表发烧。

（二）证候分类

1. 从降落部位诊断：首先降于肤表和汗毛，体弱倦怠，身有酸痛感，汗毛竖立，此后降于皮肤，发生恶寒，头、四肢、骨髓和关节疼痛，喜向阳曝晒。此后降于脉道，发生脉热、脉闪动，精神萎靡不振，口苦，尿赤浑浊。此后降于肌肉，头昏身重，发烧喜凉，神志不清。此后降于腑，则不思饮食，大便泄泻或秘结，舌结津垢。此后降于脏，脉尿皆现热象，舌体干燥，胡言乱语，口渴特甚。最后降于骨，鼻孔、口舌干燥，齿结污垢，脉空，耳聋不聪，神志不清。

2. 从阶段次序诊断：最初三日是津之阶段，热邪降于头，头部作痛，鱼肌和关节疼痛，恶寒，呵欠频作，懈怠无力，食物即吐，喜向阳曝晒，这是热病未成熟，是分离寒热之时。此后三日是胆之阶段，热邪降于官窍，致使口苦，舌结厚津，唇齿结有污垢，鼻孔干燥，两耳不聪，眼眵累累，脉紧尿赤，是如水样干涸之时。此后三日是血之阶段，热邪降于血分，脉尿之热势较为上甚，舌干口渴，汗气熏臭，身体沉重，此为以寒凉如杀敌般的清除热邪之阶段。此后三日为风血相交之阶段，热降于脏而谵语，意识不清，严重者潜入命脉，以致形成体弱脉沉，面色焦黑，舌质干糙，或者癫狂或奔逃，此时如待亲友般的阶段（用性凉而温和之品）。此后三日为山滩际之阶段，热邪降于骨，髋腰和小腿骨疼痛，体弱易汗，面容灰白，头昏耳鸣，夜不安寐，此时为育子般的阶段(以营养之类)。

3. 从病原诊断

（1）风瘟：大腿和腰疼痛，头、身、四肢疼痛如被杖击，多呵欠，头晕耳鸣，失眠，头及面颊刺痛，毛发悚起，肤有酸痛感，无汗，头及四肢作颤，谵语，纳谷不化，二便不利。特别是震颤瘟有恶寒，长时间战栗；失眠瘟则失眠不寐，脉搏动摇，示意逃窜。风瘟之降落部位首先是骨，故全身骨骼疼痛，其次增盛部位是五脏（舌干目眩），最后窜入命脉，致使癫狂或奔走。

（2）胆瘟：身热喜凉，头痛口苦，大便泄泻，目及皮肤、二便均作黄色，易汗而带有臭味，神昏如醉，口渴，痰中带血，口中发出疹粒。特别是红瘟上身刺痛，痰色红赤，鼻衄，热象偏盛；脑刺痛则热增盛而头部刺痛剧烈，面颊之脉和枕脉闪动，囟门沉重。胆瘟初期降落之部位是脉道，故脉和小便均现热象，脉络增盛，各脉闪动，中期增盛之部门是血，因此尿液呈红色，肩背部灼痛，鼻衄。后期大部分寻路于胃脘，胆将胃火驱逐致口舌干燥，唇缩，齿结污垢，食欲不佳，频作空呕。

（3）津瘟：神志不清如酒醉状，体温逐渐升高，呕吐，痰涎及唾液较多，身倦沉重，嗜睡，饮食不思，皮肤、指甲、舌及二便均呈白色。特别是愚痴瘟多昏眩乱语，忆念不清，神志昏沉；哑结瘟不认识人，哑结不语，二便失禁；津瘟最初降落之部位是上脘，则口不知味，纳谷不化，不思饮食，中期增盛之部位是肌肉和大脑，则身体沉重，神志如醉，哑结不语，后期潜入部位是肾脏，则小便不利，肾腰疼痛，耳聋不聪。

（4）混合瘟：混合瘟之症状分为症状概述和证候分类两部分。

1）症状概述：分初期、中期和后期三阶段。

① 混合瘟初期降于精华，精华是津、胆之部位，如津偏盛时，则瘟病未成熟之症状不明显，其后表现为不消化或紫津之状；胆偏盛时，则可出现部分之未成熟症状，其后表现如胆病，目及尿液发黄。

② 中期增盛时则意识模糊，两耳失聪，睡后出现迷梦和谵语，咯红黄色或白色黏痰，腰、足部和一切关节疼痛，喉部灼痛，声音嘶哑，喷嚏频作，鼻涕绵绵，眼睛红赤，胁肋疼痛，口渴引饮，体温、二便、汗液、睡眠等不均匀（不均匀是指热时高时低，二便时泻时干，汗时有时无，睡眠时重时轻），亦可出现红黑色疹粒或细疖。因存在于精华、血等正精，故可能会出现各种症状，但以耳聋失聪和头目昏眩即可作出明确诊断。

③ 后期正精被融，故胆偏盛者大汗淋漓；风偏盛者言语刺刺不休，外部之脉可能出现震颤，亦会出现空呕；津偏盛者身寒，肤呈灰色如发霉，或头足疼痛，此为已达山滩际之症状，时过十八日或二十一日，就可断定生死（不转为他病者生）。

2）证候分类

① 连绵瘟：瘟病降于精华，可能会出现并发津胆之症状。

② 时常瘟：瘟病降于血分者称时常瘟，肩背刺痛，肝胃不适，鼻衄，咳嗽频作，咯痰污秽，目及小便红赤，一日会发作两次因热引起的刺痛。

③ 一日瘟：瘟病降于肌肉，称一日瘟，身热多汗，身心沉重，每日发作一次因热引起的刺痛。

④ 三日瘟：瘟病降于脂肪，为三日瘟，特别嗜睡，身体极重，风胆偏盛时，则首先降于头；津胆偏盛时，则降落于颈和肩；风津偏盛，则降于腰部，一日较安，二日连续作痛。

⑤ 四日瘟：瘟病降于骨，称四日瘟，特别是腰部、四肢骨和髓、关节作痛。降于脑时，则头晕，如感冒状，病势严重者，口唇歪斜，目瞪不合，与中曜相似。津偏盛者则小腿作痛，风偏盛者脑痛益甚，二日缓解一日作痛，轮换发病。

（5）疠瘟胆窜入脉道症：此病由龙魔和“祥满”引起，实质是其和胆热同时发作，从外部之汗孔侵入，降于肝脏和胆府，胆不安于本位而流窜各个脉道，上逆则入于头脑，侵夺津的部位；向下则入于肾脏、脊髓，挤夺水之部位；入于心肺，挤夺风之部位；入于胃及大小肠，侵夺胆之部门；外窜于皮肤、肌肉，夺去体力和色泽；最后风夺胆位，胆由本位窜入命脉，此时生机已微渺了。

1）症状概述：本病初期身恶寒，智力减退，脉空而数，尿液色黄浑浊，头和关节疼痛，头目昏眩。中期则病情发展，尿液状如菜油，白睛、颞颥、舌下等肌肉发黄，口苦纳差，身热少眠，指甲、齿龈和舌唇现白黄色，头部刺痛，舌唇皲裂，齿结污垢，肝胆部位似拧卷般疼痛，压之痛不可忍，病气浓臭，体力丧失和色泽不华，本病无成熟之时机，七日或九日后死亡，有些愚昧医生等待成熟之机，不及时治疗，因循延误，而出现脉象细数，神志不安，机体衰弱，体温下降，皮肤作金黄色，此时病患已窜入命脉，失却治疗时机，挽救乏术。故在未成熟阶段即须及时治疗。

2）证候分类

① 疠瘟上逆于头：则脑部刺痛，鼻衄。

② 疠瘟降于肺：则肩背部刺痛，吐痰色黄。

③ 疠瘟降于肾：则肾腰作痛，小便不利。

④ 疠瘟降于胃：则口苦，呕吐胆汁。

⑤ 疠瘟降于小肠：则腹痛剧烈，泄泻热便。

以上所述，是为疠瘟之肯定症状。

三、治疗

（一）治疗概述

1. 在未成熟初期宜服四味藏木香汤，或者以五味宽筋藤汤促其成熟。饮食起居以温凉平和为宜，疠瘟增盛者可参考未成熟热章和热病总治章。

2. 在成熟和增盛之中期，以獐牙菜、波棱瓜子、少花延胡索、角茴香、岩白菜、诃子煎汤内服，促其大量出汗，热偏盛者服上方后，再将冰片、牛黄、竹黄、红花、榜莪嘎布、獐牙菜共研，用白糖调和为散。上述汤剂对消化药物、发汗和各种瘟热均有良效。如疗效不佳，目及尿液发黄者，可服泻下剂泻下，以三果、锡金大戟、荜拨、木棉花丝共研为散，用蜂蜜、白糖调和内服，可清除各种新旧瘟病，服泻药后，应以凉开水催泻，待余邪清除后，宜用性凉之品止泻。

饮食起居虽与增盛热相同，但特别应当提出的是乳酪对一切瘟病有害，必须禁忌，经过十三天后，则乳类犹如甘露，可以服食。

3. 在后期山滩际阶段，以温和之治风法进行试探，并可放松饮食禁忌，以山滩际章中叙述之法清除余热。将胆矾、乳白花黄芪、叉分蓼、麻花艽四味，按热势大小配伍（热势甚者麻花艽加倍，热势小者胆矾加倍），烧炭存性，头痛者加无畏诃子；鼻衄者加麻黄炭；咳嗽者加紫草茸炭；胁肋刺痛者加藏木香炭；目及尿液色黄者加酸模根炭；降于关节者加独一味炭；大便不通者加蝇子草炭；小便不利加蒺藜炭。风瘟用骨汤送服，热病山滩际阶段用酒一握送服。饮酒睡眠被誉为黑冰片，对并发风之各种瘟疫类颇有疗效，是山滩际阶段之甘露药。

热病未成熟和山滩际两个阶段，是治疗瘟病之关键时刻，善医者须抓住两个阶段精心治疗。

（二）分症治疗

1. 结合降落之部位治疗

（1）降于汗毛孔：先进行饥饿疗法，早晚给予开水，禁食凉性食物，以免难以成熟，禁服凉性汤、散剂，以免形成浊热，不吃油腻营养之品，否则热要渗着于骨。

（2）降于皮肤：宜服四味藏木香汤，热偏盛者宜服三果宽筋藤汤，在此时不宜艾灸，因会导致热邪内陷，不食热性营养之品，否则会导致热邪渗着，不服凉性散剂，因会阻碍热邪外发之路。特别要禁忌放血、泻下和性凉而营养之品，热病因发汗而要生风，故禁用汗法。

（3）降于脉：将六良药、鸭嘴花、岩白菜用白糖调和为散内服，饮食以凉性为宜。这一阶段服汤剂会导致不思饮食，故必须禁忌，服食油腻营养之品，则会转为隐热，灸之则会引起热邪更甚，如饮酒等则坏血渗着于脉，治疗棘手。

(4) 降于肌肉：宜服牛黄、三凉、诃子、白糖调和的性凉而温和之散剂，艾灸则痛如钉钉，放血则病邪缠绵，这一阶段以发汗为最佳，服汤剂会渗着于脉，若进营养品则炽燃如火，不服冰片方剂，因能骚扰风而致使热邪散失。

(5) 降于腑：将苍耳子、獐牙菜、波棱瓜子、榜莪嘎布、岩白菜、止泻木子共研，以白糖调和为散内服，凡发汗，服汤药、艾灸、食性温营养之品对本病极为有害，必须禁忌。降于腑之严重病服汤剂泻下最佳。

(6) 降于脏：根据热势之大中小，分别以冰片、白檀香、牛黄为主药，三凉、岩白菜、獐牙菜、榜莪嘎布、兔耳草为辅药，用白糖调和为散，连续服用。并根据风、胆、津、血等之偏盛情况，依次以轻度之艾灸、泻下、发汗、放血等法治之。如发汗后遇冷，则会骚扰风邪，营养过早则又转为热证，必须注意。

(7) 降于骨：以跗骨、红块糖、乳酪、肥肉汤扑杀，以食物抑制风热，用凉药清除余热，如过于贪凉和慎饮食致正精消耗过甚而风邪飚扬时，要以新鲜温和之食物引诱，并在第六椎、第七椎灸之。

2. 按阶段进行治疗

(1) 在津的阶段：将三果、四味藏木香、宽筋藤、苍耳子、獐子菜共研煎汤，温服发汗，引诱热邪，如待亲友般地治疗。

(2) 在胆的阶段：将獐牙菜、波棱瓜子、诃子煎汤凉服。将六良、波棱瓜子、鸭嘴花、岩白菜共研，用白糖调和为散内服。头痛时在额脉轻刺放血，以水喷激，则能清热而不致脱发。

(3) 在血的阶段：将冰片、白檀香、牛黄、三凉、岩白菜共研，用白糖调和为散，连续服用。如血胆偏盛，则略放血后泻下，精神萎靡不振者进行发汗，饮食起居以凉为宜。

(4) 在风血相交的阶段：将肉豆蔻、广酸枣、胆矾炭共研，用白块糖调和为散，与三味冰片君臣散连服。神昏谵语，以手抓人，或两手撮空，给食时以牙咬筷，眼脉怒张明显者，冰片以酒调内服，在第六椎灸之。饮食宜温凉交替（中午温食，早晚凉食），并食蒜菜粥为宜，无效时在“阿索”放血，将三味君臣散（冰片、竹黄、榜莪嘎布）与肉豆蔻共研，用白糖调和内服。

(5) 十三日以后为热病山滩际，以新鲜酒、肥肉汤、红块糖、乳酪、跗骨汤等试探迎风势，先以少量引诱，最后放宽食量，并将余甘子、白檀香、冰片、胆矾共研，用白糖调和，经常服用，以清余热。热邪清除后，以适宜之饮食补养身体。

3. 结合病原种类治疗

(1) 风瘟：首先服红块糖葛缕子汤、三骨精汤和宽筋藤汤，将苍耳子、岩白菜、宽筋藤、野姜共研煎汤服之。成熟后将六良、宽筋藤、胆矾炭共研，以白糖调和为散，用骨汤送服。本病禁忌放血、泻下、冰片等。宜食性凉鲜肉、新酥油、炒青稞片粥。热势较轻而已过九日，震颤瘟在风府处灸之，失眠瘟在第一椎灸之。如不见效窜入命脉，发生癫狂时，将肉豆蔻、胶质没药、广木香、沉香、大蒜炭、白块糖共研为散，用骨汤送服，将三骨精汁加肉豆蔻内服，如不见效，以五个或七个羊尾骨酒煎，加冰片、竹黄内服，灸第一椎、第七椎和后囟。

经过这样治疗，仍无效者为命风功能失常，症现脉象细数，气息喘急者死。如服药收效，出现神志清楚，脉象洪大，尿液清澈，舌苔湿润，双足得温，鼻涕干结，痰易咳出，耳聪者能愈。

(2) 胆瘟：首先宜将獐牙菜、苍耳子汤，苍耳子、岩白菜、山苦荬、草黄花紫堇煎汤内服，或者将诃子、岩白菜、獐牙茶、草黄花紫堇煎汤内服。成熟后将冰片、牛黄、白檀香三药结合热势大小选用，配以三凉、岩白菜、獐牙菜、止泻木子、波棱瓜子、榜我嘎布、兔耳草、鸭嘴花，用白糖调服。热偏盛，特别是目及尿液色黄时，用三果、大黄、锡金大戟煎汤泻下。尤其是红瘟鼻出血者，以紫檀香、麻黄炭、熊胆等配合内服，在印堂连灸五壮。咳嗽而上身刺痛、咯痰色红者，将白檀香、红花、竹黄、紫草茸树炭共研，以白糖调和为散，用紫草茸煎汁送服，在肺脉放血少许。脑刺痛艾灸腮颊闪动之脉，并在额脉放血少许。将麝香、甘松、黑蒿炭、诃子、柏叶、高山龙胆共研内服，在囟门灸之。后期侵入胃脘，应以汤药泻下，此后以肉豆蔻、阿魏、草果为散，用红块糖酒送服，并饮服肥肉汤和温和酒。如不这样治疗，则胃火绝灭，形成纳谷不化，频作空呕者死。如出现上述收效之全部症状者，则会痊愈无疑。

(3) 津瘟：首先给服四味藏木香汤加苍耳子、岩白菜、鸭嘴花、野姜、老鹳草、角茴香等共煎之汤促其成熟，斋戒食物，早晚多饮开水，待成熟后，将六良、獐牙菜、三果、五脉绿绒蒿、岩白菜共研，用白糖调和为散内服，将三果、獐牙菜、岩白菜共煎热服，大量发汗。发汗后仍难清除病邪，热不能解者则用泻下法泻之。

① 愚痴瘟：用羊毛脂液拌和白山羊焦角粉，涂擦全身，以三味冰片君臣散内服，消化后发汗排出，谵语频繁者在脑后发际灸之，如出现呕吐者灸第一椎。

② 哑结瘟：将三味冰片君臣散与肉豆蔻调和内服，在足掌和拇指心灸之，此后在舌下脉放血。

入于肾者，以蒺藜、荜拨、红块糖煎汤温服，以压抑肾脏风势。如不这样进行治疗，则肾脏正精衰微。出现双足冰冷、呼吸短促、鼻流清涕、神脉不显者，则定死无疑。如出现上述收效之全部症状者则愈。

(4) 混合瘟

1) 治疗概述：分促其成熟、平息、调养三种。

① 促其成熟：因混合瘟降于精华，导致胃火式微，精华运行之脉道被阻，故需适

当禁食，早晚多饮开水，并服食加佐料（干姜、葛缕子、芫荽子）之大米稀粥或炒青稞粥。干姜、苍耳子、角茴香三味加老鹳草煎汤温服，或者以宽筋藤、老鹳草、山苦荬、野姜煎汤内服。津风偏盛者宜服四味藏木香汤，血和胆偏盛者给服三果汤。饮食起居禁忌偏热或偏寒，以温和为适度。其成熟之征象是汗出，恶寒停止。

② 平息：成熟后则以平息法进行治疗，其治疗阶段分初期和陈旧期两个阶段。

在初期，分结合素患力量治疗和热势之大小进行治疗两种。

结合素患力量进行治疗：风、胆、津三者何种偏盛先行平息之，如果三者力量相等，则按津、胆、风依次治疗，风服一味宽筋藤汤，胆服一味诃子汤，津服一味荜拨汤，三者力量相等时宜服三果汤，饮食起居、药物外治要结合其具体情况选择对症疗法。

结合热势大小进行治疗：由于地区、时令、年龄、病原、饮食、起居等之不同，形成热势大小不同之两种情况。热势大者，无暇等待成熟时期，先禁食一日，次日清晨令食黄牛鲜肉，又次日清晨以丝瓜子引吐，次晨再以兔耳草（加锡金大戟）泻之。本法可将胃中之津和胆肃清，再以三味冰片君臣散（冰片、竹黄、榜莪嘎布）、五味冰片君臣散（三味加牛黄、红花）、七味冰片君臣散（五味加熊胆、麝香）或宝绳散（十四味冰片散）等结合体质和热势大小服用，经常在服药后发汗排出。腑热偏盛者，以甘药（甘草、锡金大戟）泻之，如出现上身刺痛、痰色红黄，可结合部位放血，但以放出血气为度，不可大量放血。

热势较小者，将紫色悬钩子、小檗皮、射干、兔耳草、油松、老鹳草、三果煎汤凉服后，用八主散加老鹳草、角茴香、止泻木子、射干、山苦荬共研内服。

陈旧期是病程经过一月之陈旧瘟热，先以宽筋藤、荜拨、三果煎汤，多次饮服，然后给服二十五味冰片散，有时可进行发汗，目及尿液发黄者进行泻下。二便、矢气不通者，以紫色悬钩子、蒺藜、牛奶、旧红块糖共煎，服之有效。如皮肤色青、肌肉干燥、食欲佳者，为热邪散布于体表之征，则以水喷激有效。脉牵引作痛、胀满沉重者，少量放血，关节、骨骼肿痛者作凉水浴。患瘟病后鼻作肿者，在附近之脉放血，用红花、白糖、新酥油制成鼻药滴鼻，将红耳鼠兔粪膏、镰形棘豆、兔耳草共研，用童尿调涂。散在性之刺痛，以圣地红景天加热熨之。体弱无力、下身发烧者，用峻导泻导泻。正精耗损、下身寒凉者，用轻导泻导泻。体弱无力，深部热邪未出而生风者，以獐牙菜酥油丸蜂蜜调服。总之，因热邪与病原、各正精相连，故会发生各种杂病。须参照热病治法清除各种杂病。

③ 调养：在后期山滩际阶段要注意营养身体，混合瘟其表现症状无规律，故易于误诊，必须详细诊断，逐渐放松饮食禁忌，切勿陷入假象。

2）分症治疗

① 连绵瘟：宜服三味射干汤（射干、止泻木子、兔耳草），特别是津偏盛而出现嗳气呕吐、纳谷不化、食欲不振者，以引吐剂（丁座草、光明盐）引吐。降落于胆而出现目及尿液发黄者，进行泻下（锡金大戟、葡萄、四味止泻木汤）。虫怒而导致胃脘刺痛者，以肉托果（以肉托果、红块糖为丸）杀之。

② 时常瘟：宜服五味兔耳草散（兔耳草、射干、老鹳草、紫茉莉、乳白香青），在所降之脉道酌情适量放血。

③ 一日瘟：宜服八味老鹳草散（老鹳草、波棱瓜子、三果、蝙蝠葛、止泻木子、葡萄），最主要的治疗目的是多发汗，并以水喷激之。

④ 三日瘟：服四味干姜汤（干姜、白檀香、獐牙菜、宽筋藤）、十味香薷散（香薷、乳香、姜黄、小檗皮、红耳鼠兔粪膏、止泻木子、榜莪嘎布、三果），用蜂蜜调服。

⑤ 四日瘟：宜服三味宽筋藤汤（宽筋藤、老鹳草、余甘子）。将宽筋藤、红耳鼠兔粪膏调和涂擦全身，再以冷蒿煎汁浸润，用广木香、诃子、牛奶调和，作轻导泻灌肠。关节启开刺痛者，在最痛之部位灸之。降于脑部者应用洗鼻法（五味短穗兔耳草），进行温泉浴和用麝粪在全身热熨，并泻内部之脉，然后服五根酥油丸和三果酥油丸。

上述各症可以服用五味射干散（射干、兔耳草、老鹳草、甘草、诃子五味），剂型无论汤剂散剂，服之均有效。任何瘟病，使用各种方法热仍不降者，治疗较难，可在手脉放血数次。一日瘟不能放血，其他四种瘟病在各自脉道放血（连绵瘟降于精华，精华为津胆之境，故在正长胆脉放血；时常瘟降于血，故在血脉短角等放血；三日瘟降于脂肪，故须根据症状在头脉金戟放血；四日瘟降于骨，骨之热在肾脉腨端放血），可将瘟热彻底清除，各种瘟病都要慎重山滩际。

（5）痨瘟

1）治疗概况：第一先要堵塞脉之逃窜关，第二以对治法杀灭，第三清除病尸，第四清除余邪。

① 堵塞脉之逃窜关：将人胆、熊胆、麝香、榜莪嘎布、黄花獐牙菜、甘露药（经过诵经处理认为有神效之药）、红耳鼠兔粪膏、姜黄共研，在八岁童尿中浸泡内服，如与催熟汤连服，则最有效。在后囟、囟门、第六椎、十三椎、内踝动脉灸四至五壮。可将脉之逃窜关堵塞。

② 对治法杀灭：榜莪那布、榜莪那布花、镰形棘豆、诃子、人肉，分量依次递增，共研细粉，以童尿为丸，如豌豆大，连服几次后，出现身重出汗、体表发烧者为痨瘟已诛之征。

③ 清除病尸：以治急刺痛中之泻剂（五味对治散）清除病尸，若不中病，须再次泻之，如仍无效，是命风衰竭，则死不治。如泄泻良好，泻物色黄气浓者是病尸已出之征。如泻出物中胆液少而目黄者，再次泻下，泻净之征象是白睛立即变白。

④ 清除余邪：将牛黄、红花、止泻木子、兔耳草、獐牙菜、小檗皮、榜莪嘎布、麻花艽、胶质没药、大黄、醉鱼草花共研细末，在四时（早、晚、中午、午夜）用水送服，则能肃清余热。

本病虽属热证，但服用冰片则能转成命风，故必须禁用。在疠未杀灭前禁用放血疗法和白食（乳制品）及甜味等食品，宜服食大米粥、炒青稞片粥、凉开水及稀薄糌粑开水。

2）分症治疗

① 疠瘟降于头：以熊胆、雪山钙质结核、牛黄、打箭菊、榜莪嘎布等共研内服，在囟门、后囟，腮颊等处灸之。鼻衄者将红花、熊胆、麻黄炭、叉分蓼、乳白花黄芪、麻花艽、黄石花、白糖共研内服。

② 疠温降于肺：将白檀香、红花、竹黄、小檗皮、甘草、榜莪嘎布、白糖共研内服，在六头、器皿放血。

③ 疠瘟降于肾：将麝香、红花、小豆蔻、小檗皮、红耳鼠兔粪膏、冬葵子、诃子、圆柏叶共研内服，灸十四椎和黑脉（十四椎旁开一寸一分处）。

④ 疠瘟降于胃：分共同治疗和分症治疗两种。总的治疗是凡降于胃脘之各种瘟病，以黑冰片、熊胆配合服之为佳。将麝香、止泻木子、茜草、岩白菜、熊胆、榜莪嘎布、小檗皮等共研，内服。分症治疗，疠偏盛者，杀灭后泻下（五味对治散），将黑冰片、乳白花黄芪、兔耳草、少花延胡索四药各一握，分别烧炭存性，以红花母黄牛尿拌和，做成散剂，以白糖为引内服，对各种瘟热有良效，是治混合瘟的疯瘟“知知合”等疠瘟降于胃脘之甘露；胆位被风占夺者，以紫硇砂、肉豆蔻煎汤，加红块糖酒内服。以黑冰片白酒调和服之更佳；不消化引起的嗳气呕吐、纳谷不化者，宜服光明盐汤，并以汤剂泻下（诃子、大黄、荜拨、波棱瓜子）。

⑤ 疠瘟降于小肠：首先应用泻下法（疣果大戟、亚大黄、狼毒、诃子、止泻木子）。然后将霹雳骨（霹雳击毙之骨）、黄花獐牙菜、麝香、法药、榜莪嘎布、亚大黄以童尿调服。

未成熟之瘟热初期需促其成熟，中期增盛时以对治方进行治疗，后期压抑杂风清除杂症。治疗可参照热病总论章灵活运用。

第二十四章　痘　疮

复次，意生仙人向明智仙人如此请问道："痘疮疫病之内外因、特点、分类、症状、治法等如何？请延寿药王赐教。"

明智仙人回答道："痘疮疫病病因与上述总论相同，其机理是热邪降于黄水而遍及全身，而痘疮则从骨、髓、骨松质等深处发生，因其疮疹颗粒之形如豆状，故称痘疮。"

一、分类

痘疮有黑、白两类，黑痘有牛颈肿痘、干血蝇虱痘、管状铜钉痘三种，白痘有灰鹿角痘、盔头圆痘、麻疹硬痘三种。

二、症状

(一) 症状概述

初期恶寒身倦，关节疼痛，疲乏无力，口苦纳差，头目昏眩（尤其是头痛剧烈），心跳，肌肤厚而发红色，全身有酸痛感，吐胆汁状液体，骨及髓疼痛欲裂，这是初期未成熟的症状表现，迨中期痘疮出现后，才有安宁之感，最后之症状分黑白两种。

(二) 证候分类

1. 黑痘

(1) 牛颈肿痘：痘疮不能向外畅发，刺痛剧烈，全身作肿。本病为素患混合为患而产生的黑黄水所致。

(2) 干血蝇虱痘：痘疮如蝇虱附着于身，痘呈红黑色。

(3) 管状铜钉痘：痘疮顶端塌陷，形如管状铜钉。干血蝇虱痘和管状铜钉痘均由血和胆转化而成，头痛甚剧，体表、脉象和尿液皆显热征。

2. 白痘

(1) 盔头圆痘：痘疮丛生，形大且多。

(2) 灰鹿角痘：痘疮色白而密。

(3) 麻疹硬痘：痘多如麻，上覆表皮坚硬。

以上三种白痘均由津风转化而发，病状与感冒相似，热象较轻，如饮食起居等护理得当，则可不药自愈。

三、治疗

（一）治疗概述

在未成熟之初期，使其毛孔开启，病增盛时将热邪向外清除，痘疮内陷时必须向外引出，最后扫除痘疮瘢痕。首先使毛孔开启，将宽筋藤、三果、獐牙菜、鸭嘴花、岩白菜共研煎汤，在中午温服一捧，服药后促其发汗，出汗后用羊毛及豆粉等摩擦皮肤，由于发汗后毛孔开放，则痘疮迅速外出。病势严重者要连服数次为妙，在此阶段除外治发汗外，再无其他妙法。

本病之饮食以炒青稞粥、加乳面食、新酪浆、开水、无盐淡菜为宜。无论白天黑夜居住衣着以温暖为宜，如果遇风受凉，则痘疮就会内陷。误食高营养品，则痘疮不发而必降于脏，如果内陷，要给以豆汁和豆菜。此后以汤剂和散剂清除热邪。首先以玄参为主药，与阿尔泰狗娃花、垂果蒜芥、肾叶山蓼煎汤内服，以驱痘疮外出。其次以散剂清除热邪，散剂有精药散和矿药散两种。

精药散：将白檀香、牛黄、诃子、肉豆蔻、竹黄、红花、麝香、犀角共研，以白糖调和为散，雪水送服。

矿药散：将四石王（代赭石、结核状赤铁矿、雪山钙质结核、寒水石）、朱砂、麝香、硼砂共研，以白糖调和为散，用白酒送服，服药次数和剂量根据热势大小酌情应用。

精药能清脏腑之热，矿物药则有燥黄水和驱病外出之效。病势严重者接连服用矿物药和精华药，则颇有疗效。如痘疮不能外达，身肿恶寒者，将痘疮痂、甘草放在牛乳中煎后涂擦。痘疮出而复回，毒邪内陷，或痘疮出全而复陷者必须向外引出，以榜莪那布如青稞大一粒，用白糖调和内服发汗，此后在矿药散或精药散中加四分之一的制水银，加大剂量，分六次交替内服（分黎明、上午、中午、下午、初夜、午夜六次服，矿药散用麦酒送服，精药散用玄参汤送服），则可外达，痘疮出全时一般不会死亡。最后将病头压下后，清除瘢痕。痘疮灌浆而湿甚者，将鹿角炭、黑蒿炭、沙蒿炭、鸢尾子炭、黄色牛之粪炭等共研细末，敷之即能干燥。当痘疮出现于手足掌和先前所出痘疮大部已干燥，夜不安寐，呵欠频作，身战栗，心神不安，脉尿热象下降时，须放松饮食，给以融化之新酥油、鲜肉、蜂蜜等，最初量要少，以后逐渐增加，最后可尽量服食。饮酒过多，则会引起痘盘作痒，故要适量少饮，严禁酩酊大醉。此后加强营养能很快恢复体力，面部之痘痂剥离后，用自己小便洗，再将多刺绿绒蒿用猪、山羊脂调和涂擦。

（二）分症治疗

1. 按种类治疗

（1）牛颈肿痘：宜将犀牛皮和黄牛颈皮烤至微黄，加豌豆粉与通用方（矿药散或精药散）连服燥湿。肿势较甚者在附近脉道放血，将锡金大戟、兔耳草、乳香、榜莪那布花共研为丸，用母黄牛尿送服泻下。

（2）干血蝇虱痘和管状铜钉痘：宜用上述泻剂用六良药、麝香、黑冰片以山羊血配合作催泻剂，或者以獐牙菜、止泻木子、鸭嘴花加上述之精药散内服，热势特甚者加冰片内服。

（3）三种白痘以石榴子、余甘子加矿药散内服。

上述各种痘疮虽经过各种方法治疗，但黑痘出现身肿，药物使痘疮不能外达者，七日死。如仅有颗粒状红疹，而不能形成痘疮者，五日死。痘疮发黑形扁，不能灌浆，九日死。灰鹿角痘如食物控制过严亦能造成死亡。痘疮全部外出后复内陷者为宿业造成的死亡。

2. 按降落部位治疗

（1）痘毒入心：疯狂战栗，并有轻度惊悸。宜将精药散加冰片内服。如不见效，癫狂忿怒者不救。

（2）痘毒入肺：咳嗽频作，咯出脓痰，胸部刺痛，宜将精药散加无茎芥、甘草。如不见效，咽喉阻塞者为死症。

（3）痘毒入肝：目睛红赤，肝区刺痛，宜将精药散加熊胆、红耳鼠兔粪膏、西红花。神志昏沉而吐血或便血者死。

（4）痘毒入小肠：吐泻胆汁样物，宜将精药散加茜草、叉分蓼、止泻木子内服。如果便血，则为腑溃破之征，不治。

以上各症的对治药以水银为最佳，痘疮出现于眼睛者，以冰片、麝香点眼，或者以桃儿七人乳调和点眼，用熊胆、锌灰、小檗膏、黄铜灰、人乳调和点眼，眼中秽物以鸽子翎毛清除，用冰片或红花水洗眼，用灌水羊胃冷罨。

（5）痘毒入喉：多次服用热面菜，将水菖蒲、广木香、白硇砂，共研细末，吹入喉部，并服猪毛蒿汤，也可饮服青公马粪汁。如不见效，将痘疮用手术刀剜除后，撒以药粉。

（6）痘毒入膀胱：宜将白硇砂、广木香、冬葵子、麝香等煎汤内服。将白硇砂、麝香、水菖蒲、广木香四药之浸出液用阴部导管送入膀胱，可将凶恶之痘疮清除。

第二十五章　小肠刺痛

复次，意生仙人向明智仙人如此请问道：“请讲述小肠刺痛疫病之病因、性质、分类、症状和治法。”

如此请问毕后，导师答道：“小肠刺痛之病因与瘟热相同，其性质是肝热向下降落，引起疠病、黄水和胆热，导致小肠刺痛而大便泄泻，故称小肠刺痛（包括痢疾和肠炎）。”

一、分类

（一）分类概述

有脏泻、腑泻、病势严重之泄泻和病势轻微之泄泻四种。

（二）具体分类

有小肠刺痛、小肠扭转、小肠鸣症和小肠哑症四种。

二、症状

（一）症状概述

最初头和关节痛，恶寒，小肠疼痛，大便泄泻量小，便时刺痛剧烈，便出物为红黄色和如蚀液或紫色，或下黏液。

1. 脏泻：刺痛剧烈，泻出量少，色像吸吮之齿血和羊腹腔中之洗汁。
2. 腑泻：便色红黄，或泻蚀液或黏液，刺痛轻微，次数亦少。
3. 病势严重之泄泻：身发烧，泄泻次数多，刺痛剧烈。
4. 病势轻微之泄泻：其中临床表现之症状恰与上症相反。

（二）具体分类

1. 小肠刺痛：泻出量少。再三泻利，在泻时刺痛特甚。
2. 小肠扭转：大便积攒后大量泻下，刺痛如切，泻后缓解。
3. 小肠鸣症：刺痛小，不作阵发性，泻出量少，脉和尿液之热象轻微。
4. 小肠哑症：不泻利，腹胀便阻，疼痛如割。

三、治疗

（一）初期治疗

1. 治疗概述：根据病势大小进行。

（1）病势严重之病有七种治疗原则，即保护腑黏膜，杀灭胆火，泻肠腐气，对治灭疾，控制肝漏，转变泻色，截断水路。

① 护腑黏膜：首先防护腑黏膜受损，宜服三味护膜独胜散（兔脑、熊胆、黑芝麻）。

② 杀灭胆火：在杀灭胆火时，宜用三味护膜独胜散和七味扑胆火红花散（将红花、竹黄、五脉绿绒蒿、獐牙菜、马兜铃、红耳鼠兔粪膏共煎，大热加冰片，中热加白檀香，小热加牛黄）两方，分四时交替服之（早晚服三味护膜独胜散，中午午夜服七味扑胆火红花散）。

③ 泻肠腐气：宜用三味独泻散（将疣果大戟、亚大黄、狼毒用童尿送服），依便色

加臣药（红色加翠雀花，黄色加止泻木子，紫色加骨碎补，蚀液加沙生槐子，黏液加小豆蔻）清泻腐臭气，泻一次或两次要结合病情进行。

④ 对治灭疾：行上述泻法后，宜服三味独胜对治散（以未服药的小肠刺痛死者的天灵盖、霹雳骨、法药、榜莪那布花、黄花獐牙菜为主再加亚大黄、麝香、红耳鼠兔粪膏），小剂量多次服用，以杀灭疾病实质，刺痛剧烈时，在小腹以水中石冷罨，将榜莪嘎布散（榜莪嘎布、麻花艽、兔耳草为粉）置水中浸泡导泻。脱肛者以木板堵缚肛门。

⑤ 控制肝漏：待出现热势稍有下降之征后，服九味红花散（红花、竹黄、马兜铃、篦齿虎耳草、麻黄节、诃子、朱砂、熊胆、红耳鼠兔粪膏）。

⑥ 转变泻色：连服九味红花散与变泻色药（红色用翠雀花、紫草茸；黄色用止泻木子、熊胆；黏液用小豆蔻、霹雳骨；紫色用骨碎补、黄连；蚀液用沙生槐子、人胆，上述药均以白糖调和）。

饮食以蓝青稞砸扁煮熟，加少量黄牛乳和山羊乳，无硝凉开水加少许糌粑为宜，禁食乳食、甜味、腐败、酸味及温性营养之品。

⑦ 截断水路：待热下降，病势减轻，出现脉迟尿青，体温不高，腹内鸣响，泻物臭味小，刺痛不甚，泻便间隔长，带声泻下，泻便入水浮于上等情况时，止泻药与新鲜有营养之食物逐渐加量，交替服食，以切断水路，但不可强行止泻，以逐渐加量引诱为宜。

（2）病势轻微的治疗方法有三种。即小肠瘟初期要约束肝脏脉口、中期迅速杀灭胆热、后期截断水路。其共同之主药为翼首草，初期角茴香、黄连二药与主药等量，雪水煮开，凉冷送服。中期獐牙菜、榜莪嘎布、无茎芥、兔耳草四药为主药之三分之一，煎汤凉服或将散剂在水中浸泡后服之。后期热势下降而适合止泻之时，小檗花为主药之三分之一，加入生犊经年之黄牛乳中内服，以截断水路。或者以黄花獐牙菜、法药、肠刺痛死者之天灵盖，霹雳骨为君药用三分之二，麝香、熊胆、打箭菊、榜莪嘎布、尼泊尔黄谨、亚大黄、红耳鼠兔粪膏为三分之一，便色红赤者加翠雀花，黄者加止泻木子，蚀液加沙生槐子，便色如紫草茸汁加骨碎补，黏液加小豆蔻，用雪水调服，以防肠壁腐烂，并促热邪下降。待泄泻间隔延长，余热减退后，上药以白糖调和，用黄牛乳煮熟凉冷送服，以清除余邪，止泻养身。

2. 分症治疗

（1）小肠刺痛和小肠扭转二症：将翼首草、兔耳草、榜莪嘎布、篦齿虎耳草、黄连、无茎芥、角茴香共研，名七味固守散，煎汤内服能约束脉口，有固守防腐之效。用红花母黄牛乳和白酥油煎服，能保护肠壁使泻物顺利滑下。特别是小肠刺痛泻紫草茸汁或茜草汁样便者，将红花、五脉绿绒蒿、白糖与七味固守散配合；便色黄者，将牛黄、醉鱼草花与七味固守散配合；便血者，将熊胆与七味固守散配合。

（2）小肠扭转症：泻利亚大黄汁或烟汁色，或灰汁样便者，将长嘴诃子尖、小檗皮、马兜铃、波棱瓜子与七味固守散配合内服；泻利黑血腐肉者，将鸭嘴花、宽筋藤与七味固守散配合，煎汤内服。

（3）小肠鸣症：肠鸣泻红色便者，将红花、熊胆、白糖共研，用榜莪嘎布汤送服；泻利灰色水样便或黏液者，将小豆蔻与白糖调服。

（4）小肠哑症：将长嘴诃子、马兜铃煎汤，加波棱瓜子、篦齿虎耳草、獐牙菜、榜莪嘎布煎汤内服。两大肠脉放血，羊胃注入冷水罨小腹，经以上治疗仍不顺利泄泻者，以泻疠剂（三味独泻散加打箭菊、兔耳草、榜莪那布花，童尿调和）泻下。

（二）陈旧期治疗

病程已达半月之各种小肠陈旧疫病，可服七味胆散或四味止泻木汤。泻物气味浓臭者，用泻下法泻之，食物以面粥、大米、稀薄糌粑、开水、凉开水等为宜，要少量多次饮服，禁忌上述之有害食物。待热邪压伏，达到止泻之时，以寒水石、尼泊尔黄堇、乌奴龙胆三味，或者将翠雀花用初产犊之牛乳煎熬内服，或者将黄牛乳酪、兔脑、皮胶、炒米粉等煮熟，少量多餐服食。或者将漆树子、葫芦子、栎膏、莎木面、车前子等加入大米粥服食，或者将藏羚羊血、野牛血配合服用，或者将车前子和翠雀花煎汁，加入莎木面、漆树子、葫芦子、栎膏等共研粉，少量多餐，再三服食。

泻利过度，腑温散失，形成沉寒固冷者，宜服五味石榴散，灸大小肠之属穴（十六椎、十七椎、神阙旁开各二寸）。宜少量服食羊肉、黄牛肉及野牲肉的新鲜肥肉汤。将新鲜温和酒以沙棘木、紫草茸内之木屑烧炭调和，加入寒水石粉，口渴时饮服少许，在泻利未止之前，要注意饮食起居之宜忌。

第二十六章　白喉和炭疽

复次，意生仙人向明智仙人如此请求道："请将瘟病白喉、炭疽之病因、分类以及症状、治疗等予以讲授。"

明智仙人答道："内因是在人血液中有七种毒虫，色如红铜，体积微渺，肉眼无法看见，能在一刹那间窜遍全身。其外因是风、胆、津及混合症等，诱发因是人们生活之环境不当，加之时令、饮食、起居、魔鬼等各种因素，激起血虫蠢动，侵蚀人体正精，遂致疠病。一切乳制之白色食物及糖类，皆足以滋长毒虫之生命力，对人体有害，凡有毒药物有克制毒虫之作用。"

一、分类

本病由于发病之部位不同，其名称亦因之而异，如发于头部为脑刺痛，发于喉部为白喉，发于胸部为急刺痛，发于胃为疠类牛症，发于小肠为小肠刺痛，发于皮肤为火焰症，发于关节为肉核瘤，发于鱼肌为转筋，发于肌肉为炭疽，发于肌肉骨脉，形成麻木或溃烂者为疖痈。在这里只讲白喉和炭疽两种。

（一）炭疽分类

炭疽分类有四大、病原和种类三部分。以四大分，则有土、水、火、风四种；以病原分，则有黑、白、花三种；以种类分，则有猛、极猛、流走、母疽四种。

（二）白喉分类

有雄、雌、子、疠四种。

二、症状

（一）诊断概述

1. 外部症状：肿块形如痘疮和水泡，或像鱼、蛇、蜘蛛、蝎、蜈蚣、青蛙、蝌蚪等。形状难看可怕，肿块颜色有红、黑、紫、花等色。其临床表现是恶寒身颤，关节疼痛，头痛口苦，神乱不安，心中不乐。

2. 内部症状：分脉象、尿液、触觉和肿象四部分。

（1）脉象：脉象外表数而深处紧，脉内震颤。

（2）尿液：尿液色黑，蒸汽聚集笼罩，混悬物乱而出现难以转变之象。

（3）触觉：触之无感觉或痛不可忍，局部灼热或冰凉。

（4）肿象：肩胛骨上作肿，汗毛脱落、倒伏，一椎两旁跳动，脊柱和腋下出现红点。

3. 秘象症状：服三黑（硫黄、水菖蒲、麝香）后惊恐战栗者，即可确诊为本病。

（二）具体症状

1. 炭疽症状

（1）土炭疽：患部肿块坚硬稳定，肿块及疹粒顶部呈黑色。

（2）火炭疽：患部红而灼热，如被火烧样，扩散极为迅速。

（3）水炭疽：柔软而发凉，有水泡，流黄水。

（4）风炭疽：患部灰白，质松软而不坚实，时肿时消。

（5）白炭疽：刺痛不甚，脉、尿和体征均呈寒象。

（6）黑炭疽：刺痛剧烈，脉、尿和体征均呈热象。

（7）花炭疽：兼有上列各种炭疽之症状，作阵发性刺痛。

（8）猛炭疽：病来猛烈，发展迅速，肿势很快扩大。

（9）极猛炭疽：向体内急速流窜，向周围放射。

（10）流走炭疽：肿块凸凹不平，全身播散漫延。

（11）母炭疽：肿块坚硬稳定，刺痛不甚，或松软而波动，有人称为软炭疽。

2. 白喉症状：舌上津邪特厚，舌、唇及两颊内侧及上颚后部等处发有疹粒，咽喉阻塞，饮食难进。特别是雄白喉，疹粒特大，状如星体；雌白喉向上突起，如覆碗状；子白喉形如洒布之乳酪；雳白喉形如剑背，或如龟背和怒视之目。如以目望不能作出正确诊断，则依据症状表现，以望、问、切之法详细诊断。

三、治疗

（一）治疗概述

饮食、起居、扑杀、泻下四法是炭疽和白喉的通治方法，特别是炭疽，以涂擦和艾灸为宜。散布、潜伏、流窜和黑黄水要进行镇压。白喉以平息、融化和切断三法治疗，逃窜于上碉（心）者用镇逆法。

1. 饮食：禁忌白色乳制品，甜味、酸味和腐败之食物。宜食蔬菜面糊，炒小麦片粥，饮稀薄糌粑开水。

2. 起居：禁忌房事、白昼睡眠、剧烈活动、骑马、忿怒、生气、涉水以及其他令人动怒之事。

3. 杀法：有用相同的药物扑杀、不相同的对治扑杀两种。

（1）相同的药物扑杀：以麝香、六良、胶质没药为基本方，热盛者加冰片、牛黄、白檀香，寒盛者加水菖蒲、阿魏。或者以打箭菊、镰形棘豆、胶质没药、麝香、水菖蒲、诃子配合内服。

（2）不相同的对治扑杀：分单方，主药、辅助药同用，大型配方三种。

1）单方：应用单方时又分先行、收敛、扑杀和镇逆法四种。

① 先行法：四物散（青稞大沙蜥肉一块、白青稞三粒、沙生槐子一粒、花椒一粒）与水配合内服，能压伏素患而具有八性能。

② 收敛法：白块糖与酒调和，每服一捧，能抑制风而使散布者收敛，亦易于用对治扑杀。

③ 扑杀法：分药物、配法和服法三种。

药物：有“西曾木”“囊曾木”和“桑曾木”三种；“西曾木”是在冬季采挖的榜莪那布根；“囊曾木”是具九、七、五、三等奇数榜莪那布根；“桑曾木”是由种子生发一年而成的榜莪那布根，挖时不能损伤根，采挖之根用烟熏七日。

配法：青稞大榜莪那布一粒，加二分之一的白糖粉，用八岁童尿或比丘小便调和。

服法：在疾病没有杀灭前，重复服用，并进行发汗。杀灭之征兆是身和舌体麻木，手指僵硬，刺痛停止，肿胀消退，大汗淋漓。

④ 镇逆法：以冬季所采卷丝苣苔之根和夏季之花各一剂，与碱花配合，可清除药物中毒反应。服上药后虽无杀灭之征兆出现，但每服三剂，每次必须服卷丝苣苔、硷花

配方一剂。

服上述之单方，会出现用药量偏大、偏小或误用等情况，药量过小，则病未杀灭而药力耗尽，犹如追扑野牛中途马乏一样；误用药物是无病用药，犹如无野牛而马空驰一样；与此相同，药量过大，则病虽被杀，但会引起药物中毒，犹如扑杀野牛马跑过急而受损，因此善医者必须避免上述之弊病。

2）主、辅药方：有相杀之药方（诃子杀乌头）和无相杀之药方两种。

① 有相杀之药方：将榜莪那布、诃子、麝香、硫黄、胶质没药、六良、广木香、阿魏、水菖蒲等以童尿调和为丸，如豌豆大，加水银则疗效更佳，在病未杀灭之前连续服用发汗。

② 无相杀之药方：以榜莪那布、水菖蒲、公山羊阴毛污垢、人髋骨灰四味配合，剂量根据疾病情况，浸泡于童尿饮服，并进行发汗，如果发生药物反应时，则病已杀灭。未杀灭者继续服用，待杀灭之征象出现时，必须按上法进行镇逆处理。

3）多味大方：一生受二身之肉（未脱尾之小青蛙）为主药，加肉类（全蝎、蜘蛛、蜈蚣、步行虫、蛇、沙蜥、猪、鼯鼠、蝙蝠、香鼬、艾虎、秃鹫、鹏鸮、戴胜鸟、鱼、渡鸦、人、马、狗等之肉）、麝香、胶质没药、辉锑矿等，以及矿物药（锌矿、银矿、钟乳石、代赭石等）、精药（竹黄、红花、肉豆蔻、草果、丁香、小豆蔻、阿魏）、有毒气草药（车前叶垂头菊、虱草、镰形棘豆、囊距翠雀、黄连、香薷、甘松、黑蒿）、文官木等具刺类（花椒、小檗、鬼箭锦鸡儿等）、榜莪那布等各种毒药（各种榜莪那布、山莨菪、马尿泡、疣果大戟、锡金大戟、狼毒、桃儿七等毒药），按规定量配合（毒药一份，具刺药二份，肉类药三份，有毒气药四份，猛制水银一钱），共研极细末，以童尿为丸，治各种疠病均有效，特别是治疗白喉和炭疽之对治药。

4. 泻下：最后为了清除余邪，以君（疣果大戟）臣（亚大黄）童尿泻剂泻下，泻药达病所后，用开水催泻以清除余邪。或者将六良、麝香、胶质没药、水菖蒲、辉锑矿、镰形棘豆、人肉、榜莪那布、疣果大戟、亚大黄、榜莪那布花、波棱瓜子、兔耳草、牛黄等以童尿调和内服，则有杀灭和泻下之双重作用。

（二）分症治疗

1. 炭疽治法

（1）对治方法：将榜莪那布、硫黄、镰形棘豆、麝香、胶质没药、山莨菪共研之物涂擦患部，可杀灭炭疽。将炼响铜渣、麻花艽、瓦韦、亚大黄、羌活、狗粪、狼粪、大便共研之物涂擦患部，可消肿。山羊焦角、水绵、鸡粪配合，将红耳鼠兔粪膏、水菖蒲、童尿为上三方的加味药研细调成糊状，不待药干而连续涂擦，药不可涂于肿块顶巅，在周围涂擦，注意疮毒流窜，如抑制不住流窜之肿头，可在纸或毛或毡片上，以面粉童便拌和敷之。如涂药和内服药不能杀灭者，则以艾灸堵塞要道（病在足灸心脉红眼；病在心灸“阿索”；发于头灸小尖脉和百会），在山巅加盖火印（病毒内陷或发于躯干者，灸百会，脉络增盛者灸膻中、第六椎、四无名指、肩胛骨、四掌心）、肿块边际用兵包围（在离肿块边缘一寸处之周围像兵包围样，以烙器点烧）、在其上面降霹雳（在肿块上以烙器烧之）等四种方法治疗。灸后根据病情，给以相应的内服药和涂擦药杀灭。其收效之征兆是肿势消，刺痛停止，或者成脓，如出现上述征兆则将治愈。如已成脓，按四肢创伤治疗。

（2）镇逆：疾病转逆分散布、潜伏、流窜、转变黑黄水四种。散布分散布于脉道、肌肉、皮肤、脓液。散布于脉道用艾灸、放血和泻下法收敛之；散布于肌肉以黑、花敷料收敛之；散布于皮肤以燥湿剂涂擦收敛；散布于脓以泻法压之和束缚之法收敛之（见四肢创伤章）；潜伏者先治魔鬼，然后以乳酪、酒糟调和进行引发，或者以酒糟涂擦，再将面粉润湿后热熨。流窜症如流窜于脏，则脉象洪大，呼吸急促，流窜于何脏，就在该脏之脉道灸之，以切断流窜之路，以红块糖收敛于体内，然后以对治药杀之（榜莪那布粉剂）；如流窜于腑，则出现食欲不佳、上吐下泻，宜以泻下法泻之（总治方加所流窜腑之对治药），为镇逆之良法。转变为黑黄水时，则证现癫狂和昏晕扑倒，眼睛上翻，鼻流黄水和鲜血，宜以鼻泻法泻之，服冰片君臣散，在第六椎、第七椎、膻中灸之，如不见效，则为宿业引起之死症。

2. 白喉治法

（1）对治法：分平息、融化和断除三法。平息法是将白硇砂、茜草、榜莪那布、紫草茸等共研吹入喉；融化法是将硼砂、白硇砂、二矾（铁明矾、叶绿矾）共研吹入喉；断除法是将白硇砂、广木香、水菖蒲共研吹入喉。上药如不能断除，则以手术刀刮后烙之，白喉是因疠热降入喉而阻塞喉部，除泻下法外，再无其他良法。

（2）镇逆法：疠病逆转，窜入上硐脑中，鼻流黄液，神昏谵语，可用鼻泻法，将黄水从鼻中排出，如窜入下硐心脏时，则神志癫狂、舌中苔黑，宜用冰片君臣散，如不见效，则寿命已尽，是不治之症。

第二十七章　疫感冒

复次，意生仙人向明智仙人如此请求道：“请将疫感之病因、分类、症状和治疗予以讲授。”

如此请问毕后，明智仙人答道：“感冒之内因与瘟病总论相同，其外因是不洁之饮食、起居与一般饮食相混杂，飞尘和污秽不洁之物冲击鼻孔中之纯水脉和纯血脉后遂发感冒。”

一、分类

分喉感冒、肺感冒、疫感冒、鼻感冒四种。

二、症状

1. 喉感冒：初期咽部、上腭和鼻腔等灼热疼痛；中期则流清涕，鼻塞不通；后期则喷嚏频作。

2. 肺感冒：患病初期咽喉灼痛、声音嘶哑；中期则咳嗽频繁，头和胸背疼痛；后期则咳吐脓痰，如日久不愈，则成肺痼疾。

3. 疫感冒：头和关节、鱼肌疼痛，肩背部不舒，腰、股疼痛如被捶打，口苦纳差，恶寒，初夜发烧，睡多迷梦，本病如剧烈活动及不禁房事、食营养厚味则疾病加剧，称为感冒失精症，多半不治而死。

4. 鼻感冒：鼻腔灼痛酸痒，清涕淋漓。

三、治疗

1. 喉感冒：喉感冒注意饮食起居，便能恢复健康。

2. 肺感冒：将诃子、无茎芥、甘草、高山龙胆共研煎汤凉服。喉部灼热疼痛、声音嘶哑者，服六味丁香散；感冒经久不愈、痰浊连绵者，服二十五味冰片散，以彻底清除热邪，以白块糖和新鲜温和之品、性凉而具有营养之品治疗肺风。

3. 疫感冒：应用禁食疗法，多饮开水，以三果、宽筋藤、獐牙菜、藏木香、兔耳草共研煎汤，内服发汗，则有同时促热成熟和杀灭之效。将四香味（对四香味有不同之见解：① 烈香杜鹃、小豆蔻、乳白香青、木棉花丝；② 小豆蔻、乳白香青、木棉花瓣、丁香；③ 肉桂、小豆蔻、乳白香青、木棉花丝；④ 肉桂、小豆蔻、乳白香青、竹黄）共研，与乳酪调和内服，可治感冒。将石榴子、余甘子共研，用乳酪调服，作用同上。将烈香杜鹃叶、漆树子、沙棘果膏、三热、孜然芹、短尾铁线莲、小米辣共研取二份，用四香味半份，以白糖调服，可治痰多、感冒增盛、呼吸喘急等，并有使声音悦耳和开胃之作用。

4. 鼻感冒：谷物炒热，频频熏鼻有效。饮食以稀薄糌粑开水、淡茶、面菜肴、黄牛和山羊之乳酪和酪浆等为宜，禁忌剧烈活动、白昼睡眠及性温营养之品。由于饮食起居之不当而致疾病扩散形成瘟病或骚热时，可按相关章节所示方法积极治疗。

第四篇　治疗上体疾病

第二十八章　头　病

复次，意生仙人又如此请求道：“善哉明智仙尊！如何学习治疗上体疾病篇？请延寿药王予以教导。”

导师明智仙人如此讲道：“善哉大仙谛听！上体官窍病分头、眼、耳、鼻、口、瘿六种，首先讲头病病因、分类、症状、治疗四点。”

一、病因

头病的致病因素甚多，如饮酒过多、哭泣过甚、语言过多、为烟所熏、昼夜不眠、狂风吹袭，或被失常之寒暑所中，诸如此类，均能引起头部诸窍之病变。

二、分类

（一）主病

有风、胆、血、津和三种合并症及头虫病八种。

（二）一般病

有母风、肉核痈、白屑风、脱发症、秃顶、白发六种。

三、症状

1. 风转化者：腮颊刺痛，额颅、印堂有疼痛欲坠之感，耳内鸣响，牙齿、腮颊阵痛，齿脉闪动，目不能视物，清涕连绵。如将头部缠缚或以具油物热罨，则疼痛稍能缓解。

2. 胆转化者：其症状与瘟病相似，头目及全身发烧，目有如烟熏之感。在晚间寒凉时则略安。

3. 血转化者：小尖脉脉管鼓张，腮颊刺痛。饮酒、剧烈活动、睡眠、白昼炎热等均能使病情加剧。

4. 津转化者：头重难举，食物无味，恶心呕吐，双目作肿。在夜幕来临之时略感舒适。

5. 津胆合病：向阳则火痛感加剧，头痛而重，纳差，饮酒疼痛更甚。

6. 津风合病：头昏目眩，沉重难持，食物无味。

7. 风胆合病：额颅、两眼及腮颊疼痛。当遇寒遇热，上午及饥饿时易发作，颞颥陷中等处脉跳动激烈，在凉爽和黄昏时较安。

8. 头虫病：易生错觉，身疲力乏，疼痛难忍，鼻涕红色，颅骨缝作肿，不定时作阵发性疼痛，疼痛处脉管跳动，饮食起居无影响，遇大声喊叫或剧烈活动则疼痛发作。诊断白、黑虫时，将白石英烧红令患者吐唾液于其上鉴别（冷却后色黑者为黑虫，色白者为白虫）。

9. 母风：母之风窜入子者，则头部作肿。

10. 肉核痈：坚硬作肿。

11. 白屑风：虫疹和白屑遍布于头。

12. 脱发和秃顶：津、血、胆和黄水腐蚀发根，头发成片脱落，成秃顶。

13. 白发症：机体之热入于头，发受煎熬成白发。

四、治疗

1. 风转化之头病：先服融酥油，后服热乳，将各种肉类砸碎，加芫荽子，在乳中煎后热熨，将各种酥油与白糖配合内服。将镇风药（五根）与融酥油调和，或将棉花籽、肉桂、肉豆蔻、老鹳草共研，加入热水滴鼻。在颅骨缝等处行施东胡灸，于三结门和出现脉跳动处灸之。

2. 胆转化之头病：用新酥油涂擦后行放血疗法，以凉性吐、泻药（锡金大戟、高原大戟、橐吾、丝瓜子、金腰子、加獐牙菜、波棱瓜子）泻出，并以水浸润，然后以白檀香、五脉绿绒蒿、草木犀、广木香等涂擦，再以白糖、红花、新酥油调和滴鼻。

3. 血转化之头病：将三果煎汤内服，在临近脉道放血，以冷石子等进行涂抹，并以冷水喷激。

4. 津转化之头病：用旧酥油油治后引吐，以五热、刺参热熨，以小米辣、野姜、豆粉涂擦，并行禁食疗法，将莱菔子与蜂蜜配合滴鼻。

5. 头病属于津胆并病者：用凉水喷激，或取囟门放血后，以患者之岁数作为水之喷激数喷激之，再加碱花揉抚，待干后再用融酥油涂擦，并服八味石榴散。

6. 头病属于津风者：以治津、风二病之方进行治疗。

7. 风胆头病：先按风转化头病治疗，此后行放血疗法（囟门、额脉）。

8. 头虫病：以刚放出之热血（人血、畜血都可）滴鼻，用鱼骨、阿魏、酸藤果、黄牛尿调和滴鼻，则虫必出。或将以上药物与酥油配合，点燃熏鼻，或将麝香、榜莪那布、阿魏、紫矿、天仙子、西藏棱子芹、茜草、黑蒿共研，以鹿脂调和，点燃熏鼻。

9. 母风：按风病治疗后，再按疖痈治疗。

10. 肉核痈：亦按治疗疖痈之法进行治疗。

11. 白屑风：先以冷铁涂抹，再将母黄牛尿、鸡粪、油渣饼调和涂抹，或者以马粪汁加盐涂擦。

12. 秃顶和成块脱发：首先进行头排法，出现水泡，用针穿刺后，以猪髓、猪油、黄葵子、余甘子配合涂擦。或者以酒糟、雄黄、胡椒、铁明矾配合涂擦。或者将酒糟、广木香、藓生马先蒿、芝麻、五脉绿绒蒿、黄牛乳、蜂蜜调成软膏涂擦。或者将木棉花瓣、余甘子、甘草、黑芝麻、蜂蜜调和涂擦；五根和芝麻油调和滴鼻。

13. 白发症：羊角烧炭存性，与白芥子配合涂擦，将甘草、紫色悬钩子、白檀香、荜拨、五脉绿绒蒿、余甘子等煎汁，再与酥油共煎，用共煎之物滴鼻和涂头，可治白发症和脑部疾患。

第二十九章　眼　病

复次，明智仙人如此言道："善哉大仙谛听！眼病可从病因、分类、症状、治疗四点讲授。"

一、病因

凡导致机体机能紊乱而发病之内外因皆能引起眼病，尤其是服食腐肉、葱蒜、酸酒等能损伤眼睛，而引起血胆之食物，其精华进入脉道，亦能引起眼病。起居方面由于剧烈活动，负荷过重以及烟熏、风吹、行走雪地、机械创伤等外因亦可引起眼病。

二、分类

分目眩病、眨眼病、云翳、朦胧症、眼障五种。目眩病又分风、胆、血、津、混合症、虫病、恶声眼病七种；眨眼分干眨眼、湿眨眼和焮痛三种，而焮痛又分风、胆、津、血四种；云翳和朦胧症之分类与焮痛相同；眼障分夜盲、外障、内障和中障，外障又分肉余、肉疔、脉网、青朦胧、遗翳覆蔽五种，内障分眼水骚乱和眼脉光度衰退两症，中障分风、胆、津和混合症四种。以上眼病共分三十三种。

三、症状

（一）目眩病

1. 风转化者：眼睛多泪，有被风沙填满之感，闭合困难，时时眨眼，由睫毛边缘流出泪水、粘津和脓血。

2. 胆转化者：目赤灼痛，糜烂化脓，疹粒遍布，作肿发痒，流黄水和脓液。

3. 血转化者：目痛剧烈，满布细小红疹。

4. 津转化者：眼内布满小白疹，疼痛不甚，眼液胶黏作痒。

5. 风胆津混合为病者：瞳神散大呆滞，睫毛倒卷，目肿灼痛流泪，眼边胶黏。

6. 虫转化者：眼睛奇痒难忍，频频欲揉。

7. 恶声症：小儿恶声眼病来自母病，一般在长牙时期发病，红肿灼痛而眼液胶黏，由于小儿常以手揉眼鼻，故病愈较难。

（二）眨眼病

1. 干眨眼病：系由津风转化，眼干糙灼痛，遇风则病情加剧。

2. 湿眨眼病：因血胆而发，目赤灼痛，羞明畏光，泪水盈眶。

3. 焮痛眼病

（1）风转化者：作阵发性疼痛，眼内有沙粒充塞感，或有被风吹袭之感，眼红且肿，伴有头晕耳鸣。

（2）胆转化者：红肿糜烂灼痛，有如眼中撒布灰烬之感，视物皆作黄色，眼球密布钉子形障翳。

（3）血转化者：剧烈疼痛，触之痛不可忍，羞明畏光，双目红赤，视物皆呈红色。

（4）津转化者：眼神呆滞，目肿作痒。

焮痛眼病多兼有齿、颊、颧、头等处疼痛和视物模糊不清。

（三）云翳病

白睛和黑睛均可发生云翳。

1. 云翳由风转化者：翳薄而呈青色。

2. 云翳由胆转化者：睛现黄色斑点。

3. 云翳由血转化和被兵器所伤者：翳作红色。

4. 云翳由津转化者：翳色灰白，云翳较厚。云翳症多兼有刺痛剧烈、眼内有粗糙之感、多泪等症，如发生于瞳神上，出现铜钉状之翳障，治疗颇为棘手。

（四）朦胧症

本病发于水宫，可分为四个阶段。

第一阶段：视物时而显明，时而昏朦。

第二阶段：不能远视微小之物，近而逼视，尚能看清，但每致错视色彩及物体形状，由上方侵入者看不清上方和远方，由下方侵入者看不清下方和近处，从左或右侵入者看不清侧面。当此阶段，朦胧症已开始形成，此时必须积极治疗。风转化者，眼前似烟雾弥漫，朦胧不清，如乱发散垂，蜂蝇飞舞，闪烁目前，看一切物件皆有摇晃之感；胆转化者，眼前如电光闪烁，灯火摇晃，亦如视孔雀翎羽；血转化者，眼前一片红色；津转化者，眼前一片昏暗。

第三阶段：朦胧发展至第三阶段，由于翳障由下而上逐渐发展扩大，视野缩小，故能上视而不能下视，眼前似蒙着一层布，随着病变而现出病色（风为青色，胆为黄色，津为白色，血为红色，混合症出现混合色）。

第四阶段：本病至第四阶段，则发展成青盲症，瞳神皇后宫被翳障掩盖，终至完全失明。

（五）眼障症

1. 夜盲症

当黑夜降临之时，视力即被蔽障，是为夜盲症。

2. 外障症

（1）肉余症：障翳呈灰白色，疼痛不甚，肉余增长缓慢，久则终于遮蔽眼珠。

（2）肉疔症：形如山羊粪，色红而外突，至病情发展，转变为黑色，大而且厚。

（3）脉网症：脉络分布厚而密，遍布眼中。

（4）青朦胧：状如鸡蛋内衣，蒙蔽眼球。

（5）遗翳：有厚薄两种，厚翳如炒熟之青稞，膨胀裂开。薄翳如在眼球撒了一层盐粒，两症皆无法治疗。

3. 内障症

（1）眼水骚乱症：由水宫和瞳神宫之病混杂为患，形如墨汁状。

（2）瞳神之眼脉光度衰退：瞳神之光度不明，呈黑黝黝之色。

4. 中障症

（1）风障症：色红如骄阳。

（2）胆障症：胆障色黄如鹏鸮之目。

（3）津障症：津障色白如月。

（4）混合症：色如虹霓之多彩。要根据症状诊断，不可相互混淆。

四、治疗

（一）治疗概述

1. 药物：内服能明膏（七味、九味和十五味）、三果酥油丸、十五味木贼散等。

2. 外治：属于风者用油治法，属于胆者宜泻下法，属于津者宜引吐法，属于血者宜放血法。将雄黄、海沫、甘松、海螺、麝香、五脉绿绒蒿、小豆蔻、小檗膏、檀香（血偏盛用紫檀，其他用白檀）、红花、光明盐、三热共研，以白糖和蜂蜜调涂，可治朦胧症、肉疔症、眨眼症、眼障症。

3. 饮食：禁忌酸辣食物及陈旧腐败之肉类，其他如葱蒜、荨麻、藜和豆叶等菜类及植物油、红块糖等。

4. 起居：须避免烟熏风吹，奔走雪地，切忌房事，不宜剧烈活动以及大声喊叫。

（二）分症治疗

1. 目眩病

（1）风转化者：用红花、旧酥油在水中煎后滴鼻，以保养眼睛。将小檗膏、人乳以蜂蜜调和涂眼。

（2）胆转化者：先刮去疹粒，后用温水冲洗。将冰片、熊胆、姜黄、诃子、人乳以蜂蜜调和涂眼。

（3）血转化者：刮去疹粒，在附近之脉道放血。将茜草、小檗皮、紫草茸、葡萄、五脉绿绒蒿煎后晾冷，加白糖点眼。

（4）津转化者：刮去疹粒。将铁明矾、荜拨、白硇砂、雄黄、电气石共研，以蜂蜜调和点眼，或者将结核状赤铁矿、白檀香、甘草、茜草、山矾叶共研细末，置水中浸泡涂眼，眼病无论从何转化，立即止住刺痛。

（5）风胆津混合为患者：先擦拭净睫毛，再将小檗膏、雄黄、红铜粉、铁明矾、香薷置红铜器内浸泡后点眼。或者将香薷、铁明矾置红铜器内浸泡点眼。

（6）虫转化者：用黄牛粪或马粪罨后，用针将疹子挑破，然后将铁明矾、白硇砂、三果共研，以蜂蜜调和涂之。

（7）恶声眼病：先以刚挤之母乳冲洗（另一种方法是用藏木香方剂引吐或泻下），然后将山矾叶、蝙蝠葛、兔耳草、二黄（姜黄、小檗）、红铜粉共研，以人乳调和外涂。目眩流黄水和脓血者，先将诃子、碱花、蜂蜜等泡于患者小便中洗眼，然后将冰片、熊胆、小檗膏混合涂眼。

2. 眨眼病

在铜器中放乳酪结成之铜绿、三热、姜黄、海螺、闪锌矿、铜镜上之铜锈，以新酥油调和涂眼。或者取肥羊肝在冷水中浸泡，待浸出黄水后将肝取出砸碎，在酥油中煎，加入三热、蜂蜜，以蒸汽熏眼，能清除眨眼病。

（1）干眨眼：将闪锌矿、竹黄、新酥油、白糖和铜镜上之铜锈调和涂眼，或者将血余与酥油调和，烧炭存性，用新酥油、铜镜上之铜锈调和或以黄铜灰、新酥油、铜镜上之铜锈调和涂眼。

（2）湿眨眼：在额脉、眼脉、鼻尖放血。用小檗膏、山羊乳调和涂眼。

（3）焮痛眼病

① 风转化者：服三果酥油丸，在眉上、脑后发旋和足跟污垢边际灸之。

② 血、胆转化者：先以泻下法和放血法治疗，再以甘草、小檗皮、紫色悬钩子等制成硬膏，加黄铜灰、胡椒，配合涂擦，可治眼红眨眼、刺痛和糜烂，并服九味能明膏。

③ 津转化者：先进行引吐，再以蝙蝠葛、三果、山矾叶、鸭嘴花煎汁，待温后点眼，以旧酥油、三热配合内服。

3. 云翳病

（1）血胆转化之云翳和机械损伤者：以泻下药行泻下和放血，用小檗膏加熊胆点眼。

（2）风转化者：内服融酥油或以酥油加热熏之，并服食大蒜。

（3）津转化者：以鱼肉和猪肉攻破之。

上述之各种云翳症可将诃子、碱花用童尿调和洗眼，或者先以铁质页炭（色黄味苦之一种石头）、熊胆加白糖调和点眼，再将麻黄、皮胶、榜莪那布、夏至草、白硇砂涂入眼内取翳。病程较久之云翳症，可将水菖蒲、三果、广木香、白糖共研细末点眼除之。或者将石绿、贝齿、雄黄、石英赤铁矿、赤铁矿结核等与海沫、陈天灵盖炭、电气石、海螺，鸡蛋清调和点眼，能除云翳。或者将竹黄、红花、冰片、麝香、结核状赤铁矿共研极细末，以白糖粉配合点眼。或者先以酒糟敷浴，有发胀之感时，将紫胶焚烟熏后以铁勾剥离之。

4. 朦胧症

将甘草、黄精、天冬、紫色悬钩子、五脉绿绒蒿、诃子、荜拨、白糖、葡萄、山羊乳、黄牛酥油、三果、鸭嘴花等煎汤内服（名三果大汤），可治各种朦胧症。或者将三果、甘草共研加蜂蜜调成软膏，每日临睡时服食，并在一月内食有益之食物而禁食有害之品。此外，将余甘子煎汁内服，可除朦胧症等眼病。或者用金云母、甘草、铁屑、白糖、蜂蜜、旧酥油、三果等制成软膏内服，可除朦胧症。诃子和蜂蜜配合，饭前服食。将寒水石、三凉、五脉绿绒蒿、三果、葛缕子、甘草、红耳鼠兔粪膏、银环蛇（本蛇死后眼睛如生）、铁屑粉、木贼、结核状赤铁矿共研加白糖调和，经常服食，可补养眼睛。将石绿、金云母、甘草、胡椒置牛乳中浸泡后烧炭存性，制成软膏涂眼，可治朦胧症。或者以石绿、甘草、毛诃子核、余甘子、胡椒水飞为丸，用时水磨，以绫盖眼涂之，可治朦胧症。或者以五脉绿绒蒿、小檗膏、三热、广木香、诃子涂之，可清除朦胧症。或者用蛇一条、全蝎四个，在牛乳中浸泡二十一天，变成腐烂之酥油，喂鸡后取其白粪，制成软膏涂眼，则会得到如秃鹫一样之视力。或者将诃子、熊胆、紫草茸、麝香、碱花置响铜器内用净水浸泡，取汁点眼，可除翳膜和朦胧症，名瞳神净，并能清除遗翳、脉网等一切障蔽症。或者将冰片、麝香、白硇砂与黑鸡之蛋清混合，内服和外涂，可除各种翳障。

饮食起居：经常服食鱼肉、猪肉、鸡蛋、葛缕子。以牦牛酥油、猪油、葛缕子配合，脚洗净后涂擦，不能赤脚走路，禁忌对眼病不利之饮食起居。

5. 眼障症

（1）夜盲症：胡椒和乳酪调和涂眼。在山羊脾内放入荜拨，然后在母黄牛粪中煨烧，熟后取出阴干，与蜂蜜调成软膏涂眼有效，生食山羊肝可治夜盲症。

（2）外障症

① 肉疔症：在发病初期，治如血胆转化之焮痛病，疾病陈旧后，用针挑破，以拇

指揉按。

② 肉余症、脉网症和发展之肉疔症：首先以泻下法、放血法和内服药（十味舵手散加木贼、诃子、铁落，选金戟或眼脉放血，内服十五味木贼散）法治疗。此后进行蒸汽浴（山矾叶），用拇指揉按后以手术刀剥离之，再以水喷激，涂以蜂蜜酥油混合物后包扎，然后将诃子膏烧炭存性，用毛诃子和余甘子煎汁调和阴干，加白硇砂二倍共研点眼，可清除手术后之一切遗留残疾。

③ 朦胧症、遗翳症：用上述之诃子烧炭存性之方治之。

④ 青朦胧症和薄遗翳遍布者：用上述之瞳神净治疗，以肉果草子、长筒马先蒿、夏至草、贝齿炭、鱼胆、铜器中放乳酪结成之铜绿、碱花、狗脑、毒蜂蜜配合注入眼后，以鸽翎扫除，可清除一切外障症。

（3）内障症：以饮食起居和内服药物等法积极治疗。

（4）中障症：以最佳术金针剥离法进行治疗，其施术程序分为先行、正行、善后调理三步。

1）先行：分疾病先行、时间先行和外治先行三种。

① 疾病先行：要诊断出适应和禁忌症。

禁忌症是痰多、感冒、不消化症、呕吐、泄泻、头虫病及身遇克日、八卦之离降、患者本年和混合症、目脂融化等。外障和内障亦不可用针剥离，未成熟者剥后复生障蔽，故须禁忌，不见火及日月之出没者，病程已到后期，瞳神皇后之功能丧失，亦禁用针术。适应症是凡与上述相反，障蔽如滴水中之化油和十五之月者可针。

② 时间先行：风障成熟需要三年，津障需一年，混合障需一年半，胆障半年即能成熟。未成熟者先以有害之食物促其成熟。

③ 外治先行：为了剥障蔽之手术顺利行施，先以芜菁叶、山矾叶酒煮汽熏。

2）正行：分规程、穴位、进针法、清除法、清除标准、巩固方法和手术成功和避免手术失败八点。

① 规程：分针之标准和身体准备两点。制针之原料以金、红铜、黄铜为佳，针形有荞麦形、牦牛舌形、似凿形三种。针体长六指，针头长一瞳神，针尖宽为瞳神之半，针颈如小麦穗颈，颈长二寸，中间有花纹，手持之针腰呈四方而粗壮，针下端较细，具备上述之标准者，则会避免事故，收到良好效果。身体准备是选择良好吉日，在无云阳光照射处，严禁喧哗，早晨面向东方，找同庚之护理人员，用干净细褐绑缚手腰，医生坐于前面之青稞袋上，护理人员手持两石，在不做手术之一侧击石，令患者目望击石处。

② 穴位：有神穴、人穴、鬼穴三种（上为神穴、中为人穴、下为鬼穴）。以绫扦频压眼珠，待眼珠习惯不动时进行，如针达不到穴位，则无法剥出障蔽，如针过于靠近瞳

神，则障蔽粘于针械剥不出，过高无法压障蔽，过低亦无法剥离障蔽，必须在鬼穴略向外避开血管一针尖之中间进针。

③ 进针法：医者用左手指固定眼球，右手持针，以下端轻触穴位，使其习惯，然后则立即将针倒转，以拇、食、中三指紧握，大胆勇敢而慎重地刺入穴位，掌握进针度之秘诀，向眼中间刺入，慢慢推进，精心穿刺，发出“呸”声时以脱脂毛向眼内滴水。

④ 清除法：医生让患者眼视医生，针尖横向瞳神上，使瞳神、障蔽、针尖三者对齐成直线，胆障如幡样拨卷，津障如剥葱样剥离，混合障如奶样泼出，风障如毛发样竖起，将障蔽拨藏于针下，障蔽成块散布者向中间收拢，逃离者拉回到针下，散失者再行剥压，从下向深处散失者，口嘘气，使障蔽复原。

⑤ 清除标准：犹如日蚀复圆，细小物体皆能明显看到，如奶倾出者当时不明亮，待病水澄清后，就会逐渐明亮。

⑥ 巩固方法：为了巩固疗效不使复原，术后如障蔽复原如旧，可再行清除。不复原者已稳定，羊毛泡湿敷贴患部，其上以棉线从下部扎缚，令患者睡卧床榻，将针扭转取出，加高枕头，将患眼转向下侧。

⑦ 手术成功：成功之征象是要具备病人有如森林降白雪之感觉，有如阳光照白雪之明亮度，术后无疼痛而舒适三种要求。

⑧ 避免手术失败：在手术时要避免下面三种情况，即手术时避免脉断出血，摘除时避免出现浑浊黑暗，术后避免出现刺痛现象。

3）善后调理

① 饮食起居：饮食宜少量食不用咀嚼之白酥油、牛乳、面糊，渴时饮少量稀薄糌粑开水，禁忌喷嚏、咳嗽、擤鼻、吐痰、猛起、猛睡等一切过烈之活动。大部分眼病之要诀是水，故必须以水喷激，三日后解开敷料观望，七日后逐渐增加食量，风偏盛者要提前放宽饮食。有碍眼睛之饮食起居如毒，要长时间禁忌。

② 镇逆：分损伤、障蔽、目盲三种。损伤分肌伤、骨伤、脉伤和魔伤四种。肌伤则脑后刺痛，胞睑难举，身汗，头重目眩，频流泪水，宜在脑后用砖头热罨，在发际和颞颥灸之；骨伤则目珠目眶、四肢关节、印堂等处作痛，宜在囟门用三热或植物油热熨；脉伤则目赤，胞睑难举，偏头作痛，脖项不适，身体麻木，宜用水喷激有效，并在额脉、眼脉、鼻尖等处放血；魔伤则有性情暴躁，身颤，出汗，恶寒等症状，可用驱魔之法治之。此外，兼有其他任何素患，则按其素患配合治疗。因起居不当而致障蔽复盖者，宜用蛇肉、木贼、红花、葛缕子、白糖、新酥油等装入羊肝，煮熟食之。用三凉、岩白菜、小檗膏、人乳、山羊乳调和点眼，并服七味和九味能明膏。若无效，经半月后，复行针拨术。目盲之镇逆法是以镇痛为至要，用冰片、熊胆、小檗点眼，在附近脉道放血，并以水猛力喷激。熊胆等各种胆类配合，用雪水送服，或者以三凉、三果、铁

屑粉、蜂蜜调服。饮食起居以凉性为宜，禁食性温和营养之品。

第三十章 耳 病

复次，明智仙人如此言道："善哉大仙谛听！耳病从病因、分类、症状和治疗四点讲述。"

一、病因

耳部疾病是由于饮食起居之失常，加之魔鬼为害引起和合机能紊乱，遂致发为耳病。

二、分类

分耳病和耳聋两种。耳病又分风、胆、津、血和四种混合为病之流脓、耳疹六种；耳聋分耳鸣耳聋、耳垢阻塞、干聋症和母风窜子四种。

三、症状

（一）耳病

1. 耳病之因于风者：耳内有空旷感，刺痛甚剧，遇寒则病情加剧，偏侧头痛。

2. 耳病之因于胆者：近火、日晒、炎热等均能使病情加剧，伴有头痛，继则耳中流黄水，黄水所到之处，遍发疹疱，流脓液。

3. 耳内受伤而血转化者：头部沉重而刺痛剧烈。

4.耳病之因于津者：头和腮颊等有沉重感，但刺痛不甚，发痒作肿，久则耳内流黏稠脓液。

5. 风胆津混合而成者：则出现以上各症之综合症状，听力减退而不闻声，经常流出颜色不一或稀或稠之脓液。

（二）耳聋

1. 耳鸣耳聋：其主症为耳内似有流水声或击鼓声，耳聋不聪。

2. 耳垢阻塞：自感耳内堵塞、闷沉。

3. 干聋症：耳内作红色或黑色，并有空旷感。

4. 母风窜子症：系因母体风盛窜入幼儿体内所致，本病多于小儿出牙艰难时发病，耳内发生脓疡，日久则耳聋。

四、治疗

（一）耳病

1. 风转化者：具油之布热罨耳部，另用大蒜、干姜、阿魏以酥油调服。干萝卜用酒煮，砸出汁液，加光明盐，加热滴入耳内，或者以油松燃烧时流出之油汁及其灰调和滴耳，或将光明盐、广木香用公山羊尿调和滴入耳内，如不见效，则服“巴山”酥油丸。

2. 胆转化者：服食白糖、酥油等食物，此后用凉泻法和甜类噙含法（十味舵手散加獐牙菜泻之，甘草、葡萄、乳类噙含漱口），并以广木香、诃子煎汁滴耳及内服。

3. 血转化者：治之如上法，并在附近脉道放血。

4. 津转化者：先以荜拨、酥油煎汁滴耳，此后应用引吐法，并以大蒜汁或萝卜汁或野姜汁滴耳，流脓者以排兼症之药物（甘草、射干、姜黄、小檗皮、广木香调和）涂之，然后以羊毛棒拭去，或者用油治法进行治疗后，应用耳排法，将广木香、萝卜、斑蝥、白硇砂、野姜研细过筛，用植物油调和，加温发酵，用狗毛棒滴入耳内，以狗毛堵塞，再以面粉团或新布堵塞耳孔，三日后以吸角吸之，则可清除流脓液和耳孔堵塞等一切耳病。或者以白硇砂、水菖蒲、丝瓜子、大蒜、广木香各等份，共研细末，以羊毛包之，蘸蒜汁挤压滴耳，经三日后以吸筒引出。发生疹疱者，以刀刮除后，将荜拨、光明盐、雄黄、天冬、小米辣、蓖麻、蜂蜜以酥油调和制成药钉，纳入耳内。

（二）耳聋

1. 耳鸣耳聋：将植物油加热注入耳内，此后将阿魏、芹菜子、小檗皮、麻花艽、榜莪嘎布、三热，加白芥子油四倍煎热注内有效。

2. 耳垢阻塞：将大蒜、萝卜汁用植物油调和，加入广木香、孔雀翎毛炭、光明盐，加温注入耳内，低头耳向下方睡卧，次晨以吸角吸出。或者将麝香、阿魏、紫硇砂、广木香、萝卜、波罗花子、孔雀翎炭以植物油调和，注入耳内，待片刻后挖出。

3. 干聋症：宜用阿魏、广木香、麝香、波罗花子，以芝麻油调和，注入耳内，次晨以羊毛棒拭之。耳内发红者，以治魔为最重要。

上述之各种耳聋症，在大蒜和萝卜汁、公山羊尿中加入光明盐、白硇砂、广木香、麝香、阿魏、波罗花子，注入耳内，以羊毛棒擦拭后，再以吸角吸之。或者在萝卜、干姜炭、小檗皮、阿魏、水菖蒲、芹菜子、紫硇砂、白硇砂、广木香、麻花艽、鸡蛋参、风化芒硝、桦皮炭、老鹳草、植物油和盐水（为前药之四倍）中加入大黄汁煎煮取汁注耳，可治耳内发痒作肿、耳鸣耳聋、流脓耳聋等。

4. 母风窜子症：当发病初期，治疗与耳内流脓者相同。此后服食“巴山”酥油丸。发病日久而至后期者，则治疗乏术。

第三十一章　鼻　病

复次，明智仙人如此言道："善哉大仙谛听！鼻病可从病因、分类、治疗三点教授。"

一、病因

由于起居饮食之失常，加之魔鬼为害引起和合机能紊乱，遂发鼻病。

二、分类

鼻病有鼻塞、鼻疹、鼻息肉、脓鼻、鼻衄五种。

三、治疗

（一）鼻塞

鼻塞不通是鼻腔为黄水和脓液阻碍所致，临床表现为呼吸壅阻，嘘嘘作响。治宜以洗鼻法清洗鼻腔，然后将荜拨、沙棘果、甘草，以蜂蜜调和内服，本方能疏通鼻道，兼治面部作肿及胸膈胀满等症。

（二）鼻疹

鼻内生出疹粒者，先以锌和白酥油拌和涂擦，然后将巴豆、锡金大戟、雄黄、粉红石盐、小米辣、荜拨共研细末，以酥油及蜂蜜调和，制成栓剂，纳入鼻中，如不效，可参照耳疹治法。如干而灼痛，用红花与融酥油调和，涂于鼻内。

（三）鼻息肉

鼻中生疖，称鼻息肉，须先用小刀切除，然后外敷药（光明盐、白硇砂等）以防息肉重生，并进行放血（鼻尖）、敷浴（人足骨、鱼肉、羌活、狼毒）疗法，和投以燥黄水之药。

（四）脓鼻

鼻腔流脓，是热病余邪逆于上硐（头部）所致。治宜先以引吐法引吐，吐后将紫草茸、阿魏、酸藤果、红块糖、荜拨、胡椒共研细末，以公羊尿调和滴入鼻中。或者以三热、止泻木子、孜然芹、酸藤果等煎汁注入鼻腔。或者以三岁羊全头一个，加入孜然芹、阿魏共煮，在将要熟时加入干姜和荜拨，每日空腹服用。并服三果酥油丸。

（五）鼻衄

1. 如鼻血黄而稀薄：其病在脑，宜灸印堂，用马粪汁滴鼻。

2. 如鼻血紫黑：出血部位在四端（两腋下和鼠蹊沟），可用细绳在该处扎紧，女性兼用丝线扎住乳房，男性兼扎睾丸。

3. 如血红赤而上浮清液：是脉口开启之故，在头转侧后呼气所达之肩纹处灸之，焚烟（酥油、糌粑等）熏鼻，并服汤剂和软膏。

上述各症以大籽蒿或独活制成栓剂，尖端涂以红花、熊胆、织锦缎炭、贝齿炭制成之软膏，纳入鼻腔深处。鼻衄大部由血盛所致，故在小尖脉放血，以转变渠道。

第三十二章　口腔病

复次，明智仙人如此言道："善哉大仙谛听！口腔病可从病因、分类、症状、治疗四点来讲。"

一、病因

由于饮食之不节，起居之失常和魔鬼等引起和合机能紊乱，遂发为口腔病。

二、分类

有唇病、齿龈病、齿病、舌病、腭病、喉病六肿。唇病则有唇肉核、兔唇、津唇、唇疹、唇血增盛、唇疱六种；齿龈病一种；齿病有津、风、血胆、齿痈、齿虫五种；舌病有风、胆、津、重舌、舌肿五种；腭病有悬雍垂下垂、似舌症、腭疹、水泡症、龟板症、腭肉核瘤六种；喉病有风、胆、血、津、混合症、喉痈、喉肉核瘤七种。以上三十种疾病为口腔病之分类。

三、症状

（一）唇病

1. 唇肉核：唇内生出肉核。

2. 兔唇：口唇裂开。

3. 津唇：为津转化而发，唇色灰白，灼痛，如被烧煮之状。

4. 唇疹：灼热疼痛，唇内发出疹子。

5. 唇血增盛：唇肿而发紫红色。

6. 唇疱：唇上生疱。

（二）齿龈病

主要表现为齿龈作痒、溃疡糜烂、流脓血等。

（三）齿病

1. 因于风者：齿发麻作痛，动脉闪动，遇冷则痛不可忍。

2. 因于血胆者：发高烧，面颊之动脉扩张，进食高营养之食物后则疼痛加剧。

3. 因于津者：则齿龈糜烂，口中发臭。

4. 齿痈：齿龈肿胀化脓。

5. 齿虫：阵发性剧烈刺痛，不论遇寒遇热，则痛不可忍。

（四）舌病

1. 因于风者：舌面粗糙，饮食无味。

2. 因于胆者：舌面遍布红疹，灼热疼痛。

3. 因于津者：舌色灰白，舌本软而极不舒适。

4. 重舌：舌下如生小舌，肿突而痛。

5. 舌肿：舌体肿胀，充满于口，常流涎液，不能进食。

（五）腭病

1. 悬雍垂下垂：悬雍垂大如黄牛乳头，阻塞咽部，饮食难下，致使食物从口中呕出或鼻孔溢出。

2. 似舌症：其症与前者相似，悬雍垂两边肿胀大如舌。

3. 腭疹：上腭后部出现粒状疹子，流出黄水。

4. 水泡症：上腭中部发出水痘样疱疹，质软而易于破裂。

5. 龟板症：上腭肿胀如龟形，但疼痛不甚。

6. 腭肉核瘤：肉核发于上腭中部，化脓溃破后流黄水。

（六）喉病

1. 因于风者：咽喉发肿，干燥灼痛并延及腮颊（刺痛）。

2. 因于血胆者：喉部焮红灼痛，最后化脓溃烂。

3. 因于津者：咽喉作肿，色呈灰白，频流污浊涎液。

4. 因于风胆津混合致病者：喉部有如充满麦芒之感，咽喉不利，出现疹粒。

5. 喉痈：喉部内外迅速肿突，继而化脓破溃。

6. 喉肉核瘤：坚硬而不易化脓，疼痛不甚。

四、治疗

（一）唇病

1. 唇肉核：用手术刀切除，铁器烙烫，然后将山矾叶、唐古特青蓝、三果共研细末，以蜂蜜调和，涂敷切口。

2. 兔唇：将两侧破裂之边缘割开，涂以动物胆汁，以丝线缝合，取薄而柔软之动物皮用胶水黏合固定。术后不可作笑，进流汁饮食，待创口愈合后，拆去丝线，增加营养，促使早日康复。

3. 津唇：治宜以诃子、野姜共研调和涂擦。或者以蜂蜜、槟榔、三热涂擦，艾灸左手无名指中节下面。

4. 唇疹：患部放血，用山矾膏（山矾叶、甘草、乳香）涂患部。

5. 唇部血增盛：先以余甘子煎汤内服，然后在唇脉放血。

6. 唇疱：挑破后以狗阴毛和旧靴底热罨。

（二）齿龈病

将熊胆、紫草茸、鸭嘴花、麻花艽、兔耳草、山叶矾、白糖共研细末，以融酥油调和，满口噙含，亦可滴入鼻内。或者将老鹳草、小檗皮、干姜、三果、唐古特青蓝等共研细末，以蜂蜜调和，满口噙含。或者将小檗皮、广木香、老鹳草、水菖蒲、茜草、槟榔、兔耳草、姜黄共研细末，以蜂蜜调和，满口噙含。

（三）齿病

1. 风转化的齿病：用经过油制之布热罨，内服抑风之剂，另以融化之热酥油烫之。以甘草、黑芝麻、蜂蜜调和满口噙含。艾灸患侧腮颊动脉。然后内服三果酥油丸。

2. 血胆齿病：服余甘子汤，然后在齿动脉放血，将三果、广木香、鸭嘴花、紫草茸、小檗皮、白糖共研煎汁，满口噙含。用白檀香、紫檀香制成软膏外涂。

3. 津转化的齿病：将齿龈擦破，用碱花调和蜂蜜涂擦，或者以寒水石、蜂蜜、沙棘果膏调和涂擦。

4. 齿痈：以草玉梅、白硇砂、胡椒等调和涂擦患部。或者按齿龈病治法进行治疗，如不见效，擦破后以酥油烫之。

5. 齿虫：用青黑公马粪、黑蒿、羌活等外罨。将阿魏、铁明矾、广木香、酸藤果、裸黑粉菌用酥油调和，口中噙含。或者将獐牙菜、马尿泡与铜器中发酵乳酪结成的铜绿共研细末，用鹿脂或山羊脂调和，放在烧红之白石英上熏病齿。或者马尿泡、大蒜、硫黄、胶质没药共研细末，以奇蹄类脂调和，如上法熏之。或者以鹿脂、阿魏、酸藤果，如上法熏之，以黄花蝶与红块糖混合为丸，放于病齿。于耳前、无名指尖和手腕外侧骨端等处灸之。由于风者，将榜莪那布、荜拨置酥油中煮后热熨，由于血胆者，在附近脉道放血。

（四）舌病

1. 风转化者：在融酥油中加入祛风药噙含和滴鼻。

2. 胆转化者：口中噙含甜药（甘草、葡萄、白糖），舌脉放血。

3. 津转化者：用芝麻菜、三热、蜂蜜调和涂擦。

4. 重舌：切去重舌一半，以烙铁烙之，创口撒寒水石灰药。

5. 舌肿：用狼舌和青蛙肉煎汤熏之，如不效取鸽子粪热熨颈下，待舌肿成熟化脓，用针刺破，挤出脓液，再以白硇砂、广木香、水菖蒲共研细粉，撒于创口。此后服食性温有营养之品，以防肉核发生，将白硇砂、疣果大戟、三热草药、草玉梅、蒺藜、黑蒿炭、蓝钟花、山苦荬、草决明、黄葵子、香鼬肉、锡金大戟共研细末，用绢丝过筛，以童尿调和，加温发酵，涂于舌体，并摊于纱布，然后贴在舌上，待发生刺痛时，在舌脉放血，可治重舌、口吃、舌肿等舌病。

（五）腭病

1. 悬雍垂下垂：取中间有孔之圆形物，将百会部之发从孔中穿出，以木棒绞挽，略待片刻，艾灸百会。并用广木香、白硇砂、水菖蒲、胡椒、花椒共研细粉，吹入喉，再以沸热鱼汤糊熏之，然后在患部放血。如本法无效时，将悬雍垂切除一半，在切口以烙铁烙之。

2. 似舌症：在患部进行放血，然后撒以风化芒硝粉。

3. 腭疹：先将疹粒用小刀刮除，然后在创面撒以碱花粉。

4. 水泡和龟板症：用针刺破，放出瘀血，然后用铁明矾、小檗膏，蜂蜜调和涂擦。

5. 腭肉核瘤：先将肉核切除，然后撒以根除粉剂（白硇砂、广木香、水菖蒲、巴豆、三热草药）。上腭及齿龈病是因津血偏盛引起，故须以锐利含漱药排除，并多次放血（以白硇砂、广木香、水菖蒲等含漱，上腭合脉放血）。或者将老鹳草、风化芒硝、粉红石盐、小檗皮、雄黄等共研细末，以蜂蜜调和含漱。或者将射干、干姜、宽筋藤、三果、獐牙菜、麻花艽共研细末，以蜂蜜调和含漱。或者将广木香、水菖蒲、沙棘果、三果、三热、白硇砂、碱花、铁明矾共研细末，以蜂蜜调和，满含漱口，本方能除口腔发痒、糜烂和流脓等症。

（六）喉病

1. 风转化者：宜以制风之药含漱，服食乳酪、牛乳及酥油。噙服丸剂（以蜂蜜、红块糖、白糖、酥油为丸）。

2. 血胆转化者：用甜寒凉药汁含漱，多次放血（胸脉、舌脉）。

3. 喉病因津及风胆津混合为患者：宜以粗糙之药物治疗。

4. 喉痈和肉核瘤：宜进行敷浴，放血后再灸治（以大籽蒿、羌活、鱼汤敷浴，舌脉、小尖脉放血后在局部灸之），最后在耳垂下凹陷处灸之，以巩固疗效，不使复发。

各种喉部疾病，可以诃子煮汁和诃子烧后煎汁，将各种甜药煎汁或制成丸药等满含漱口，作肿者以鱼汤熏之，于冈脉、前翘放血。

第三十三章　瘿　瘤

复次，明智仙人如此言道：“善哉大仙谛听！脖项之瘿瘤可从病因、分类、症状、治疗四点讲述。”

一、病因

由于饮食起居之失常，魔鬼为害等引起和合机能紊乱，遂发瘿瘤。

二、分类

根据本病临床表现症状，可分为风瘿、胆瘿、血瘿、津瘿、脂肪瘿、混合瘿、福庆瘿和灾晦瘿八种。

三、症状

1. 风瘿：呈多头型，瘿部虚软。
2. 胆瘿：瘿瘤经揉擦后能缩小变软。
3. 血瘿：食性温而有营养之品和劳动过于剧烈，则对本病不利。
4. 津瘿：瘿瘤坚硬，久坐不动，则会引起瘿瘤增大。
5. 脂肪瘿：瘿瘤时起时伏，大小增减无定。
6. 混合瘿：呼吸受阻，气息哮喘。
7. 福庆瘿：形状优美，无不适之感，具备吉祥之兆。
8. 灾晦瘿：身感不适，形状难看，具有不祥之兆。

四、治疗

（一）治疗概述

1. 稀粥：将不腐不馊之野牛等之各种喉头、各种盐类、小豆蔻、孜然芹、宽筋藤等切碎，煮成稀粥服食，可制服瘿瘤。

2. 药酒：将各种喉头、干姜、鱼肉、六良药、肉桂、珍珠盐、广木香、五脉绿绒蒿共煮取汁，加酒发酵后，取之饮用。

3. 散剂：将各种喉头、六良药、珍珠盐、肉桂、光明盐、三热、诃子，根据寒热以白糖或红块糖为引，用开水送服。或者将旧喉头、白硇砂、珍珠盐、獐牙菜、高山龙胆、鸭嘴花以糖调和空腹服之。或者以胡兀鹫上体、野牛、马、野驴、狼、鸬鹚等喉头，加三热、红耳鼠兔粪膏、珍珠盐，以白块糖调和，空腹下以开水送服，连服半月，可以根治瘿瘤。

4. 外治：于臑脉、颈脉、耳后瘿脉放血，在耳垂下部和瘿瘤顶部、第一椎灸之。

5. 诵咒：禁忌言语，服诵过咒语之水可治愈各种瘿瘤。

6. 镇逆：对于顽固之瘿瘤，瘿部坚硬者，可用热针穿刺，切除腐肉，再按疖痈治疗。

（二）分症治疗

1. 风瘿：一般用灸法和油物热罨。

2. 胆瘿：用穿破法治疗，则易于痊愈。

3. 血瘿：除了在附近之脉道放血外，宜服性凉散剂（十味檀香散加獐牙菜、鸭嘴花）。

4. 津瘿和脂肪瘿：宜用引吐法和粗治法。

5. 混合瘿：根据具体情况，适当采用上述各种瘿瘤之疗法。

6. 福庆瘿：不必治疗，能招致福禄吉祥。

7. 灾晦瘿：先治魔鬼，再作法事供养和积资粮，并按具体情况给以适当之相应治疗。

第五篇 治疗脏腑病

第三十四章 心 病

复次，意生仙人如此请问道："善哉明智大仙！如何学习治疗脏腑病，请延寿药王予以赐教。"

请问毕后，明智仙人如此言道："善哉大仙谛听！现讲述脏腑疾病之治疗，可分为心、肺、肝、脾、肾五脏病和胃、大小肠病，共计八种。首先讲述五脏之王——心病治法，可分病因、分类、症状、治疗四部分。"

一、病因

心病之发生，主要由于情志不和，愁苦抑郁，心烦不安，不寐，饥饿，极度恼怒忿恨等各种内外因素，引起各种心病。

二、分类

有心不安、心刺痛、心热证、心水症、心迷症、心虫症、面黑口僻心病七种。

三、症状

1. 心不安：头痛健忘，神志不安，无故不乐，有时不问则胡言乱语，有时问之则不愿置答，闻不悦耳之语则惊惧，经常嘘气，气息短促，失眠不寐，心胸有空虚之感。

2. 心刺痛：心刺痛分风刺痛和血刺痛两种。

（1）风刺痛则头昏眩晕，上身刺痛，气短息粗，眼脉扩张，口干舌燥。

（2）血刺痛则心痛如刺，舌干燥，双目瞪视，气粗而呻吟不已。

3. 心热证：本病分心热增盛和心热回旋两种。

（1）心热增盛之主症是癫狂，神志不清，目赤鼻干，肩背部刺痛，心如扭拧，胸背如有火烧之感。

（2）心热回旋症是热回旋于心，则心中苦热，心悸怔忡，如被刀割，舌干短缩。

4. 心水症：心水症是黄水降于心脏所致，言语喋喋不休，胸中颤战，夜不安寐，怔忡心悸，呵欠频作，作痴笑，善烦躁。

5. 心迷症：健忘嗜睡，多思善虑，食欲不振，心境沉重如装满石块。

6. 心虫症：眼发黑色，多污秽之分泌物，心慌，如被黑幕所掩，心如刀割。

7. 面黑口僻心病：脉象空虚，身壮热，沉默寡言，烦躁易怒，想打人，双目瞪视，偏头痛，痛侧口角歪斜。

四、治疗

1. 心不安：是风入于心所致，宜用三果酥油丸内服外涂和做轻导泻，以肉豆蔻、紫硇砂为主制成酥油丸，或用人骨、经年酥油、三果制成酥油糊，加肉豆蔻、阿魏、紫硇砂、干姜、宽筋藤、葛缕子、旧红块糖内服。将榜莪那布（一份）、诃子（八份）、麝香、广木香、阿魏、水菖蒲、肉豆蔻、胶质没药（各一份）以红块糖为引，如法配合为丸内服。在第六椎、第七椎、心上穴、心旁穴等处艾灸和针刺。

2. 心刺痛

（1）属于风刺痛者：治宜以肉豆蔻、葛缕子、广酸枣煎汤内服。再用以上三味加广木香、丁香、草果、阿魏，以红块糖调和为散内服。同时按病情灸前（天突）后（七椎）心穴。

（2）属于血刺痛者：治宜以广酸枣、宽筋藤、诃子煎汤内服。将紫檀香、沉香、广酸枣、木棉花瓣、木棉花丝、肉豆蔻以白糖调和为散剂内服。在“阿锁”、小尖脉放血，于第六椎和第七椎灸之。本病若施治过迟，血充斥于心会造成死亡。

3. 心热证

（1）心热增盛者：在心脉器皿放血，内服七味、九味和二十五味冰片散等。

（2）心热回旋者：将冰片、广酸枣、肉豆蔻、竹黄、熊胆以白糖调和为散内服。同时在胸脉、“阿锁”、舌下脉放血。

4. 心水症：宜服石榴散剂（八味石榴散加三黄水药），灸膻中、后囟和第七椎等穴。再以三果酥油丸和文官木酥油丸燥黄水。

5. 心迷症：以引吐法进行治疗，并多饮开水，将石榴子、短尾铁线莲、三热煎汤内服。或者以光明盐、荜拨、紫硇砂煎汤内服。将水菖蒲、阿魏、光明盐、紫硇砂、干姜、小豆蔻、风化芒硝、瘤果芹、荜拨共研，以蜂蜜调和为散内服。

6. 心虫症：治宜将酸藤果、阿魏、紫矿、大蒜、天仙子、肉豆蔻、广酸枣等共研细末，用羌活煎汤送服。或者将酸藤果、广酸枣用母黄牛尿调服，可清除心虫引起的发烧作痒和阵阵刺痛等。

7. 面黑口僻心病：治宜将余甘子煎汤，加入切碎之秃鹫胃，煮成稀粥服食，内服三果肉（广酸枣、白花常春油麻藤子、刀豆）酥油丸，于心脉（无名指下的疾穴）灸之。

第三十五章 肺 病

复次，明智仙人如此言道："善哉大仙谛听！五脏之臣——肺病治法，可分别从病因、分类、症状、治法四部分讲解。"

一、病因

引起肺病的病因是风、胆、津、血和水，或由于吃腐败发酸之食物、奶桶油，以及食物过咸、吸烟过度、感冒扩散、剧烈活动等各种原因，遂发肺病。

二、分类

肺病可分为干咳、灰色浮肿、热证、水窜症、湿咳、肺痼疾、肺胀大、蜂巢症八种。

三、症状

1. 肺风干咳症：咳嗽频繁，咯痰不利，痰为泡沫状，黄昏和黎明咳嗽更甚。

2. 肺病灰色浮肿：咳嗽频作，胞睑及足背浮肿。

3. 肺热证

（1）热阻塞症：脉尿均现热象，肩背胀满，痰中混有胆液，味咸多泡沫，秋季和剧烈活动后以及食油腻之食物时，则病情加剧。

（2）热刺痛症：有时胸部刺痛，气逆上冲，不能平卧，咯吐红黄痰。

4. 水窜症：水窜症是劳累时饮水而寒水入肺，其临床表现为胸膺胀满，头痛目黄，咳嗽频繁，气逆而促，讲话时每为咳嗽中断，食欲不振，肌肤干燥，无汗，本病后期可自肺内咯出肉糊状痰液。

5. 湿咳症：咳嗽气逆，咯吐大量绿色胶状黏痰，肩背部胀满沉重，咯出痰液后，则稍感舒适。

6. 肺痼疾：肌肉干瘦，疲乏无力，失却活动能力，喉中痰鸣作猫之呼噜声，治以药物和食物疗法，则效果不显著。

7. 肺胀大症：目睛红赤，唇舌及颧部均呈紫色，呼吸喘促，声嘶不扬，咳吐红痰。

8. 蜂巢症：肺内形成空洞，如蜂巢状，咳吐脓痰和腐肉或为青色泡沫痰，痰中杂有鱼眼状脓粒。

总之，肺为津之境，在夏季较安，入冬则病情加剧，白昼较轻，入夜则病势加重，其原因是津属寒水、喜温恶寒之故。

四、治法

1. 肺风干咳症：饮食以性凉高营养之品为宜，药物宜三甜软膏（将蜂蜜、白糖、红块糖、肉豆蔻、肉桂、小豆蔻、荜拨、唐古特青蓝共研，用黄牛酥油制成软膏）和三果酥油丸。服药无效，取第四椎和第五椎艾灸。

2. 肺病灰色浮肿：宜服沙棘软膏（沙棘果、肉豆蔻、小豆蔻、草果、甘草、诃子、铁屑粉、蜂蜜）或者服竹黄膏（竹黄、红花、丁香、小豆蔻、甘草、诃子、铁屑粉、蜂蜜），艾灸渡鸦眼和第五椎。

3. 肺热证

（1）热阻塞症：宜服八味檀香散（白檀香、三凉、五味绿绒蒿、老鹳草、葡萄、甘草）和十味檀香散（白檀香、诃子、牛黄、红花、竹黄、甘草、葡萄、无茎芥、高山龙胆、花苜蓿），或者服八味雪灵芝散（雪灵芝、沙棘果、竹黄、红花、广木香、甘草、白檀香、苍耳子），食物宜食新鲜肉和酥油。

（2）热刺痛症：内服方药，并行放血、泻下和凉水喷激等疗法（六头放血、十味舵手膏加硼砂、甘草、葡萄、雪灵芝泻下，上半身用水喷激）。此外，服二十五味冰片散。

4. 水窜症：首先将甘草、姜黄研细内服，然后行肺引吐法（《后补续》引吐剂加甘草、短穗兔耳草）。此外，将甘草、沿沟草、岩白菜、竹黄、红花、熊胆、白檀香共研，用白糖调和，以茜草煎汁送服。此后将无茎芥、岩白菜、沿沟草、朱砂、柳兰叶风毛菊、红花共研，以白糖调和为散，牛乳送服，亦可服食狐肺等各种肺脏。

5. 湿咳症：本病系津邪侵入气管所致，宜以涌吐剂（将刺参、橐吾、锡金大戟煎汁，加光明盐、荜拨）引出胃及气管之津邪。并以五味沙棘散引痰外出。此后服五味藏木香散（藏木香、老鹳草、岩白菜、野姜、毛诃子）或竹黄软膏（竹黄、肉桂、小豆蔻、荜拨、蜂蜜），或荜拨软膏（将荜拨在酥油中煎煮后，用白酥油、蜂蜜制成软膏）最能收效。

饮食方面，以适量服食新鲜之肉类、酥油和蜂蜜为宜。湿咳等各种杂有风邪之肺病，在风之时刻以新挤黄牛乳趁温服最效。

6. 肺痼疾：本病系由于肺中痰液长期集结所致，应以雪灵芝（雪灵芝、冷蒿、碱花）煎水温浴，或进行药水浴和温泉沐浴。此后以五味沙棘散引痰外出，药后如有大量青灰干痰咳出，则病可治愈。如痰仍排不出，可再次重复使用温浴和前方。有时可服上述之竹黄软膏，或将五味竹黄散用黄牛乳调服，亦可食未发霉之干山羊羔肺或绵羊羔肺。

饮食方面，以黄牛、麝和原羚肉，麦酒、炒青稞酒为宜。

7. 肺胀大症：首先在小尖脉和六头两脉多次放血，痰色红者，将紫草茸、紫草、茜草、无茎芥煎汤再三饮服，并以此汤药送服十一味檀香散（紫檀香、白檀香、竹黄、红花、鸭嘴花、翼首草、无茎芥、榜莪嘎布、麻花艽、五脉绿绒蒿、余甘子）。此后在上述二脉放血，服二十五味冰片散（加三红、朱砂）。

经上述各法治疗后仍无效者，可能是紫津播散所致，以治紫津血方治之最为有效(锡金大戟、兔耳草、硼砂、沙棘果膏)。

如出血者，用五味豆花散（豌豆花、小檗花、红花、熊胆、紫草茸）或五贝齿散(贝齿五个、熊胆、红花、朱砂、织锦缎炭）止血。或者内服五翎炭（孔雀翎、河乌羽、血雉羽、杂色鸡羽、鸽子羽、贝齿、黑蒿炭）最能收效。在六头、小尖脉多次放血，肩背部以上水浸。

饮食以凉性为宜，起居方面避免剧烈活动。

8. 蜂巢症：蜂巢症脓少者以干涸法试治，服十味雪灵芝（雪灵芝、白檀香、余甘子、广木香、沙棘果膏、三凉、甘草、苍耳子)、铜灰散（红铜灰、硫黄、鹿角、金露梅、无茎芥、雪灵芝）和脑类散（狐脑、小鹗脑、硫黄、织锦缎炭、无茎芥、竹黄、高山龙胆、沙棘果膏)，是燥脓补肺之良药。或者按秘方配合二十五味冰片散内服（二十五味冰片散加鹿、原羚、岩羊等刚露头之角和熊胆)。脓液多或用燥脓法未干者，以五味沙棘散配成秘方（五味沙棘散加肉果草、碱花、紫胶、响铜）引出。脓血相杂者，胡芦巴药方最有效（紫草在黄牛酥油中煎后取汁，加入紫草茸和生驹经年之驴奶各两捧，葫芦巴、丁香各一把，白糖调和)。或者以竹黄、雪灵芝、白糖、诃子、产驹经年之驴奶调和。将山羊羔肺切碎共煮后服食，有补肺作用，对咯血者疗效最佳，狐肺乳酪效同上方（将狐肺、诃子、竹黄、硫黄、熊胆、甘草、蜂蜜等共研，加产驹经年之驴奶制成乳酪)。无血而咯单纯脓液者，以排脓法引出最佳（上述之五味沙棘散配成之秘方排脓)，能引出像鸡蛋内衣和蛙卵样脓皮，此后进行补肺，出现咯血时停服引脓药，残留脓液不出者，将铜灰散（红铜灰、狐和小鹗脑、硫黄、铜器盛乳酪结成之铜绿、无茎芥、荜拨烧炭存性，加金露梅、鹿角炭、高山龙胆、白糖，蜂蜜调和）与二十五味冰片散连服干燥之。风偏盛者服无茎芥酥油丸（将无茎芥半升、诃子二十粒制成药油，加六良、荜拨、蜂蜜)，咳嗽频繁，痰不易出者以四味竹黄散（竹黄、甘草、沙棘果膏、广木香）止咳。

第三十六章　肝　病

复次，明智仙人如此言道：“善哉大仙谛听！如皇后般的肝脏治疗法，可从病因、分类、症状、治法四点讲述。”

一、病因

肝病主要是由于过食辛辣及酸味之品，过度之剧烈活动等引发。

二、分类

分红色增盛肝病、隐性肝病、类中毒肝病、水窜肝病、肝盗症、肝血下落、肝血外溢症、脊椎僵直肝病、黑痹肝病、消瘦肝病、白膈膜病、黑膈膜病、坏血散布肝病、肝风病、肝萎病、湿寒肝病、牛屈肝病、寒胀肝病十八种。

三、症状

1. 红色增盛肝病：肝区及左右短肋部胀痛，身和囟门沉重，肩背部刺痛，疼痛部位向上时，则有塌陷之感，疼痛部位向下时，则有欲穿之感，蹲坐时则有下坠之感。肌肤发黄，腰肾部不适，小腿拘急不利。

2. 隐性肝病：本病初起时症状并不明显，只觉疲乏失眠、身体沉重、食欲不振，以后血液逐渐减少，肤色晃白，肌肉和骨骼日益干枯。

3. 类中毒肝病：面青目赤，胁肋刺痛，肝及胃脘胀满不舒，纳谷不化，食时作痛，大便干燥，足背浮肿，颞颥陷中和手足心发黄。本病日久则肝脏腐烂，咳吐烟色肉汁。

4. 水窜肝病：胸腹膨胀，肩部得按较舒，脊椎僵直，肝如虚悬，欲打呵欠而不能出，自觉肝胃空虚，如遇强烈之热则头部疼痛。

5. 肝盗症：两足发凉，肩背部刺痛，上眼睑难举，神疲乏力，胸部满闷，臑头刺痛，颈项强直，但在进食时，则稍感舒适。

6. 肝血下落症

（1）下落于腰：腰部扭拧不适，活动时刺痛剧烈。

（2）下落于足：髋骨麻木，阵阵干痛，腰部灼痛，大小筋疼痛。

7. 肝血外溢症：肝血外溢分溢于肺和溢于胃两种。

（1）溢于肺：目赤，胸闷胀满，腋下刺痛，咯吐血痰，有时流脓血。

（2）溢于胃：胃如缠缚，阵阵刺痛，不能俯仰，嗳气，自不见腹。

8. 脊椎僵直肝病：上下肢僵直，关节疼痛，不能俯仰，上半身刺痛，角弓反张。

9. 黑痹肝病：全身疼痛如被杖击，足拖跛行，动则关节剧痛难忍，呈佝偻状。

10. 消瘦肝病：全身发痒，战栗，右侧肢体沉重，目睛呆滞无神采，口渴欲饮。

11. 白膈膜病：神倦多寐，口干渴，鸠尾左右及两胁刺痛。

12. 黑膈膜病：心与命脉不舒，心中空虚，胃腹胀满，鸠尾下绞痛。

13. 坏血散布肝病：上半身刺痛，肩部疼痛，肩背部有满闷感，肝胃不舒，小尖脉处强硬，尤其是咳嗽时肝如虚悬，疼痛难忍，面呈紫色，鼻衄，食任何物皆感不舒。

14. 肝风病：呵欠流泪，自觉肝胃相连接般地疼痛，有虚悬感，黄昏和黎明时病情加剧，遇寒冷刺激则频频呃逆。

15. 肝萎病：疲乏无力，食后肝痛，泛吐清水，欲打呵欠而不出。

16. 湿寒肝病：肩背部有满闷感，咳吐干痰，膝部发冷作痒，仰俯困难。

17. 牛屈肝病：全身作肿，尤其是面部肿胀更甚，舌及口唇灰白，头晕，眉和发间作痒，鼻腔生疱疹。

18. 寒胀肝病：颜面浮肿，胸腹寒冷。

四、治法

1. 红色增盛肝病：先服牛黄余甘子汤（三果、牛黄共煎），并以甘露泻攻泻（腊肠果、锡金大戟、兔耳草、高原大戟、大黄、疣果大戟、狼毒、小檗、诃子），泻后短角放血。人胆散（人胆、熊胆、红耳鼠兔粪膏、诃子、新酥油）用葡萄煎汁送服，热邪渗着甚者服七味冰片散，睡时枕头放低，饮食以凉性为宜。

2. 隐性肝病：先用诃子汤（三果、宽筋藤、獐牙菜、榜莪嘎布、兔耳草、大黄、腊肠果、锡金大戟）泻下，再服旧松儿石散（旧松儿石、冰片、丁香、白檀香、熊胆、麝香、葡萄、波棱瓜子）和五味岩精散（红耳鼠兔粪膏、红花、马兜铃、诃子、唐古特青蓝）。

3. 类中毒肝病：先行禁食疗法，然后以丝瓜子引吐（丝瓜子煎汁加碱花引吐）。再以鸡蛋参汤（鸡蛋参花、篦齿虎耳草、文官木、肉桂）送服七味松儿石散（旧松儿石、红花、丁香、五脉绿绒蒿、三木棉花）。然后以黄牛乳送服八味牛黄散（牛黄、白檀香、紫檀香、骨碎补、蓝钟花、朱砂、镰形棘豆、黄花獐牙菜）以巩固疗效。

4. 水窜肝病：将三果、马兜铃煎汤内服，在短角、小尖脉、肝胆合脉放血，并发肺病者宜服竹黄软膏（见前章），此后在第五椎和第九椎灸之。

5. 肝盗症：先在左右二“阿锁”放血，然后服马兜铃汤（马兜铃、宽筋藤、诃子、葡萄、榜莪嘎布、兔耳草、獐牙菜、老鹳草、止泻木子、麻花艽、锡金大戟、高原大戟）泻下，在小背脉放血。

6. 肝血下落之二症：先以三果泻剂（三果、锡金大戟、兔耳草、高原大戟）泻下；然后按具体情况在腨端和大肠脉放血。将三红散用“达亚干”汤（“达亚干”、人胆、熊胆、红耳鼠兔粪膏）送服。

7. 肝血外溢症

（1）肝血溢于肺：先以泻下汤剂（马兜铃、诃子、余甘子、大黄、锡金大戟、腊肠果）泻下，然后在肺脉六头和短角脉放血，并服寒凉药物（八味檀香散）。

（2）肝血溢于胃：先在短角和肝胆合脉放血，再以三果泻剂（三果、锡金大戟、兔耳草）泻下，然后服马兜铃汤（马兜铃、老鹳草、葡萄、兔耳草、贝母）。

8. 脊椎僵直肝病：以墓中铁锈（加诃子）煎汤内服，在短角、六头、雄梁放血，以鸽粪、干酒糟在脊椎两旁热熨，将马兜铃煎汤内服，然后服九味岩精散。

9. 黑痹肝病：服三果汤发汗，在小尖脉放血，此后以蓝钟花（蓝钟花、长嘴诃子尖、臭蒿、葡萄）泻之。或者服新酥油与黄葵子等制成之软膏（黄葵子、三凉、诃子、沿沟草、甘草、铁屑粉、蜂蜜），此后按具体情况在肉缝和关节等处灸之。

10. 消瘦肝病：先服贝母汤（贝母、角茴香、麻花艽），再以蓝钟花泻剂泻之，在短角、小背脉放血和行蒸汽浴后，服酥油丸，艾灸第九椎。

11. 白膈膜病：在肝胆合脉放血，将马兜铃、麻花艽煎汤凉服，并服八味红花软膏（红花、丁香、小豆蔻、草果、雪蛙、角茴香、甘松、葫芦巴、蜂蜜）。

12. 黑膈膜病：先服岩精汤，在短角放血，以后在第八椎灸之。

13. 坏血散布肝病：先在短角、小尖脉、肝胆合脉、“阿锁”、腨端、大肠脉等处放血，服马兜铃汤，并以三果泻剂泻下。

上述十三种热性肝病之饮食，以性凉之品为宜，禁食腐败、酸性和温热之品。待热邪清除后，则宜服性温而具有营养之新鲜食物。此后按具体情况艾灸第八椎和第九椎。

14. 肝风症：将三岁绵羊肝煮熟蘸调料（干姜、荜拨、胡椒、光明盐、阿魏）服食。白块糖与新酥油共煎混匀，加上述之调料，口中含漱后服下，并服三果酥油丸，艾灸第九椎三口穴。

15. 肝萎症：除治法与肝风相似外，并服五味石榴散（石榴子、阿魏、干姜、紫硇砂、沙棘果）和八味杜鹃散。又方，将诃子核、加蒺藜制成酥油丸内服。

16. 湿寒肝病：如上法治疗后，艾灸肝穴。

17. 牛屈肝病：以三果常泻方泻下，将五味石榴散加燥湿药（锐利灰药）内服。饮食要温凉交替服食，然后灸第九椎，以调理善后。

18. 寒胀肝病：内服八味杜鹃散、五味石榴散（加红花的），艾灸第五椎、第六椎和鸠尾三口穴。

上述之肝病寒证，以性温之品治疗为宜，食物以新鲜温和之羊肉等性温之品为宜。

第三十七章　脾　病

复次，明智仙人如此言道：“善哉大仙谛听！脾病可从病因、分类、症状、治法四点讲述。”

一、病因

脾之疾病，皆由食物不化或起居失常而感寒受湿，以及剧烈活动等各种原因所引起。

二、分类

有脾热病、血胀病、脾风病、津脾病、洞泻病五种。

三、症状

1. 脾热病：在饮酒刺激和烈日曝晒后腹部胀满，气粗面紫，口唇发绀，舌现花纹，四肢麻木，左侧软肋部刺痛。

2. 血胀病：本病除具有脾热之各种症状外，面色发青或发黄，腹内胀鸣沉重，下唇下垂。

3. 脾风病：身肿，腹胀肠鸣，纳食不化，得嗳气或矢气时则腹胀缓解较舒。

4. 津脾病：唇部多津垢，傍晚或受寒后腹胀不舒，左胁刺痛。

5. 洞泻病：腹胀肠鸣，大便洞泻不禁。

四、治法

1. 脾热病：治宜将丁香、草果、小豆蔻、红花、獐牙菜、波棱瓜子、宽筋藤共研细末，以白糖调服。或者将草果、红花、诃子用白糖调和为散内服。在脾脉放血。

2. 血胀病：治宜将藏木香、荜拨、小豆蔻、水菖蒲、干姜、胡椒、紫硇砂、肉桂、光明盐共研，以红块糖调和为散内服，在胫面脉、脾脉笼头穴放血。

3. 脾风病和津脾病：将阿魏、紫硇砂煎汤内服，将烈香杜鹃、小豆蔻、肉桂、紫硇砂、黑种草子、三热共研，以红块糖调和为散内服。在脾区、十一椎及左右共三穴艾灸。

4. 洞泻病：将紫茉莉、光明盐、紫硇砂共研内服。灸穴同上。食物以蝙牛及尕里巴肉为宜。将手掌参、三木棉花共研，以红块糖调和为散，可治各种脾脏病。

第三十八章　肾　病

复次，明智仙人如此言道："善哉大仙谛听！肾病可从病因、分类、症状、治法四点讲述。"

一、病因

肾脏疾患，皆因不慎跌伤、负荷过重，或因感受潮湿、水中作业时间过长等，遂发为肾脏病。

二、分类

可分肾风病、肾痼疾、下落肾病、肾热病、水窜肾病、扩散肾病、肾痹病、燕芒肾病八种。

三、症状

1. 肾风病：腰部重坠作痛，向周围放射，无固定痛点，耳聋失聪。

2. 肾痼疾：下身寒冷，腰部扭拧而疼痛，拖足跛行，髋腰部刺痛，小便艰涩，白浊淋漓，脊椎两旁肌肉牵引疼痛。

3. 下落肾病：肾腰发痒作痛，久行久坐后膝部或足背作肿。

4. 肾热病：当饮酒及行、坐时则疼痛剧烈，尿道灼痛，骨骼与肌肉之间跳痛。

5. 水窜肾病：本病多因肾脉劳伤，或因肝血外溢，滴漏之水混有血液所致。

6. 扩散肾病

（1）散布于上部者，后颈之大筋两侧疼痛，颈项作强而艰于转动，背呈佝偻状。

（2）增盛于中部者，肾腰扭拧作痛，髋骨头衔接处之黑筋发胀刺痛，咳嗽和喷嚏时痛不可忍，脊椎关节松弛而变形。

（3）落于下部者，拖足跛行，麻木，两腿肌及膝部关节作痛。

7. 肾痹病：腰部以下作痛，咳嗽和喷嚏时髋眼刺痛，脊柱僵直，颈不能转侧，前半夜病势较甚，后半夜病情较轻。饮酒和食性温有营养之品后则发烧。

8. 燕芒肾病：脊椎外突，呈佝偻状。

四、治法

1. 肾风病：肾风病宜服蒺藜酒，以五根酥油丸内服，作轻导泻灌肠和坐药钉。艾灸十四椎及其旁开一寸一分之黑脉。

2. 肾痼疾：将三岁绵羊肾（加干姜、荜拨、胡椒、光明盐、瘤果芹）于酥油中煎后服之。将蒺藜、迷果芹、黄精等酿成之糌粑酒加酒稀释，以后再以红块糖、干姜、酥油煮熟温服。将五根酥油丸或三果酥油丸、二种肉（羊睾丸、雪蛙）、干姜、菥蓂等制成的酥油丸，任何一种之上加寒水石、小豆蔻、宽筋藤、红块糖，用蜂蜜调和内服。“巴山”酥油丸加雪蛙、鬣蜥、麻雀、岩鸽、天仙子、寒水石、三热、三实、三果肉、肉豆蔻、螃蟹、小豆蔻、菥蓂，红块糖等调和内服有效，尤其对小便和白浊淋漓疗效更佳。或者将小豆蔻、五热、五盐（白硇砂、光明盐、紫硇砂、粉红石盐、卤盐）、螃蟹、冬葵子、用三果，用红块糖调和内服。并进行热罨和艾灸。食物以性温而有营养之品为宜。

3. 下落肾病：治宜将矮泽芹、文官木酥油丸加各种盐类，用蜂蜜调和内服。食物以驴、旱獭、马、野驴等之肉为宜。如发痒难忍，用花椒、水菖蒲、姜黄共研，将旧酥油、猪油调和涂擦，然后曝晒太阳。膝及足背作肿者，可用温泉浴沐浴。

4. 肾热病：治宜白刀豆、红花、小檗皮、螃蟹、白糖调服。在腨端、大肠脉二脉放血，肾脏如滴漏之水具有血者，是肾脉劳伤或肝血降落之故，将三凉、红耳鼠兔粪膏、熊胆、鸭嘴花、肉桂、烈香杜鹃叶共研，用白糖调和内服。在短角、大肠脉放血，并以水喷激之。

5. 水窜肾病：先服余甘子汤，使病血与正血分离后放血。服四红汤和十一味檀香散（紫檀香、红花、麝香、红耳鼠兔粪膏、獐牙菜、白刀豆、茜草、紫草茸、山矾叶、诃子、圆柏叶）。或者以牛黄、麝香、溪中碎云母、三凉、螃蟹、冬葵子、三实、菥黄共研，以白糖调和为散内服。

6. 扩散肾病

（1）散布于上部者：进行药水浴和枕脉放血。

（2）增盛于中部者：以泻脉法治疗最为有效。

（3）落于下部者：进行放血（腨端、大肠脉）和冷水浴。

上述三症待热下降后，宜服补肾之酥油丸，并在刺痛之部位以艾灸之。

7. 肾痹病：以蓝钟花（蓝钟花、诃子、葡萄、臭蒿）泻下，并进行温泉浴，再以泻脉法泻下后，服文官木散（文官木膏、茜草、紫草、紫草茸、山矾汁、三黄水药、驴血、炼蜜），将三凉、三肉果、三实、三黄水药、溪中碎云母、螃蟹、菥蓂等共研，以蜂蜜制成软膏内服。并以五味甘露或各种花，或者以各种谷物煮后进行蒸汽浴，根据血情在腨端、大肠脉适量放血。待热邪压服后，可服全蜂蜜酒和文官木酥油丸配合蜂蜜内服，在各黄水下落浮肿门（十六椎、除大趾外的三趾缝向上一寸处）灸之。

8. 燕芒肾病：先以五味甘露浴热熨和泻脉，服“巴山”酥油丸，然后将小豆蔻、肉桂、黑种草子、荜拨、广木香、菥蓂等共研，以红块糖为丸内服。在突出之脊椎上下围灸后，在中间进行针刺。

第三十九章　胃　病

复次，明智仙人如此言道：“善哉大仙谛听！胃病可从病因、分类、症状、治法四点讲述。”

一、病因

发病原因为过度劳累，感受寒冷潮湿，饮食不节，暴饮暴食，以及服食不适之物等，均能导致胃功能失调而发生胃病。

二、分类

分寒热两类，热证又分扩散伤热降落胃、骚热降落胃、类毒病、疠类牛病、胃日形脓肿、胆溢、肝血溢七种，肝血溢病又分卷结和不卷结两种。寒证分胃风、不消化、铁垢津、鸠尾津、火衰津、石痞瘤、水鼓、虫病、痈九种，寒热合计十六种。可概括为风、津、胆、血、类毒、胃反、胃弱、萎缩八种，后面各症见其他章节。

三、症状

1. 胃风病：胃脘胀满，嗳气空呕，胃痛如杖击，或肠鸣泄泻。

2. 胃津病：胃部壅塞，嗳气纳呆，特别是寒凉之物更难消，食后和出汗遇冷则胃痛。贪食而食后作痛，呕吐黏液或飧泄不化。

3. 胃胆病：呕吐或泄泻。

4. 胃血病：饮食起居不论过寒过热，均作疼痛。

5. 类毒胃病：食道疼痛，饮食不思，食物不化，食后即吐，嘈杂，吐清水，肌肉消瘦，青筋暴露。

6. 胃反病：胃部膨胀，阵阵刺痛。

7. 胃弱病：嗳气频作，进食营养之品则难消，吐泡沫黏液。神疲力乏，饮酒则感胃中略舒。

8. 胃萎缩病：胃部持续疼痛，无时或忘。

四、治法

1. 胃风病：治宜将阿魏、紫硇砂、胡椒、石榴子共研，用红块糖调服。用各种动物骨煎汁，加入阿魏、紫硇砂、灰盐内服，在胃部热熨，艾灸胃穴。将旧酥油、三热、三盐共研内服，可除风引起的呕吐。泄泻者，瘤果芹、干姜各一握，加白糖后在牛乳和酥油中煎后服之。

2. 胃津病：治宜将阿魏、紫硇砂、干姜等共研，用干姜煎汤送服，主治胃火不足，消化力减弱等症。将石榴子、小豆蔻、光明盐、瘤果芹、肉桂、黑种草子、干姜、荜拨、粉红石盐、紫硇砂共研，用红块糖调服，主治胃火不足，纳谷不化，胃脘刺痛等症。将葛缕子、胡椒、紫硇砂、白糖共研细末，以蜂蜜为引内服，主治津引发之呕吐。将酸藤果、油松、三热共研，以芫荽子煎汤送服，主治津邪引起的泄泻。并在前后胃穴灸之。

3. 胃胆病：以金腰子引吐（引吐药加金腰子、沙生槐子），此后以大黄、诃子泻下。

4. 胃血病：宜服大竹黄安宁散（加寒水石、藏木香）。以沙棘果泻之（沙棘果膏、海螺灰、蛇肉、白硇砂、锡金大戟），在二短角放血。

5. 类毒胃病：用疣果大戟、草玉梅、橐吾、光明盐引吐。后将藏木香、紫色悬钩子、小豆蔻、红花、丁香共研，用白糖调服，或服四味石榴散。

6. 胃反病：治宜将草果、小豆蔻、肉桂、烈香杜鹃、荜拨、黑种草子、胡椒共研，用白糖调服。将紫硇砂、野牛焦角煎汤内服。

7. 胃弱病：宜服诃子散（诃子、余甘子、葛缕子、黑种草子、瘤果芹、肉桂、胡椒、灰盐、角盐、白硇砂、粉红石盐、荜拨、红块糖）。

8. 胃萎缩病：服杜鹃散（烈香杜鹃花、三热、肉桂、红块糖）。

胃是消化食物的基地，饮食起居以温性为宜，药物以石榴子和烈香杜鹃为主之方剂最佳。

第四十章　小肠病

复次，明智仙人如此言道："善哉大仙谛听！小肠病可从病因、分类、症状、治法四点讲述。"

一、病因

饮食起居失常，扰乱和合，降于小肠，遂发本病。

二、分类

小肠病分肠鸣、肠绕、肠滞、肠阻、肠刺痛五种。

三、症状

1. 肠鸣：风入于小肠，噜噜作响，有时鸣响而泻水样便。

2. 肠绕：小肠因风而扭转曲折，矢气回旋难行，作阵发性疼痛。

3. 肠滞：津浊之黏液增盛于小肠，小肠沉重作痛，有胀满感，大便滞留难下，有时作痛而泻黏液。

4. 肠阻：血和胆导致大便阻塞，小腹灼热绞痛，便坚如鹿粪。

5. 肠刺痛：小肠刺痛而泄泻。

四、治法

1. 肠鸣：先服精炼之酥油，然后用三热、光明盐、粉红石盐、紫硇砂、白块糖等共研为散，开水送服，并以热盐或砖块热熨腹部。

2. 肠绕：将阿魏、紫硇砂、光明盐、三热、白块糖共研，用热酒送服，以热青盐熨小肠部。再以轻导泻灌肠导泻，灸前后属穴之。

3. 肠滞：将五热、各种盐类共研细末内服，并以大黄泻剂（大黄、长嘴诃子尖、光明盐、荜拨）泻之。

4. 肠阻：以峻导泻灌肠法引导积滞外出。

5. 肠刺痛：以七味胆散止泻。

第四十一章　大肠病

复次，明智仙人如此言道："善哉大仙谛听！大肠病可分症状与治法两部分。

一、症状

分寒胀、寒滞、久热、干消、蒸汽病五种症状。

1. 寒胀大肠病：腹胀肠鸣，遇冷后脐侧疼痛，足入水则泻灰色泡沫，有时则便秘不下。

2. 寒滞大肠病：腹胀，大便难下，大肠沉重，有时飧泄不化。

3. 久热大肠病：口干口渴，腹胀，面呈紫色，易汗，便秘难下。

4. 干消大肠病：腹胀肠鸣，食任何食物皆感疼痛，神疲力乏，口干，肾腰疼痛欲断。

5. 蒸汽病：脊柱僵硬疼痛，腰呈驼背，不能转侧。

二、治法

1. 寒胀大肠病：将风化芒硝、紫硇砂、光明盐、沙棘果共研为散，以乳酪浮液送服，主治腹胀刺痛，风引起的大便不通。将芫荽子、沙棘果、甘草、风化芒硝、麻花艽、荜拨共研为散，用开水送服，主治腹部胀鸣刺痛和泄泻，尤其是以轻导泻药锭（大蒜、阿魏、三热、旧酥油）和融酥油导泻，则疗效更佳。

2. 寒滞大肠病：阿魏、水菖蒲、广木香、硼砂、紫硇砂等分量依次递减，煎汤内服，主治腹胀便滞和大肠寒证。将石榴子、三热、四盐共研，以白块糖调和为散，清除腹胀有卓效。将诃子、老鹳草、水菖蒲、小米辣、石斛共研，以母黄牛尿调服，主治大便干燥。

3. 久热大肠病：服三果汤和马兜铃汤，在大肠脉放血。

4. 干消大肠病：服七味杜鹃散，然后以缓泻剂泻之。

5. 蒸汽病：内服石榴子散，在十六椎、大肠侧、脐下灸之。

第六篇　治疗阴部疾病

第四十二章　男阴病

复次，意生仙人如此言道："善哉导师明智仙尊，如何学习治疗阴部疾病篇，请延寿药王赐教。"

明智仙人如此言道："善哉大仙谛听！阴部疾病分男阴和女阴两部分。"

男阴病可分病因、分类、症状、治法四点讲述。

一、病因

男阴病之发生，主要是由于房劳过度，接触芒类，二便和精液之强忍与努责等。

二、分类

有强中、疹粒、类结、尿道粘连、麦芒病五种，强中又分风、胆、血、津和混合病等，故男阴病有九种之说。

三、症状

1. 强中由风转化者：阴茎经常勃起，龟头开裂。

2. 胆转化者：阴茎肿大，灼热红赤。

3. 血转化者：阴茎发黑疹，尿道灼痛，小便带血。

4. 津转化者：阴茎作痒，肿胀沉重。

5. 混合为患者：睾丸肿大，难以成脓，具有风胆津之混合症状。

6. 疹粒病：疹粒遍布阴器。

7. 类结病：龟头肿胀，包皮外翻，现有结状疱疹。

8. 尿道粘连：在小便时，尿道扭曲堵塞，小便不通。

9. 麦芒病：尿道有麦芒充满之感，灼痛难忍。

四、治法

1. 强中病：本病初期，应以放血（阴器边脉）、峻导泻灌肠，以性凉之品（白檀香、獐牙菜、余甘子）外涂。待成熟化脓后，用穿刺针穿破，以酥油、蜂蜜、芝麻共熬涂擦。或者将孔雀石、山矾叶、雄黄、石英赤铁矿、赤铁矿结核、柳兰叶风毛菊、雌黄、铁明矾、小豆蔻、小檗膏、白硇砂、光明盐、海枣共研细末，用蜂蜜调和涂擦，可治强中成疮。或者三果在新陶瓷内烧炭存性，用酥油调和涂擦。

(1) 风转化者：以山矾叶酥油调和涂擦。

(2) 胆转化者：以冰片、白檀香软膏涂擦。

(3) 血转化者：将广木香研细，以鸭嘴花汁调和涂擦。

(4) 津转化者：以余甘子、蜂蜜调和涂擦。

(5) 风胆津混合为病者：按创伤总治法治疗。

2. 疹粒病：先刮去疹粒，再按强中病治疗。

3. 类结病：先用油脂涂擦揉按，然后再以油脂热熨。

4. 尿道粘连：用导管扩张导之，如不效，则行手术治疗。

5. 麦芒病：将青稞面、葛缕子在酥油中熬成糊状物敷后包扎之。

第四十三章　女阴病

复次，明智仙人如此言道："善哉大仙谛听！女阴病可从病因、分类、症状、治法四点来讲述。"

一、病因

本病之病因为房劳过度，以及在经期和产后之饮食起居失常，遂发生各种子宫病。

二、分类

可分为风、胆、血、津和混合症五种。

三、症状

1. 风转化者：子宫内无疼痛感觉，但有麻木感，月经稀淡量少，有泡沫，小便淋漓，阴道有虫行感，或出现崩漏不止，或血积成块，宫口扭拧精外溢，阴户闭锁，阴户启开等症状。

2. 胆转化者：月经黄色或黑色，奇臭，遇酷热则全身发烧，流脓样白带。

3. 血转化者：月经绵绵不绝。

4. 津转化者：阴道作痒，下部发凉，疼痛不甚，白带黏稠如胶，绵绵而下。

5. 混合症转化者：出现上述之各种症状。

以上之各种子宫病会致不孕。

四、治法

1. 风转化者：子宫病大部由风引起，故油治法、轻导泻和油熨法等为最理想之治疗方法。此后对子宫口扭拧者，用手轻轻矫正，子宫口闭合者，以泻脉管之缓泻药，能泻出各种子宫病。将葛缕子、水菖蒲、光明盐、荜拨、黑种草子、青稞炭、鸭嘴花、瘤果芹、小米辣等加酒和酥油共煮内服，可治子宫病和痔疮等病。将油松、蒺藜、鸭嘴花共煎内服。或者以草木犀、紫色悬钩子、广木香、光明盐、油松等煎汁，在酥油中煎熬，涂于布棒，送入子宫。

2. 胆转化者：将山矾叶、广木香、鸭嘴花熬汁涂于布棒送入子宫，黄精煎汁加入酥油于牛乳中煎后再加黄精、天冬、甘草、葡萄、蜀葵根、荜拨、白糖，用蜂蜜调服，主治月经病、精液病，为不育症之良药。

3. 血转化者：将蒺藜、天冬共研，用牛乳调服，或者将甘草、蜂蜜、小檗皮、唐古特青蓝共研细末，用米泔水调服，可治月经淋漓不止。

4. 津转化者：宜饮红块糖酒和诃子酒，将荜拨、诃子、铁屑共研，用蜂蜜调服，将铁明矾、光明盐、打箭菊、三果共研细末，用蜂蜜调服，主治津转化的子宫病，五热与母黄牛尿配合注入子宫，胆病以甘草与牛乳配合，风病以石榴子与融酥油调和注入，合并病要以两法结合治疗。

5. 混合症转化者：混合症以上述之法综合治疗。

上述各症之通治方为广木香、草木犀、三果、水菖蒲、阿魏、黄精、兔耳草、茜草、甘草、天冬、姜黄、小檗、瘤果芹，共研制成酥油丸，可治各种子宫病和精液病，并有降魔作用，妊娠期服食，则有保胎作用。

第七篇　治疗一般杂病

第四十四章　喑　哑

复次，意生仙人如此请问道：“善哉明智大仙！如何学习治疗杂病篇，请延寿药王赐教。”

明智仙人如此言道：“善哉大仙谛听，杂病分喑哑、胃口不开、渴病、呃逆、哮喘、类牛症、虫病、呕吐、泄泻、便秘、尿闭、尿频、热泻、垢病、痹病、黄水病、白脉病、皮肤病、一般小病等十九种。喑哑病可分病因、分类、症状、治法四点。”

一、病因

由于饮食起居之失常和魔鬼为害等引起和合机能紊乱，遂发喑哑病。

二、分类

可分为风、胆、血、津、消耗、脂肪转化、断音七种。

三、症状

1. 风转化者：发音时抑时扬，高低悬殊，咽部有如布满麦芒之感，粗糙而灼痛。
2. 胆转化者：咽喉干燥灼痛，不能言语。
3. 血转化者：剧烈活动和高营养之品对本病为害特甚，能导致咽喉紧闭。
4. 津转化者：喉部阻塞，发音低沉而嘶哑。
5. 消耗病者：咽喉如被烟熏，疼痛剧烈。
6. 脂肪转化者：多为脂肪过多的肥胖体型，根据体型则确诊不误。
7. 断音者：咽喉疼痛，不能出声。

四、治法

（一）治疗概述

将竹黄、甘草、高山龙胆、广木香、葡萄共研为散，用白糖调服。或者将诃子、竹黄、甘草、高山龙胆、无茎芥、小豆蔻、丁香共研为散，用白糖调服。或者将三凉、甘草、葡萄、肉桂、高山龙胆共研为散，用白糖调服，对各种喑哑有效。

（二）分症治疗

1. 风转化者：大米饭配以红块糖、酥油服食，此后多饮开水，以具油之物热熨，乳类稀饭加酥油服食。

2. 胆转化者：用蜀葵根、柏叶、四香味药、光明盐等共煎滴鼻，用甘草叶煎汁内服，稀粥加融酥油服之。三味龙胆汤（高山龙胆、甘草、榜莪嘎布）加竹黄、白糖内服。

3. 血转化者：内服余甘子汤，前翘放血。

4. 津转化者：将五热、风化芒硝、诃子共研，用蜂蜜调服。青稞稀饭加荜拨服食。难以收效者以锐利引吐剂（刺参、丁座草、沙生槐、干姜、荜拨、橐吾）引吐，并在天突灸之。

5. 消耗病者：以药物焚烟熏鼻（沉香与酥油配合熏鼻），并用滴鼻药滴鼻。肉桂、小豆蔻、荜拨、竹黄、白糖之分量依次递增，共研细末，用蜂蜜制成软膏内服。

6. 脂肪转化者：应用减肥的食物和药物，并应用粗治法。

7. 断音病者：可用冰糖与蜂蜜调和，与甘类药同煎内服。

第四十五章　胃口不开

复次，明智仙人如此言道："善哉大仙谛听！胃口不开之病可分为病因、分类、症状、治法四点。"

一、病因

由于饮食起居之失常和魔鬼为害引起和合机能紊乱，渗着于心和舌，形成胃口不开之症。

二、分类

可分为风、胆、津、混合病四种。

三、症状

风转化者，口有涩味；由于胆者，口有苦味；由于津者，口有甜味；风胆津混合为病者，食不知味。

四、治法

（一）治疗概述

给患者以喜食想吃之食物，并针对病情投以相应之药物配合治疗。外部以水洗身，内部进行泻下（十味舵手散加沉香、肉豆蔻、广酸枣）。三果共研，牛乳调服，食物以乳类品为宜，并以涩味药煎汁漱口，以喜爱之物点燃鼻吸。烈香杜鹃叶、胡椒、干姜、荜拨之分量从后到前依次递增，将肉桂、小豆蔻，白糖调和内服，本方有益火温胃，增进食欲之作用。将瘤果芹、漆树子、沙棘果、干姜、石榴子、柏叶、白糖、芫荽子、肉桂、紫硇砂、荜拨、葛缕子、胡椒共研内服，本方有开胃作用。将小豆蔻、肉桂、木棉花丝、木棉花萼、三热共研内服，本方主治胃口不开。本病热较甚者，宜服小竹黄安宁散。

（二）分症治疗

风病用水菖蒲，胆病用白糖，津病用蝙蝠葛煎汁送服引吐药引吐。风病饮白酒，胆病饮泉水，津病饮蜂蜜酒。混合症以各症引吐药引吐后，将水菖蒲、蝙蝠葛、红块糖用水调服。

第四十六章　渴　病

复次，明智仙人如此言道："善哉大仙谛听！渴病分病因、分类、症状、治法四部分讲述。"

一、病因

由于上行风失常，胆之机能紊乱致津干涸而引起渴病，加之饮酒过多，食盐过甚而引起津胆，或在炎热之午刻久坐烈日下和劳累后大量进饮，导致内热聚积而引起胆邪，遂发渴病。

二、分类

可分为风、胆、津、混合症和精气耗尽症五种。

三、症状

（一）症状概述

口舌及咽喉干燥，纳差、吐舌弄舌，语声喑哑不扬，奇渴。

（二）证候分类

1. 风转化者：头晕失眠，腮颊刺痛，鼻舌不能辨气味。

2. 胆转化者：嘈杂口苦，口有臭味。

3. 津转化者：口不知味，觉有潮湿霉味，纳谷不化。

4. 混合症者：具有上述之综合症状。

5. 精气耗尽者：机体精气耗尽，食物难以下咽。

四、治法

（一）治疗概述

凡清除风胆之药物大部分对本病有效。内外冲洗（外部以凉水冲洗，内部用十味舵手散加獐牙菜、波棱瓜子、止泻木子内服泻下），饮食起居以凉性为宜，雨水加蜂蜜饮用，炒青稞片与白糖、蜂蜜调和服食，将牛乳、乳酪酵母和蜂蜜调和，满口噙含。

（二）分症治疗

1. 风转化者：乳酪与红块糖调和内服。

2. 胆转化者：以甘类药物泻之（锡金大戟、葡萄、白糖）。

3. 津转化者：以蝙蝠葛煎汁送服引吐药引吐，将小檗皮、白糖、蜂蜜加入水中煎后饮用。

4. 混合症者：先进行引吐，然后饮服开水。

5. 精气耗尽症者：以肥肉汤和牛乳调养。

无论何病转化之渴病，以芫荽子煎汁，加入白糖和蜂蜜饮服，都能解除。若渴病异常严重时，即使不宜于本病之饮料，亦可应急暂用，待渴病缓解后，再治其本。

第四十七章　呃　逆

复次，明智仙人如此言道：“善哉大仙谛听！呃逆症从病因、分类、症状、治法四点讲述。”

一、病因

由于饮食起居之失常以及魔鬼为害，致上行风之通路扰乱，遂发呃逆。

二、分类

可分为食生呃逆、零星呃逆、二连呃逆、巨大呃逆、深沉呃逆五种。

三、症状

1. 食生呃逆：因暴饮暴食后产生。

2. 零星呃逆：食后发病，但立即就会停止。

3. 二连呃逆：间隔时间长，在食物消化时每次呃逆连发两次。

4. 巨大呃逆：呃逆猛烈，双目直视，不能言语。

5. 深沉呃逆：在脐下部连续发作，呃逆声秘密不扬。

上述各症，如出现正精消耗、困倦无力、肺脏破损，以及老年严重呃逆者，多属不治。

四、治法

以植物油涂擦按摩全身，呃逆严重者可应用引吐法及缓泻法，并按哮喘章中的吸烟法治疗。将人乳、白檀香与蜂蜜调和，或将蜂蜜、麻雀粪调和滴入鼻。将荞麦、两头尖炒热，令患者睡卧其上，待凉后以酥油涂擦，艾灸手掌之心脉（无名指下的急脉）。先使患者深吸气后，再屏息闭气，力使运气下行于腹，可清除旋绕之风，亦可乘患者不觉之时，突然惊吓之，或能收效。如仍不愈，取百会、囟门、天突、第八椎、内踝动脉艾灸。

第四十八章　哮　喘

复次，明智仙人如此言道："善哉大仙谛听！哮喘可从病因、分类、症状、治法四点讲述。"

一、病因

由于食物不化，积滞内停，以致寒津壅盛，堵塞输送精华之通路，肺痰增多，阻滞气道，遂发本病。

二、分类

可分为零星喘、暗喘、断气喘、巨喘、上行喘五种。

三、症状

（一）症状概述

胸膺和胁肋满闷，或作刺痛，腹胀气粗，或气弱而伏。

（二）证候分类

1. 零星喘：饱食久坐后活动过烈，遂发本病。

2. 暗喘：气管被寒津堵塞，因而痰涎特多，喉中吼鸣嘶哑，不能平卧，胛背有刺痛感。

3. 断气喘：寒津堵塞气管，导致上行风之机能衰退，呼气不利，声音低沉，语尾断气，如说秘语。

4. 巨喘：声音嘶哑，咽喉干燥，喘吼如狮，行走时则气粗，咯吐大量痰涎。

5. 上行喘：寒津堵塞气之通路，呼气较易，吸气艰难。

四、治法

（一）治疗概述

光明盐加芝麻油涂擦全身，热偏盛者，禁用涂擦，多饮温开水，用缓泻药和温和之引吐药以疏通孔道，余症未尽者，可用烟熏法清除（将沉香、胶质没药、乳香、老鹳草、石花、甘松、肉桂、海枣、酸藤果、麝香、蜂蜡共研之物在无烟之火上焚烟，或以乳香、雄黄，或以沉香、蜂蜜调和，焚烟熏鼻）。用马粪汁或母黄牛犊粪汁和蜂蜜调和饮用。或以甘草、荜拨根、母黄牛粪汁、马粪汁，与红块糖和蜂蜜调和内服。饮食以新酥油、乳酪皮、栖居潮湿地带之动物肉为宜。

此外，本病可根据素患偏盛情况（风偏盛者，用油治法，兔肉汤加酥油、荜拨饮服，天突、第一椎灸之；胆转化者，以锡金大戟、波棱瓜子、兔耳草泻之，大米饭中加荜拨、竹黄、干姜、酥油服之；津转化者，进行引吐，将藏木香、干姜、余甘子等与蜂蜜调服；血转化者，在小尖脉和胸脉放血）对症治疗。

（二）分症治疗

1. 零星喘：不必另作治疗。后四种病以沙棘果、余甘子、广木香、甘草、乳酪调服，引津外达。

2. 喑喘：将白檀香、竹黄、甘草、白糖等共研，以去头尾之童尿送服。

3. 断气喘：将竹黄、肉桂、小豆蔻、荜拨、白糖等共研，用蜂蜜调服；或者以雪灵芝、蜂蜜调和内服。

4. 巨喘：以垂果蒜芥和无茎芥煎汤，加入童尿，以白糖为引内服。

5. 上行喘：用藏木香和蜂蜜制成软膏内服。

上述各症可在前翘、胸脉放血，大间、小间、天突等穴以针刺之。

第四十九章　类牛症

复次，明智仙人如此言道：“善哉大仙谛听！类牛症（呻吟如牛，故名）可从病因、分类、症状、治法四部分讲述。”

一、病因

由于食物不化，或食不适当之饮食，或出汗受凉而致体内之虫受扰而发病。

二、分类

可分为以部位分和以种类分两部分。以部位分，则有脏类牛症、腑类牛症、脉类牛症三种。而脏类牛症又分肝类牛症、脾类牛症两种；腑类牛症分胃、小肠、大肠三种；脉类牛症分外脉类牛症和内脉类牛症两种。以种类分，则有热、寒、虫、痨四种。而热性类牛症是因肝脾之血凝结，血和胆降于胃和大肠所致；寒性类牛症是因不消化之物结于胃，大小肠中下泄风旋结而发病；虫类牛症是虫卷结于胃和大肠而发病；痨类牛症是痨降于胃和小肠所致。

三、症状

1. 肝类牛症：右侧肝部刺痛，每当出汗遇冷后发病，脉尿现热象。

2. 脾类牛症：脾区短肋部刺痛，腹胀肠鸣，饮凉水则疼痛加剧。

3. 胃类牛症：鸠尾下疼痛。

4. 小肠类牛症：脐下疼痛。

5. 大肠类牛症：在直对脐部之两侧疼痛。

6. 热类牛症：因热发病，其症状表现为身汗、胃部收缩，作阵发性疼痛，吐或泻血液或胆汁，脉及尿液均现热象。

（1）血降于胃和大肠：遇冷后发生疼痛，嗳气欲吐，胛背与膈膜相并作痛，胃和大肠灼痛。

（2）胆降于胃及大肠：口干口渴，口苦而吐胆汁，刺痛嗳气。

7. 寒类牛症：因遇寒而发病，腹部胀满，持续疼痛，呕吐完谷或津液，身出冷汗。尤其是不消之食下落和食不适之品后，疼痛发作。嗳腐频繁，恶心欲吐，得食即痛。大肠中紫津相交之类牛症是下泄风逆行，到处流窜，在饱食后和夜间疼痛加剧，在饥饿和白昼时疼痛稍有缓解。下泄风回旋于小肠，则矢气不行，向上卷结，腹胀肠鸣，满腹疼痛，严重时被风扭拧缠绕，属不治之症。

8. 虫类牛症：胃或大肠之虫类牛症，服食乳类、甜食和遇冷后发生疼痛，结成圆形块状，或灼痛欲穿，呈阵发性，发作时痛难忍。

9. 痨降于胃和小肠症：痛如刀绞，胃脘紧缩，腿肚干瘪，汗毛倒卷，脉弱无力，耳软后贴，睫毛下垂。

10. 外脉类牛症：脐部两侧搏动疼痛。

11. 内脉类牛症：命脉刺痛，跳动紊乱。

四、治法

1. 肝类牛症：苔类加热熨之，将红耳鼠兔粪膏、鸭嘴花在童尿中浸泡后服之。并服七味红花散（将红花、竹黄、马兜铃、獐牙菜、五脉绿绒蒿、诃子、麻黄共研，以白糖为引）和八味竹黄散（将竹黄、红花、石榴子、小豆蔻、红耳鼠兔粪膏、獐牙菜、荜拨、硼砂共研，以白糖调服）。在短角脉放血，以降血势。

2. 脾类牛症：服石榴散和四味光明盐汤，用开水送服六味藏木香散（将藏木香、石榴子、小豆蔻、草果、光明盐、荜拨共研，用白糖调和），以炒青稞或豆糠热熨患部，在脾脉放血。

以上二症经上述治法仍难收效者，应以大黄汤（大黄、诃子、锡金大戟、光明盐）泻之。

3. 各种腑类牛症：以泻下法为最佳，故以沙棘果、海螺灰、蛇肉、光明盐、锡金大戟、红块糖共研，以童尿调和为丸泻下，可清除降入腑中之血、胆和未消化物。

（1）胃类牛症：以引吐法治之最为有效。

（2）小肠类牛症：以泻下法治之有效。

（3）大肠类牛症：宜以峻导泻灌肠导泻。

4. 热类牛症：以冷罨、放血、汤剂（红耳鼠兔粪膏、鸭嘴花、马兜铃煎汤加熊胆、红花）、散剂（诃子、红耳鼠兔粪膏、麝香、榜莪嘎布、熊胆、红花、小豆蔻、唐古特青蓝、丁香）和泻剂（诃子、锡金大戟、大黄、光明盐）等进行治疗。

（1）血降于胃和大肠：首先必须泻下（沙棘果、海螺灰、蛇肉、白硇砂、锡金大戟等），然后在短角放血，以炒青稞或水中石熨之。将四味岩精散（红耳鼠兔粪膏、熊胆、红花、五脉绿绒蒿），用白糖调服。

（2）胆降于胃及大肠：以金腰子（金腰子、锡金大戟、光明盐）同引吐和泻下，此后给服七味石榴散（四味石榴散加红花、止泻木子、波棱瓜子）。

5. 寒类牛症：以热熨、汤剂（三果）、散剂（阿魏，三盐）和艾灸治之。

（1）未消化物降落者：引吐（刺参、锡金大戟、光明盐、荜拨）后，给服热药（石榴子、三热、光明盐、紫硇砂）。

（2）紫津间杂者：治宜将六味木香散、亚大黄叶、卷丝苣苔煮后熨之。在短角脉放血、脐旁两穴灸之，并以轻导泻和峻导泻交替灌肠导泻。

（3）风回旋于小肠者：以艾灸之，并以洗导泻导泻，以酒送服四味阿魏散（将阿魏、紫硇砂、胡椒、干姜共研，以红块糖为引）。

6. 虫类牛症：白硇砂、天南星配合或芹菜子、红块糖配合为丸，或以天仙子或山莨菪、大蒜，或马尿泡，用童尿调和内服有效。用马粪汁、黑蒿、羌活共煮热熨。

7. 疠类牛症：治宜用三炭疽毒（三炭疽毒即紫菀、打箭菊、镰形棘豆，其任何一种加荜拨、光明盐，入童尿内服）或以五鹏丸扑杀后，给服君臣散（疣果大戟、亚大黄、蓝钟花）。

8. 脉类牛症：用虎皮缠缚腰部，并用绳子扎两腋和两鼠蹊沟四脉，以泻下法和放血法排出热邪，用灸法以阻塞风邪通路。

本病虽分多种，但不能混淆寒热，进行归纳后，其临床施治按病情分为两种。

第五十章　虫　病

复次，明智仙人如是言道："善哉意生大仙谛听！虫病从病因、分类、症状、治法四点来讲。"

一、病因

由于饮食不节、起居逆行和魔鬼为害等引起和合机能紊乱，遂发虫病。

二、分类

虫类分内外两类，属于外部者为虱和虮，属于内部者为风、胆、血、津四种。津虫居于胃脘，风虫居于大肠，胆虫居于齿、眼、皮肤、肛门和生殖器，血虫居于血中，形圆无足，色红，流窜于所有脉道，为一切疠病之根源，是麻风病之致病因素，脑中之黑白脑虫亦由此而生。

三、症状

虫病发作，多于饮食乳制品及甜食后，或因感受寒凉所引起。其临床表现为腹部膨胀，作阵发性疼痛，并有烦躁善怒之征象。应根据发病部位，分辨虫病类型。黑白脑虫要根据寒热、病势大小诊断（具有热象而病势甚者为黑虫，具有寒象而病轻者为白虫），如电样闪动，呈散在性刺痛者，为寒热相扰之虫症。

四、治法

1. 虱和虮：将单花翠雀、囊距翠雀、榜莪那布用植物油调和，涂擦头部，与鹿脂调和，涂擦全身，或者水银与酥油调和，涂于衣服。将酸藤果、雄黄、囊距翠雀与植物油调和，念一百零八遍"拖日打榻切啦吧萨哈"后，涂擦全身，则会根除外部之虫。

2. 津虫：牛乳煎后加入酸藤果、紫矿、大葱、沙生槐子、石榴子、川木香、余甘子、野姜，共研为散，用蜂蜜调服。

3. 风虫：红块糖熬后加入阿魏、大葱、黄葵子、广木香、毛诃子、水菖蒲、酸藤果内服。将三热、阿魏、大蒜共研，用牛乳调和作轻导泻灌肠。

4. 胆虫

（1）眼虫和齿虫：眼虫治宜眼药加虫药，齿虫治宜杀虫之药。眼虫在眼药上加杀虫药，齿虫治疗见口腔病。

（2）皮肤虫：将酸藤果、小米辣、大蒜、花椒、天南星、香薷、羌活、黑蒿共研，用奶桶油调和涂擦按摩。

（3）肛门虫：将麝香、大蒜、天仙子、三热共研，用奶桶油制成药锭，纳入肛门。或者将大蒜、光明盐、麝香、酸藤果、硫黄共研，用酥油调和，纳入肛门，再以涂有酥油之毛毡片热罨。

（4）阴部虫病：可用性交解除。

5. 血虫

（1）白脑虫：先将头发剃去，然后穿破闪动处之皮肤，用山羊食糜（胃中腐熟的半消化物）和血涂擦，再以热脂肪或新剥山羊皮趁热包扎，并服食山羊的心、肝、脾三脏，三天之内用广木香、山羊脂、山羊乳共煎涂擦。此外，在闪动之脉门艾灸，以杀虫药焚烟熏之。闪动严重者，在闪动之脉道放血后灸之。

（2）黑脑虫：先进行泻下和放血，再以山羊食糜和血、京墨、蓝黏土、狗粪、皮胶等调和涂擦，在百会和囟门一拇指宽处以三甜涂擦，然后以羊胃包扎，九日后划破，先以吸角吸之，然后以酒糟吸之，并用烟熏和热熨（阿魏、大蒜、鹿脂配合），再用鹿食糜和血、脂肪进行敷浴。

（3）寒热相扰之虫：如电样闪动者，在前后大肠穴灸之，在刺痛处划破，以煮法灸之。

上述各症，以酸藤果、紫矿、麝香、阿魏、大蒜、花椒、山莨菪、黑蒿炭、天仙子、沙生槐子、马蔺子、羌活、马尿泡子为散，名十三味虫药散，以三甜、牛乳调服。上方与鹿脂配合点燃熏鼻，与奶桶油制成药锭纳入肛门，与天南星制成硬膏涂擦皮肤。经常服五味青鹏丸，可治各种虫病。香薷、酸藤果、夏至草、芝麻菜、迷果芹、藜、矮泽芹和各种肉汤共煎取汁，加丁座草、荜拨、裸黑粉菌，用芝麻油调和，作轻导泻灌肠。上述煎汁加锡金大戟，内服泻虫。禁食甜、白食、小果滨藜、油类等食物。

第五十一章 呕 吐

复次，明智仙人如是言道：“善哉大仙谛听！呕吐从病因、分类、症状、治法四点讲述。”

一、病因

由于食物不化、鸠尾津、铁垢津、内痈、紫津、虫病，以及上行风之机能紊乱、观看秽浊之物等引起呕吐。

二、分类

除以上之八种病因分类外，还有风、胆、津及混合症四种。

三、症状

1. 由于食物不化所致者：吐出仍为所吃之原物。

2. 由于鸠尾津和铁垢津所致者：呕吐酸水和津液。

3. 由于内痈所致者：贪食一切食物。

4. 由于紫津所致者：吐出物如紫草茸洗汁，或如烟汁色液体。

5. 由于虫所致者：吐出虫类。

6. 由于上行风之机能紊乱者：常作空呕。

7. 由于观看秽浊物而刺激者：不论是见到、嗅到或接触到秽浊物，皆能引起呕吐。

8. 由于风所转化者：呕吐带有泡沫之水液，胸背及两胁刺痛，头晕。

9. 由于胆转化者：口苦，吐出物为混有血的黄色胆汁，身热口渴，头部刺痛。

10. 由于津转化者：呕吐涩而甜之黏液，饮食不进，颜面肿胀，胸胁疼痛。

11. 风、胆、津混合为病者：可出现上述各症之症状。

四、治法

（一）治疗概述

呕吐病不论属于何种类型，应以节制饮食为首要，多饮开水，或略给予性轻而易消化之食物，食后以凉水在面部喷洗。

（二）分症治疗

1. 由于食物不化所致者：以三味光明盐散助其消化。

2. 由于鸠尾津和铁垢津所致者：先服寒水石灰药，然后以引吐法引吐。

3. 由于内痈所致者：将多刺绿绒蒿、三热草药、疣果大戟等烧炭存性，加白硇砂、叶绿矾共研为散内服。

4. 由于紫津所致者：呕吐紫草茸汁或烟汁色者，按紫津症治疗。

5. 由于虫所致者：宜投以驱虫剂。

6. 由于上行风机能紊乱者：先进行灸治，然后服跗骨汤。

7. 由于观看秽臭之物或恶闻恶食之物引起者：给以喜闻乐食之品。

8. 风所转化者：将三热、三盐共研细末，用融酥油调和，内服外涂，并进行灸治。

9. 由于胆所转化者：先进行泻下（葡萄、甘草、锡金大戟），然后以大米加白糖内服止泻。

10. 由于津所转化者：先行引吐（蝙蝠葛、荜拨、丁座草、白芥子），然后用苍耳子配蜂蜜，或用石榴子、炒米、青稞粉调和内服。

11. 风胆津混合发病者：以风、胆、津之对治法综合治疗。

第五十二章　泄　泻

复次，明智仙人如是言道：“善哉大仙谛听！泄泻可从病因、分类、症状、治法四点讲述。”

一、病因

泄泻的发病原因有食物不化，暂时性腹泻，胃火式微，寒邪入大小肠，胆降于腑，肝热下降等。

二、分类

除上述病因泄泻外，还有风、胆、津、混合症四种。

三、症状

1. 食物不化：无故滞留后则产生泄泻。

2. 胃火式微：食物飧泄不化。

3. 寒邪入大小肠：腹胀肠鸣，受寒则发病。

4. 胆降于腑：大便色黄，为热性泄泻。

5. 肝热下降：泄泻物红紫，如烟汁色。

6. 风转化者：腹胀肠鸣，泻时声与便俱下，便中带有泡沫。

7. 胆转化者：便色红黄，臭气甚浓，大便失禁。

8. 津转化者：泄泻黏液，腹部沉重，嗳气频繁。

9. 风胆津混合转化者：具有风、胆、津的症状而泄泻。

四、治法

1. 食物不化和胃火式微：首先行禁食疗法，然后炒青稞片粥，加入鲜羊肉、干姜和其他调料，少量多餐服食，此外多饮开水和少量温和酒。内服七味杜鹃散和马面散，将各种盐类、五热、瘤果芹、石榴子、阿魏、红块糖共研为丸内服。将石榴子、肉桂、三温、三热、瘤果芹共研内服，温胃止泻。饮食起居避免寒凉，并用兽皮温罨。

2. 寒邪入大小肠：在前后大肠穴灸之，将小米辣、小豆蔻、三热共研，用红块糖调和内服，服食加入冬葵子的稀粥。

3. 胆降于腑：服七味胆散。

4. 肝热下降：按紫津症治疗。

5. 风转化者：先以具油之物热罨和轻导泻灌肠，然后将石榴子、五热、紫硇砂、阿魏共研，用红块糖调和内服，并服食融酥油。

6. 胆转化者：将石榴子、榜莪嘎布、干姜煎汤内服，将山苦荬、老鹳草、兔耳草、止泻木子、小米辣、三盐共研，用红块糖调服，能除胆痞瘤、目发黄，并能止泻。将老鹳草、榜莪嘎布、木橘、止泻木子、獐牙菜、藏木香、芫荽子、小檗膏、干姜共研，用米泔水调服，主治泄泻血、胆汁和肠鸣。

7. 津转化者：将五热、诃子、芫荽子、乳白香青等共研，用肉汤或米粥调服。将阿魏、水菖蒲、兔耳草、榜莪嘎布、止泻木子、藏木香、蒺藜、五热、五盐、芝麻、乳酪煮后烧炭，用酥油调服，主治津风引起的不消化、痞瘤、泄泻等。

8. 风胆津混合转化者：按具体情况，灵活施治。

第五十三章　便　秘

复次，明智仙人又如是言道："善哉大仙谛听！便秘可分病因、分类、症状、治法四部分讲述。"

一、病因

本病之病因是由于饮食起居失常、魔鬼为害等引起和合机能紊乱，大小肠和肛门失润而引起便秘。

二、分类

本病有风、胆、津、虫和下泄风逆行五种之说。

三、症状

1. 风转化者：腹内鸣响，粪便干燥如鹿粪。

2. 胆转化者：少腹拧痛坚硬，矢气不通。

3. 津转化者：胃脘沉重，嗳气，腹部胀满。

4. 虫转化者：肛门作痒，阵阵作痛。

5. 下泄风逆行者：腹胀肠鸣，矢气不行。

四、治法

各种便秘，皆宜用峻导泻灌肠导泻，按病情进行加味，风秘加芹菜子，胆秘加大黄，津秘加荜拨，虫秘加酸藤果，如为下泄风逆行，以气功疗法引导逆行之风向下顺行。此外，用长嘴诃子尖、大黄、碱花共研煎汤内服，对任何便秘皆有软坚散结、化干润燥之功用。

另外，饮食起居和内服药，与和合总治法相似，应按具体情况治疗。

第五十四章 尿 闭

复次，明智仙人如是言道："善哉大仙谛听！尿闭分病因、分类、症状、治法四部分讲述。"

一、病因

在膀胱之下端两侧具有流通小便之管道，与小肠相连接，其发生病变之原因为饮食不调、起居失常，以及魔鬼为害等各种因素，致使和合机能紊乱，进入膀胱之脉道，引起小便疾患。

二、分类

本病可分为尿涩症和尿闭症两种，尿涩症又分为风、胆、津、混合症四种，尿闭症分为膀胱口扭转、风回旋、血阻、毛阻、肿阻、精阻、便阻、石阻八种。

三、症状

（一）尿涩症

1. 风转化者：本病主要是性轻而糙之饮食起居引起，故呈现尿色发青，膀胱和尿道刺痛。

2. 胆转化者：尿色红黄，热象较著，且有疼痛。

3. 津转化者：尿象显有寒证，尿液黏稠，胶滞不利。

4. 混合症：具有上述之各种症状。

（二）尿闭症

1. 膀胱口扭转症：膀胱扩大，膀胱口扭转，少腹作胀，有被扭拧感，小便闭阻不下，须用手压膀胱部，小便才能排出。

2. 风回旋症：本病为下泄风之逆行，向上回旋所引起，以致尿道口剧烈刺痛，仅能在大便时排出少量尿液。

3. 血阻症：发生血阻是因肾脉和精府脉受伤，血受骚扰所致，故尿色红赤，有时尿道为血块所阻，以致少腹疼痛。

4. 毛阻症：本病系因吃饭时误吞动物毛，流入膀胱脉道所致，一般刺痛不甚，小便淋漓不尽，尿中有毛如丝。

5. 肿阻症：膀胱口内扭拧被阻，或直肠作肿，坚硬疼痛，大小便被阻，矢气难下。

6. 精阻症：如不是比丘，则大部分是小便内急时性交造成，以致精尿混合，水道为精液所阻，流出灰色之精液。

7. 便阻症：本病之形成是大便秘结，小便失畅，或二便相混而被阻者，尿中带有粪气。

8. 石阻症：石阻由津、胆转化者流带血精液，另因外毛附着于津，被尿浸煮，为风所卷，结成小石粒。表现为阴茎和肛门之中部疼痛，被石粒堵塞后，逐步形成小便阻塞，有山羊阴部之气味，膀胱作胀，排尿困难万状，排尿时咬牙战栗，握拳呻吟，自揉阴茎。本病又可分为游石和刺石两种。游石症虽能排尿，但断断续续而来，在骑马和剧烈活动后，则便血尿。刺石症如刺入膀胱口，小便被阻，如刺入深处，则虽有刺痛，但小便流畅。

四、治法

（一）尿涩症

1. 风转化者：将白硇砂、螃蟹、小豆蔻、紫硇砂、冬葵子共研，用红块糖酒调服，全身用芝麻油涂擦，以具油之物热罨，并以性温而营养之品治疗。

2. 胆转化者：用天冬、蒺藜、石斛、葡萄、白茅根、大米、柏子等煎汤，加白糖、蜂蜜内服。并服麝香或余甘子，或红耳鼠兔粪膏单味汤。

3. 津转化者：将白硇砂、小豆蔻、三热、螃蟹、冬葵子等共研，用青稞酒调服。将秃鹫骨、小豆蔻、三热、蒺藜等共研，用蜂蜜调服。

4. 混合症：用风胆津之各种疗法治之。

（二）尿闭症

1. 膀胱口扭转症：以手持患者双足，极力抖动下身，并以手指伸入肛门扶正膀胱口之位置。

2. 风回旋症：本病可用热熨、涂擦及轻导泻灌肠等各种方法治疗。

3. 血阻症：行温泉浴并在大肠脉放血，将四红（茜草、紫草茸、山矾叶、紫草）与各种动物胆配合内服。

4. 毛阻症：在膀胱口部位按摩和挤压。

5. 肿阻症：宜用温水浴，温熨，放血，并以上章之峻导泻灌肠法导泻消肿。

6. 精阻症：性交，并以手做局部按摩挤压。

7. 便阻症：宜用峻导泻灌肠法导泻。

上述诸症治后仍难以便出者，以导尿管导之。

8. 石阻症：以药物攻破和手术取出两种方法治疗。攻破结石之药物为黑颈鹤骨、驼骨、驴骨、短尾铁线莲、蒺藜、干姜等，以酒调服。三锐药（白硇砂、螃蟹、溪中碎云母）、冬葵子、麝香、鸬鹚羽炭用阴水调服。以火硝、白硇砂为主之各种盐类，加溪中碎云母、螃蟹、三实、冬葵子、小豆蔻、麝香、三热、乳香、田螺壳，用白块糖酒调服。或者用崖硝、铁明矾制成酥油丸，加入上药内服。饮食起居以温性为宜，这样会清除各种尿闭症，特别是对攻破石阻有卓效。将白硇砂、小豆蔻、麝香、螃蟹、驴蹄、金龟蚺共研，以酒调和，中断语言，常念“奄染染修修资尔资尔侧侧拜尼萨哈”之咒语，使其服下。

以手术取出时，先将结石在尿道中破碎，药物未能攻破，陈旧发展者，涂油热熨，令患者骑于马或木上活动，并禁饮食，护理者将患者从腘窝掬抱，仰卧于垫上，使患者两膝贴腹，用布带从腘窝连同护理者紧缚，医者以右手指在脐下左侧挤压，以左手中指在肛门候迎结石，避开水脉、命脉和在脉，在前穴（从肛门向上一寸）、侧穴（从前穴左右各一寸）和背穴（肛门）等局限之范围内觅结石，以手术刀剖开，再以蛇头器取出。此后入温水浸浴，创口以蜂蜜涂敷，给服红块糖粉和蜂蜜，并服加酥油之青稞粥。七日后小便不出者，在创口以艾灸之，并以油毡热熨，在一年内禁止骑马、房事、爬山攀树、水中作业、居住湿地等。

第五十五章　尿　频

复次，明智仙人如是言道：“善哉大仙谛听！尿频可从病因、分类、症状、治法四点讲述。”

一、病因

过食盐类、甜食及性凉而重之食物，坐卧湿地，致使津和脂肪增长过盛，流入膀胱，遂发蚀液症（久卧湿地等导致肾功能减退，精华混同小便注入膀胱后，排出的浑浊小便名。对此称为蚀液的原因是小便与正精相混，体力色泽如被腐蚀般衰退，故名为蚀液）。

二、分类

有津、胆、风三大类，其中津蚀液又分为类水液、类酒液、类甘蔗液、浓稠液、类米粉液、类精液、类沙粒液、寒凉液、慢流液、类口水液十种；胆蚀液有类焦青稞液、类墨汁、青色液、小檗汁、茜草汁、类血液六种；风蚀液有髓蚀液、油脂蚀液、象尿蚀液、类蜜蚀液四种。以上二十种蚀液病都是尿频症。

三、症状

（一）症状概述

尿频之主症为困倦嗜睡，多汗而汗液臭味浓，发和指甲易长，口有甘味，咽及上腭发干，喜凉性食物，手足心灼热，尿液浑浊不清，尿迹上常有苍蝇群集。如无上述现象，不能以尿色确诊为本病。

（二）证候分类

1. 津转化者：食物不化，不思饮食，恶心呕吐，嗜睡而痰涎特多。

2. 胆转化者：阴茎及膀胱部刺痛，身热口干，易于感染其他传染性疾病。

3. 风转化者：心悸少寐，气喘不安，战栗刺痛，嗜食而痰涎特多。

各种尿频症若不及时治疗，历时过久，在要害部位会发出杯状疹、龟状疹、佝偻状疹、网状疹、火焰疹、豆状疹、白芥状疹、柏子状疹、泡状疹、内痈状疹十种疹疱。

四、治法

（一）治疗概述

尿频之治疗应主要着眼于腐蚀液、津和脂肪。饮食以陈旧之粮食和生长于干燥地区的牲畜肉等，起居以性轻而糙为宜。要多进行体力劳动，不宜卧床过久。或者以性轻而糙之药物搓擦全身。以姜黄、小檗皮、余甘子、蒺藜煎汤内服。将三果在酒中浸泡，干后研细，用蜂蜜调服。

（二）分症治疗

1. 津转化之蚀液：先行引吐，然后用山矾叶、老鹳草、诃子煎汤，或用乳白香青、苍耳子、酸藤果等煎汤，或用文官木、小檗皮、酸藤果煎汤，任选一方以蜂蜜为引内服。

2. 胆转化之蚀液：先以泻剂泻之，然后服肉汤催泻。小檗皮、余甘子与蜂蜜配合，或者以宽筋藤、余甘子与蜂蜜调和内服。用止泻木子、小檗皮、小米辣、三果煎汁内服。

3. 风转化之蚀液：将三果、油松、小檗皮、老鹳草共研，以酥油调服。本病因与正精相混杂，故治疗颇感困难。继发疹疱者，给服公山羊尿，并按疮类处理。

第五十六章 热泻

复次，明智仙人如是言道："善哉大仙谛听！热泻可分病因、分类、症状和治法四点来讲。"

一、病因

在热气弥漫的炎热地区饮水过多，食物过量，以及食无营养之瘦肉、果类、新谷物等，导致胃火外出，加之外界热气过甚而引起肝热，导致机体水液下行，遂发泄泻。

二、分类

本病可分为风、胆、血、津四种。

三、症状

（一）症状概述

心胸、胁肋、肛门等处刺痛，身体倦怠，腹内胀满，食物不消。在未成熟时溏泻水液，待成熟后泻出物与此相反。

（二）证候分类

1. 风转化者：泄泻有声，便如红糖汁而带有泡沫，或泻水液，有时则便秘成块状，小肠刺痛，口干，汗毛竖起。

2. 胆转化者：便色黄黑且青，奇臭，肛门灼痛，易汗口渴。

3. 血转化者：泻血便，肛门糜烂。

4. 津转化者：泻干黏便，嗜睡，不思饮食。

四、治法

（一）治疗概述

在未成熟之初期，应用禁食疗法，早晚多饮开水。将石榴子、木橘、漆树子、高良姜、干姜、芫荽子共研煎汤内服。本方有促其成熟而止泻之作用。大便滞留难下者，以酸藤果、三果、荜拨煎汁内服泻之，并以峻导泻灌肠法导泻。根据胃火给以米粥或面糊加干姜和其他调料，羊肉、黄牛肉等鲜肉、鲜酪浆、鲜酒，以及经久煮沸之凉开水等。饮食起居要寒热适中，并要按量进食。将老鹳草、榜莪嘎布、木橘、干姜、阿魏、止泻木子煎汤温服。将木橘、芫荽子、老鹳草、马兜铃、腊肠果久煎内服。泻病未成熟者不能止泻，因会引起剧烈疼痛。病势较轻之泻病，注意起居饮食，不必治疗亦会平息。

（二）分症治疗

1. 风转化者：将木橘、干姜、荜拨、红块糖共研，用芝麻油调服，并服温奶。

2. 胆转化者：用止泻木子、榜莪嘎布、大米煎汤，以蜂蜜调服。用榜莪嘎布、止泻木子、马兜铃、木橘、老鹳草、大米煎汤，以蜂蜜调服。

3. 血转化者：将黑芝麻、白糖共研，用山羊乳调服，或者以紫檀香、大米煎汤，用蜂蜜调服。用兔耳草、小檗皮、紫草茸、荜拨等制成酥油丸，以大米粥调服。

4. 津转化者：用木橘、诃子、干姜、老鹳草煎汤内服。以乳白香青、老鹳草、木橘、栎膏、干姜、芫荽子、红块糖、酪浆配合内服。

本病经过治疗后，如出现小便增多，大便少稠、矢气畅通，食物能消等者，为病邪外达之征，此时须注意饮食起居，则会很快康复。

第五十七章　垢　病

复次，明智仙人如是言道："善哉大仙谛听！垢病可分病因、分类、症状、治法四点来讲。"

一、病因

引起本病之病因是过用导致血机能紊乱之饮食起居、白昼睡眠、油腻厚味之品，静坐不动，活动过烈等引起风、血机能紊乱，风血渗着于骨，发于足拇趾和肘部，初起时发生散在性疼痛，待疾病陈旧而发展后，则漫延于全身。

二、分类

本病分为风、胆、血、津四种。

三、症状

（一）症状概述

其症状表现为股、腰和膝关节等处疼痛作痒，动则疼痛欲折，沉重麻木，反复发作，沉重麻木日趋严重恶化。在本病发展之初期，病在皮肤和血液，表现为红肿坚硬发热，上有青色花纹，疼痛剧烈，频频伸腰，这一时期最容易诊断明确而且易治疗，故必须抓紧时机治疗。与此相反，在疾病陈旧之后期，则病邪遍布于脉、尿、关节等处，表现为肿胀坚硬，疼痛难忍，肛门、关节疼痛欲断，病邪发展到后期，则形成拘挛或跛跷，病达此期，则难以治疗。

（二）证候分类

1. 风转化者：刺痛剧烈而跳动，病情时有增减。局部作肿发黑，上有青色斑点。

2. 胆转化者：发烧红赤，触之痛不可忍。

3. 血转化者：局部极热色红，能成脓溃烂。

4. 津转化者：局部沉重作痒，麻木不仁，难以活动。

四、治法

（一）治疗概述

先以各种制风之法驱除风邪，此后在适当部位多次少量放血，并在刺痛明显处用吸角吸之。如肿势甚而色红者，以针刺法治疗。

（二）分症治疗

1. 风转化者：先以母黄牛尿、乳香、牛乳等配合泻下。此后，宽筋藤煎汤和牛乳煎后各加白糖交替服之。从葡萄、甘草、白糖入黄牛乳和酥油中煎后服之。

2. 胆转化者：将天冬、兔耳草、三果、宽筋藤、射干在黄牛乳和酥油中煎后服之。将红花、小檗皮煎汤，以蜂蜜为引内服。此后将锡金大戟、葡萄以在牛乳中煎服。

3. 津转化者：三果用蜂蜜调服。用老鹳草、红花、小檗皮煎汤，以蜂蜜为引内服。病势甚者引吐后应用粗治法治疗。

上述各症可用三果、五热、乳白香青、肉桂、鸭嘴花、荜拨根、竹黄、酸藤果、水菖蒲、甘松、铁锈制成软膏内服，可治垢病及其引起的刺痛等。将锡金大戟、诃子、光明盐、荜拨等按洗导泻配合，为治垢病之良药。内部病邪清除后，外部可用涂敷法治疗，用芝麻油、蜂蜜、胶质没药、蘚生马先蒿、茜草制成软膏涂擦，可除垢病。

血、胆转化者用紫色悬钩子、甘草、茜草、小檗、紫檀香、柏子、石斛、小豌豆、白糖等制成软膏，凉冷涂擦。用水菖蒲、广木香、吊挂烟灰、二黄（姜黄、小檗）、芹菜子制成软膏涂擦，可治津风垢病。

本病在陈旧之后期，可用灌肠、泻下、油治等法治疗。

上述各症应以治疗津、脂肪、风、血等为主。

第五十八章　痹　病

复次，明智仙人如是言道：“善哉大仙谛听！痹病可分病因、分类、症状、治法四点来讲。”

一、病因

由于久居潮湿油腻之地，过食油腻营养之品，影响精华在本部位成熟而产生黄水，侵入肌肉、骨骼、筋脉等部，遂发为痹病。

二、分类

有肉痹、骨痹、脉痹、筋痹、白痹和黑痹六种。

三、症状

（一）症状概述

恶寒时间长、肌肤有酸楚感，面部油腻，头、腰和髋眼刺痛，倦怠无力，肌肉消瘦，易汗，关节、肌肉、骨骼呈散在性疼痛，大小筋强直发硬，动则疼痛加剧而失声怪叫，脉细数而闪动，小便红赤。

（二）证候分类

1. 肉痹：津胆偏盛，肌肉作胀而色黑，四肢麻木，心肺不适，鼻衄频繁，有肌骨分离之感而麻木不仁。

2. 骨痹：风偏盛，口渴，骨中发烧，肌肉干瘪，关节冰冷，刺痛甚剧，不能活动。促使活动和听巨声，则有抛入山谷之惊恐感。

3. 脉痹：血偏盛，肤色不华，心肺不舒，髋部肌肉疼痛欲裂。各脉胀硬作痛。

4. 筋痹：大小筋僵硬作战，僵直或拘挛，或发生干枯。

5. 白痹：白痹为白黄水时寒偏盛。

6. 黑痹：黑痹为黑黄水时热偏盛。

四、治法

（一）治疗概述

初期五日，为了排除津邪和黄水，宜服三果宽筋藤汤，药后多饮开水。此后以紫檀香、白檀香、牛黄、六良、三黄水药、二木棉、獐牙菜、宽筋藤、秦皮、三果、麝香、高山龙胆、翼首草、鸭嘴花、驴血共研，以白糖调和为散，名二十五味驴血散，中午和午夜以文官木汤送服，可干燥热黄水。服五味石榴散，早晚多饮开水，可安置精华于原位。麝香、红花、干姜三味药为对治药，用乳酪或驴血调和制成软膏内服。服药后以三果常泻方泻之。肌肉作胀、大筋拘挛或关节刺痛者，以黄精、紫茉莉、天冬，共煎沐浴。出浴后以甘松与白酥油调和物涂擦。如关节中产生黄水者，以凉针穿刺放出。

以大米、青稞片粥、熟豌豆、苦苣菜、黄牛乳酪、酪浆、久煮之凉开水、茶等性凉而轻之饮食为宜。凡腐败、酸性、重腻之品及盐类须禁食。起居应避免火烤日晒、白昼睡眠、寒冷潮湿等。如出现热邪肃清之征象时，给服蜂蜜酒和黄牛五类酥油丸，以清除黄水和余热。并在干燥地区以不出汗为度散步。

（二）分症治疗

1. 肉痹：将蒺藜、紫茉莉、肉桂、干姜共研，用酥油调为软膏内服。并服迷果芹膏、花椒水、野姜水等。

2. 骨痹：将冰片、六良药、白檀香、肉桂、马兜铃、石斛、干姜、铁明矾共研，用白糖调服。以鲜驴血、麝香、干姜配合，或以红块糖、蜂蜜、酥油配合，熬至水干后服之。不施艾灸、放血疗法，宜服食奇蹄类肉。

3. 脉痹：先服马兜铃汤，后服花椒水。将广木香、石榴子、肉桂、荜拨、野姜、诃子、紫硇砂共研，用蜂蜜制成软膏内服。将麝香、红花、诃子、干姜共研，用蜂蜜、酥油调为软膏内服，为防止脉之温度散失，禁止放血。

4. 筋痹：将三果、三根（小米辣根、荜拨根、川木香）、芫荽子、三热、三盐、蜂蜜共研，用酥油调成软膏。将诃子、葡萄、芫荽子、葫芦巴、五热、蜂蜜共研，用酥油调服。在腨端放血，以泻热邪，适当选十五椎、十六椎、胯眼灸之。大小筋拘急者，用力涂擦按摩。

5. 白痹：酒中加入肉桂、干姜，用蜂蜜调服，并服五根糌粑酒，进行温泉浴，将黄精、紫茉莉、天冬以蜂蜜制成酥油丸内服。

6. 黑痹：诃子煎汤，连服几日。以红花泻剂（方剂为红花、锡金大戟、巴豆、大黄、漆树脂、荜拨、沙棘果膏）泻之，此后服蒺藜酥油丸。用上述各法无效者，在骨脉放血，将放出之血封口放入篮内，让患者骑马，秘送至他处，将篮投入水中。

第五十九章　黄水病

复次，明智仙人如是言道："善哉大仙谛听！黄水病可分形成情况、分类、症状、治法四点讲述。"

一、形成情况

饮食入胃，经过消化吸收，其精华由于变色胆之作用而化生为血液，血液的糟粕归于胆府，成为胆汁，胆之精华则又化为黄水。黄水遍存于肌肉骨骼和脏腑内外，尤其肌肤及关节较多。其量为同身之四捧。

二、分类

（一）以种类分

1. 白黄水：津风与寒邪相结合。

2. 黑黄水：血胆与热邪相结合。

（二）以入侵之途径分

有散布于皮肤、增长于肌肉、流行于脉道、渗着于骨、降于五脏、落于六腑六种。

三、症状

（一）症状概述

全身发痒生斑，有时全身肿胀，肤色发青，皮肤粗糙而有粒状细疹，如与麦芒及谷糠接触则作痒，发和眉毛从根部腐烂脱落。

（二）证候分类

1. 种类

（1）白黄水病：脉、尿均现寒象，每于雨天、气候潮湿及入水受寒则发病。如注意保暖，进食富有营养及热性食物，则感舒适。

（2）黑黄水病：脉及尿现热象，向阳就火、饮酒或入秋易发病。

2. 侵入六门

（1）散布于皮肤：作奇痒、细疹遍布，搔之则流黄水，皮肤色青，粗糙而坚硬，有时虫疹遍布。

（2）增生于肌肉：鱼肌发出疹疱，全身肌肉颤动肿胀。

（3）流行于脉道：各脉麻木闪动，遇高热则体温升高、寒凉则作痒发麻，脉道中似有虫行感。

（4）渗着于骨：骨骼明显作痛。关节作痛，行走屈伸均感困难。关节作肿发痒，并有疹疱。

（5）降于五脏

① 黄水侵入心：心神不安，心颤动，上身满闷，心情不乐，脾气暴躁，惊悸易怒，胸部发出虫疹和肉斑，舌上连发疹粒。

② 黄水侵入肺：咳嗽频繁，胞睑、足背作肿，胸、背刺痛，鼻干喑哑。

③ 黄水侵入肝：经常流泪，身重鼻衄，肝胃作痛。

④ 黄水侵入脾：腹胀肠鸣，唇疾连绵。

⑤ 黄水侵入肾：髋腰和大腿缝作痛，下身沉重，两足麻木，足部各脉均闪动。

（6）落于六腑：目黄发热，首先发作类牛症，此后则有时小便癃闭，有时泄泻黄紫色便等。

四、治法

（一）治疗概述

从饮食、起居、药物、外治四点对白、黑黄水病治疗。

1. 白黄水病

（1）饮食：羊肉、旧酥油、旱獭肉、马肉、驴肉等与红块糖酒配服，蒺藜糌粑酒和五根糌粑酒用红块糖调服。

（2）起居：避免寒冷潮湿和接触麦糠。

（3）药物：将黄精、迷果芹、蒺藜、天冬、紫茉莉分量依次递减，熬成硬膏，用蜂蜜和红块糖调服。将干姜、荜拨、小米辣、小豆蔻、肉豆蔻等配合内服。五根、文官木、三果加奶桶油共煎取汁，用红块糖调和，加干姜等热调料粉内服，可治各种寒性黄水病。少量诱服毒蜂蜜，使其习惯而不致中毒。将榜莪那布、诃子、胶质没药、水菖蒲、广木香、阿魏、肉豆蔻、酸藤果、小米辣、荜拨共研，以红块糖调和为丸，如豌豆大，内服以燥黄水。硫黄在牦牛酥油中煎，变为黑色后，以蜂蜜调服。

（4）外治：白黄水病不论降于何处，可在相应穴位灸之。

2. 黑黄水病：黑黄水病之饮食起居以凉性为宜。

（1）饮食：宜食黄牛、山羊、犏牛的乳酪、酪浆、新鲜酥油，淡茶加调料，黄牛及野牲之新鲜肉。禁食酒类、旧酥油、腐败发霉食物和红块糖等。

（2）起居：在凉爽地区静坐休养。

（3）药物：将蓝钟花、大黄、诃子、疣果大戟、狼毒、亚大黄、酸藤果、三黄水药在母黄牛尿中浸泡后服之泻下。此后以泻脉法排除黄水。将小檗皮、扁刺蔷薇皮、文官木、毛诃子共研，与十味没药散配合内服。服黄牛五类酥油丸和文官木酥油丸。并服水银丸以燥黄水。

（4）外治：黑黄水不论降于何部位，在其相应之脉道放血。

（二）分症治疗

1. 黄水发展于皮肤肌肉：治宜用蓝钟花、草玉梅以乳酪调和涂擦。将黄葵子、水菖蒲、丁香、小米辣共研，用酥油调和涂擦。或者以乳白花黄芪烧炭存性，用马乳和驴乳调和涂擦。或者以草决明、花椒与酥油调和涂擦。或者以步行虫、干姜与牛乳调和或毛诃子、龙衣炭与酥油调和涂擦。或者将黄葵子、雌黄用母黄牛尿调和涂擦。如不见效，则应用泻脉法和服文官木酥油丸治疗。

2. 黄水流行于脉道：在患部附近脉道放血，行泻脉和燥湿法。

3. 黄水渗着于骨：以泻腹和泻脉两法治疗，并服五根硫黄酥油丸。关节内如有黄水积液，则以火针穿刺治疗。

凡肌肤、脉道和骨骼等之黄水病，以温泉浴最有卓效，浴后以文官木酥油丸调理善后。

4. 黄水侵入心：将代赭石、结核状赤铁矿、金云母、朱砂、自然铜、硼砂、六良药、三黄水药、胶质没药、阿魏、麝香、广酸枣、广木香、余甘子、沉香、诃子共研，用白糖调服。在心脉放血，第六椎以艾灸之。并服榜莪那布丸和文官木酥油丸。

5. 黄水侵入肺：将竹黄、广木香、甘草、白檀香、葡萄、三黄水药、岩白菜、三红共研，用蜂蜜调服。在肺脉放血，在第四椎、第五椎灸治。

6. 黄水入侵肝、脾：必须在泻腹或泻脉剂上加各该脏之随顺药泻治，将红花、红耳鼠兔粪膏、麝香、荜拨共研，用白糖调服，在肝脉放血。

7. 黄水侵入肾：服四红汤，泻脉后给服五根酥油丸，在黄水降入之穴位艾灸。

8. 黄水降入腑：应以泻下法泻之。

总体来说，黄水增长，就会形成肉斑、牛脖癣、虫疹、天疱疮、疹疱、陷蚀癣、发痒等，下落浮肿、灰色浮肿、水鼓也由黄水引起。日形脓肿、火焰症、垢病、痹病、白喉、炭疽、浊热等都由黄水为害。凡是头和四肢、躯干之各种疮类，亦皆黄水为因，疖痈、麻风都出自黄水，因此对黄水病必须警惕。将水银、硫黄、文官木、黄葵子、草决明、胶质没药、乳香、小檗皮、红耳鼠兔粪膏、三热草药、斑蝥、五根、驴肉共研，用蜂蜜调和，为黄水之对治药物，发生合并症，应加该病之对治药，黄水清除后肌肤干瘪、身体虚弱者，应以肉和酒类补养。

第六十章 白脉病

复次，明智仙人如是言道："善哉大仙谛听！白脉病可分分布状况、病因、分类、症状、治法五点讲述。"

一、分布状况

人身发育或衰退的根本由脉产生，如命根一样之脉有黑白两种，黑脉原出于命脉，向上分布。白脉导源于脑，向下循行，两脉运行于机体深层者称为内脉，连接于各个脏腑。循行于肌体浅层者称为外脉，与肌肉筋骨、四肢等连接。

（一）内脉

内脉有十三支，风脉有四支，与心和小肠相连接；胆脉有四支，与肺、大肠、肝、胆相连接；津脉有四支，与胃、脾、肾、膀胱相连接；另有混合脉一支，与精府相连接。内脉隐于内部而通于脏腑，故头部疾患能降于脏腑，显示出各种症状。

（二）外脉

外脉有管状脉两支、能瘫脉两支、珍宝脉两支，合计六支。

1. 管状脉导源于脑心，自后囟外出，从第一椎左右各一寸处直接向下运行，至第五椎复入里与脊柱内的脉相连接，至十二椎又向脊柱外循行，与精府和肾脏相通，经尾骨与髋骨之间，然后越髋眼外出，经大腿外侧，历外踝、中趾，止于足心。另分二支由十四椎外出，自髋骨上显露，向下运行于大腿，沿膝关节、胫骨，循大趾鳖头（丛毛），和上脉汇集于足心。

2. 能瘫脉自枕骨两侧发旋处开始，下行至第一椎，两脉相交于此，隐入于臑骨、肩胛骨之间，至此分为两支，一支自肩关节外出，经羊尾肌（肱三角肌）至肘。一支自腋窝外侧出现，至肘部与另一支衔接，绕肘关节循拇指，汇集于掌心。

3. 珍宝脉始于脑下，经小尖脉端，于耳垂下外出，而隐入于锁骨处，向下运行，至腋窝内外出，至肘弓弰穴向下运行，通于无名指，至掌心与能瘫脉汇合。

分布于人身外部之脉，因与肌肉、大筋、骨骼、关节等相连接，故能导致人身肿胀、干瘦、拘挛、僵直等病变。

二、病因

1. 剧烈活动，损伤机体脉络。

2. 瘟毒热邪等降入脉中。

3. 兵器棍棒等机械损伤引起风之机能紊乱而入于脉道。

由于以上之各种因素，形成白脉病。

三、分类

1. 大体分类：可分为热性白脉病和寒性白脉病两种，又因时间而形成新旧两种。

2. 具体分类：可分为部位与和合病原两类。按部位分，有头病、躯干病和四肢病三种；以和合分，则有风、胆、津、混合症四种。

四、症状

头和口眼歪斜，头晕如醉，意识功能减退，不能蹲坐，夜不安寐，恶心呕吐，哑结不语，神志混乱不清，全身作痒，不能闻巨声，四肢瘫痪。如病降于躯干内，则言语乖多，身颤后引饮无餍，半身麻木或失去知觉，并有肿胀感。二便失禁，或不通，身热如火或冰冷如石，身内曲如弓或外仰似角，僵硬如木或蜷缩似硬皮，出现各种怪状。四肢瘫痪，麻木不仁，或失去知觉，浮肿或干瘪，足跛，拘挛或僵直，或扑倒如尸。如为兵器所至，则左右上下交叉作肿。扩散伤热、机械伤热等与胆并发者为热证，风和津为因者则为寒证。与风并发者身颤，呵欠频作，口干，神志恍惚。合并胆者，则体温高和热证症状突出，刺痛剧烈。合并津者，体温低，浮肿。混合症则出现综合症状。病势甚者死，病势中等者治之则活。病势轻微者，日久则自愈。

五、治法

（一）治疗概述

根据疾病新旧时期进行治疗。在疾病发生的初期，病势甚者在四掌心、十三椎、发旋、鳖头、二十指（趾）尖等处灸之。

热偏盛者：以珍宝、矿物、精华、草药（珍宝为黄金、红铜、旧松儿石、霹雳铁、红珊瑚、珍珠母；矿物为代赭石、瘤状硅镁石、结核状赤铁矿、纤维石；精华为六良、麝香；草药为短穗兔耳草、冬葵子）与白糖调和，用凉开水送服。或者给服二十五味珍珠母散（方剂为珍珠母、六良、牛黄、紫檀香、白檀香、沉香、犀角、麝香、广木香、荜拨、肉桂、三果、螃蟹、溪中碎云母、冬葵子、黑种草子、孜然芹、短穗兔耳草）。饮食以新鲜有营养之食物和炒青稞粥、乳酪、酪浆等为宜。并根据降落于上或下的部位少量放血。待热势下降后服红块糖酒，则其作用如同甘露。

寒偏盛者：治宜以麝香、六良、磕藤子、广木香、诃子、红块糖等为散，用诃子冷浸汁送服。或者将诃子、榜莪那布、榜莪嘎布、黄乌头（是乌头的内部分类，非唐古特乌头）、麝香、广木香、水菖蒲共研，以童尿拌和为丸，初夜服之犹如甘露。在第六椎、第七椎、膻中艾灸，禁忌放血。饮食以性温而具有营养之品，红块糖酒、酥油丸等为宜。

凡陈旧性之白脉病，首先进行收敛，然后泻下，再以营养之品保养身体。将烈香杜鹃花、麻花艽、甘草熬成硬膏，加红花、小豆蔻、短穗兔耳草、溪中碎云母、冬葵子等共研为散，以蜂蜜调和，早晚服下，再以酒煮麝粪，布包热熨，以收敛脉病。此后，病降于机体内脉较甚者，先行泻腹法，然后进行泻脉利尿，则颇有裨益。如病降于头、四肢等外脉较甚者，以泻脉法治疗。最后以短穗兔耳草、诃子、烈香杜鹃花、麻花艽、甘草、冬葵子加蜂蜜、红块糖制成酥油丸内服。或者服“巴山”酥油丸和性温而具有营养之食物。

（二）分症治疗

1. 病降于头者：外脉用麝粪敷浴。在第一椎两旁、后囟、发旋等处灸之。降于内脉者宜服矿药散（将代赭石、结核状赤铁矿、寒水石、雪山钙质结核、熊胆、红花、麝香、广木香、诃子、打箭菊、亚大黄、榜莪嘎布、瓦韦共研，热盛以白糖为引，寒盛以红块糖为引），在山峰（百会、膻中、第六椎、四无名指尖、肩胛骨镜、四掌）用金制烙器烙之。

2. 机体之知觉减退、体温降低者：在三结点（百会、神阙、会阴）灸之。

3. 半身僵直者：在患侧之珍宝脉端和指（趾）端灸之，哑结不语者，在双侧珍宝脉端和指（趾）端灸之。

4. 口眼歪斜者：灸患侧枕骨侧发旋处。脑膜脉受伤则表现头露，宜用泻鼻法治疗。热增盛于脉者，在小尖脉放血，并以腹、脉兼泻之法进行泻下（十味舵手散加斑蝥、螃蟹）。

5. 风机能紊乱者：治宜以红花、甘草配合滴鼻。

6. 躯干之脉病者：宜在百会、后囟、第六椎、膻中、缺盆、第一椎旁、天突、肩胛骨镜穴灸之。以黄金、红铜、霹雳铁、红珊瑚、珍珠母、六良、白檀香、紫檀香、沉香、麝香、犀角、贝齿炭、熊胆、石花、白糖等为散，用诃子煎汤送服。用麝粪敷浴，病陈旧后用腹、脉兼泻之法。

以上述散剂为基础，心病加肉豆蔻、广木香、沉香；肺病加甘草、葡萄、老鹳草；肝加五脉绿绒蒿、红耳鼠兔粪膏、鸭嘴花；脾病加藏木香、射干、荜拨；肾病加茜草、山矾叶、紫草茸；胃病加藏木香、光明盐、射干；大小肠病加榜莪嘎布、止泻木子、老鹳草；胆府病加獐牙菜、止泻木子、波棱瓜子；膀胱病加冬葵子、白硇砂、螃蟹。并在各该脏腑所属之脉道放血和所属手指穴艾灸（放血脉：心脉为器皿，肺脉为六头，肝脉为短角，脾脉为笼头，肾脉为腨端，胃脉为胃角脉，背脉为六合、胆脉为正长，小肠为小肠脉，膀胱和大肠为大肠脉；灸穴：心为拇指，肺为食指，肝为中指，脾为无名指，肾为小指，胃为无名指，胆为中指，小肠为拇指，膀胱为小指，大肠为食指)。

7. 散布于四肢白脉病者：以收敛膏（烈香杜鹃花、麻花艽、甘草）为主，热证加冰片，寒证加荜拨为丸，如拇指大，用山羊乳调服。寒证以麝粪酒煮温浴，热证以五味甘露浴沐浴。并根据疾病降落部位，适当选穴放血。疾病陈旧后以泻脉法泻之。四肢等肌肉干瘪者，泻后进行温泉浴，以三果酥油丸加六良药内服。

8. 病降于大小筋者：以食糜敷浴，并饮服陈酒。

9. 足拖行者：在十四椎、黑脉（十四椎左右一寸一分处）、髋眼、膝眼、足掌等处艾灸。手拖难举者，在两缺盆、二能瘫脉、肩关节内外二穴、二珍宝脉、两掌心艾灸。

10. 并发风病者：艾灸风穴，食营养之品；并发胆病者，以泻腹法和泻脉法治之；并发津病者，进行温泉浴和五味甘露浴；混合症以治各症之法结合治疗。

有些庸医不知白脉病之病因症状，将白脉病误认为中星曜症，故须仔细诊断，加以区别。上述之治法不仅治疗白脉病，而且是疮类之镇逆治疗，是瘟病、毒病和各种兼症之辅助治疗。

第六十一章　皮肤病

复次，明智仙人如是言道：“善哉大仙谛听！皮肤病可分为病因、分类、治疗三点来论述。”

一、病因

皮肤疾患，系因虫类繁殖和黄水增盛，加之魔鬼为害引起和合机能紊乱，以致发为多种皮肤病。

二、分类

有肉斑、牛皮癣、疣、陷蚀癣、疱疹、虫疹、雀斑、面蔽症、天疱疮等，以上各种皮肤病，可从其病名含义深入探索疾病本质。

三、治疗

1. 肉斑、牛皮癣：黑蛇皮烧炭存性，以毛诃子核油调和涂擦。将黄葵子、雄黄一块研细，用黄牛尿调和涂擦。用黑猪油、辉锑矿调和涂擦。

2. 疣：使疣突出于小木板孔，点燃茜草或在日光下用凹透镜烧灼。

3. 陷蚀癣：在患部附近脉管放血，并进行天然温泉浴。如发痒，用乳酪酵母敷一宿，次日洗去，然后用蝙蝠葛、铁明矾、黑芝麻、牛黄等共研细末，加乳酪酵母制成软膏涂擦。或者将黄葵子、水菖蒲、小米辣、丁香共研细末，用奶桶油调擦，可治疱疹和陷蚀癣。

4. 疱疹：将油松木、广木香、雄黄共研细末，以酥油调和，涂擦患处。将硫黄、青盐、酒曲、屋梁吊挂烟灰共研细末，以陈酥油调涂。将三热草药、野赤芍、疣果大戟、亚大黄共研细末，以白酥油调涂。

5. 虫疹：将天南星、小米辣、酸藤果、榜莪那布共研细末，以鹿脂调涂。

6. 雀斑、面蔽症、天疱疮：将茜草研细，用蜂蜜调成软膏涂擦。白马蹄烧炭存性，以新酥油调涂。将孜然芹、黑种草子、白芥子共研细末，以牛乳、芝麻油调和涂擦。将小檗皮、山矾叶、紫色悬钩子共研细末，于黄牛尿中煎熬涂擦。将山矾叶、蜂蜡、乳香、石斛共研细末，用红块糖、蜂蜜、酥油调和，在黄牛尿中熬后涂擦，可治黑痣、面蔽症、天疱疮等病。

此外，将二黄（姜黄、小檗皮）、广木香、止泻木子、吊挂烟灰共研细末，制成软膏，可治疱疹、肉斑、疥疮等各种皮肤病。

第六十二章　杂　病

复次，明智仙人如是言道：“善哉大仙谛听！现在讲述各种杂病之治疗。”

一、霍乱转筋

发生上吐下泻时，艾灸大拇指和无名指背脉。将雄鸡冠、蛇油、黑猪鼻、赤麻鸭胆、马附蝉烧炭存性、胶质没药、红石花、麝香共研细末，以八岁童尿调服及用小便调涂患部。或者将雄鸡冠、黑猪鼻、赤麻鸭肉、红石花、麝香、碱花、水菖蒲、小豆蔻共研细末，用凉水送服，并穿暖衣服。将青蛙、螃蟹、黄色花蝴蝶、麝香、熊胆、牛黄共研细末，用八岁童尿调服。将胶质没药煎汤内服。在转筋侧之鱼肌缝以铁烙之。呕吐者灸天突、第六椎、鸠尾，并服跗骨汤。泄泻者灸脐下二寸三口穴。

饮食：按疾病性质选食温食或凉食。

二、烫伤

将鱼胆、熊胆、青蛙血共研细末，撒于患处。或者将碱花、瓦韦共研，撒于患处。烫伤严重者，以冰片、白檀香、红花、牛黄、各种胆配合内服。并将眼子菜、酸模共研，用去汁之乳酪、酒糟调和外涂以吸去水液，再将各种水中动物胆、冰片、竹黄、红花、兔耳草、碱花、瓦韦、亚大黄共研细末，撒于局部。

三、误吞铁针和子弹

用诃子三份、毛诃子二份、余甘子一份，加磁石共研，将丝绵、水配合咽下，安静仰卧，待丝绵将异物包裹后从肛门排出。

四、食物梗喉

肉类或食物梗阻喉部不下者，用手握于患者的足踝部，伏背于背，使病人头部倒垂，术者身体向前略呈弯曲，将腰带挽成球形，在两足心捶打，然后再在肩背部捶打，即能使梗喉食物吐出。

五、麦芒梗喉

用蛇脂涂局部，并服青稞麸皮汤，然后吃一大口牛肉催下腹内。

六、碎骨梗喉

碎骨梗喉不出者，将胡兀鹫喉管在麦酒中浸后，给患者饮服，即能解除。

七、鱼骨梗喉

用鸬鹚肉汤或水獭鼻及其犬齿煎汤内服，并口噙岩羊角内骨咽口液。

八、蜘蛛或蝎子误入腹

将乳白花黄芪、白茅草研细，用酒调和内服。

九、伤酒

将野姜、花椒、青盐等研细，以酒调服，吞咽新鲜热旱獭胆，会将酒病消除。鹿及岩羊鲜热血加盐内服，能根除酒病。也可饮服大花点头菊粥或大花点头菊药水。

十、四角（两腋、两鼠蹊沟）肉核肿大

以自己的小便洗患处，再以青盐煮过之毡片包扎。艾灸患侧拇指（趾）甲，以略黄为度。

十一、颈项强直而反张

将青盐粉与酥油拌和涂擦按摩。

十二、狐臭

将锌、柏叶炭用白酥油调和，在易出汗之处涂擦。

十三、手足冻僵

用水浸泡。

十四、昆虫入耳

将白硇砂、阿魏、菜油加热外熨，并滴入耳中。

十五、乳肿

空腹服汤剂泻之，将金露梅炭、岩羊尾毛炭、白硇砂、冬葵子、螃蟹、斑蝥共研煎汤，用童便调和，在黎明时服下，当泻药起效时，将羊髋骨烧后煎汤催泻。如疼痛剧烈，以高山龙胆、荜拨、甘草煎汤催泻，可泻除妇女乳房病、毛阻病和肿胀等病。

第八篇 治疗疮类病

第六十三章 疖 痈

复次，意生仙人向明智仙人如是请问道：“善哉！明智大仙！如何学习治疗疮类病篇，请延寿药王赐教。”

明智仙人如是言道：“善哉大仙谛听！疮类有疖痈、痔疮、火焰症、日形脓肿、肉核、疝气、青腿牙疳、阴部瘘管八种。”

首先将疖痈之病因、分类、症状、治疗四点讲述如下。

一、病因

由于扩散伤热、骚热以及食物未化为精华等，致使坏血增加，散布于脉道，风卷成块而发病。

二、分类

可分为部位和素患之种类两部分，以部位分，则有外痈和内痈两种，外痈又分肉痈、骨痈、脉痈三种。内痈有肺痈、心痈、肝痈、脾痈、肾痈、胃痈、大小肠痈、肛痈、膀胱痈九种。以种类分，则有风痈、胆痈、津痈、血痈、外伤痈、雀蛋痈六种，以上共十八种。

三、症状

（一）外痈

1. 症状概述：脉细而震颤，患部肿起，按之坚硬不移，疼痛较轻，应用外敷等各种疗法，均难平息。

2. 证候分类

（1）肉痈：状如冰冻之芜菁。

（2）骨痈：骨色改变，脓液腐蚀骨面，色泽不华，稀薄之脓水中杂有虮子样脓节。

（3）脉痈：脉管作肿，疼痛闪动而向四面放射。

上述三痈若发于要害部位则治疗较难。

（二）内痈

1. 症状概述：内痈状如痞瘤，触之坚硬，或不显而隐于深部。贪婪饮食，迨痈成熟后，病在上则呕吐脓液，病在下则泻下脓液。

2. 证候分类

（1）肺痈：吞咽艰难。

（2）心痈：意识不清，有日达薄暮之感。

（3）肝痈：呼吸不利、头晕口渴。

（4）脾痈：腹胀肠鸣，呼吸喘急。

（5）肾痈：小便不利，并有挤压之感，腰部作痛。

（6）胃痈：胃脘胀满，贪食而食后即吐，食道作痛。

（7）大小肠痈：食物消后作痛，呃逆，腹泻，面及足背浮肿。

（8）肛痈：肛门作痛，矢气不通。

（9）膀胱痈：小便不利，膀胱刺痛剧烈，尿道疼痛。

内痈发于贲门和幽门者较多见，在治疗时须注意补胃。

（三）痈以种类分之症状

1. 风痈：腹胀肠鸣，痈肿时增时减，头晕。

2. 胆痈：色红而灼痛，发热及化脓迅速。

3. 津痈：颜色灰白，嗳气频繁，食物难消。

4. 血痈：多发于乳房及子宫，灼痛特甚，上面遍布黑疹。

5. 外伤痈：金伤和石击伤，愈而复发，形成痈肿，经久不愈。

6. 雀蛋痈：形如雀蛋，坚硬稳固不移，且无疼痛感。

四、治疗

（一）外痈

先用消散法，中期用托疮生肌法，后期用愈合疮痕法。

1. 消散法

（1）肉痈：用人趾骨、鱼肉、羌活、狼毒、寒水石，加童尿温敷。

（2）骨痈：上药加荜拨、黄精温敷，或以油渣饼或各种骨头温熨。

（3）脉痈：上药加朱砂、硼砂温熨，或者肉痈以五味甘露浴热熨。或以各种凉草药外敷。

饮食不必限制，可食各种行瘀食物。达到消散的征象是肿胀消退，无轻微跳动，痈部柔软舒适，这时在其上可用煮灸法灸之。或者肿胀高突，闪闪灼痛而化脓者，用脓针穿刺，吸去脓液，清洗疮面，除去腐肉，以愈合创口之法治疗。

2. 托疮生肌法

上述消散法不见效者要清除腐肉，将朱砂灰、白硇砂、广木香、斑蝥四药共研，用蜂蜜调和，制成药锭；或将漆树脂、榜莪那布、朱砂灰、代赭石、熊胆等共研，用蜂蜜制成药锭；或者将斑蝥、白硇砂、广木香、水菖蒲、疣果大戟、龙骨、三热共研，用毒蜂蜜调和，制成药锭。无疮口者用针刺破，将药锭纳入创口内，有疮口者将药锭直接纳入或涂于纸上敷于疮口，上面再以胶糊纸固封，腐蚀三日后出现灼痛时仍不能解开者使其继续向下腐蚀。当肌肤裂开后，将药锭纳入好坏肉分界处。再以矮泽芹、鸽子粪、酒糟吸去脓液，或以炉铁渣、火硝、蜂蜜配合涂擦，药物难以收效时，以烙铁烙之。

（1）骨痈：将镰形棘豆、高原毛茛、磁石三药共研，用毒蜂蜜调和涂擦，无效时以刀切除或用烙铁烙之。好肉与腐肉相合，毒邪散布者，则以治头部创伤之法治之。

（2）脉痈：服三果汤后多次放血，脉疹用热熨法，以艾绒灸其动脉，并用泻脉法及内服收敛脉口之药，其后对腐肉之处理与上相同。出血时用熊胆、二炭（织锦缎炭、贝齿炭）、独活子共研细末，以红块糖为丸，内服止血，将独活研细，用乳酪拌和，敷于疮口，并配合上述治疗的具体情况，洗净疮口，敷以生肌药物。疮面干燥者用乳酪浸泡，疮有水湿者服乳和酪浆混合物，局部作胀者将毡片在酥油中煮后熨之，局部有虫行感者以热油毡棒刚触及皮肤而能忍受为度熨之。

3. 愈合疮痕法：将陈旧人脑、青盐、酒糟浓汁调和涂擦，屋檐滴水处一尺以下的土、蒲公英根、各种骨头加小便煮后温熨，可防肉核发生。

（二）内痈

内痈成熟后难以治疗，故不使其成熟，在初发病时及时治疗。

1. 治疗概述

（1）先行禁食疗法。

（2）将榜莪嘎布、酸藤果、止泻木子、油松、胡椒共研煎汤内服。

（3）病势沉重者将乳香、锡金大戟、诃子、兔耳草、荜拨共研细末，以黄牛尿配合泻下。或者将蝙蝠葛、兔耳草、三果、甘草、射干、锡金大戟、麻花艽、小豌豆汁在酥油中煎后泻下。有时也可用轻导泻和峻导泻交替灌肠导泻。

（4）在麻花艽煎汁中加獐牙菜、苍耳子、白檀香、老鹳草、五脉绿绒蒿、余甘子、迷果芹、黄精，然后在牛乳中煎后服之。

（5）将红耳鼠兔粪膏、胶质没药共研，以黄牛尿调和涂眼。

（6）将秋季采集的矮泽芹、暑季采集的短尾铁线莲熬成硬膏，不使焦枯，加入红块糖拌和，然后加入白硇砂、紫硇砂、三热制成丸剂，每日黎明时空腹服之，也可作轻导泻剂或在局部涂擦。

（7）保持身体温暖，给予性温及有营养之品，或食易消化之食物。

经过上述治疗，出现攻破征象时，在附近之脉道放血（内痈攻破之征象：局部变软，表现舒适，呕吐停止。病在上部，于器皿放血；病在下部，于腨端、大肠脉放血）。出现腹泻时加大服药量以征服内痈。上法不见效时，可将诃子在黄牛尿中煎熬，如上法制成硬膏，可治寒热内痈，最后以石榴配方调理善后。

2. 分症治疗

以红耳鼠兔粪膏、诃子、乳香三药为基本方。

（1）肺痈：基本方加竹黄、甘草。

（2）心痈：基本方加白檀香、肉豆蔻、余甘子、广酸枣。

（3）肝痈：基本方加鸭嘴花、红花。

（4）脾痈：基本方加荜拨、丁香。

（5）肾痈：基本方加茜草、小豆蔻、螃蟹。

（6）胃痈：基本方加硇砂、干姜。

（7）大小肠痈：基本方加光明盐、波棱瓜子。

（8）膀胱痈：基本方加螃蟹。

（9）肛痈：用《后补续》中的峻导泻灌肠导泻。

上述脏腑之痈可在各自的脉道放血，内痈成熟后在自己的部位破溃者不用药物治疗，注意饮食，任其自愈。内痈成熟后向外破溃者按疮疡治疗。

（三）按种类治疗

1. 风痈：先服泻剂泻下，此后服五根汤。

2. 血痈和胆痈：将石斛、茜草、三果、松香、甘草、姜黄、小檗皮、高山柏、柏子共研制成药油，内服和外涂擦，并在附近脉道放血。

3. 津痈：进行泻下后，将锡金大戟、姜黄、青稞、小檗皮共研细末，用芝麻油调和涂擦。

4. 外伤痈：在附近脉道多次放血，并进行敷浴，有腐肉者可用刀切除之。热水浴和艾灸对本病也颇有疗效。

5. 雀蛋痈：行艾灸疗法。

第六十四章　痔　疮

复次，明智仙人如是言道："善哉大仙谛听！像敌人般威胁生命的痔疮治疗，可分为病因、分类、症状、治疗四点。"

一、病因

由于泻利过猛、纳入灌肠器受伤、久坐薄垫、强忍或努责二便及矢气，经常骑马等，致使下泄风机能失常而形成本病。

二、分类

可分为津痔、风痔、血痔、胆痔、湿痔、干痔六种。

三、症状

(一) 症状概述

痔核堵塞肛门，下泄风逆行，引起素患机能紊乱，火热衰退，四肢疼痛，风旋腹胀，头晕，不思饮食，体弱无力，肌肉干瘦，唾液特多，关节疼痛，尿多便少，大便泄泻或秘结，小便不利，阴部疼痛，肛门刺痛，大便带血。根据血迹估计痔核数目和方向。

(二) 证候分类

1. 津转化者：腹部作胀，胃火式微，饮食不思，易于感冒，唾液特多，小便不利，尿道刺痛，大便泄泻，便色灰白，带有大量津性黏液，不流血和黄水，痔核色白，发痒欲搔，感觉痛苦不大，皮肤、指甲、白睛、面部灰白。

2. 风转化者：大便秘结，肛门灼痛而流出少量稀便，便时干湿相混，带声泻下，头晕，两肩、股肌、两胁等处疼痛，尿道疼痛更甚，呼吸急迫，体温较低，皮肤、指甲、眼、面等和痔疮色黑。

3. 血转化者：状如珊瑚或桃儿七果，灼痛特甚，流鲜血。

4. 胆转化者：口渴发热，易汗，肛门色黑，泻物色红黄，臭味浓，痔疮色红或黄或青，并流稀薄血液，皮肤、指甲、眼睛、小便等色青或黄，或为绿色。将四指半长的直肠分为三段，痔疮初发而在外段者易治，发于中段而超过一年者难治，发于内段之经年混合病仅能作勉治。凡患有身体肿胀、肛门脓肿、瘟疫、呕吐、心区或胁肋疼痛和其他原发性疾病者不治。

四、治疗

（一）治疗概述

1. 将诃子、酸藤果、止泻木子、小米辣共研细末，用酪浆调服。

2. 将诃子、紫色悬钩子、小米辣共研细末，与其他液体调和涂擦，亦可加酪浆饮服。

3. 以肉豆蔻、广木香、鲜生马先蒿、沉香、羌活子、毛叶木瓜、油松等配合，在脐以下涂擦，二便阻塞不通者，加入牛乳和新鲜酥油，煎后涂擦。

4. 将蒺藜、紫茉莉、油松共研粗粉，煎汁内服。

5. 进行温泉浴后，将高山柏子加融酥油煎后在患处涂擦。

6. 将白鸡粪、荜拨、桃儿七、姜黄共研细末，以黄牛尿调和涂擦，并制成药锭纳入肛门。

7. 将血余、猫皮、蛇皮、栎膏等共研，以酥油调和，焚烟在肛门熏之，令其破裂。

8. 将痔核擦破并行放血疗法以泄出坏血，如不见效，可用泻下法治疗，并在阳光下，像取结石一样用适当之查看和切除痔核的器械，将痔核切除，用烙铁或热酥油烙烫，此后用药糊涂擦于患处。在切除多发性痔核时，每隔七天切除一次，首先切除右侧的，其次切除左侧的，再切前面和后面的。

9. 牛乳中加入小米辣发酵，取酪浆饮服，肉汤或豆汁加酪浆服之。根据胃火，服食温和、粗糙或中平的酪浆（新鲜乳之酪浆性温，胃火式微者服用；旧乳之酪浆中平，胃火中等者服用；上两种酪浆陈旧后性粗糙，胃火充足者服用）能治愈痔疮，并有巩固疗效而不使复发之作用。

（二）分症治疗

1. 津转化者：内服马面散。丁座草、屋梁吊挂烟灰、荜拨，共研细末，酥油调和，制成药锭，纳入肛门；或用植物油调和灌肠。

2. 风转化者：以石榴子汁、黑种草子、孜然芹、瘤果芹、藏木香、干姜配合内服。诃子在黄牛尿中煮后晒干研粉，加红块糖内服。

3. 血转化者：如流出之血气味浓臭时，可保养正精，不必止血，等转成朱砂水样时将高山栎皮、山矾叶、茜草、兔耳草、止泻木子、紫檀香、甘草、石斛、木棉花丝等共研细末，用米泔水调和服之。将止泻木皮和籽、打箭菊、木棉花丝、五脉绿绒蒿、山矾叶共研细末，制成酥油丸内服。将电气石、紫檀香、石斛、山羊血、白糖共研，以米泔水调服。黑芝麻加五倍白糖共研，以牛乳调服。

4. 胆转化者：服四味止泻木汤。将止泻木子、榜莪嘎布、小檗膏共研细末，以蜂蜜调服。将乳香、干姜、诃子、高原大戟等共研，内服泻下。

5. 血胆转化者：便稀而流血者，以止泻木子、小檗皮治之最佳。

6. 津风转化者：以肉托果治之为佳。

各种陈旧性痔疮以酪浆治之最佳。痔疮发生并发病时，将并发病诊断清楚后给予对症治疗，痔疮患者应长时间禁忌强忍或努责大便、久坐薄垫、房事、骑马、常坐湿地、强烈之火烤日晒。

第六十五章　火焰症

复次，明智仙人如是言道："善哉大仙谛听！火焰症可分为病因、分类、症状、治疗四点来讲。"

一、病因

由于饮食起居反常及魔鬼引起血胆增盛而发生黄水，热为风所煽而成病。

二、分类

可分为风、胆、津转化者及兵器所伤者、发于外部皮肤者、发于内部者六种。

三、症状

1. 风转化者：伸展有酸楚感，肿胀刺痛，恶心呕吐。

2. 胆转化者：灼痛色红，发展漫延，口苦口渴。

3. 津转化者：局部发痒，触之柔软，头、足及关节疼痛。

4. 兵器所伤者：如患瘟疫之状，疹粒色红，全身发烧。

5. 发于外部皮肤者：形如烧伤，漫延迅速。

6. 发于内部者：心肺苦热，形如癫狂，体弱无力，灼痛口渴。

四、治疗

（一）治疗概述

首先以放血法和排泻法清除火焰症。火焰症发于上部者宜用甘草、止泻木子、丁座草研细末引吐。火焰症发于下部者宜用三果、麻花艽、锡金大戟共研细末内服泻下。将豌豆、蝙蝠葛、兔耳草、麻花艽、甘草、小檗共研煎汁内服。禁食油腻营养之品，在附近之脉道多次放血，将内邪除尽后，宜将辉锑矿、野赤芍、疣果大戟、雄黄共研制成软膏外涂。或将京墨、广木香、麝香共研，用童尿调和涂擦。

（二）分症治疗

1. 风转化者：将芹菜子、老鹳草、荜拨、白胡椒、芫荽子、油松、广木香共研细末，以牛乳、酥油调和涂擦。

2. 胆转化者：将莲根、五脉绿绒蒿、马兜铃、葡萄、白檀香、柏叶、松香、甘草、石英赤矿共研细末，用山羊乳、白糖调和涂擦。

3. 津转化者：将三果、石斛、沿沟草、柏叶、茜草共研粗粉煎汤涂擦。

4. 兵器所伤者：用性凉之品涂擦，并行放血疗法。

第六十六章　日形脓肿

复次，明智仙人如是言道："善哉大仙谛听！日形脓肿可分为形成情况、分类、症状、治疗四点叙述。"

一、形成情况

由于饮食起居之不当，引起坏血增多，外伤血瘀，扩散伤热之坏血虽经放血而没有引出，瘟疫、中毒、热病等降于脉道而未行放血，致使坏血、黄水等积于脏腑的脉孔，作肿化脓，形成疖痈样之物。

二、分类

可分为肺日形脓肿、肝日形脓肿、肾日形脓肿、胃日形脓肿、大肠日形脓肿。

三、症状

1. 肺日形脓肿：腋下作肿，上身刺痛，咳嗽频繁。

2. 肝日形脓肿：肝区作肿，上身胀闷，不能安睡。

3. 肾日形脓肿：肾区作肿，小便不利。

4. 胃及大肠日形脓肿：腹胀肠鸣，局部作肿。

以上各种脓肿病成熟后则流脓血及腐肉汁，有时蓄积而流，经一段时间后又突然流出。

四、治疗

首先服汤剂使正血与坏血分离，然后按疾病选穴放血，此后再以泻腹和泻脉两法肃清余毒。用红耳鼠兔粪膏或水柏膏在疼痛部位涂擦，用五味甘露浴敷浴消肿，或用各种花煎汁沐浴。若无效，则将矮泽芹、鸽子粪、羌活煮后热熨，促使化脓后刺破，用酒糟吸去脓液，如局部坚硬者以吸脓法与五味甘露浴交替进行。如脓多外流不止者以水银丸干燥之，并按脓肿所在部位，予以对治散剂。也可在"巴山"酥油丸中加各种角类、胆类、六良药，用蜂蜜调和干燥之。此后在疮疡附近的脉门及疮疡上以艾灸之。

第六十七章　肉核病

复次，明智仙人如是言道：“善哉大仙谛听！肉核病可分为病因、分类、症状、治疗四点叙述。”

一、病因

因剧烈活动使机体劳伤，或风血机能紊乱，引起肉核作肿，一般多发于颈项、眼角、鼠蹊沟、腋下等处。

二、分类

可分为风、胆、血、津、肌肉、脂肪、脉、肉核痈八种。

三、症状

1. 风转化者：肿势庞大，形如充气之膀胱。
2. 胆转化者：肿块色红黄，局部灼痛，易于化脓。
3. 血转化者：身热，局部灼痛，色红，多发于脉上。
4. 津转化者：疼痛轻微，肿块坚硬，因凉而难以成熟，色呈灰白。
5. 肌肉肉核：核体大而坚硬，表面光滑而油腻。
6. 脂肪肉核：色白而凉，随肌肉肥厚和消瘦而增减。
7. 脉肉核：发于脉上，核体松软，压之能动。
8. 肉核痈：坚实而能活动，刺痛彻骨，大小固定不移。

肉核中有的能自然平息自愈或增长起来，有的无疼痛，有的刺痛剧烈，有的难以成熟化脓，有的则易于化脓。其中，如有坚硬而不易成熟化脓，如冻芜菁状，向脉中流窜而发展迅速，且皮肤开裂者不治。

四、治疗

（一）治疗概述

本病初起而病轻者，将蜂蜡涂于纸上烤热敷之，并以光明盐、干姜加热热熨按摩。如不见效，其上以煮法灸之。病情中等者以红耳鼠兔粪膏童尿调和涂擦，或者坏脑加盐拌和涂擦。将诃子、胶质没药、小檗膏以黄牛尿调和内服。如不见效，以矮泽芹、鸽子粪外敷促其化脓，陈旧而发展后，宜用油治法和热熨法治疗，并进行泻腹和泻脉，还可在附近之脉道放血。再将西伯利亚蓼、垂果蒜芥、红耳鼠兔粪膏、碱花共研细末，以童尿调和涂擦，如不见效，进行艾灸后，其上用花色敷料（参看四肢创伤）敷浴，促其化脓后按疖痈治疗。如疼痛不大而突出体外者，从根部切除后灸之。

（二）分症治疗

1. 津风转化者：将紫色悬钩子、文官木、小米辣、荜拨共研细末，制成酥油丸，内服与外涂并用，然后进行泻下。将光明盐、干姜共研，用酥油调和涂擦，再以加热药之热糌粑熨之。

2. 血胆转化者：宜将诃子、紫草茸、紫檀香、兔耳草、水菖蒲等共研，用蜂蜜调服。将麻花艽、红耳鼠兔粪膏、兔耳草共研细末，用童尿调和涂擦。

3. 肌肉肉核：各种猛兽肉用酒煮后热熨，或用软膏涂擦。

4. 脂肪肉核：宜服没药方（将胶质没药、红耳鼠兔粪膏、甘松、小檗膏、草木犀共研细末，用蜂蜜调和内服），并用香薷热熨。

5. 脉肉核：在有病部位上下两处灸之，并在附近脉道放血。

6. 肉核痈：敷浴后灸之。

第六十八章　疝　气

复次，明智仙人如是言道："善哉大仙谛听！疝气可分为病因、分类、症状、治疗四点叙述。"

一、病因

疝气之发病，系饮食起居之失常及魔鬼为害，致使下泄风机能紊乱，不循常道而逆行于睾丸使睾丸肿大成病。

二、分类

可分为风、胆、津、脂肪、小便、小肠下脱六种。

三、症状

1. 因于风者：睾丸突然无故肿大，疼痛。

2. 因于胆者：阴囊色红而灼痛，发热流脓。

3. 因于津者：疼痛不甚，阴囊发凉，坚硬而重坠。

4. 因于脂肪者：阴囊发冷，柔软，不易成脓。

5. 因于小便失常者：睾丸下部周围作肿，阴囊如充盈水液之皮袋。

6. 因于小肠下脱者：小肠受风所扰，经鼠蹊沟挤入阴囊，阴囊肿胀刺痛，肠鸣有声，虽能推纳入腹，但不久仍然坠落如故。

四、治疗

1. 风转化者：将甘草研细加新酥油作轻导泻灌肠导泻；油渣饼加热温熨，并以植物油涂擦，然后在患部进行按摩；内服五根酥油丸。

2. 胆转化者：将各种具有消肿作用及凉性之药物煎后温浴，并在大肠脉放血。如已成熟化脓，可按疮疡处理。

3. 津转化者：将小檗皮、蜂蜜调和内服，灸十八椎，并进行温浴，然后用石子加热熨之，促其化脓，再以药物清洗疮面（化脓后用铁明矾、光明盐、蜂蜜共煎外洗）。

4. 脂肪转化者：宜用八味香薷散布包煎后热熨患部。阴囊未破裂者可将阴囊切破，取其脂肪后洗净缝合，用雄黄、小豆蔻、乳香、荜拨、肉托果，以芝麻油调和涂擦，并用具油物热熨。

5. 小便失常者：于下坠处用针刺破，再按外科病处理。睾丸肿大者，可在黑毛脉艾灸。

6. 小肠下脱：宜内服五根酥油丸，用柔导泻导泻，并以热熨法施治，将下脱之小肠用手托入腹中后，在脱出之处艾灸。

第六十九章　青腿牙疳

复次，明智仙人如是言道："善哉大仙谛听！青腿牙疳可分为病因、分类、症状、治疗四点叙述。"

一、病因

由于饮食起居之失常及魔鬼为害，致使津血增加，肌肉和骨逐渐肿突坚硬，刺痛不甚者为青腿牙疳，可因居处潮湿等原因引发。多发于足、手、耳、唇、鼻等处。

二、分类

可分为风、胆、津三类。

三、症状

1. 风转化者：触之粗糙，作肿色黑。

2. 胆转化者：肤色黄而灼痛，逐渐侵入足、头等处。

3. 津转化者：身体和下肢沉重，刺痛不甚，肉疣遍布。

四、治疗

1. 风转化者：用具油之物加热熨之，放血后，以常泻方经常泻治。

2. 胆转化者：放血后，用性凉之品涂擦。

3. 津转化者：将荜拨、诃子煎汤内服；芫荽子、紫色悬钩子、白芥子共研制成软膏涂擦。

上述各病的饮食，以服食陈青稞面食和蜂蜜为宜。

第七十章　阴部瘘管

复次，明智仙人如是言道："善哉大仙谛听！阴部瘘管可分为病因、分类、症状、治疗四点叙述。"

一、病因

阴部瘘管之形成，是因在硬席上坐之过久，或常骑马和长期居住潮湿之地等所致。

二、分类

可分为单一型、合并型和混合型三种。

三、症状

（一）总的症状

本病初起，会阴部发出疹粒，常流黄水，迨成熟后则流脓血，有时并流小虫，不易治愈。有时虽能见好，但不久又复发，最后形成瘘管，大小便、血液、精液均由瘘管流出。

（二）证候分类

1. 风转化者：患部如蜂窝状，多孔，流出有泡沫状稀薄液。

2. 胆转化者：色红而灼痛。

3. 津转化者：作痒，流黏稠黄水。

4. 风胆合病者：色红而灼痛，发展迅速。

5. 风津合病者：疮面发黑，成熟较难。

6. 津胆合病者：灼痛而肿胀。

7. 风胆津混合病者：病势甚为严重。

四、治疗

本病初起，宜取大肠脉放血。已出现疹粒者，以针刺破，放出瘀血。马粪加热熨之，并进行峻导泻灌肠。

如久病不愈而陈旧后，宜用泻剂泻之，并以温泉沐浴。外用以三果、猫骨等共研的药物调敷患部。将酸藤果、三果、荜拨、小米辣共研细末以蜂蜜、酥油调服。

又方：将宽筋藤、小豆蔻、酸藤果、止泻木子、毛诃子、诃子、余甘子、乳香（等分量依次递增）共研细末以蜂蜜调服。

又方：止泻木子、荜拨、小米辣、酸藤果分量为三果之半，乳香为总之和，共研细末，蜂蜜调服。

又方：将胶质没药、荜拨、三果、肉桂、小豆蔻共研细末以蜂蜜调服。

如药物难以收效者，切除后灸治。

饮食起居根据病种，给予相应之安排。

第二支　小儿病

第九篇　治疗小儿病

第七十一章　分娩及婴儿护理

复次，意生仙人如是请问道："善哉明智大仙，如何学习治疗小儿病篇，请延寿药王予以教诲。"

导师明智仙人如是言道："善哉大仙谛听！对儿科病可从婴儿分娩护理、小儿病及魔鬼病三个方面学习。小儿病和魔鬼病另有专章，本章仅就婴儿分娩护理，分初期、中期和后期三个阶段叙述。"

一、初期

分观察吉祥之兆和不祥之兆，诵吉祥语，剪断脐带，吉祥护理，哺乳方法六点。

1. 吉祥之兆：顺产仰卧，脐带绕于上身，啼声洪亮，头顶高突，头骨坚硬，囟门较小，发际居高，肌肤洁净，耳如展翅，吮乳有力，能战栗恐惧者，易抚育，则人财两旺而吉祥。

2. 不祥之兆：与上述相反而且具齿者为不祥之兆。

3. 诵吉祥语：婴儿生后即诵下列吉祥语：吾儿你是我心中所生，能活百岁而能见百秋，长寿德高能除诸恶事，人财两旺，安乐吉祥。

4. 剪断脐带：在离脐四指处剪断包扎（不使出血）。

5. 吉祥护理：为保持肤色清明，以香料水遍洗全身；为达到善言，以红花在舌面写一褐（梵文ཧྲཱིཿ）字，给饮麝香水，再给蜂蜜与酥油调和之食物。

6. 哺乳方法：哺育婴儿，以母乳最佳，母无乳者，宜选善良无病和未死子之保姆哺育，经常以广木香酥油调涂脐部。

二、中期

经过三日，应做好供养佛陀，设备救治物，护身仪轨，每月放施食，取定名字，穿刺耳眼，饮食，起居和保姆哺育等工作。取干净衣服，以水菖蒲、胶质没药、白芥子焚烟熏后着之。取名要美雅吉祥，如为习惯性夭折者（生后每到一定月数后死亡），则要每月更换一次名字。经过八月后须穿耳眼，以手指揉捻耳垂，令中部达最薄度后以带丝线之针穿刺，并用油类涂擦，男孩先刺右耳，女孩先刺左耳。饮食以经常食红块糖、蜂蜜、融酥油为佳，有时给食肉菜与酥油配合之食物，则可除肉病。将诃子、阿魏、三热、水菖蒲、藏木香、粉红石盐等与白山羊乳和酥油共煎内服，则有增智慧、明神志、美语音等功能。将白芥子、水菖蒲、光明盐、荜拨、广木香、紫茉莉等与酥油共熬，制成酥油丸内服，则有健身长寿和制魔之功能。

起居护理方面：不使日光直射眼睛，以免损伤视力，囟门及足心不宜艾灸，不使受冷，免致听觉障碍。抱携歪斜，必致骨骼畸形。如过早扶胁强行，则易引起肝脏疼痛。并避免接触火热、鸟兽和惊恐之类，经常作涂擦按摩和适当之日光浴。

三、后期

清除生齿病和解除法施。在孔雀头顶生羽和小儿生齿时，皆感浑身疼痛，要以蜂蜜、打箭菊、余甘子制成软膏涂擦齿龈，则齿会顺利生出。用打箭菊、山矾叶、马兜铃、木贼、扁刺蔷薇、蚕豆与茜草汁、酥油、乳酪表面水液熬成药油加芒硝内服，可治小儿生齿时发生之疾病。首先生上齿或生而具齿者作烧施食之法事。小儿出生满十二月时，佛前设报恩供奉，并撤除法事设施。

第七十二章　小儿病

复次，明智仙人如是言道：“善哉大仙谛听！小儿病可分病因、分类、症状、治疗四点叙述。”

一、病因

引起小儿病之内因为风、胆、津。外因分母体和小儿身两点，母体之病因是饮食起居失常，致使风、胆、血、津偏盛而落入子体，以及母体之不洁和魔鬼等，以致形成婴儿耳聋、目盲、口吃、瘫痪、佝偻、兔唇等病，此为先天性疾病，不能治愈。小儿本身之外因为魔鬼和饮食、起居三种。魔鬼病虽多，但属于小儿魔鬼病仅有十二种，由男女两种鬼卒为害；起居方面是母亲和看管小儿之人未管好，掉落地上或被摔倒，抖动过猛，站立过早，抽拉脐带，哭泣过度，过卧潮湿；过食大热或大寒之品引发二十四种小儿病。

二、分类

分为先天性病和突发性病两类，母病落于子身者为先天性病，突发性病又分细病、粗病和具体病三类。粗病有胸、肺、肝、泄泻、呕吐、瘟疫、脐病、结石八种；细病包括头肿、咽喉阻塞、脾病、胆病、胃病、大肠病、吃土、坏乳病八种；具体病有眼病、耳病、口腔病、肉核病、命脉病、肉病、虫病和轮形疮八种。

三、症状

（一）总的症状

从经常啼哭推之有病，在痛处常以手抓之，按之痛不可忍，目合不睁，面部焦黑，不思饮食，不玩耍，呼吸困难，语声微弱，频频呻吟，指甲尖锐。

（二）证候分类

1. 胸病

（1）猛胸热证：灼热特甚，胸和肩背部作肿，身发烧，不想吃奶，号哭特甚，头和肩背部向后仰，形成角弓反张，脉和囟门及有病脏器的部位跳动洪大，目珠上翻，口舌干燥，舌苔特厚，足不能站立，直伸僵硬。胸热病如并发肺病，则咯吐痰液；并发胃病，则目呈黄色，作空呕。

（2）缓胸寒证：呼吸均匀，欠伸频频，口张不合，颈项僵直，肩背部僵硬。

2. 肺病

（1）热刺痛：脉紧，神志昏沉，憎恨呻吟，呼吸短促，咳嗽频作，常口眼闭合而咳，痰能咳出，心悸，面容憔悴变黑，恶心而难吐出。

（2）热堵塞：痰难以咳出，咳嗽猛烈，身躯发烧，脉及脏器局部跳动洪大，咳嗽频繁，以手抓自胸和母体，以后流汗呻吟，恶心欲呕。

（3）干咳症：为夹有风的陈旧肺病，咳嗽剧烈，但无痰咳出，眼及口唇作肿，舌及齿龈作白色。

3. 肝病

（1）肝病热降落：又称猛降落，肝下缘细而跳动，脉数，小便呈热象，呼吸气急，胃脘上部寒冷，身热，欲打呵欠而不出，齿龈和唇结有黑垢，目赤，鼻孔干燥，舌中部色黄，喊声如山羊羔，耳脉黑而粗壮。

（2）肝病寒降落：脉迟而小便显寒象，口喜吮手，吐舌弄舌，口中空嚼，体温低，肝脏下缘不跳动，常以手搔脸，夜间啼哭，哭声细而嘶哑，肤色绿黄，肝脏下缘薄而长。

无论是热降落还是寒降落，其总的症状：目上翻，手足心发黄，身体沉重，呼吸时短时长，有阵发性疼痛，呻吟不已，病情早轻晚重，因肝脏挤压胃脘而时有吐泻。

4. 泄泻：泄泻有热泻和寒泻两种，热泄呼吸短促，脉和脏器部位跳动剧烈，面带油腻，体表发烧，神志昏沉，便色有红、黄、绿、烟汁色等；寒泻神志清醒，脏器部位跳动缓慢，泻出物有如乳类，色呈糌粑色、灰色等，肠内鸣响，带声泄泻泡沫便。

5. 呕吐：呕吐分寒热两种，热性呕吐之症状呈热象，凡呕吐血或胆汁者为热证；寒性呕吐，吃乳酪后即行呕吐，吃糌粑后将原物吐出，并吐泡沫样津邪，外表症状都显寒象。

6. 瘟疫病：体热如火，脉数，常啼哭，脾气暴躁，汗液遍身。汗毛倒伏，口渴欲饮，常伸懒腰，以手揉口鼻。

7. 脐病

（1）实脐：脐部突起，腿缩不能伸，具有寒象，哭声间歇。

（2）旋脐：脐部色紫肿突，触之痛不可忍。

（3）坚脐：脐部色紫硬，作痛而表面光滑。

（4）脓脐：在脐带断痕处集脓，腐蚀下陷，肠子脱出。

8. 结石：有底石、路石两种。底石又分游石和刺石两种。路石是结石堵塞尿道，小便闭塞，阴部如水皮袋；游石在排出小便之时立即堵塞，在尿中有零散之肉粒；刺石刺入膀胱口，则尿闭疼痛，如刺入深处，则小便通畅而刺痛。上述结石总症状是小便癃闭或淋漓不止，刺痛剧烈，握拳忍痛，或手抓而啼，头颤咬齿，膀胱膨大。

9. 头肿：小儿头部跌伤，颅缝破裂作肿，肿势如有脓般松软。

10. 咽喉阻塞：症状表现为声音嘶哑，口水量多。

11. 脾病：体内沉重，阵阵不适，口咬母乳，身有微汗。

12. 胆病：耳后肤色发黄，色泽显明，尤其脉络显明可循，舌苔灰白，指甲黑而长，食物给之不食，但却有想食之表情。

13. 胃病：消瘦，结有污垢，食物难消，胃部时大时小。

14. 大肠病：腹胀肠鸣及呻吟等时有增减。

15. 吃土：胃脘臌突，大便秘结。

16. 坏乳病

（1）风转化者：将母乳滴入水中有泡沫漂于水面，此乳能使胃胀呕吐，不利二便。

（2）胆转化者：母乳呈黄色，味酸，此乳能引起发烧。

（3）津转化者：母乳呈青色，入水则沉下，此乳能引起消化不良。

（4）魔鬼所致者：将母乳倒入水中，乳汁分离成块。

17. 眼病：有恶声和暴发眨眼两种，两病皆有眼红灼痛、流泪之病状。

18. 耳病：有母风和劳伤两种。母风流脓，劳伤耳根部作肿。

19. 口腔病：有先天疹和魔疹两种，先天疹无疼痛，疹色白而灼痛。

20. 肉核病：手足收缩不能伸。

21. 命脉病：因黄水侵入，眼呈灰白色，肌肤黄，干瘦。

22. 虫病：常阵阵发作，手足蜷曲，听到声量大的人、犬声，则哭啼而疼痛发作。

23. 肌肉病：吐舌弄舌，口吮拳头，经常泻黄蘑菇菜样便。

24. 轮形疮：在臀部下作肿，能成熟化脓。

（三）诊断预后

凡手足掌枯萎晃白，耳轮干枯后贴，鼻孔干燥，结有白垢，目无光泽，眼球内陷，上翻不合，舌干短缩，齿结污垢，腹硬如石，食物即吐，呼吸短促，喉中痰鸣，便稀如水，不食母乳，颅缝开裂，肤色金黄，肌肤膨胀，胃水充斥，肝大至脐者为死征。

凡眼、舌等官窍有光泽，呼吸均匀，脉搏迟缓，四掌心红润，想吃母乳及食物，指甲色润不锐，吃药见效者，为能治之症。

四、治疗

（一）总的治疗

分为三期，以饮食、起居、药物、外治四者治疗。在哺乳期，药物、外治以母乳为主；乳食混杂期，对母子双方进行治疗；食物期，对子进行治疗。

1. 饮食：宜食性轻易消之食物。

2. 起居：不使啼哭和受凉。

3. 药物

（1）平息药：宜给温和易消之药，加白糖和红块糖等最甜之品。

（2）泻下药：对汤剂、泻剂等不耐受者，将泻下药精心煎熬成温和易消品后服用。泻后给以米菜为最佳。

4. 外治

（1）放血：在易放血之适当部位以略开脉口之法少量放血，未满周岁者在指头放血少许。

（2）艾灸：艾炷如湿豌豆大，灸数勿过三壮，以略烧皮肤为度。

（3）水激：将星水（深夜所取之水）装入瓶内，举瓶浇淋。

（4）导泻：未满周岁者以药锭为佳，满周岁者以峻导泻水剂一两，以后每满一岁，加导泻剂一两。药物外治用药不可过猛，以温和为佳。

（二）分症治疗

1. 胸病

（1）胸病热证：宜用食物、药物、水喷、放血、艾灸治疗。食物宜食新鲜酥油、肉类、乳酪、酪浆。禁食性热营养之品。药物以冰片、竹黄、红花、白檀香、白糖共研内服。并发肺病者加岩白菜，并发胃病者加小豆蔻。作肿者，在局部用水喷，于六头放血。上部作肿，在百会、渡鸦眼，从天突向下二寸处灸之。下部作肿，在心尖和膻中灸之。并发肺病者灸五椎，并发胃病者灸鸠尾穴。胸病极度陈旧时，则肌肤色黄，疲乏无力，动则啼哭，以手抓母，呻吟不已，吃奶断断续续，对此，以白檀香、牛黄、三凉共研内服，此后在第七椎和鸠尾尖灸之。

（2）胸病寒证：药物以肉豆蔻、小豆蔻、瘤果芹共研煎汤内服，阿魏、干姜、紫硇砂、白块糖共研内服。饮食宜寒热饮食交错服食。外治不作水喷激等寒治，要以油类热熨。在上述灸穴之上另加灸第四椎，颈项僵直者灸后囟。总之，先以药物、外治和水疗清除热邪，然后以艾灸之，则颇有疗效。

2. 肺病

（1）热刺痛

① 平息法：将兔耳草、榜莪嘎布共煎，与牛黄、红花、麝香、石菖蒲、蛇肉、广木香等共研之粉剂调服。

② 排泻法：将诃子、兔耳草、锡金大戟共研煎汁，加入人肉、麝香泻之。

如上二法无效，可服三味冰片君臣散治之。

（2）热堵塞：以药物和放血为主。将红花、水菖蒲、竹黄、白糖共研内服。如不见效，以甘草、无茎芥共研煎汤服之，将冰片、丁香、小豆蔻、三果、漆树子、竹黄、红花、牛黄、葡萄、甘草与白糖调和为散内服，药后使其大量出汗。若难以彻底清除，以竹黄、红花、白檀香、紫檀香、犀角、甘草、朱砂、丁香、小豆蔻、蒲桃、漆树子、沙棘果、广木香、野姜、荜拨、沿沟草、七粒蓝青稞等共研，加入乳酪，经常服用。在器皿和短角以不出正血为度之放血。有陈旧性热堵塞而咯脓痰者，将角柱花、沙棘果、甘草、小豆蔻与白糖调和为散内服，以引出脓痰。或者将白檀香、三凉、犀角共研内服，以燥脓清热。肩背部以水淋浸，并以新鲜温和之食物治疗。

（3）肺风干咳病：宜用药物和艾灸治之。药物以漆树子、白糖、荜拨等共研为粉，以新酥油调成软膏内服。将竹黄、肉桂、小豆蔻、荜拨等共研，以新酥油和蜂蜜调成软膏内服。此后将岩白菜、肉豆蔻、阿魏、白块糖调和为散内服。饮食以白酥油、白块糖、新鲜羊肉为宜。

如疗效不佳，全身作肿者，以乳香泻剂（乳香、锡金大戟、三果）泻之。此后在第四椎和第五椎灸之。

3. 肝病

（1）肝病热降落

① 饮食：母子二人禁食性温高营养之品，宜食鲜酥油和肉、乳酪、酪浆。

② 药物：用獐牙菜、鸭嘴花共研煎汤，将红耳鼠兔粪膏浸泡于药汁中，频频饮服。或者将诃子和余甘子共研煎汁，加三红花（印度红花、尼泊尔红花、唐古特青蓝），以

白糖为引，给小儿饮服。将冰片、竹黄、红花、广木香、藏木香、唐古特青蓝共研与白糖调服。或者在红花、竹黄、红耳鼠兔粪膏、肉豆蔻、熊胆、獐牙菜、诃子内加白糖三倍共研内服。或者将红花、牛黄、诃子与白糖调和内服，如收效不大，将诃子、兔耳草、锡金大戟共研煎汤与白糖调服，如呕吐者在面部吹气，滞留不下者用药锭导泻，大便红黄而臭味浓者，用峻导泻中之轻泻剂导泻。大便呈白青、糌粑样或乳酪样者，要立即止泻。

③ 放血：在短角、器皿、大肠脉以清除病血为度之放血。

④ 水激：在上胃穴、第九椎用水喷激，或将水注入膀胱冷罨，这不会引起肝下缘跳动，可将热势平息。

⑤ 艾灸：在肝端（肝旁穴）、蛇眼、第九椎、十二椎灸之，但热邪未降伏前艾灸会引起火热，后期如不行施艾灸，则肝不能恢复原状。因此必须要知道灸的时间。

（2）肝病寒降落

① 药物：三果煎汤加红花、竹黄内服。或者以野姜、肉豆蔻、小豆蔻，煎汤内服。将老鹳草、红花、牛黄与白糖调和，与三味光明盐汤连服。或者将肉豆蔻、小豆蔻、肉桂、野姜与白块糖调和为散内服。

② 饮食：母子二人宜食新酥油、面粥、鲜羊肉汤等高营养之品，禁食旧肉和旧酥油、酒。

③ 敷浴：将家畜食糜加调料（干姜、荜拨、瘤果芹），或有脂骨粉，或各种花煎后敷浴。

④ 泻下：将锡金大戟、大黄、诃子、蓝钟花等煎汁，加草决明、黄葵子内服。并发肺病者上药加乳香，并发胃病者加藏木香，并发胆病者加野姜，药与红块糖交替服用。

⑤ 艾灸：待病势减轻后，在第九椎、十二椎，脐旁（从脐向左右量一指处），肝端、二短肋等处灸之。

4. 泄泻

（1）热泻

① 饮食：以面粥、大米粥为宜，要量少多餐，此后宜服鲜羊肉汤、牛奶面粥等。

② 药物：以保护小肠和清热、催泻、止泻四法进行治疗。以泥浆（岩缝高岭土泥浆）加麝香内服，陈青稞面粥加新酥油、光明盐内服，则小肠不腐烂，并使坚实柔软润滑发挥保护之效。清热之药方，首先宜服三味冰片君臣散，或者将白檀香在水中磨后，加红花、麝香内服。或者常服四味止泻木汤。便色红赤者服红耳鼠兔粪膏，色黄者服牛黄，紫色便服骨碎补，绿色便服小檗皮，烟汁样便服麝香，如泻正血，则以熊胆止之。大便滞留后泄泻或刺痛而量少多次泄泻者，以三“布”（蓝钟花、高原大戟、腊肠果，

亦有主张以疣果大戟代替腊肠果的）、诃子煎汁内服催泻。最后热邪降伏则行止泻，将止泻剂加入大米粥后服食，或者将止泻剂加已煮之乳酪内服食，并给以人参果粉。在短角、器皿、大肠脉放血，并以凉水浇淋四鱼肌。

（2）寒泻：以服四良药为宜，或者将肉豆蔻、小豆蔻、漆树子、蒲桃共研内服。或者将野牛血和藏羚羊血煮后服之。胶水加漆树子内服亦能止泻。如泄泻难止，可在十二椎和神阙灸之。

5. 呕吐

（1）热性呕吐：热性呕吐吐血者，将沿沟草、肉豆蔻、紫檀香、藏木香、老鹳草、朱砂等共研与蜂蜜调和内服。呕吐胆汁者宜服铁水（铁、尿、诃子共浸之汁液）治之。

（2）寒性呕吐：以肉豆蔻、小豆蔻、漆树子、蒲桃共研为散，与红块糖调服止之。此后以新鲜肥肉汤加瘤果芹内服，如难以断止，可在鸠尾、百会艾灸。饮食以温酒、鲜肉，由少到多逐渐诱食。吐乳者以紫色悬钩子、五热、蜂蜜共研为散与融酥油调服。食物不化、白睛发黄、腹大者，与五味石榴散加光明盐、白块糖内服。吐清水者，与大米粥加瘤果芹内服。吐糌粑色物者，行禁食疗法即可痊愈。

6. 瘟疫病：瘟病以三果、宽筋藤共研煎汤温服。獐牙菜、岩白菜煎汤服用令患儿母亲发汗，并服秦皮、白糖浸泡液。或者以红花、竹黄、牛黄、麝香四味共研与白糖调服，病势甚者上方加冰片，咳嗽频繁者葡萄、竹黄浸水中滤汁服之。陈热以三“布”煎汁，加白糖泻之，此后服大竹黄安宁散，饮食以凉性为佳，服食性温营养之物则如服毒，故须禁忌。在山滩际阶段，治以凉温交替，试探服用。

7. 脐病

（1）实脐：将麝香、酸藤果、紫矿、竹青皮、荜拨、黑蒿、螃蟹共研为散，以童子尿浸泡内服，或者“斯得”和步行虫烧炭存性，患儿父母血余炭，共研细末与童子尿浸泡内服可愈。

（2）旋脐：将冷蒿、酒糟、独活、迷果芹、葛缕子、花椒等加热热熨。将腐烂脑汁、冷蒿、酒曲与白酒调为糊状涂擦患部，如化脓者，可将脓包穿破，则定会痊愈。

（3）坚脐：放取患儿母亲背脉六合之血，将黑冰片、狼粪炭、麝香、阿魏、大蒜调和涂擦，再压以鸟类绒毛。

（4）脓脐：首先撒布患儿之干脐粉，如不见效，则将瓦韦、亚大黄、各种胆、红花等调和贴敷疮口。

8. 结石：本病初期，将白硇砂、小豆蔻、螃蟹、冬葵子共研细末与白酒调服。结石发展后，以大盐方破之，路石堵塞尿道时，可切开取出。

9. 头肿：在脉关（囟门、后囟、百会）以艾灸之并包扎，内服凉性药物，切忌穿刺，以温和之法可以治愈。

10. 咽喉病：宜用麝香、广木香、牛黄共研与白糖调和内服。并以诃子、锡金大戟、麝香内服泻下。

11. 脾病：在左肋骨上灸之，并服草果诃子汤。

12. 胆病：三味光明盐散白糖调服。热偏盛者，獐牙菜加白糖内服，在第一椎、十一椎灸之，并在胆脉放血。

13. 胃病：宜服四味石榴散，禁食僵硬和凉性食物，在前后胃穴灸之。

14. 大肠病：宜服六味石榴散（石榴子、紫硇砂、干姜、荜拨、胡椒、光明盐），在大肠穴灸治。

15. 吃土：以老鹳草、二黄（姜黄、小檗）、乳白香青、冬葵子、紫茉莉、酸藤果、木橘、三热为方制成酥油丸内服。

16. 坏乳病

（1）风转化者：宜服三果酥油丸，并以小米辣、广木香煎汤内服。

（2）胆转化者：将三果、老鹳草、山苦荬、兔耳草煎汤内服。

（3）津转化者：以光明盐、甘草、荜拨为散与酥油调服，将榜莪嘎布、老鹳草、水菖蒲、五根，煎汤内服。

（4）坏乳病魔入侵者：配合“魔鬼”具体情况进行治疗。

17. 眼病：宜服能明酥油丸，用小檗膏母乳调和点眼。

18. 耳病：耳内流脓者，对母子二人进行营养治疗，并服三果酥油丸，在十三椎灸之。耳劳伤者，将铁明矾、广木香、麝香在水中浸泡，将浸泡液注入耳内，并将紫草茸、广木香煎汤内服。

19. 口腔病

（1）先天疹：以鹿脂等焚烟熏之，内服麝香，在百会以茜草灸之。

（2）魔疹：将麝香、水菖蒲、广木香、诃子共研与蜂蜜调服。叶绿矾在水中泡后漱口。

20. 肉核病：灸鸠尾右侧，内服熊胆。

21. 命脉病：黄水侵入命脉时，艾灸第一椎、第七椎和第九椎。

22. 将虫病：麝香、阿魏、酸藤果、大蒜共研为散，加入乳中服之。并以锡金大戟、野姜、酸藤果内服泻下。如不见效，则血已成为虫之乘马，必须用放血法治疗。

23. 肌肉病：应给有肉和血的菜肴。

24. 轮形疮：用檀香、小檗膏与蜂蜜调涂。将白檀香、白糖共研以水调服。如无效，鸽粪炒黄，母乳调涂，促其成脓，然后穿刺。

第七十三章　小儿魔鬼病

复次，明智仙人如是言道："善哉大仙谛听！小儿魔鬼病可分识别诊断和治疗两部分。"

一、识别诊断

（一）种类

旱魃六面童子化身有五男身和七女身，计十二种。

（二）症状

1. 总的症状

经常啼哭，惊恐呻吟，失眠不寐，呵欠频作，齿咬下唇，以手抓母，口不噙乳头，身体倦怠，眼上翻，口吐泡沫。

2. 证候分类

（1）五男身魔

① 中旱魃：头撞母体，一只眼流泪，呃逆多汗，磨牙项强，用手持后阴，不吃母乳。

② 中氐宿：失眠不寐，意识丧失，口吐泡沫，以牙咬舌及乳头，两眼望空。

③ 中羊面：腹胀呻吟，呕吐泄泻，四肢震颤，白睛红赤，咳嗽频作，呃逆，两拳紧握。

④ 中狗面：易汗身颤，两目闭合，频频弹舌，吐泻物气味浓臭。

⑤ 中饿鬼：惊恐不安，上吐下泻，咳嗽，呵欠，口苦，肌肉干瘪。

（2）七女身魔

① 中乌面：全身发烧，泄泻，舌体弯曲，腭生疹粒。

② 中褴褛：上吐下泻，呃频口渴。

③ 中寒冷褴褛：身体震颤，以眼角视人，小肠鸣响，上下肢一侧发热，一侧寒凉。

④ 中褴褛盲女：眼睛作肿，视物不明，呕吐泄泻，全身发热，咳嗽，不想吃母乳。

⑤ 中容增女：容颜秀丽，全身发热，食欲不振，腹部黑筋暴露。

⑥ 中奎宿：泻青色便，呃逆频作，发烧口歪，肤色作青。

⑦ 中干奎宿：发烧，头发脱落，声音低微，泻出物具多色。

（3）作业或使者分王魔和女魔两种。

① 中王魔：惊恐震颤，眼睛上翻，在黎明时啼哭。

② 中女魔：昏迷不醒，发烧，在初夜啼哭不已。

（三）难治

生辰为凶日，半夜伏身生下，上腭焦黑，泻便多色，不吃食、乳，夜间哭啼，此为索命魔，难以治愈。

（四）易治

口干，以舌舔唇，想吃食物，给之则不吃，此为索赎灾供品魔，易于治疗。

二、治疗

（一）温和法

用送赎灾供品和施食等法治疗。还要配合住、洗、涂、挂、熏、药、食七种方法。

在没有铺毡的寂静地驱逐魔鬼；以腊肠果、油松、木贼、大香、蝙蝠葛、冬葵子水煎洗身，并以上述药物涂擦；以水菖蒲、宝物、犀角悬挂于三处（手、百会、脖项）；以黄牛骨、毛、角、皮、猫屎、山羊毛、白芥子、人发、孔雀翎、豆壳、大麦、旧酥油、夜明砂、兔耳草、丁座草、油松、木贼、扁刺蔷薇、蝙蝠葛、胶质没药、两种悬钩子，以公山羊尿调和，制成药锭，点燃熏之；用五根（狼毒、橐吾、羌活、草玉梅、刺参）、油松根、老鹳草、小米辣、三热、紫茉莉、甘草、阿魏、栎膏、油松、止泻木子、酸藤果、荜拨根制成酥油丸内服和外涂，本丸有驱魔、强身、润肤色、生火热之效；饮食禁食肉、酒、血、菜等食物，宜食三白食，以三份作为施食，并供俸水施食，奉诵五部陀罗尼咒，索施食之诸魔，满足欲望后，疾病亦随之而愈。

（二）凶猛法

上法无效，以厉咒打、压、烧等凶猛法除魔。

第三支　妇科病

第十篇　治疗妇科病

第七十四章　妇科总病

复次，意生仙人如是请问道："善哉导师明智大仙！如何学习妇科病篇，请延寿药王予以指点。"

明智仙人如是言道："善哉大仙谛听！学习治疗妇科病篇，先要了解女身之构成，由三毒和四大构成的人身，因宿业和贪欲而形成男和女，因福善低劣而得女身，多生乳房、子宫和月经，正精中之最后一种精液，分为红白两种，红精之糟粕化为血，成为月经，当年满十二岁时，按月排出，此后如男女交合，子宫就能保持精子生存，怀孕育子。白精之糟粕则化为乳汁，充盈乳房，产后哺育婴儿。妇科疾病之发生，主要病因是宿业、饮食起居和魔鬼。属于子宫疾病者五种、血脉病者十六种、痞瘤病者九种、虫类病两种，妇科主要疾病共计三十二种，再加一般常见之杂病八种，总计妇科病四十种，由于出生低劣，发生多余之妇科病。可分为妇科总病、具体病和杂病三类。妇科总病从分类、病因、症状、治疗四点讲述。"

一、分类

可分为妇血症和妇风症两种。

二、病因

本病最初来自月经，故在初期称为妇血症，在后期妇血病陈旧后与风并发而称妇风病。

三、症状

（一）*妇血症*

妇血症总的症状是腰和阴部以下的骨骼阵痛，少腹疼痛如杖击，背部和膈膜刺痛，各脉闪闪灼痛，并发出疱疹和小疹粒，月经淋漓或旋集难下，可化为浓液。

（二）妇风症

全身骨骼阵痛，心中不舒，头昏眩晕，头骨发凉，身冷，皮肤肌肉间疼痛，肌肉浮肿麻木，眼发黑，甚则昏然扑倒，或癫狂，记忆衰退，少腹及阴部有束感，尿液浑浊不清，月经淋漓。

四、治疗

分洗泻和精泻两种。妇血症以洗泻等法治疗，洗泻又分泻腹和泻脉两种，泻腹又分大小两种，泻脉又有内外之分。

（一）妇血症

1. 先行：洗泻先作泻下和油治法。

2. 正行

（1）大洗泻方：将长嘴诃子、大黄、官桂三味分别煎熬，冷却后混合，加入野姜、肉桂、桃儿七、高原大戟、光明盐、锡金大戟，将三分之一作引发药初夜服，三分之二为泻下药黎明服用。

（2）小洗泻方：将桃儿七、锡金大戟、长嘴诃子、肉桂、光明盐、野姜等分共研，入大黄煎汁内服。催泻、镇逆、调理善后等同泻下法。本法可泻月经旋积、子宫瘤、死胎、化脓及各种妇血症、子宫病等。

3. 泻脉：泻脉先行是服野姜汤，用各种花、苔类、油渣饼、鸽粪任何一种，以酒煮之，在痛处和少腹热熨，在全身洗涤，涂擦按摩。

（1）泻内脉：以斑蝥、溪中碎云母、肉桂、小豆蔻、白高岭土、青竹皮共煎，八岁童尿为引，其操作规程与《后补续》中之泻脉法相同。

（2）泻外脉：泻外脉之方法分大中小三种。大方：将白硇砂、肉桂、紫硇砂、犀角、鬣羚角、藏羚角、鹿角、巴豆、锡金大戟、柏木、雪蛙、鼯鼠尾毛、酒曲、小豆蔻、石花、屋梁吊挂烟灰、碱花等与红块糖调和为丸，纳入子宫。中方：将小豆蔻、白硇砂、三热、巴豆、锡金大戟、风化芒硝、酒曲、紫茉莉、圆柏叶等与蜂蜜、红块糖调和为丸，纳入子宫。小方：将红花、白硇砂、小豆蔻、斑蝥、锡金大戟、碱花与红块糖调和为丸或汁液，纳入子宫。将药纳入子宫后，在少腹进行热熨，并以手按摩，发生刺痛时不必惊恐，待病邪被摧后，以导药管引出，则将月经旋积、子宫瘤、胎盘不下，以及妇血症等各种疾病全部排出。

（二）妇风症

妇风症用精泻等法治疗，精泻则有肉精、酒精和药精三种。

1. 肉精：三岁肥公羊之心、肺、肝、脾、右肾、腹中脂肪、肛门、舌、喉结、肩部肉核、前胸、胸尖、后颈、中肋、尾、睾丸、眼、肛门周围肉、蹄肉、鱼肌等肉共研细末，以陈旧牦牛酥油两捧，在石器中煎之，酥油滚时将肉粉加入，稍煮后依次加入浓酒两捧、三热一捧、阿魏浸汁一捧、纯血一捧，每加一味并待滚后另加一味，依次加入搅动煎熬，熬成肉粥。日服三次，渴时给以浓酒。避免身体着凉及冷风吹袭，则可将妇风症肃清。

2. 酒精：蜂蜜酒、红块糖酒、蒺藜酒、酥油酒、骨酒，能祛妇风症。

3. 药精：药精分血精和酥油精两种。血精配方：将牦牛、绵羊、鹿等的碎肉、脂肪、血、骨汁等混合，加肉桂熬煎，冷却后再加嫩竹皮、大黄、光明盐、三热，加温不定时少量服食之。或者在未加水之驴血中，加入肉桂、小豆蔻、宽筋藤、蒲桃、螃蟹、光明盐、大黄，搅拌煎之，再加入各种骨之煎汁熬后，于每日黎明服食一握。酥油精配方：在五根酥油丸中加入蜂蜜、红块糖和白硇砂、光明盐、紫硇砂、宽筋藤、草果、小豆蔻、肉豆蔻、干姜、荜拨，黎明和晚上服用，可肃清妇风症。

第七十五章　妇科具体病

复次，明智仙人如是言道："善哉大仙谛听！妇科具体病可从分类、病因、症状、治疗四点讲述。"

一、分类

子宫病分为风转化者、胆转化者、津转化者、血转化者及混合病转化者五种，在女阴章中已讲述。妇血病有心病、肺病、肝病、脾病、胆病、肾病、小肠病、乳白病、乳房病、硬结病十种。妇风病有头、骨、心、肾、胃、小肠六种。

二、病因

月经由黄水和风之播散，转成称为脉病的十六种妇女病。妇女痞瘤病有子宫水泡瘤、硬块血瘤、麻木肉瘤、肉核瘤、男瘤、黑色瘤、产后脉瘤、精液瘤、蚀液血瘤九种，其病因是月经、黄水被风卷结于子宫而形成九种妇女瘤。"麻如泽"和"阿索"虫形成子宫虫发和虫怒两种病。

三、症状

（一）妇血症

1. 心妇血症：胛背刺痛，子宫灼痛如刀割。

2. 肺妇血症：咳嗽频作，胛背刺痛、小尖脉怒张而颈难转侧，四肢麻木，面及环口作肿。

3. 肝妇血症：白睛发黄或红赤，头部及肝区疼痛。

4. 脾妇血症：脾区疼痛，胃中作鸣，子宫刺痛。

5. 胆妇血症：皮肤发黄，疲乏无力，口渴引饮，咳嗽。

6. 肾妇血症：会阴部作痒，阴户作痛，腰及阴部以下之骨灼热阵痛。

7. 小肠妇血症：少腹如被刀割般地灼痛。

8. 乳白妇血症：心神不安，恶心欲吐，阴部疼痛，月经色如乳酪面水液。

9. 乳房妇血症：乳房肿胀，刺痛剧烈。

10. 硬结妇血症：肢体困重，不能行动，少腹胀满，阵阵作痛。

（二）妇风症

1. 头妇风症：头晕，目生云翳，耳流脓液，听力减退，齿及腮部疼痛。

2. 骨妇风症：骨骼发凉，阵阵作痛，关节、尻骨麻木，甚则失却知觉。

3. 心妇风症：头晕耳鸣，神志不清，神情癫狂。

4. 肾妇风症：腰部关节阵痛，遇寒则加剧，腰以下形成瘫痪。

5. 胃妇风症：胃部胀满，作阵发性疼痛，食物不化，寒凉食物能使病情加剧。

6. 小肠妇风症：少腹如束，月经不调。

（三）痞瘤

1. 子宫水泡瘤：少腹胀满，月经与黄水等混杂流出。

2. 硬块血瘤：瘀血卷结如怀孕，少腹作阵发性疼痛。

3. 麻木肉瘤：肾腰部疼痛欲断，胃脘壅塞，饮食不化，尻骨疼痛难支持，小便和小肠下部阻滞不通。

4. 肉核瘤：形如肉核，流黑色血液，肌肉消瘦，小便不通，作阵发性疼痛，下身难以支举。

5. 男瘤：青年妇女房劳过度，宫内结瘤，渐消瘦，下身瘫痪，半身沉重，气息喘急，心中不舒。

6. 黑色瘤：产后恶露不下，结成黑瘤，肤色憔悴，关节肿胀，肌肉发麻，最后能转成麻风。

7. 产后脉瘤：肌肉骨骼作阵发性疼痛。

8. 精液瘤：肌肉骨骼疼痛欲裂。

9. 蚀液血瘤：因死胎不下形成，腹内胀鸣。

上述各瘤，均有卷结坚硬如孕、经常有腹胀刺痛流黄水等症状。

（四）虫病

1. 子宫虫发症：子宫虫蠢动发作形成热证，尻骨和女阴奇痒阵痛，乳房胀大，心神不安，失眠不寐，想行动，想同房，肌肉消瘦，阴户奇臭。

2. 子宫虫怒症：本病皆因思欲不遂，误犯手淫，激其虫怒而发，子宫口作肿，流黄水，坚硬而疼痛，阴户发胀。

四、治疗

（一）十六种脉病治疗方法

六种妇风症以温热营养之品治疗，十种妇血症以温凉交替治疗。

1. 心妇血症：宜用长嘴诃子尖、光明盐、肉桂煎汤泻下，心脉放血，此后服三果酥油丸，灸第六椎。

2. 肺妇血症：以上述之小洗泻方泻下，在六头脉放血，并给服中竹黄安宁散，此后服三红酥油丸，灸第四椎、第五椎。

3. 肝妇血症：宜用红花、肉桂、荜拨、长嘴诃子尖与酒调和泻下，在短角放血，服七味红花散，此后灸第八椎。

4. 脾妇血症：用白硇砂、肉桂、锡金大戟共研泻下，服八味石榴散，在十一椎和脾上灸之。

5. 胆妇血症：用诃子、高原大戟、波棱瓜子、煎汤泻之，此后服八味獐牙菜散，在胆脉放血，灸第十椎。

6. 肾妇血症：将肉桂加酒煎后加白硇砂、鬣羚角、紫茉莉、桃儿七内服，在腨端脉放血，此后服五根酥油丸，灸十四椎。

7. 小肠妇血症：将大黄、长嘴诃子尖煎汤内服泻之，并以五味甘露浴温熨，灸十七椎，服食母盘羊肺、干姜、旧酥油等。

8. 乳白妇血症：用各种粮食温熨，再以青盐、酥油调和涂擦。将肉桂、蒺藜、油松根、干姜、高山龙胆与红块糖调和内服。

9. 乳房妇血症：先以朱砂写“九”字镇除，再以鸭嘴花、麻花艽、诃子煎汤内服，并服谷物酥油丸（白青稞、小麦、大米、大麦煎汁去渣，加酥油、三热、紫硇砂、光明盐、肉桂、角盐、蜂蜜、红块糖），在背脉六合放血，灸第三椎、第七椎。

10. 硬结妇血症：用谷物或青盐热熨，将鹿角、桃儿七、白硇砂以酒调和内服，在大肠脉、镫脉放血，饮食以温性为宜。

11. 头妇风症：将羊头骨煎汁，羊头肉、羊脑等装入羊胃，煮后热熨，在囟门放血，灸三结门。服头精汤（三年旧羊头加阿魏、干姜）、酥油酒、三果酥油丸。

12. 骨妇风症：将三岁公、母羊骶骨熬汁，加入骶骨肉、三热、肉桂、竹青皮、大葱煮熟，每日黎明时加热服食一握。饮服骨酒、蜂蜜酒和红块糖酒亦颇有效。

13. 心妇风症：将猴心、熊心、旱獭心为主的各种心脏切碎装入羊胃，加肉豆蔻、小豆蔻、肉桂、广酸枣、角盐、蒙自肉桂、诃子、紫硇砂、水煮熟，与羊肉混合，每日黎明服食，并服三果酥油丸，灸第六椎。

14. 肾妇风症：将山羊肾、绵羊肾、马肾、黄牛肾为主的各种带脂肾脏切碎装入羊胃，加肉桂、蒙自肉桂、小豆蔻、诃子、角盐及各种调料（干姜、荜拨、胡椒、瘤果芹、芫荽子）和紫茉莉、刀豆、蒺藜、三实煮熟，与羊肉混合做成肉粥，每日黎明服食。或者以三岁绵羊带脂肾，加肉桂、竹青皮，煮熟凉凉，再加大葱、肉桂、三热服食。

15. 胃妇风症：将鸽粪或土块加热熨之，服石榴粉剂，食旱獭及藏雪鸡肉，灸前后胃穴，并服大蒜酥油丸。

16. 小肠妇风症：在三岁公、母羊血中加入角盐、蒙自肉桂、肉桂、小豆蔻、诃子、宽筋藤及各种调料（干姜、荜拨、胡椒、瘤果芹、芫荽子）和大米装入肠内煮熟，在黎明时服食。此外，将带脂直肠切碎，与血混合，加竹青皮、大葱、肉桂、光明盐等装入肠内煮熟，黎明时服食。

（二）九种痞瘤病治疗方法

各种花放于酒中，或在鸽粪中加油，与谷类混合加热，在全身卷擦，在尻骨和少腹热熨。并以干姜、青盐、酥油调和，涂擦按摩。或者以旱獭洞口土、鸽粪、苔类等加热温熨，内服五味石榴散和三剂热丸攻破。在大肠脉放血，用洗泻法泻出痞瘤残余，此后服五良酥油丸或五根酥油丸，艾灸第十五椎。食物以旱獭肉和驴肉等奇蹄类肉为宜。

（三）两种虫病治疗方法

1. 虫发症：宜用性交进行平息。

2. 虫怒症：用谷物或鸢尾花或香薷温熨。并以八味香薷散煎汁注入子宫。

第七十六章　常见妇女病

复次，明智仙人如是言道："善哉大仙谛听！常见妇女病有阴器病、难产、倒生、胎盘不下、子宫脱垂、崩漏不止、产后恶露不下、产后热毒八种。"

一、阴器病

妇女于怀孕一月以后，在出现男女阴器之时，子宫胎儿对父母产生爱憎之成性反应（出现女性者爱父憎母；出现男性者爱母憎父），于是孕妇出现倦怠无力，性情急躁，眼泪增多，食欲不佳，恶心空呕，异嗜等之妊娠反应，原有之陈旧宿疾亦随之发作。此时，不宜白昼睡眠，亦不可受凉，尽量满足所欲之食，忌食驴、马及禽类肉，避免剧烈活动和久坐，可在干燥之地适当散步。如兼有旧病复发时，给予对症治疗。

二、难产

（一）活儿难产

1. 堕胎：堕胎药有二味（水柏枝、高原大戟）、三味（桃儿七、南星、马尿泡）和五味（白硇砂、紫草茸、望月砂、水银、斑蝥），服药前禁食晚餐，午夜开启脉口（花椒、冬葵子汤），黎明时将上药以酒调服，服药剂数应与妊娠月数相等，并在子脉放血（大肠脉和腨端脉），则七月以内者定出无疑。

2. 难产：分内、中、外三个部位，首先是胎位不正之难产，以男子阴毛炭、女子百会血余炭、鬣羚角、羚羊角、犀角共研细末与酒调服，以旱獭洞口土热熨。或者将拟耧斗菜、鬣羚角、相思子三药共研与酒调服，用旱獭洞口土热熨。或者将蜂蜜、酥油、鬣羚角共研内服。或者给神和饿鬼供施食。

在中部骨盆内难出者，可将其囟门穿破，用手指向外牵引。如仍难下者，将指甲剪光，以酒洗净手，用半月形器械剖开后取出。

在外部阴道难出者，将产妇腰缠缚，令仰卧马鞍，以手压两肩，即能娩出。

（二）死胎不下

将相思子、白硇砂、鬣羚角、藏羚羊角与白酒调和内服，用旱獭洞口土热熨。或者将锡金大戟、拟耧斗菜、鼯鼠飞膜毛、鬣羚角与红块糖酒调和内服。或将白硇砂、锡金大戟、鹿角炭、紫茉莉与酒调服，用干酒糟热熨。或者将白硇砂、狗睾丸砸碎，做粥服食，将锡金大戟、鬣羚角、白硇砂与酥油调和，纳入子宫，以具油毡片热熨阴部。

三、倒生

如胎位不正而出现足位或腰颈折叠及臀位出生者，手握产妇之足抬起抖动，用手指送入，以其男之右袖拍击母臀部纠正位置后娩出。

四、胎盘不下

以望月砂、白硇砂、鬣羚角、其男之阴毛炭，白酒为引内服，或以狗睾丸和白硇砂做成稀粥内服，则定出无疑。

五、子宫脱垂

先用温开水将脱出之子宫洗净，再以牛乳洗涤，将子宫整复后送入手指所达之处。然后给服花椒，以刺激喉部作噎，使子宫借噎而收缩复位。如仍不复位，以毡片卷棒，上裹鲜胎盘，蘸白硇砂后将子宫送入，抬起两足抖动，在阴部以毡片热熨，此后垫高臀部睡卧，禁忌行走、起立。

六、崩漏不止

崩漏不止，宜用红块糖酒、白糖酒止血。如仍不止，将敦盛草与酒调和内服。或将青稞炒焦煎汁去渣，加蜂蜜、熊胆、血余炭内服，或者加熊胆、肉桂内服。或者将藏雪鸡羽炭、蜂蜜、冰糖浮皮之炭浸泡后内服，并用冷水喷激四肢鱼肌及下身、艾灸十六椎后进行按摩，亦可焚烟熏鼻，服红块糖酒和骨汤。

七、产后恶露不下

本病主要症状为少腹刺痛，用旱獭洞口土热熨腹部、花椒与酒配合内服，或将蜂蜜与酒配合内服，并多服红块糖酒。如仍不见效，用酒糟加盐热熨。此后在大肠脉放血，并行施泻宫法。黄水滞留后流出腐肉及脓血者，不必惊慌，行施泻宫法即能排出。

八、产后热毒

本病由于产后食用陈旧不洁之酥油、肉类，或白昼睡眠，剧烈活动等原因，引起胆热，症见脉象细数，疲乏无力，口渴，胛背呈游走刺痛，咳吐红色痰涎。本病治疗方法是温凉饮食交替服用，在短角、器皿、胆脉、大肠脉等穴放血，以诃子、大黄、锡金大戟煎汤泻下。或者将秦皮和獐牙菜煎汤内服，或七味冰片散或七味红花散加熊胆内服，药物和食物要温凉交叉服用（服凉药时食温食，服热药时食凉食）。且要早用营养之品，以达清热抑风之效。

第四支 魔鬼病

第十一篇 治疗魔鬼病

第七十七章 魑 魅

复次，意生仙人如是请问道："善哉导师明智仙尊！如何学习治疗魔鬼病篇，请延寿药王予以教诲。"

导师明智仙人如是言道："善哉大仙谛听！魔鬼病有魑魅魔、癫狂魔、遗忘魔（痫症）、星曜魔、龙魔（麻风）五种之说。魑魅魔可分病因、实质、分类、症状、治疗五部分讲述。"

一、病因

常做不善之事，无伴独居骇怕之处，凌辱诋毁好人，应当供奉者不供养，忧愁苦恼，用身语意于不适之处等。

二、实质

是非人之魑魅等，侵入身语意，使之改变原来行为。

三、分类

有天神、非天、寻香、龙、药叉、梵天、罗刹、食肉、饿鬼、瓶腹、诅咒、掉举、起尸、祖神、上师、大仙、长老、大圣等十八大魔。

四、症状

(一) 总的症状

有信仰，神识、身、语、意都发生变化，何魔为害则出现该魔行动，心神不舒，易怒，神乱不安等表现。

(二）证候分类

1. 天神魔：说梵语，言语悦耳，不寐，面容娇美，颇讲卫生。

2. 非天魔：贪酒肉，以眼角视人，易怒，骄傲，胡言乱语。

3. 寻香魔：姿态优美，有香气，喜悦自己，爱歌善舞，喜佩红物。

4. 龙魔：容颜润泽，目红瞪视，喜红、白二色，吐弄舌，喜俯卧。

5. 药叉魔：喜宝藏，常说密语，恨医生和婆罗门，贪爱鱼肉。

6. 梵天魔：口呼善哉，口诵经典，常打自身而诬陷他人，喜笑。

7. 罗刹魔：身体有力，语言粗鲁，喜爱红色。

8. 食肉魔：面现愧意，语言低微，有时昏迷扑倒，无故啼哭抓地，语言无头无尾。

9. 饿鬼魔：表现出饿鬼之形容动作，见人战栗恐惧，不想进食。

10. 瓶腹魔：面容焦黑，行路缓慢，睾丸肿大。

11. 诅咒魔：手持木棍，不想进食。

12. 掉举魔：想饮水，常说恐惧语言，食欲不振。

13. 起尸魔：语言真实，嗜睡，喜妆饰品，身体战栗。

14. 祖神魔：口干，双目再三闭合，从左面着衣。

15. 上师、大仙、长老、大圣四魔：其举动和饮食嗜好与各自本性相同，喜欢和小孩在一起，身不着衣，头发竖起，心神不安，病程经年者难治。

五、治疗

除诵咒、放施食外，以紫色悬钩子、甘松、水菖蒲、孔雀翎、阿魏、龙衣、豆壳、猫屎各等份，焚烟熏之，则魑魅魔会逃走。将白檀香、红花、小豆蔻、三果、紫色悬钩子、小檗皮、油松、三热、乳白香青、止泻木子、石斛、白芥子、草木犀、柏叶、唐古特青蓝、短尾铁线莲、广木香、兔耳草、榜莪嘎布、孔雀石、雄黄、六尿（公黄牛、母黄牛、马、驴、山羊、绵羊）与旧酥油为丸内服涂擦和滴鼻，就会解脱。

第七十八章　癫　狂

复次，明智仙人如是言道：“善哉大仙谛听！精神错乱之癫狂症，可从病因、分类、症状、治疗四点讲述。”

一、病因

发病原因是心气虚衰，忧愁抑郁，心中不乐，导致思虑过度，以及饮食起居之失常和魔鬼为害引起素患之机能紊乱，遂阻碍了意识之通路，进入歧途而出现意识衰退致癫狂。

二、分类

可分风、胆、津、混合症、精神刺激、毒、魔七种。

三、症状

1. 风所转化者：症见肌肉消瘦，咯吐泡沫状痰涎，白睛红赤，哭泣，奔走，语言喋喋不休，多在食物消化时病情发作。

2. 胆所转化者：易于忿怒打人，恶热喜凉，目及小便均作黄色，视物时眼前呈现火花与星光。

3. 津所转化者：症见恶心呕吐，沉默寡言，困倦嗜睡，不思饮食，鼻及口腔分泌物乖多。

4. 风胆津混合为病者：呈现上述之各种症状。

5. 由于精神刺激而致者：心中不舒，一经感触，即行发病。

6. 因于毒者：全身色泽干焦不华，神志错乱，体弱无力。

7. 因于魔鬼者：何魔为害，则表现出该魔之举动。

四、治疗

（一）治疗概述

各种类型之癫狂，根据病情给以相应之治疗，如涂擦按摩、温浴，引吐，攻下，以及放血疗法等，兼而治之，以开意识之路。将三果、海枣、油松、藓生马先蒿、姜黄、小檗、甘草叶及茎、草木犀、广木香、紫色悬钩子、唐古特青蓝、木棉花丝、烈香杜鹃花、腊肠果、茜草、石榴子、酸藤果、草果、短尾铁线莲、五脉绿绒蒿、白檀香、圆柏叶共研细末，以旧酥油为丸，名快乐酥油丸，本方为强壮滋养剂，有益肾壮阳作用，主治不育症、癫狂和身体虚弱等症。

（二）分症治疗

1. 风转化者：先宜用油治法和轻导泻法进行治疗，然后以榜莪那布一钱砸碎于酒中浸泡，干后研细，将诃子粉六钱置水中共煎，再与酥油、牛乳共煎，加六良药、红块糖空腹服之，先服诃子大一粒，以后逐渐增加，服之过多，则会危及生命。或者将五味青鹏散与等量之肉豆蔻共研为丸，服量依次（一至三）递增至三丸，并服肉蔻酥油丸、人骨酥油丸。经年陈肉和酥油、人肉、浓酒等配合内服。将诃子、三热、小米辣、芫荽子、瘤果芹、紫硇砂、光明盐、红块糖共研为散内服。在各风穴进行艾灸和针刺。

2. 胆转化者：先以巴豆、锡金大戟、波棱瓜子、诃子、荜拨等泻之，再将獐牙菜、藏木香、广木香、鸭嘴花、兔耳草、红花、余甘子共研为散内服。心脉放血，并服七味獐牙菜酥油丸。饮食以羊肉、骆驼头胎之新鲜驼崽肉为宜。

3. 津转化者：以刺参、野姜、丁座草以黄牛乳调和引吐。宜服食粗糙之食物和药物，并进行艾灸和针刺疗法。

4. 风胆津混合症者：宜用上述之各种疗法，予以综合治疗。

5. 由于精神刺激而致者：讲述有益之经典，给予欲想之享受和财物，以温语劝慰等方法治疗。

6. 因毒致病者：以黄秦艽、榜莪嘎布、红乌头、西藏棱子芹、骨碎补、姜黄，童尿为丸内服。

7. 魔鬼为害者：猫、公山羊、鹏鸮、狐等之二便、胆和趾甲、毛、皮等配制成线香一样的物品点燃熏之。

第七十九章　痫　症

复次，明智仙人如是言道：“善哉大仙谛听！痫症分为分类、症状和治疗三部分。”

一、分类

可分为风、胆、津、毒、魔五种。

二、症状

（一）症状概述

发病前头昏心悸，自汗腹胀，疲乏无力，四肢骨中疼痛，涕唾乖多。病发作后突然昏晕扑倒，切齿磨牙，四肢抽搐，口吐泡沫，有进入黑暗之感。

（二）证候分类

痫症为风转化者：四肢僵直发颤，发作频繁；胆转化者：颜面发黄，口干而渴，食物消化时易发作；津转化者：发作病程长，痰涎特多；毒所致者：其一般症状不明显，神志错乱；魔所致者：其以前之性情和行为完全改变。

三、治疗

（一）治疗概述

风转化者以峻泻法灌肠，混合症和毒、魔所致者，应以锐利的泻鼻法和引吐法治疗，胆转化者应以峻泻法等治疗，使各个孔道畅通无阻。将鹏鸮、渡鸦、秃鹫、血雉、蛇、狗、猴、马等之屎、尿、羽毛等焚烟熏之。以黄色母黄牛胆滴鼻。将水菖蒲、广木香、旧酥油以蜂蜜调和内服。如昏倒时间过长，则灸二十指（趾），或以轻泻法灌肠，给饮红块糖酒，在风穴灸之，在命脉醉穴施火针疗法。

（二）分症治疗

分症治疗与癫狂相同。总之，关于癫狂、痫症，应着眼于血胆结合为患，以清泄热邪为原则，否则终难收效。其后之饮食和药物和火针等疗法如上述方法进行。癫狂、痫症大部由魔鬼所致，故要供施食，以满足魔鬼之欲求。

第八十章 星曜魔病

复次，明智仙人如是言道："善哉大仙谛听！星曜魔病分擒住时间、诊断、预防、治疗、不复犯病五点。"

一、擒住时间

擒住时间为农历初四、初八、十一、十五、十八、二十二、二十五、二十九日等八个运行之时间。

二、诊断

（一）诊断概述

总的症状表现为半身不遂，眼脉怒张，哑结不语，口歪斜如哭泣或发笑状。

（二）具体诊断

1. 火曜中于右侧，舌之右侧短缩，身有高热，指甲焦黑。

2. 水曜中于左侧，舌之左侧短缩，全身发凉，大小筋僵硬。

（三）预后诊断

凡二十九日中曜后呕吐不语，胸部喷激水时不惊恐，目睁不合。年过花甲等者，虽经治疗，也无法治愈。

三、预防

1. 医生自己防护：将芥菜子、九眼珠、沙蜥等诵咒后佩带身边，可预防星曜魔。

2. 病人防护：将舍利子、九眼珠、孔雀和渡鸦之心血佩带身边，乳香、胶质没药，以寡妇之裤包裹，系于患者左边。将六良药、麝香、大蒜炭以新酥油调和涂擦，在星曜运行之时，在患者卧床放一鸽子，墙上或房顶写咒语"唵直切达完吽"，亦能防病发作。

四、治疗

1. 捉入监牢：中曜后用立即捉入监牢之法，用寡妇之裤缚束患者头，口诵"格打"，以胶质没药点燃熏之。胶质没药水浸，诵咒内服。将大蒜炭、雪山钙质结核、铁质页炭以童尿配合，全身涂擦后不会传给别人。

2. 令生恐惧：中火曜者，令坐于半阴半阳之地，从上连淋七罐水，在其背后猛吹海螺，逃跑者追回原地；中水曜者，周围以火围绕，逃跑者张弓搭箭，连声喊杀。如仍无效，将患者放于高台，下铺草垫，上盖衣被，此时吹螺、下放同时进行。

3. 饮食：禁食酒类、陈酥油、肉、血等。宜食蜂蜜、新酥油、乳酪、酪浆等。乳香与蜂蜜配服。

4. 起居：远避污秽和向阳就火，不与别人谈话和吵闹，多说悦耳之语。

5. 水洗：将冰片、牛黄、六良、白檀香、麝香、乳香以童尿调和涂洗全身；或者将上药与大蒜炭共研以酒调和于全身再三涂擦。

6. 送星曜：放施食、诵咒语等以清除病魔。

第八十一章　麻风病（龙魔病）

复次，明智仙人如是言道："善哉大仙谛听！在此五百年为劫数的最后时期，一劫的福分日趋衰落，四大的精华散失，人类福运减退而趋于贫困，对具有土煞之草地和荒山掘成农田，开挖草原为池沼而扰乱水煞，加之乱砍木煞，搬动石煞，以及烧燎不洁之物，任意屠宰杀生，佛教和苯教没有修成，而去扰乱煞地，给敌对者放坏物于煞地，这时龙疠、土神、神鬼等被扰，放射出接触、观望、口气和思维等毒，在麻风病燃烧传播之劫数，见之作呕，思之则惊，听之则愁，如见自尸和亲属生别般的疾病出现。如此疾病之治法我讲述，请大仙谛听！本病可分为病因、特点、分类、症状、治疗五点。"

一、病因

本病之内因是体内之黄水，外因是前生之恶果成熟，中魔立即发病。或因饮食起居之失常，致使和合紊乱，黑黄水遍布于机体。

二、特点

外部之肌肤，中部之关节、脉、血，内部之脏等处黄水腐烂，残害机体，难以忍受而治疗困难，称为麻风病。

三、分类

（一）按入侵部位分

有入侵表皮、皮肤、精光、色、力、肌肉、脂肪、大筋、脉、血、黄水、骨、关节、骨松质、脑、髓、精液、五脏等十八种。

（二）按种类分

有单一型、合并型和混合型七种，细分之则有额状癞、圆形癞、牛脖癣癞、莲状癞、蘑菇状癞、单一肤癞、细疹癞、肉斑癞、疖结癞、散布癞、皲裂癞、疱疹癞、百口癞、白莲癞、痘疹癞、疥疮癞、皮肤糜烂癞、鬼臼状癞等十八种。

以上两类合计三十六种。

四、症状

（一）症状概述

1. 外部症状诊断

（1）睡梦：在梦中见水、木、草地、青蛙、蝌蚪、鱼、蛇、虫、蜂、蝎、蜘蛛等贴于身或自己坐于其间，野牛、犏牛、猛兽等追逐，钻进不容身之窄门峡谷，从悬崖掉下，日落西山，黄昏，降冰雹，拾箭镞、鸡蛋，庙宇和塑像动摇，与女子交媾等者，为梦兆感受时，是魔鬼缠身之征。

（2）身、语、意

① 对身之诊断：面容发生变化，失去光泽或光泽倍增，无故血甚鼻衄，皮肤有时皲裂，有时粗糙，有时灼热或寒凉，肌肉颤动，皮肤发痒欲搔，上生疮疹和水泡，肝胃不适，骨与髓皆感疼痛，皮肤烧伤和外伤等久不愈合。

② 对语之诊断：言语声调变化多端（时大时小，时畅时哑等）。

③ 对意之诊断：心如扭拧，心意不乐，神乱不安，脾气暴躁易怒，想行走。上述症状不愿给别人讲时能保密，这是自己感觉期，为魔鬼所中无疑。

2. 内部症状诊断：无论怎样忌讳，则面如明镜，以水洗诊断，在有斑点处水不黏着而干燥，肤色呈灰、紫、红等，提起肌肤后能留指痕，鼻梁、颧骨、眉间等处多花（出现不同的颜色），花干后，则称为过期之症。显示出明显症状的是眼睛，白睛上的脉可分辨为无损害脉、有损害脉、魔类、入侵情况、入侵机体部位、能治不能治和入侵年数等。

3. 秘密症状诊断：秘密诊断是以药物进行诊断，将硫黄、胶质没药、水菖蒲、麝香四药与等量之草玉梅叶共研，用布包裹，浸于患者小便，连服三日，小便中出现血和黄水等者是魔为害之征，小便未发生变化者为无魔害之征。

（二）证候分类

1. 对毒型之诊断：身心沉重昏迷为土毒；轻而颤动为风毒；身发烧者为火毒；机体寒冷冰凉为水毒。

2. 魔类：分根本和支节两部分。支节魔中的饿鬼和厉鬼降于表皮，冤鬼降于皮肤，土地神持住肌肉，痨降于脉，六类龙魔持住大、小筋。根本魔中的王类为意毒，从百会入侵；吏类为观看毒，从脉入侵；婆罗门为口气毒，从左手入侵；百姓类为接触毒，从右脚入侵；屠夫类为犬齿毒，从左脚入侵；最后龙王降于五脏（吏类属火降于心，婆罗门属水降于肾，百姓属风降于肝，屠夫类属土降于脾，王类属空降于肺）。

3. 入侵情况：入侵情况有戏弄般地侵入，因享受愿望而侵入，因不洁污染而侵入，因对抗谋杀而侵入及业果报应而侵入五种。

4. 降落部位：要诊断表皮、皮肤、精光、肤色、体力、肌肉、脂肪、大筋、脉、血、黄水、骨骼、关节、骨松质、脑、髓、精及脏等，脏的诊断有心、肺、肝、脾、肾。总之对十三要害细致诊察（机体之要害为百会，语之要害为喉咙，意之要害为心胸，心之要害为舌，肺之要害为鼻，肝之要害为目，脾之要害为唇，肾之要害为耳，四肢之要害为关节，脂肪之要害为拇趾根节和肘，骨之要害为齿，肌肉之要害为拇指。筋之要害为阴器）。

5. 从三患机能紊乱发生的十八种麻风病：风转化者有额状癞（黑紫色），胆转化者有莲状癞（色白紫而油腻，鼻衄，眉毛脱落），津转化者有圆形癞（奇痒流脓液）、牛脖癣癞（奇痒流黄水），风胆合病者有蘑菇癞（边缘薄而中间厚，刺痛特甚，多脓，粗疹遍布），风津合病者有单一肤癞（粗糙如象皮）、细疹癞（疹粒遍布似鱼肤，粗糙奇痒）、肉斑癞（中间粗糙，边缘绵软湿润，色红白奇痒）、疖结癞（结有红白肉核）、散布癞（作痒、遍布如石）、皲裂癞（手足掌等处皲裂）六种，津胆转化者有疱疹癞（红疹遍布，肤如亚麻花）、百口癞（多口多脓，红紫色）、白莲癞（中白边红而糙）、痘疹癞（遍布薄皮之白疹和红疹）、疥疮癞（腐烂作痒，流黄水，多发于肘部和尻部等处）、皮肤糜烂癞（红疹遍布，触之痛不可忍）六种，混合癞形如鬼臼。

（1）辨别诊断：本病隐蔽如盗贼，症状不明显，易于误诊，故必须仔细诊断，以内、外、秘三种症状以确诊之。鱼动、脉动、风动和魔动易于误诊（鱼动是来自有鱼肌之处；脉动是有心脉之流；风动是来自全身；魔动来自侵入部位和凶险之处），同样肉凸、虫凸、深凸易于误诊（肉凸能腐烂成疮疹；虫凸则平息或成脓；深凸即骨凸，黏于骨部增长）。肉泡、鱼肌泡和水泡易于误诊（肉泡糜烂；鱼肌泡色红无痛觉；水泡有水泡出现）。肌肉麻木、皮肤麻木、表皮麻木和骨麻木易于误诊（肌肉麻木来自中间历三年；皮肤麻木和表皮麻木发自外表，历二年；骨麻木发自深处，历四年）。口眼歪斜之干癞和湿癞易于误诊（口歪眼斜慢慢出现者为干癞，突然出现者为湿癞）。疾病、四大聚拢和魔易于误诊（异物遗留疾病的痛苦是持续刺痛，四大聚拢者则失去感觉，魔是脾气暴躁和心中不乐）。戏弄、享受愿望、业果报应、对抗谋杀等入侵者不可失去时机，必须准确诊断。

凡与患者的剩余饮食、起居、住处、衣被等的接触（包括闻到气味）都能传染，故须禁忌。

（2）取舍四边诊断

① 不治：八城被毁（百会、印堂、鼻尖、上腭、胸部、脐部、阴部、足心八处出现腐肉），侵入四核心（手、足拇指根出现腐烂），病邪达三顶（身顶头颅之毛发脱落，鼻顶塌陷，指头形如鼠尾），病降大关节（病侵入脊椎关节和四肢十二大关节而出现腐肉），四毒（地、水、风、火之毒）遍盛于全身，三华失散（眼华失散如玛瑙；容华失散如肺脏；齿华失散如海螺），三毛脱落（头发、眉毛、汗毛），三水失禁（口涎、眼泪、鼻涕），海涛（小便）波及心、肺、肝、脾、肾（波及心，则舌如茜草或变黑，并出现钉状疹粒；波及肺，鼻梁组织破坏而变松软者不治；波及肝，则目无光泽色红；波及脾，则唇不能控制口涎而外流；波及肾，则耳聋滑精），四掌蒸汽消失（手足掌相合后无汗和蒸汽出现），结有土神痣（疮口小而深或如骨上钉铁钉，出现无血之腐肉）等者为不治之症。

② 可治：上述症状与易治症状相混杂者为能治之症。

③ 难治：犹如身上建王宫（病情严重，全身不舒），且无业果成熟之征者为难治之症。

④ 易治：犹如民众散在之庄院（民房虽各处建立，但易于迁移），表现症状多，与上面相反无死亡症状者易治。

五、治疗

治疗方法分防护为害、驱逐病邪和病重时作延寿调理三种。

(一) 防护为害

为制服毒害，诵金刚手咒语以除龙毒。药物用土（硫黄）石（寒水）根（黄精）甘露药（大便炭）滋补药等，其能制魔而不生黄水。

(二) 驱逐病邪

1. 排出致病根源黄水之先行：疾病之内因和魔鬼外因之致病根源是黄水，必须以泻腹、泻脉法排出，其洗身和涂擦按摩等先行与泻下法相似。先在母黄牛尿中加入锡金大戟、大黄、三果、蓝钟花等煎熬取汁，再加三黄水药、胶质没药、酸藤果连泻几次。或者将三果、五热、锡金大戟、巴豆、腊肠豆、紫色悬钩子、兔耳草、水菖蒲、榜莪那布、小米辣、乳白香青、漆树脂等共研，加酥油熬成软膏，名“硬腹泻剂”，可内服泻下。

此后进行泻脉，在总药上魔病加胶质没药、麝香，黄水病加三黄水药，并按疾病降落心、肺、肝、脾、肾和肌肉、骨骼、脉络等的部位不同而加入各自的引经药（心加肉豆蔻、雪山钙质结核；肺加竹黄、代赭石；肝加红花、蛇菊石；脾加草果、射干；肾加小豆蔻、溪中碎云母；肌肉加短穗兔耳草；骨加文官木；脉加冬葵子）。

其服法、催激法、镇逆法和善后调理法等详见排泻五业经，须在四季每季之首月排泻一次为要，如将麻风之内外因清除，则不会产生麻风之果。

2. 征服粗暴毒病之正行

（1）饮食

1）禁食红、白食，甜食类，腐败，酸咸，蔬菜以及损伤正精之品。

2）宜食旧面食，新鲜肉，干肉面粥，淡味稀面粥，薄酒，凉开水等。

（2）起居：禁忌房事，剧烈活动，白昼睡眠，临近不洁凶险之处等。

（3）药物：分汤剂、散剂、丸剂、软膏、酥油丸五种。

1）汤剂：将文官木、蝙蝠葛、宽筋藤、射干、苍耳子五味煎汤内服，能将黄水就地干涸。文官木独汤是治麻风之最佳良药。

2）散剂：将寒水石、代赭石、结核状赤铁矿、纤维石、绿王髓、褐铁矿、白石棉、蛇菊石、金云母、银矿石、铜矿石、铁矿石、硼砂、朱砂、六良药、三黄水药、三果、胶质没药、麝香、硫黄、小米辣、波棱瓜子、藏木香、广木香、文官木煎汤，以白糖配合内服，可燥黄水。将麻花艽、车前叶垂头菊、虱草、瓦韦、麝香、胶质没药、广木香、文官木、乳香煎汤，以白糖调和，用童尿送服。寒盛加诃子、榜莪那布，为治疗龙疠、地神等毒之良药。

3）丸剂分五鹏丸和珍宝丸两种

① 五鹏丸：取肌肉（诃子）四钱、骨骼（广木香）一钱、筋腱（水菖蒲）三分之二钱、心脏（榜莪那布）半钱、血液（麝香）三分之一钱，从诃子到榜莪那布依次分别研细，再混合共研和匀，然后逐渐加入童尿，连捣三日，须达到乌黑有光，在作丸时将麝香水飞加入为丸，如小豌豆大，根据寒热以牛黄、荜拨为引，无论寒热，必须加入治魔的胶质没药，诵五字咒后服用，每夜晚服三次，从初一至初十每服一粒，十一至二十每服两粒，二十一至三十每服三粒，连服一年，如不见效，将诃子分量减二钱，继服一年，能治十八种麻风病，能根除各种龙毒病。

② 珍宝丸：制水银、硫黄、文官木膏、六良、三黄水药、胶质没药加五鹏丸为丸，可制服龙魔病，根除黄水病。特别方是将水银、沙棘果制、重晶石、黄金、油松根、老柏木、诃子、乳香、胶质没药、麝香、黄葵子、草决明、六良药、白檀香、牛黄、大便烧炭存性等共研为丸，服法如上，虽为业果已熟之人，但此药必会从本生之麻风中挽救。本药使用法和镇逆法参看贵重药物方剂。

4）软膏：将铁屑粉、小米辣、余甘子、酸藤果、荜拨等共研，以蜂蜜调为软膏，能治增盛之麻风病。将文官木、迷果芹、黄精等分共研熬为硬膏，再配蜂蜜，加六良药、酸藤果、三黄水药、荜拨、小米辣制成软膏，可治麻风病。将硫黄、诃子、蜂蜜等分加酥油制成糊状，涂于铁片，锈蚀后做成软膏，可治麻风病。

5）酥油丸：将七、九味文官木酥油丸与大、中獐牙菜酥油丸适合之两方相并，再加六良药，三黄水药为丸，能燥黄水，增体力。

（4）外治：在魔鬼入侵部位之脉放血，以泄出病气，尤其要在额脉和黄水面脉等处放血。

3. 以善后调理清除零星病

（1）面流黄水者：将斑蝥、白硇砂、锡金大戟、草玉梅、羌活、蒺藜、竹黄等与酒配合，加温发酵，涂于面部以排出面部黄水，水排尽后以光梗丝石竹炭、黄牛之白酥油拌合涂擦。

（2）发生零星麻木者：在局部针刺后，以吸角引出黄水。或者用童尿洗净，将斑蝥、锡金大戟、白硇砂、三热草药等与酒配合，如上法发酵涂擦，然后在阳光下曝晒。或者以诵咒引出黄水。

（3）有腐烂肉者：用针穿破，放入腐蚀药，待腐肉除尽后敷以生肌收口之药。

（4）眉毛脱落者：将猪脂、血雉血、青盐、雄黄、雌黄、猪髓、桃仁等与蜂蜜配合涂之，则会复生。

（5）鼻塞不通者：反复应用鼻泻法。

（6）喉阻塞者：放血并服该症之对治药。

4. 补养精光体力

将五血（人血、狗血、山羊血、马血、经血）、二肉（蛇肉、蛙肉）、二脂（人脂、鬣羚脂）、六味（麝香、水菖蒲、阿魏、硫黄、大蒜、羌活）、榜莪那布、柏木油（将蘸清油的碎柏木放于底有孔的陶器内，下面接一空陶器，在二器接合处封严，上面陶器口亦封，并在其周围用文火烧，熬出之油滴入下面陶器中）调和涂擦。将二肉、三黑（胶质没药、麝香、水菖蒲）、马附蝉、三味（硫黄、雄黄、羌活）、三焦（黑黄牛焦角、焦马蹄、焦孔雀翎）等焚烟熏之。日服甘露丸三次。

5. 病除与否掌握服量

（1）初期经服上述药物，病情日益减轻者为渗着较小之症，连服药物一年即可；能使病在遍体引发者为病魔渗着中等之症，须连服药物二年；无任何利弊者为病邪渗着深沉之故，须连服药物三年。

（2）中期出现多服不适或少服不适者，察明原因，给以相反之治疗。待病势下降，则出现精神清爽，身体轻健，食欲良好，鼻孔出血，小便有血，在疾病入侵部位黄水聚集而流脓血，疮痂脱落，症状逐渐消失等。梦见身出昆虫、沐浴、泄泻、鼻衄，梦见以前噩梦中出现之虫类、水、木等消失，青蛙、蝌蚪等干枯后火烧风卷，火着身燃，日光照射等。出现发生各种变化之眼脉恢复原状，魔为害之眼脉尖断根驯复原者，是与龙魔分离之征。

（3）后期出现上述症状后，每十日减一粒，每晚午夜服之，减后不适者，或加或减要根据病情。加后舒适者余邪未尽，还须长期服药。减后舒适者表示病邪已尽，还须在一年内每五夜服一粒以巩固疗效、防止复发。

(4) 本病可使正精变为病邪，故难以清除，须耐心坚持治疗。

总之，本病是前世造成之宿业病，要以放生、集资粮等方法挽救。

(三) 病重时作延寿调理

以泻下和放血为主，禁忌有害于本病之饮食起居，服食丸剂和酥油丸，可延命益寿。

第五支　创　伤

第十二篇　治疗创伤

第八十二章　创伤总治

复次，意生仙人又如此请问道：“善哉导师明智仙尊！如何学习创伤篇？创伤之病因安在？从何性质和原因得此名？延寿药王请从本病病因、部位、分类、症状、治法、镇逆和善后调理等方面赐教。”

明智仙人如是言道：“善哉大仙谛听！”

一、病因

由于风、胆、津受饮食起居之不当和魔鬼为害而形成自发性疮类（认为是与生俱来之疮）。由箭、石、刀、矛、角、木、牙、火等致伤者为突发性创伤，流臭脓液，痛苦很大，身体受创而功能立即失常，皮肤肌肉腐烂，故亦称为创伤。

二、部位

发病部位有皮肤、肌肉、筋、脉、关节、骨骼、脏、腑八处。

三、分类

（一）自发性

自发性疮有总论和各论两部分，总论有外部疮破溃、内部疮流蚀液、中部疮刺痛三种。各论则有内外痈、痔疮、火焰症、日形脓肿、肉核、睾丸下坠、青腿牙疳、阴部瘘管八种。

（二）突发性

突发性创伤亦可以种类和部位分。以种类分，则有皮肤擦伤、肌肤剖伤、肌肤截伤、深裂损伤、不全断离、关节完全断离、破碎损伤和管状损伤八种类型。以部位分，则有头部创伤、躯干创伤、四肢创伤和三者聚会之颈伤四种类型。

四、症状

依据创伤之症状，可以推断治疗难易、是否伤及要害、创伤有无兼症等三种情况。

（一）治疗难易

难治之创伤分部位、性质和原因三种。创伤如发生于眼、耳、齿、鼻、颞颥、胁肋、胸间、脐部、乳房、腋下、睾丸、骨头、脊柱、大小筋、活动关节等部位者难治。凡具有创口朝上、留有异物，鱼肌作肿，大筋腐烂，脉络断裂，关节错位，蛆入创口，内有骨刺，伤毒未排，创伤兼症等性质者难治。难治之原因有用油腻之物过多，食量过少，白昼睡眠，房事不禁，活动过早等。凡与上述情况相反者则易治。

（二）是否伤及要害

如伤及要害部位，虽经治疗亦不会转危为安。要害有肌肉、脂肪、骨、大筋、脏腑、脉七种。伤及肌肉要害，则肿势迅速漫延恶化；伤及脂肪要害，则肿势发展迅速；伤及骨要害则疼痛剧烈，并生隐伏之骨热；伤及筋要害，则腿僵直或拘挛；伤及脏要害，则刺痛剧烈，无神采精光；伤及腑要害，则腹胀特甚，腑机能紊乱，二便不通；伤及脉要害则生脉热，和合机能紊乱。

概括言之，伤及身、语、意三者的要害时，则会导致功能失常；如不伤及要害，则无刺痛，食欲良好，身体轻快，也愿工作活动。

（三）创伤兼症

1. 症状概述：创口向外扩展，向内腐蚀，僵硬或松软，或高或低，创面发烧或冰冷，或红或黑，或青或灰，腐烂奇臭，难以愈合。

2. 证候分类

（1）兼症

1）和合引起的兼症

① 风转化者：创口色青或黑或红或紫或灰白，皮肤粗糙欲裂，脓水稀薄。

② 胆转化者：色红灼热，刺痛剧烈，溃烂迅速，脓液绵绵。

③ 血转化者：色红，闪闪灼痛，并流血液。

④ 津转化者：刺痛较轻，创口不平，腐肉多而色灰。

2）饮食引起的兼症

① 食物引起者：创口干燥，发胀或破裂。

② 饮料引起者：身体多汗，创口湿润，频流脓液。

3）起居引起的兼症

① 太阳引起的兼症：脓液色青，创口陈旧，具有皱纹。

② 寒风引起的兼症：创口色青灰，上有寒性疹粒。

③ 睡眠引起的兼症：官窍不敏，食欲不振。

④ 房事引起的兼症：创口不收，内流精节。

⑤ 惊恐引起的兼症：创口作肿，疮面干燥。

（2）劳伤扩散症

① 嗔怒引起的劳伤扩散症：易忿怒而脾气暴躁，时流黄水，经常发烧。

② 活动过烈引起的劳伤扩散症：肿势猛烈，发生血热。

③ 太阳引起的劳伤扩散症：疮面干燥，生有水泡，作肿而呈紫色，脓有红丝。

④ 骑马引起的劳伤扩散症：创口色灰，想行走，发热易汗。

⑤ 食物引起的劳伤扩散症：创口色不正，身体发烧。

⑥ 魔鬼引起的劳伤扩散症：脾气暴躁，身生疹粒。

（3）散布症

① 散布于皮肤：皮下受到脓液之腐蚀。

② 散布于肌肉：鱼肌缝开裂，流脓水。

③ 散布于脂肪：脓水散布于污垢和皮肤。

④ 散布于骨：肌肉和骨之间脓液入侵，肌肉与骨骼分离。

⑤ 散布于关节：内外关节被脓液包围。

⑥ 散布于脉：黄水遍布于脉，脉闪动而作肿，并出现脉疹。

（4）潜伏症

① 皮肤潜伏：新肌不生。

② 骨潜伏：骨上不着生肌肉。

③ 热潜伏：创口肌肉坏死，蒸汽甚大。

④ 寒潜伏：创口肌肉坏死，失去温暖。

（5）狂生

① 肌肉狂生：在创口突出肥厚之肉舀。

② 血狂生：疮口紫黑，触之则流黑色血液。

③ 骨狂生：骨上生长肉芽。

④ 脓狂生：脓液绵绵，创口高突。

（6）骨蚀

① 残骨骨蚀：创口突高作胀，脓液绵绵不绝，杂有虮样物。

② 异物骨蚀：创口不合，形如雀肛，脓液不绝，流紫檀样脓血。

③ 脓腐蚀：肿块灰色，创口发麻，脓液时增时减，气味浓臭。

④ 创口骨蚀：伤口不吸收药物，或者创口陈旧渗出液增多。

凡创伤兼症清除，出现色红，触之有难忍之酸痛感，脓色灰白质软，有新生肉芽，创口如铁锈色者，为无杂其他兼症之象。

五、治法

（一）治疗概述

可分为初期消肿、中期排兼症和后期生肌三个阶段，从初期到后期均应注意饮食起居之宜忌。初期三天为新伤阶段，应以酒糟敷之，以酒醅制伏风邪和吸收黄水，酒糟可除创伤之津邪，在水中洗涤后之酒糟，可清血胆之热。如果用之过甚则会促使创口扩大和长出肉芽，尤其是睾丸创伤用之过甚可致睾丸外出。面部、四掌和筋之创伤者用酒糟过甚可致腐烂。向内部破裂之创伤者用酒糟过甚，热被收敛而腐烂漫延。因此，必须掌握敷酒糟之部位和时间。

1. 初期消肿：创伤作肿者，进行提吸调伏，依据创伤寒热应用凉吸或热吸。大部分创伤则属热证，寒证寥若晨星。用寒凉药物注入创口、涂擦和冷罨，则犹如火上浇水，肿疡就会消除。热证之内因是胆，它存在于血分，故必须在附近和增盛之脉道放血，以降低血热，这样犹如恶人离开靠山而无能为害一样。

在有要害部位施术时，要避开要害，用“居子”（一种谷物）涂擦，再以器械在肿处摩擦挤压。创伤在骨上时，用手术刀切割达骨，在要害上时将皮肤向上拉紧后进刀，在肌肉松软应手和空虚处等黄水聚集之处穿刺最为理想。并在进刀之处尽量用凉水喷激，此后以凉性药糊涂之为佳。或者以吸角吸之，使疮盘凸起，用手术刀穿破后再三拔吸黄水，用“居子”和吸角引出肌肤之黄水，则可立即止痛，并不致肿块成脓。如过早排出黄水反致肿块发展。如为魔鬼引起的肿疡，则会导致肿势漫延，须禁忌。应用上述各种方法难以收效者，则应用泻脉法或泻腹法，其原因是疾病之内因为胆，而此法为根除本病之良法。肿块坚硬无刺痛而风盛者，以水生动物肉敷浴亦能收到良效。坚硬稳定不变，刺痛小者，以镇津风之药物进行涂擦，其上进行温熨，然后将各种谷物煮熟研成软膏敷之。刺痛甚剧者，将亚麻仁、芝麻等分共炒研细，用牛乳调和涂擦。柏子、广木香、光明盐、亚麻仁、芝麻、酒曲、青稞面加入乳酪，煮后涂敷，则难以平息之肿块皆能成脓。

2. 中期排兼症

（1）治疗概述：用油渣饼温熨和骨类制成的糊状物涂敷。或者以毒药（狼毒、橐吾、麻花艽、酒糟仁、生青稞面，植物油调和）适当敷浴或制成糊状物涂敷按压。或者以土按压（向东之旱獭洞口土）老疮。用锡金大戟、蓖麻子、姜黄、小檗皮、蝙蝠葛、甘草、射干、光明盐、芝麻等制成软膏，以排出创伤之兼症。或者以四味广木香散（广木香、锡金大戟、姜黄、白硇砂），或者以六味水银灰（水银灰、白硇砂、锡金大戟、疣果大戟、熊胆、朱砂）、祛腐铅方（以铅和锡金大戟为主）和酒漕拔吸，以清除腐肉。经过如上治疗，仍迁延难愈者，则以烙铁烙之。

（2）分症治疗

① 兼症：风引起的兼症（用酒醅、三热、四油、黄精、天冬、迷果芹敷之，禁用寒凉，干涂文官木膏粉末）；胆引起的兼症（用冰片、各种胆类、竹黄、白糖调和撒布，用酸模或乳酪等凉性之品敷贴，禁食油腻之食）；血引起的兼症（用各种胆共研撒布，茜草、紫草茸、红石花调敷，可放血而不宜用鸽粪熨）；津引起的兼症（用三热草药、各种胆类、柳兰叶风毛菊、镰形棘豆、黄花獐牙菜敷之，酒醅、三热、酒曲、羊脑、花椒、乳酪调敷，禁食油类和鸡蛋）；食物引起的兼症（宜食水绵、倒提壶、过滤旧乳酪、肉类、酒等，禁食导致外伤破溃之品）；饮料引起的兼症［用熊胆、白硇砂、猪头石（贝齿化石）、“娄吾目”等涂擦。将水柏枝、烈香杜鹃叶、圆柏叶等以乳酪调和敷贴］；太阳引起的兼症（将白糖、甘草、山羊乳调和涂擦，并以水绵敷贴）；寒风引起的兼症（用冷蒿、酒糟、三热、冬葵子调和再三涂擦，并以面粉、酥油、牛奶共煮敷贴）；睡眠引起的兼症（先以冰片水涂擦，然后以亚大黄、面粉、乳酪调和敷贴）；房事引起的兼症（植物油加干姜、荜拨等涂擦，并须食肉饮酒）；惊恐引起的兼症（用麝香、胶质没药涂擦，然后以乳酪、酒糟敷贴，并以合意之友陪伴）等以排出法治疗。

② 劳伤扩散症：嗔怒引起的劳伤扩散症（以竹黄、禹粮土等寒凉药物和凉性敷料治疗，说悦耳之语和知心友陪伴）；剧烈劳动引起的劳伤扩散症（用酸模敷贴，并应用放血法和静坐休养）；太阳引起的劳伤扩散症（兔耳草、水绵、荞麦、乳酪调和内服）；骑马引起的劳伤扩散症（宜服白糖煎汁，用短穗兔耳草、马粪调涂）；食物引起的劳伤扩散症（宜食凉性食物，禁食富有营养之品）；魔鬼引起的劳伤扩散症（胶质没药、麝香、硫黄、甘松、人肉、白芥子等调涂）等宜用促进伤口愈合之法。

③ 散布症：散布于皮肤（在伤口用各种胆汁洗涤）；散布于肌肉（以灰色剂提出水液，再以毡片包扎）；散布于脂肪（以毡片热熨，并以灰色剂涂擦）；散布于脉（在动脉艾灸，在静脉放血，将熊胆、秦皮煎汤内服，并涂以胆汁）；散布于骨（在病灶骨松质上刮后，将熊胆、秦皮、广木香、多刺绿绒蒿等研细敷于其上）；散布于关节（以针穿刺后进行洗涤，然后敷以药物）等以收敛法治疗。

④ 潜伏症和狂生症：肌肉潜伏（服食酒和羊肉）；骨潜伏（内服肉类和酒，以三热洗涤，掺布熊胆、姜黄、朱砂共研之细粉）；热潜伏（用性凉之品洗涤后，撒以冰片）；寒潜伏（食新鲜营养之品，并进行温浴）；肌肉狂生（撒熊胆、黄丹粉，并行灸治）；血狂生（先排伤口之血液，然后撒祛腐剂）；骨狂生（先进行灸或刮，再撒布药粉）；脓狂生（先灸治后排脓）等以祛腐法治疗。

⑤ 腐蚀症：骨之腐蚀症（将食鸟肉、兔肉，人骨、龙骨、贝齿炭、广木香等共研撒布，如仍不出，则剪开肌肉，将残骨取出）；异物腐蚀症（服食鱼肉，创口涂以拔取异物的药糊，然后排脓，撒祛腐剂）；脓腐蚀症（用泻下法排脓）；伤腐蚀症（用过滤乳

酪敷贴，不撒其他药，只撒毛诃子核粉。陈旧外伤可敷贴酪汁，并撒布亚大黄粉，禁用酒糟）等用清除法治疗。

上述之各种创伤兼症，无论出现哪一种皆可用上法清除。

(3) 后期生肌：在脓出毒泄后，宜用伤药补养，首先是生肌与祛腐药兼用，其后只用补养之药。首先尽量按药物具备条件服八味黄丹散（黄丹、朱砂、叶绿矾、诃子、丁座草、乳香、酒糟、新酥油）、七味愈合散（柳兰叶风毛菊、三热草药、人胆、熊胆、猪胆）、五味黄花獐牙菜散（黄花獐牙菜、亚大黄、熊胆、瓦韦、西伯利亚蓼）等祛腐生肌之药。其后服胆药方（羊胆七个，在五握水中熬煎，与鸡冠血、瓦韦、人胆、熊胆、鱼胆、镰形棘豆、“达亚干”等配合）、草药方（“达亚干”、高原毛茛、小檗皮、鸡蛋参、蒲公英、松香、肉果草子和白糖调和，为一切创伤之良药）、棘豆方（麻花秦艽、圆叶报春、镰形棘豆、黄花獐牙菜、柳兰叶风毛菊膏、亚大黄、瓦韦、各种胆、朱砂、竹黄、红花和白糖调和，是治各种新旧创伤之药）等。此外，根据创伤所在肌肉（以镰形棘豆、熊胆、瓦韦等掺布），骨骼（以秦皮、打箭菊、熊胆、多刺绿绒蒿、木贼等掺布）、皮肤（以百草霜、裸黑粉菌、马勃、水绵、新酥油等调和涂擦）、污垢处（即肘部和拇指以上以蒲公英、小蒲公英、篦齿虎耳草）等部位予以相应之伤药治疗。此后要养伤消痕（瘢痕已结时，面粉与酥油调和贴敷，或者用水菖蒲、光明盐、三热、融酥油、骨髓、山羊绒共煮贴敷），使容美如莲（用雄黄、紫草茸、茜草、雌黄、姜黄、小檗皮和蜂蜜调和涂擦），使头部伤痕生发（用黄牛之角、骨、蹄、毛、皮之灰和芝麻油调和涂擦）。

创伤饮食起居之宜忌：在创伤初期，为了防止流血和作肿，应用禁食疗法，禁忌水和糌粑；如创伤不在要害部位，创面温热者，以香酒和新酥油治之，则会使刺痛减轻，创伤自然愈合。

发烧而身体虚弱者，以新鲜有营养之食物补养身体。乳酪有降热作用，并能增进食欲，但强制服用过多，可使脓液增多，反而有害。头胎驼崽鲜肉能生新肉，但对胃弱腹泻者有害。新酥油对创伤兼症和封闭脉口止血有卓效。酒类虽能引起血病、黄水和脓液，但对创伤潜伏、筋僵直和拘挛等疗效佳。水虽能清除热邪、增进食欲，但对肿疡、魔鬼病和胃火不足者则如服毒，故必须禁忌。鱼肉和猪肉能导致一切创伤溃破，必须禁忌，但对子弹遗留和制伏疮痈则颇有裨益。兔肉和鸟肉有溃创伤除骨刺之作用。陈肉、陈酥油、内脏和鸡蛋及生冷之品，对一切疮类有害，必须禁忌。凡创伤肿势已消，热已清除和脓液腐肉已出者，将兼症清除后，可以服食营养之品加强营养。

(二) 分类治疗

1. 皮肤擦伤以敷料包扎（头部、四肢和躯干任何部位皮肤擦伤者，以热面团熨后撒硼砂、熊胆、红花。将皮肤裂口挤合，用软薄兽皮涂胶黏合，其上敷灰色剂，再以毡片包扎。或者在早晨皮肤上涂白酥油、蜂蜜和凉性药物，上放毡片以布包扎)。

2. 肌肤剖伤者将裂口挤合后缠缚（任何部分之肌肉，如被上下剖伤者，伤口两侧用灰色剂和毡片置伤口包扎，伤口撒外用药，并用酒糟敷贴，阴囊破裂者用线缝合，以腰带包扎，系于腰部，禁忌熨法和浴法。肌肉剥离下垂者，用丝线缝合，放以毡片压垫，然后以夹板固定)。

3. 肌肤截伤者将裂口挤合连接（任何部分之肌肉，如被截伤，伤口上下敷以毡片，其他治疗则同剖伤)。

4. 深裂损伤者将裂口挤合（深裂透骨者，用软而薄之兽皮涂胶黏合，其上涂灰色剂放毡片压垫包扎)。

5. 不全断离者行割除治疗（如大块软组织断裂过甚者，可将留于骨上之少部肌肉割除，再对齐黏合)。

6. 关节完全断离者对齐复位（肌肉上放灰色剂后加毡片压垫，其上放五六个夹板，用皮条包扎，撒以疮伤药粉，并在局部之脉道上灸之)。

7. 破碎损伤者如法包扎（宜食熟奶类、大米粥和肉汤，其他治法与完全断离者同)。

8. 管状损伤者应注意排出黄水（脑刺伤和躯干刺伤参看相关章节。在肌肉丰厚处向下刺成管状损伤者，在创口塞入松香药锭，从背后以水喷激之，管状创伤用毡片扎紧。总之，要保持创口洁净，不使深处蓄积黄水，以免溃烂。出脓过多者，将肉豆蔻花以酥油调和，或用肉豆蔻花、蝙蝠葛、射干、姜黄、小檗皮、紫茉莉、兔耳草、蜂蜡、酒糟、茜草、甘草、大香、诃子等制成酥油丸内服和外涂，并纳入伤内，能将小而深的伤口脓水清除无遗)。

第八十三章　头部创伤

复次，意生仙人如此请问道："善哉明智大仙！为五肢首之头部受伤时，其症状和治法如何？请延寿药王赐教。"

明智仙人如是言道："善哉大仙谛听！五肢中最主要者为头，可从生理、创伤部位、诊断方法、治疗方法和镇逆法五点讲述。"

一、生理

（一）人体类型

分为风型、胆型、津型、合并型和混合型五种。

（二）头型

头型有顶长型（风）、枕突型（胆）、肩胛骨型（津）、四方型（风胆）、正圆型（津胆）、横卧型（津风）、顶扁型（混合型）七种，其脑和骨依序而言后者为劣，彼此相同颅骨缝齿和脉多者劣。

（三）脑海之生理

脑有肌肉脑、酥油脑、蜂巢脑、乳（酪）浆混合脑、乳酪脑、乳汁脑和水液脑七种。与头型配合，则依序而言前者为优易治。上述脑之脑膜色紫清明，膜薄如麝皮，脉络网布其上，但如头圆眼黑，鼻梁低陷，鼻涕、痰涎少，临悬崖、大水不恐惧，创伤疗效显著；中兵器时不昏晕扑倒，不吐不哑，不谵语者为脑质良好之征。与此相反，则为乳酪脑，乳汁脑和水液脑等。

（四）颅骨之生理

颅骨分雄骨、雌骨和中性骨三种，构成顶颅、肋颅和边颅。雄骨骨密质较厚，骨松质孔小坚硬；雌骨骨松质与骨密质相等，骨较薄而软；中性骨骨松质孔大而虚。从枕骨两侧向印堂引两条线，构成宽四横指像鸟喙状顶颅，其骨质厚而硬，骨松质孔大，顶颅左右各量四横指为肋颅，其骨质较顶颅薄，骨松质与骨密质均匀。其边颅为耳后其余之骨，骨松质孔小而骨质薄且硬脆。

（五）覆盖肌肉之生理

百会肌肉如肉汤中之凝脂点，为凶险部位；枕骨肌如鱼并排一样，为凶险部位；囟门肌形如弓背压痕，为凶险部位；颞颥陷中之肌肉，如羊肾堆垛一样，为凶险部位。其余部分如覆盖之泥不凶险。

（六）连接脉之生理

1. 脑脉

（1）脑膜脉：有百会凶险的四线脉、内外奔驰脉和梵天线三脉。凶险的四线脉有耳后的二黑尖脉和耳前之二熟睡脉发出的四脉，在脑膜上如叶脉一样分布。在脑膜外面和颅内到处奔驰之二脉，是从枕骨突出部到颧骨部显露之脉，从此复向上运行脑部，与三合处相连接，有的向颅缝外发出，有的向颅内隐没，内外像线缝合的一样。梵天线是肌肉脉、骨脉和脑脉三脉汇合于梵天孔之脉。

（2）与其他连接之筋脉：有外脉和内脉两种，内脉如寺庙悬挂之十三旗带，它出自脑底，循行于颈内，与五脏六腑和精府相连接。外脉有从枕骨部发出的二管状筋脉，从枕骨旁发旋处发出之二能瘫脉，从耳垂下陷中发出之二珍宝脉共六脉，与四肢关节和大小筋相连接。腮颊上有二咀嚼齿脉，腭中间有三岔纹合脉，上述二十二脉（十三旗带内脉、六外脉、二咀嚼脉和一三岔纹合脉）是脉之要害。

2. 骨脉

（1）戟刺脉形如钉刺于脑，出自百会、囟门和后囟左右三处，另有出自二眉心和二颧之脉，骨脉共出自五个部位。除此之外，还会有无一定部位之脉，此种颅骨骨质下劣，骨块和橛脉亦多。

（2）横卧脉从耳尖上一寸，再向后横量四指，名苯教颅骨松质脉。

（3）流浪脉有潜伏、犬卧和鼠爪三种。这种脉无固定部位，在骨松质缝中，磨时能渗出血液，对此脉必须注意。

3. 肌脉

（1）固定脉有枕骨旁的二黑枕脉，耳后一寸为二外树脉，耳前一寸为二内树脉，颞颥旁为枕辫闪动脉，在前额中有金戟和银戟二脉，在鼻翼两侧为鼻黑脉，颞颥陷中有二瞳神眼脉，颞颊上有二齿动脉，百会四面各一寸处为四线脉。上述二十脉称为固定脉。

（2）五脏六腑和四官窍（耳、眼、鼻、舌）之脉无固定部位，须依症状诊察。

二、创伤部位

1. 凶伤：四结门受伤为致死部位，断裂度无论大小均为凶伤。

2. 中等伤：凡横卧脉、颅缝上、眼眶、颧骨、腮颊等受伤者为中等伤。肌脉上受伤虽不严重，亦属凶伤。而肌脉、骨脉和脑脉等，越往里则越凶险。

3. 吉伤：受伤部位为前额和两角位（如牛、羊生角之部位），无论断伤严重与否，均属吉伤。

三、诊断方法

（一）诊断器械

1. 箭伤：分穿透、豁开和箭镞遗留三种。

2. 刀伤：分削伤、深裂达骨和截伤三种。

3. 石伤：分裂伤、断伤、压缩损伤三种。裂伤又分宽裂、细裂、长裂和短裂四种。断伤又分上部断伤、下部断伤、全部断伤三种。而全部断伤又分微凹、破碎、塌陷和穿孔四种。压缩损伤分大、中、小三种。上述各伤又分锐伤和钝伤，近击伤和远击伤，有力击伤和无力击伤，自撞伤和他击伤，重石击伤和轻击伤等九种。

凡他击伤、近击伤、有力击伤、重石击伤以及钝石击伤，伤势虽未达骨，但所受损伤较重，必须仔细诊察。

（二）创伤类别

以触诊诊断创伤，分开放性和闭合性两种。闭合性又分扩散伤和闭合性骨折两种。

1. 闭合性创伤：扩散伤如颅骨裂开时行路蹒跚，双目不能闭合，恶心呕吐，头目眩晕。中部的骨松质和脑膜损伤，除出现以上各症状外，脉尿均现热象，目赤、鼻衄，饮食不思。如脑受震荡则昏迷不醒，不能言语，或神昏谵语，闭合性骨折以手触之，则会察觉骨部凹凸不平，按之痛不可忍，经过三四日，骨肉分离松软应手。

2. 开放性创伤：分肉座断裂和不断裂两种。肉座未断裂者内塞棉垫进行诊断，在三五天内肉色不变，红而坚硬，触之有酸痛感者为未断之征。如肉色呈现灰白、紫色、青色、黑色和肌肉腐烂者则为断裂之征。肉座深处断裂而看不见者，将针头插入，如有破碎即能引出。如骨变质不华而粗糙者为受伤之征，在颅缝上并能发出吱吱喳喳声。骨松质压缩或头骨骨折严重者，以手摸之会有破碎声。开放性骨折会有明显骨折征象或破碎片。如果骨松质压缩，则会有骨松之血珠渗出。经三日或五日骨松质之血斑形成干天疱疮一样，色呈红、青、黑、淡红、黄灰或紫色。青黑色而干燥者，为骨质压缩之征。下部断伤则上部骨密质色如铅或绿玉髓一样。最后要变成海螺之色。如果色像指甲色，紫而清明者为骨未受损之征。如果仍有怀疑，可用药物诊断（将磁石、碱花、公山羊尿、婴儿母乳调和涂擦，骨受伤者呈黑色，无伤者不变色）。创口潮湿作胀，如鱼肌一样突起和外翻，虚而不实，或创口干而坏死者为骨折之征，于每日清晨在受创周围按压，如肌骨分离，按之留有痕迹，在有骨折和骨断处痛不可忍。肌肉和脉络之病没有制服前，虽疼痛难忍，但不一定是骨折，须用热面团以不触及为度熨之，并以调料敷浴（干姜、花椒、芫荽子等）或脑汁敷浴，如出现肌骨分离肿胀之疼痛症状的，减轻者为未损之征。

（三）外部诊断

脉象紧数而洪大，或伏而不显。尿液色红，混悬物厚而蒸汽大，小便淋漓或不通。头发竖立或发间分离倒卧，部分失去知觉。眉毛散乱，目重不能举，且有大小之别，白睛有血点，难以闭合。鼻干鼻衄，鼻梁出汗，舌色黄而干燥，语言低沉，食时如窃，或贪食似抢，饱食或饥饿时发生疼痛，食后即吐，呻吟，嗜眠昏睡，醒后惊悸，行时身颤而且昏倒，或步履艰难，走如盗行，齿不能嚼豆，恶寒惜冷，呵欠战栗，常伸懒腰，喷嚏频作，食欲不振，头部沉重，神昏谵语。上述为头有损伤之症。

四、治疗方法

（一）治疗概述

1. 糕饵引诱法：兵器刺伤后，先剃去头发，再以酒醅、青稞面、乳酪、调料（干姜、荜拨、芫荽子等）加植物油制成热面团熨之。此后将迷果芹子、花椒、葛缕子、青盐、酒曲、酒醅等加热吸之，可将坏血、黄水吸出，将散布之风驯服。将山矾叶、老鹳草、甘松共研细末，加植物油煎熬，趁热在肿胀、闪动和出现脉疹之处熨之。散布甚者以各种脑汁加酥油、酒、青盐煮后涂抹局部，以软化僵硬之肌肉脉。

创伤初期，以融酥油和酒使创伤保持温热。经过三日后，应用内托和外引之法，内托法分饮食和药物两种，凡风不偏盛之创伤，在三日内饮食应用性凉之品为宜，此后依次应用新鲜之三精（酥油、肉、酒）。最后确信伤毒不内陷后大量服食酒肉，可健身生肌，并能提高药效。药物宜用代赭石、雪山钙质结核、金云母、红花、熊胆、人胆、贝母、打箭菊、亚大黄、红块糖等配合内服，创伤严重者以四石王、磁石、龙骨、溪中碎云母、短穗兔耳草、骨碎补、人胆、熊胆、红花、打箭菊、男精、妇血共研，以红块糖为引，白酒送服。

创伤之外引法之方有矿药方、精药方和草药方三种。

矿药方以四石王、火硝、红花、熊胆、白糖为散，撒于创口。或者撒布大型矿药方，或者以代赭石、雪山钙质结核、竹黄、红花、熊胆、白糖为散，撒布创口。各种矿药中以应用火硝、硼砂最为重要。精药方有油松脂，散剂和硬膏三种。松脂能保持骨松质正常，散剂以冰片、竹黄、红花、熊胆、兔耳草、朱砂共研，用白糖调和，伤势严重者上方加打箭菊、多刺绿绒蒿、苍山黄堇，上九味共研撒布创口。硬膏以生于山沟中的独一味、尼泊尔黄堇、苍山黄堇，在霜未降前采集洗净，将水熬尽成膏，不使焦枯，然后将上三药依次撒布创口。或者将白硇砂、斑蝥、雄黄、朱砂、硼砂、叶绿矾、碱花等共研细末，用蜂蜜调服。或者将冰片、竹黄、白硇砂、熊胆、白糖共研为散，撒布创口。草药方以多刺绿绒蒿、独一味、贝母、尼泊尔黄堇、亚大黄、熊胆、白糖为散内服。三合剂以代赭石、朱砂、冰片、红花、熊胆、油松脂、独一味、秦皮、白糖为散，共研内服，如流出之黄水量少，则加三秘诀药（白硇砂、斑蝥、毒蜂蜜）。各种创伤以温和酒糟吸提为至要。或者将水银、红铜灰、珍珠、代赭石、熊胆、硼砂、贝母、白硇砂、斑蝥、瓦韦共研细末，可外撒内服，能接脉止血、黏合裂口、矫正凹陷，其涂敷料以陈酒糟、白酥油、滤去汁之陈乳酪为最佳。

依次经过上述之内托外引，出现食欲良好、刺痛消失、身心轻快、创口色正、脓白绵软是向愈之征而易于治疗。如创口肌肉坏死或狂生或干枯，或肌骨分离，脓液稀薄，发烧，食欲不振，心神沉重，头身不能自持者是伤毒内陷所致，必须做手术清除，清除后，撒布愈合创口之药物（竹黄、红花、朱砂、熊胆、甘草、亚大黄、瓦韦、硼砂）。创口干燥、肉芽不生者，宜用湿润剂（毛诃子核油、酒糟）。创口潮湿而肉芽不生者，宜用燥湿剂（亚大黄、未脱脂山羊羔毛）。肉芽狂生而皮肤不着生者，可敷平胬药（熊胆、白糖）。创口潜伏而不生肉芽者，给予愈合创伤之品（肉和酒），以上是如国王般的通治法。

2. 以火毁镇法：在受伤之二日后艾灸，则黄水不会聚集，越过七日则黄水漫延，艾灸难以收效。因此，在伤后第三日至五日之中灸之为佳。灸法是有裂缝者在其上艾灸进行约束，这可分为骨压缩者疏松之，骨肉分离者吻合之两种。刮骨松质出血后黏合之，其上以艾灸之。断离者在创口处灸三处，灸量以流出之黄水色依次由红转黄再转至白为止。闭合性骨折在其骨折处灸之，上述之创伤以每七日灸一次为宜，这样可将黄水约束后引出和干燥之。脑汁流出和脑膜脉断裂者以金烙器烙至略黄为止；肌肉脉以铁烙器烙之，骨脉以布卷蘸融酥油熨之。散布于肌肉者在三合及四线脉（百会四面）、枕辫脉、枕骨脉、内外四树脉等处灸之。散布于脉者，在何处有脉疹，就在该处灸之。如果散布较甚者，在三合处、二管状筋头、第一椎、耳前后及耳垂下、二发旋等十四灸穴灸之。散布于内脉者，在第六椎、三轮（百会、天突、神阙）、蛇脉（在肩胛骨下）、膻中等处以金烙器烙之。

此外，鼻衄不止者灸印堂，呃逆频作者灸承浆和百会，眼球下坠者即在下坠一侧之踵笑穴灸之。脊椎僵直而角弓反张者灸黑脉（十四椎之肾脏黑脉）和枕骨部的二管状筋脉。全身麻木而多昏眩者灸神阙，嗳气频作、不思饮食者灸十二椎。神识不清而足跛者如白脉病治法灸之，如在创口出现腐肉碎骨者，以烙器烙至将要发白为止。以上灸法是采用了如大臣般的按病分别治疗之法。

3. 以壕围城法：割治之时间是新创伤于三日至五日内割治，旧创伤按恶化之时间予以即时割治。进刀方法是将创口朝上，头枕于高枕，创口上围一欲扩疮口大小适合之棉包马蔺草环，以手指遍压环内，使其变色变硬和麻木，这样则易于进刀和减轻痛苦及防止出血，此时以薄而坚硬锐利之刀接近要害之处，避开要害切成兔唇式或交叉式。严重头伤本身可危及生命，故切口大亦无妨，似斧砍树般地将肉座切断，出血时将艾叶或独活砸碎用酥油煎后堵塞止血，如脓液流落脑膜时，不可延误，应该立即想法穿颅清除，进行扩疮术后创口作肿者，取新鲜羊肉及脑塞入创口，次日清除后诊察骨折部位，对脉和骨的损伤诊断不清而有怀疑时，以药（将白硇砂、碱花、青盐、肥肉于创口敷片刻，脉伤不变色，骨伤者则发生变化，是血者则产生蒸汽）和变色法（将血保留于创口中部，然后刮之，不变色者为脉伤，变色者为骨伤）分辨脉和骨之损伤。创口大而深处狭窄者将掩盖不露之处切开，然后在骨部刮至骨松质渗出骨血，如有黄色或青色的稀薄脓液，蒸汽大，而且骨血时流时止者，为伤邪未尽之症，必须用刮法根除之。如锉时无血而停后出血，或部分无血部分有血者为伤邪已清之症。骨松质之孔不完善，骨质灰白具碎屑，不锉则骨松质干燥。骨松质松而骨血多，且色黑而稀薄，蒸汽大，停止磨锉，则骨血色如马鸡脊背而潮湿，对此须以净毛卷擦拭，察其受损位置，进行刮削，刮至骨质湿润如生芜菁，骨血红而不混浊，并有浮油，遍布于骨松质中，表示已达活骨停止刮削。如果黄水落于脑膜和骨折严重者，下部的骨密质上难生肉芽，必须锉去如蜂翅般的那一层。

颅缝裂开时必须很好地进行包扎，脑之补养物以薄如蜂翅之良骨，平铺在受伤的下部骨密质上，骨的补养物以新鲜肉放于肌肉下面，肌肉的补养物是好脓，可不拭而进行包扎，脓液的补养物以潮湿的敷料为佳，在裂缝之尽头和脓包之上穿一如雀目大的孔，将筋头嚼破插入探觅，引出脓血和黄水，此后在穿孔中放入桦皮卷筒继续引流。以人脑骨的骨松质粉乳酪调和填充骨松质孔，或者以酥油羊蹄骨粉填充，酒糟和乳酪调和填充创口，酒糟与酒曲混合覆盖于肌肉表面，次日进行观察，如骨松质已收敛愈合，则不会复发。在骨质损伤没有治愈以前应该撒布油松脂，外伤敷料只能用酒糟与旧乳酪，待骨伤整复完毕，可在伤口同时撒油松脂、药粉和硬膏。或者将冰片、竹黄、红花、朱砂、人胆、熊胆、沿沟草等共研细末，撒布创口。或者将尼泊尔黄堇、广木香、三凉、熊胆、朱砂、白糖共研撒布。此外应用通治法中的各种伤药都能收到良效。此后以脂肪配以白酥油或亚大黄、青稞面、乳酪、酥油，以白糖调和敷之。此外以酒醅、脑汁制成酵母，加甘松、岩白菜、麝香粉，温暖季节冷敷、寒冷季节热敷之。整复三四日后，要进行检查，如果具有脑体表面平整，底部骨质色灰而紫，骨松质具光泽而油腻，脓液色白绵软，表皮肌肉高而硬，色红而生长均匀，身体轻健，食物有味，疼痛消失等者为良好之征。三种新生芽（肉芽、脑芽和骨芽）生长连接良好，则创伤不会复发恶化，这时可用酒醅、植物油、面粉调和敷贴创口，伤口愈合时，用酥油煎山羊毛塞入，如出现胬肉、集脓时，可用火针烙之，经常以熊胆、白糖水洗涤。肌肉不生者以热面团不触及创口熨烤少许和行脑汁敷浴，以上为庶民般的割治法。

（二）分类治疗

1. 肌肉伤

（1）皮肤剥离：将制硼砂、熊胆研细撒于创面，用软薄兽皮包扎，上涂灰色剂，放毡片压垫后包扎。

（2）肌肉剖伤和截伤：用毡片使伤口合拢，撒布伤药，用线捆绑，合缝处敷以去汁旧乳酪和酒醅敷料。

（3）砸伤：砸伤轻微者以布包药物热熨之法可治愈；严重者必须先进行穿刺，再以热面团熨之，然后以具油毡片热熨，并经常以熊胆、牛乳调涂。

（4）深裂达骨：以酒糟吸后撒布防腐剂，黄水蓄积者灸之，并以艾灸封锁脉关，撒布祛腐生肌药。伤口新肉充满时，将山羊羔毛煎后敷贴。

2. 骨折伤

（1）闭合性骨折：剃去头发，用酥油和脂肪涂擦，并以热熨法（老鹳草、岩白菜、甘松）熨之，再以具油之山羊羔毛扎缚。或者敷以灰色剂，垫毡片交叉包扎，内服秦皮汤和矿药方。黄水蓄积者以灸干燥之，不可穿刺，如骨折不在受伤部位，可将肌肉剖开，将骨修复。颅骨缝裂开者用细绳交叉包扎，在裂缝上艾灸，服矿药方。

（2）开放性骨折：开放性骨折裂缝深长者先于中部磨锉接合骨松质，再在裂缝两端肌肉上以艾灸之，如果裂缝短小，只将上部骨密质锉后接合就行，如作胀者必须磨锉达到下面骨密质，且要在裂缝端穿一小孔。如骨折为三裂或四裂，在裂缝聚会处磨锉接合，上部骨折要锉上部骨密质，使骨松质出血接合。下部骨折和粉碎骨折，要行扩创术，从边缘清除碎骨，还要在骨折边缘缝间穿孔，下部骨密质如与脑膜黏连时不能强行撕离，以免损伤脑质，必须撒药让其自行脱离。骨折下陷者要将上面之骨与原位对齐，下面之骨需要锉磨接合。颅骨微凹不平者从边缘到中间要普遍磨锉。如蛋皮般穿破者将边缘之骨锉齐，并放代替之骨（放羊肩胛骨）压之，新生肉突起挤出敷料者必须按压，待伤口将愈合时取出敷料，敷以山羊羔毛。骨松质压缩较轻者磨锉表层，然后使其与未受损之骨松质接合。骨松质压缩严重者，要锉至下面骨密质出现。对上面无肉之骨不生新肉者，可锉至骨松质渗出血液后接合。被刀削和箭穿者如上锉出骨血之法接合。被箭豁开者将两面之骨刮锉后接合，截伤者按颅骨破裂处理。同样深裂达骨者按粉碎骨折处理。箭穿牢固不拔者，在其周留一青稞空隙之外挖壕凿孔，连碎骨箭镞缓缓取出。脑外伤有脑震荡、脑皮刺伤、脑膜破裂、脑刺伤和脑外出五种。脑震荡在头部交叉绑缚，服矿药方。以熟羊脑、干姜、红块糖配合内服。在三门（后囟、百会、囟门）以艾灸之，然后服三果酥油丸。碎骨刺伤脑皮，只撒单味红花粉。如结成血块，可撒白硇砂粉化之，如色青或脓液腐蚀肌肉者，可撒祛腐药（水菖蒲、老鹳草、广木香、熊胆、黄花獐牙菜、朱砂、铜绿、肉豆蔻、小豆蔻、酒曲、诃子），骨折者以苍山黄堇或红花，或者冰片、竹黄、红花、熊胆等研细撒布，脑皮松软而作胀者，提起脑皮以针尖刺破，使黄水外流。脑膜下和脑上脓液侵入时，以金针刺破引流，然后敷以收口之药（先以冰片贝母水冲洗，再将珍珠、人胆、熊胆、牛黄、红花、贝母、水柏中皮、红块糖共研，以人乳调和涂于绸上敷贴）。脑膜破裂治法同上，或者以冰片、熊胆、柳兰叶风毛菊为粉，用人乳调和涂敷（将药膏涂于绸上敷之，其上压铅片，再在上面压水中石，最后涂以去汁陈乳酪，然后以涂油之毡片绑缚）。或者将代赭石、兔尿、蝗虫口水、骨碎补、毛诃子核、羊肩胛骨灰六味共研细末，敷于伤口，可封闭脑汁外流。或者以鸡冠血、珍珠、男精、女血、白额驴奶涂于铜镜结成之铜绿等共研调敷患部。

3. 脑伤：脑刺伤无箭镞遗留者，则下等脑脑汁外流，上等脑脑汁就地黏合不出，中等脑脑汁清稠分离，流出水液，对此以嚼破之筋头探测伤口深浅，按伤口深度塞以相应之铅塞漏管（顶端和四面要有针眼大之孔，且顶端要露于外部少许）插入，并服和箍围脑与黄水分解而不使脑汁外流之物（代赭石、雪山钙质结核、绿玉髓、褐铁矿、毛诃子核、熊胆、牛黄、红花、苦苣菜乳汁、瓦韦、独一味、天冬、红块糖等共研内服，周围箍围热糌粑，将清除沫渣之牦牛融酥油与药粉调和倒在上面，再以烙器每日早晚烫之，待伤内有温热之感时停止烙烫）。此后应用止脑漏药（将未睁眼的狗崽脑、未经母舔的山羊羔脑、小云雀脑、血雉脑泡于水中搅拌，取纯汁阴干，加代赭石、磁石、石胆、冰片、竹黄、毛诃子核、肉豆蔻、独一味、瓦韦、人胆、熊胆共研，入酥油）在伤口如上法烫之，无“奏奏”声者表示黄水已尽。如有箭镞露外者以火钳烧箭镞，由于铁锈生热而脑不外流，在箭镞边缘离一青稞处凿孔，孔内撒入引药，待时机一到（孔内出现铁锈），将箭拔出，沿箭镞的轨迹放与箭镞体积相等的铅塞漏管，口呈漏斗状，放前先以小便煮沸消毒，将精药送至腐肉与好肉之分际处，在漏管与骨之间填以桦皮，漏管要配备漏管枕、漏管带和漏管抽塞，将冰片、珍珠、熊胆、柳兰叶风毛菊、白糖共研，以人乳调和注入漏管，漏管上盖以绫绸，上涂创伤敷料。脓液减少肌肉生长迅速使伤处产生刺痛，可在每日清晨适当缩短铅管深度。如出现身体沉重、体温增高、不思饮食者，为黄水积留深处，需要将漏管伸入，漏管中生出脑胬时，管内吹入清除脑胬之药物，或者用青铜针烙之，需要取出漏管，必须在脓液变稀薄时才能取出。脑内新生脑疣充满后不适者，为深处有脓遗留之征，可用金针烧灼清除之。大脑外出者治法与脑膜破裂者相同。

上述各种创伤之内服药将电气石、龙骨、代赭石、同心环状玛瑙、猪头石等水磨，以红块糖为引服下。

又方：将打箭菊、油松脂、秦皮、尼泊尔黄堇、独一味、单叶绿绒蒿共研细末，用蜂蜜调服，服药时禁忌房事、剧烈活动以及腐败酸食、破坏创口伤之食物。用各种胆汁、鸡蛋和酥油调和涂糊创口。如伤口不生新肌，色如松儿石、玛瑙或珊瑚，脑汁及皮松软者分大中小三种，可用寒凉之法治疗，创伤色青红，形成三角形者在增盛之脉道放血。创口如流血液、黄水或脑质碎渣，神昏谵语，发烧引饮，食欲不振，脉弱无力者不治。如脑汁滴流停止，局部红而空，流亚大黄样的脑汁，身心轻快，疼痛不甚，食欲佳者，为预后良好之征。伤口愈合后采取消除疮疤和避免复发的措施（将苍山黄堇研细，用脂肪调和涂擦，各种谷物煮后作敷浴，内服三果酥油丸）。

4. 脉伤：脉伤之治疗可分为肌脉、骨脉和脑脉三种。肌脉断伤可在两端灸之，以疣果大戟、垂果蒜芥、独活共研，用乳酪调和塞入伤口，上面再以独活与乳酪调和涂糊，在连续闪动处和脉疹上热熨，并按具体情况放血或艾灸。戟刺骨脉断伤者，将白芝麻、麝香、熊胆共研，用乳酪皮调和涂擦，以无脂肠衣覆盖，再以铜烙器烙之。或者将漆树子、葡萄共研，用酒糟调和涂擦，在脉头上以烙器烙之。横卧脉和流浪脉断伤者，以二十一粒毛诃子核（《金饰良言》中为七粒或三粒）、栎膏、熊胆、大蒜调和涂擦。上述各脉的通治方为将熊胆、丁香、多刺绿绒蒿、二血（鸡冠血、经血）、朱砂共研为丸敷贴伤口，再以酥油中煎过之红绸覆盖其上。或者将冰片、竹黄、红花、牛黄、毛诃子核、熊胆、贝齿炭、独活、白茅根幼苗、二灰（马勃、裸黑粉菌）、松潘风毛菊共研，用人乳调和敷贴患部，如断伤之脉端结有血纹者为伤口闭合之征，这时严禁鼓气、高声喊叫、努责大便等。断脉内缩者，其控制法是以代赭石、骨碎补、瓦韦、蜂蜜等配合内服，在伤口以烙器烙之，或者以白硇砂、斑蝥、熊胆等敷贴。欲使脉道柔软，用三白（白芝麻、高山龙胆、麻花艽）与乳酪皮调和，在断伤之脉端涂之，在覆盖肠衣之上以烙器烤热熨之。脑大脉断伤者则治疗乏术，小脉断伤者以冰片、红花、人胆、熊胆、红块糖等配合敷贴，其上以烙器烙之。脑膜脉受伤者可在附近脉道放血后艾灸，并用泻鼻法（白硇砂、斑蝥、骨碎补、螃蟹、朱砂、诃子、冬葵子、荜拨，童尿调和）促使鼻出血。内外筋脉断伤和击伤之治疗，可参考白脉章治疗，将四石、四胆、四精、四草（代赭石、雪山钙质结核、寒水石、结核状赤铁矿、人胆、熊胆、秃鹫胆、鱼胆、冰片、竹黄、红花、紫檀香、苍山黄堇、镰形棘豆、沿沟草、翼首草）共研，脑脉损伤者以乳酪调和为丸，肌脉、骨脉损伤者以乳酪调和为软膏内服，对各种脉病之功效犹如甘露。将三精、三草 [红花、熊胆、独活子（也有用独活上之虫的）、镰形棘豆、双花堇菜、秦皮] 共研内服，为根治白脉病之良方。如经上法治疗，仍有刺痛剧烈、谵语、血流不止、鼻孔突然干燥之症状者不治。如流血已止，脉口闭合，结有血纹者预后良好。

五、镇逆法

（一）病因

由于魔鬼未送，外治余邪未出，饮食起居逆行，促使疾病逆转。

（二）分类

肌肉可逆转为潜伏、狂生和散布三种；骨可逆转为干散布、湿散布两种；脉可形成散布、牵引两种；脑损伤的逆转为潜伏、发胀、狂生、哑结四种。

（三）逆转总症状

首先是由风邪引发，故有呵欠战栗，常伸懒腰，喷嚏频作，恶寒，头身沉重，多汗，不思饮食，口渴引饮，脾气暴躁等逆变症状。

（四）逆转分类症状

1. 肌肉逆转

(1) 肌肉潜伏则伤口干燥，色呈灰白，肌肉坏死。宜用热面团熨治，应用饮食疗法使其恢复，并用酒糟、奇蹄类脂肪、调料（芫荽子、葛缕子）等酒煮后敷贴。

(2) 肌肉狂生则色黄紫，伤口凸起。治以放血后，以冰片水洗涤，再撒白糖熊胆粉，本症外用内服皆以凉性之品为宜。

(3) 肌肉散布分表皮散布和肌肉散布两种。表皮散布则肌肤分离，渗流黄水，治以碱花水洗涤后，将无火三烟（马勃、黑粉菌穗、屋梁吊挂烟灰）、亚大黄、白酥油、乳酪皮等调和涂擦；肌肉散布初期伤口周围肿胀，此后颅缝及脉肿胀坚硬，后期全头作肿，肌骨分离，如不治疗则会被吸收入内而发生散布牵引，对此必须针刺后以面团熨治。各种脑汁与盐调和，和上述之调料加热涂糊局部。或者以四根（迷果芹、矮泽芹、羌活、当归加酒曲、童尿调和加热）敷浴，以艾灸封闭脉关，局部涂以灰色剂后上放兔毛压垫，在颅骨缝以毡片按压包扎。

2. 骨逆转

(1) 骨干散布有如砍断之藤样散布和火燎之崖样散布两种。

由风津引起者属寒，像砍断之藤木断面，对此要刮出骨松质血后接合，再以药（竹黄、红花、丁香、鸡冠血、人胆、熊胆、肉豆蔻、贝母等共研撒布）维护骨松质，将两独一味（山生和沟生）共研内服；将绵羊蹄骨、葡萄、红块糖共研，用酥油调和塞入伤口，或者以羊骨酒煮热熨，将雪山钙质结核、绿玉髓、铁质页炭、熊胆、骨碎补、苦苣菜乳汁、竹黄等共研，用蜂蜜调成软膏涂擦，以收敛散布之骨；服食鲜肉新酒，以增生骨松质之火热。如火燎崖石样（由于发烧作胀，致使骨松质干枯）分散者属热，宜用四味冰片君臣散（以冰片、竹黄、红花、兔耳草、白糖为引，或者将紫檀香、兔耳草研细，用山羊乳酪调和涂擦）和七味檀香散（紫檀香、白石棉、竹黄、肉豆蔻、红花、广木香、人胆，人乳调和涂擦）涂敷，并敷以凉性的创伤敷料，内服三味冰片君臣散，在小尖脉放血，饮食以凉性为宜。如骨血仍不入骨松质者想办法使血回入，将骨刮至深处，用收敛干散布的八药（竹黄、红花、丁香、熊胆、岩白菜、贝母、麻花艽、鸡冠血，加红块糖）撒布骨松质上。将三骨（羊蹄骨、髋骨、股骨头）与酥油、脂肪拌和，敷于伤口肌肉之上；三血（二十岁女子经血、羊鲜血、牦牛鲜血）与旧红块糖配合内服，能恢复骨松质。

（2）湿散布有如黄牛口涎和如田中墒气外泄两种。

① 如老黄牛口涎：新肉生长过度，触之则流黑血，稍等片刻，则转成马鸡背色样。脓液如黄牛口涎者以龟心、黑猫脑、鬣蜥脑调和敷于伤口，并在外部以葛缕子、酒糟、冬葵子、植物油温熨，内服收敛剂（金色诃子、胡椒、红块糖共研，白酒为引）如无效，在伤口敷以引药（白硇砂、藏羚血），内服蜂蜜酒，头部以药涂擦（广木香、瓦韦、荜拨、植物油）。如仍无效，则刮后涂以青蛙血（或者以白硇砂、广木香、水菖蒲、铁线莲共研涂擦，以脂肪或调料敷之）。

② 如田中墒气外泄：如田中墒气外泄样过湿者服食具营养之食物，以面团温熨，刮锉骨松质出血后接合，并服通治法中的九味散，以硬膏固定。或者两种湿散布都用刮锉骨松质出血后令其接合之法治疗，骨松质上涂以收敛湿散布的七种药（白硇砂、紫硇砂、红花、熊胆、贝母、蜂蜜、红块糖），并以脂肪和调料按压，在开口分离之处艾灸，在竖脉和肝胆合脉放血，饮食宜用忍受饥饿的少食疗法。

③ 干湿混合而成花散布者，在伤口内必须放入收敛之药（骨上似有汗珠样物，擦拭不得黄水，对此宜用骨碎补、竹黄、水柏枝花、三甜与去渣牦牛酥油调和之药）。九矿药、三精药、五草药（方药分别为结核状赤铁矿、纤维石、代赭石、瘤状硅镁石、褐铁矿、朱砂、脑石、绿玉髓、石燕；竹黄、红花、牛黄；骨碎补、瓦韦、短穗兔耳草、麻花艽、柔软紫菀）以红块糖为引内服，能收敛各种骨松质散布症。骨松质散布而不能收敛之因有三，必须仔细诊断，察明原因后解除（脑膜上脓液侵入者须清除，骨松质脉失散者以酥油烫灼，肌肉和骨损伤严重者作肌肤分离术，以利刮骨部）。骨松质孔中脓液充斥，色青松软，怎样刮也干燥无血，体弱无力，恶寒战栗，不思饮食者不治。散失之骨血能收敛回，骨质湿润，能生新肉，伤口肌肉红润而软，病情稳定者预后良好。如

果未诊断清骨折情况，而肌肉与骨之间新生肉如舌，伤口张如骡口，肿如鱼肌者，必须切开取出碎骨，敷以生肌之药（经血、黄花獐牙菜、熊胆），如术后损伤仍有遗留，则以手术刀彻底刮除。

3. 脉逆转

（1）脉伤散布

① 肌脉散布：颈椎难以转侧，脉闪动而局部作肿，刺痛剧烈。对此在刺痛的脉上艾灸，以花浴、五味甘露浴、五谷浴敷浴。

② 骨脉散布：骨血外窜，将药物与酥油调和涂敷，并以烙器烙之。

③ 脑脉散布：黄水落于脑膜，必须内服药物（白硇砂、紫硇砂、火硝、斑蝥、珍珠母、熊胆、倒提壶、多刺绿绒蒿、贝母）以排出伤口、鼻孔和尿道的黄水。如不见效，则穿刺骨部引流脓水。脓液散失面积大者不治，聚集一处者可愈，刺破脑膜，放出脓液后撒布收口药物。如出现脑膜上黄水落入之症状，在无伤他处疼痛集中者，在可疑之处剃去头发，以水喷激压抑蒸汽、热势，在疼痛部位切开肌肉，锉骨穿孔，以嚼破筋头探测脓液。在镇逆时胆量要大，骨血散失的刮去死骨再与未损之骨接合，在颅骨缝内尽量使脓液流出。

（2）降落于脉

① 降于外脉者：脊柱两旁肌肉有牵引之感，尾骨部作肿，四肢瘫痪麻木，失去知觉，全身发烧。对此除如上法药浴外，在外脉放血、内脉泻治利尿，并服二十五味冰片散。

② 降落内脉者：上身沉重，全身发烧，有时身重恶寒，呼吸喘急，肺中微有痰鸣声者，治以二十五味冰片散加珍珠、珍珠母、人胆、熊胆，用三果煎汤送服，并在十四灸穴灸治。降于具体脉者则给以相应之治疗，降于心者治以五味肉蔻散（对心悸、四肢颤动、口眼歪斜、哑结不语者将冰片、诃子、白檀香、打箭菊、白糖共研内服）；降于肺者治以五味竹黄散（对上身刺痛、气短喘急者将牛黄、五脉绿绒蒿、葡萄、无茎芥、白糖共研内服）；降于肝者宜服四味红花散（对身心沉重、目瞪不合者将毛诃子核、紫色悬钩子、波棱瓜子、白糖共研内服）；降于脾者宜服五味丁香散（对口唇下垂，全身麻木，四肢不能伸缩者将烈香杜鹃花、广木香、岩白菜、兔耳草、白糖共研内服）；降于肾者宜服加味三果酥油丸（对髋眼、大腿刺痛、尻骨疼痛难举，足拖行，小便不利，不能仰俯者将小豆蔻、烈香杜鹃花、肉桂、螃蟹、熊胆、溪中碎云母、蜂蜜与三果酥油丸配合内服）。此外，将艾灸、放血以及服散剂等法依具体情况与上述治法配合应用。

4. 脑损伤的逆转

（1）脑潜伏：宜服三味阿魏散（阿魏、紫硇砂、干姜），多食肉类和酒，以糌粑团热熨。

（2）发胀

① 热胀：宜服君臣散，本方加兔耳草撒于伤口，再压以薄铅皮，在小尖脉放血，敷料、饮食以寒凉为宜。

② 寒胀：治法同潜伏法，并以酥油中煎过的丝绵按压伤口。

③ 脓胀：穿刺后探查脓液，然后进行冲洗（食欲不振，嗜睡身重，常伸懒腰，白睛红赤，咳嗽频作，胸部灰白干燥者则脓涌于孔而集于脑膜，就会生出肉胬，将白硇砂、黑蒿叶、巴豆、广木香等撒布其上，禁食一日后再行探查，若脓仍未出，以白硇砂、熊胆、红花为粉酒调和，倒入羊膀胱，通过扁口红铜管注入，可将脓液引出。如找不到注药部位，在易于流出之处穿孔引流）。脑胬、黄水除不尽者以火针烙之。

（3）狂生：灸百会、四掌心、第六椎、第七椎、心区等穴。内服七味广枣散（广酸枣、冰片、肉豆蔻、沉香、红花、白硇砂、鸡蛋），以富有营养之品补养身体。

（4）哑结

① 脑哑：将冰片、竹黄、红花、白檀香、珍珠、珍珠母、熊胆、白糖等共研内服，在枕脉放血后艾灸伤口，在鼻准、舌下脉放血，全身以水喷激后仰卧，扯拉四肢，脚掌用拳捶击打，用此法无效者，则用泻鼻法和泻脉法。

② 骨哑和脉哑：骨哑应以手术方法治疗，脉哑按白脉章所示方法治疗。

第八十四章　颈　伤

复次，意生仙人如此请问道："善哉导师明智仙尊！不属于肢体头部的颈伤，应如何治疗，请延寿药王赐教。"

明智仙人如此言道："善哉大仙谛听！颈上不属于头，下不属于上下体腔，亦不属于四肢，颈有骨骼之城池，脉络之险关，是肌肉、大小筋的汇集地，骨部凶险，骨血易于散布，其重要性与头相似，凶险之脉汇集于此，故其重要性亦与体腔相似，肌肉、大小筋之凶险与四肢相同。因此，需要讲述肌肉、骨、脉三者构成的颈部之创伤治疗方法。"

一、颈骨外伤之症状与治疗

颈有五个颈椎，又可分为枕骨、骨城（椎体）、骨城际（脊椎关节）和飞檐（横突）四种。枕骨和脊椎关节际为脊髓之要害部位，如脊髓受伤，出现角弓反张、头部沉重、口舌干燥、小便癃闭、双目失明、上身刺痛、下肢拘急、四肢瘦削者治疗乏术，七日至九日死亡。骨城和飞檐根部损伤者治疗较难，以白硇砂、斑蝥、广木香等制成药锭纳入。如有脓液，将骨锉刮后，使骨血黏合整复（毡片涂面糊，将伤口肌肉黏合），上涂酥油、脂肪、鸡蛋调和的涂剂，内服兔耳草、老鹳草、文官木的浸汁，或者将秦皮、甘草煎汤内服。

二、颈脉外伤之症状与治疗

颈部的脉分内脉和外脉两种，外脉有血脉（静脉）、筋脉（神经）和风血合成的动脉三种，动脉有气管和食道间略向上处的子肺和心的金线脉，此脉断伤，犹如山羊崽齿受击一样，下颌颤动，头向后仰，在十一日内死亡。气管左右附近之上部有熟睡和似尖两心脉，此脉如被断伤，则必造成死亡，既是受击，亦会立即昏晕扑倒。由此再向外量一分，有二黑尖心脉，此脉受创后如未全部切断，尚有一线希望。从此再向后量一分，有小尖肺心合脉，此脉如被切断，则血流不止，必致昏晕而亡。

上述各脉如击伤或切断，须立即在断裂脉管之两端进行艾灸，如血流不止，在创口用围扎夹板止血，并以人胆、公黄牛胆、黑狗胆、小鱼胆、熊胆、白糖等调敷创口。在大风和寒冷季节，以浓酒醅、融酥油、调料（干姜、荜拨）等调敷，或涂面糊以驴毛按压，留出创口，用各种胆汁与乳酪调涂创口。如身有壮热且处温暖季节，以煎乳酪、面粉、甘草调和，如上法涂敷。

在脑后大筋左右两侧略向下处，有管状筋脉，再向外一寸处为扭结筋脉（即能瘫脉），当受外伤断裂时，颈项僵直，左侧受伤则右侧病，右侧受伤则左侧病，下肢瘫痪，终至小便闭塞而死亡。耳垂下有珍宝筋脉，当受外伤切断时上肢麻木瘫痪、活动机能丧失。

上述各脉的治法是在受创的两端以艾灸治，用糌粑团涂油热熨，下肢瘫痪可用麝粪煮汁浸浴。颈项僵直而上肢瘫痪，用五味甘露浴，小便闭塞不通者，应以利尿药做峻导泻灌肠。

十三内脉断伤而出现小便不通，四肢如被缠缚，有不是自肢之感，知觉错乱，口苦舌干，面部油腻，白睛黄染，头晕呕吐等症状者，虽遇高明医生亦难回生。

三、肌肉外伤之症状与治疗

如胸锁乳突肌断伤，将面团或用其粉剂加酥油、脂肪，加热熨之，如创口坚硬者以面团热熨，或以紫草茸敷浴，作肿而不坚者，涂敷按上述的季节寒热配合进行；气管和食道中部切断者不治，如被剖伤，撒布各种胆粉后以筋线缝合，其上贴以涂有胶水面糊的薄皮，再以毡片绑缚。饮食以性凉绵软流质食物为宜。气管部作肿者，在膻中、蛇穴、百会等穴以金烙器烙之。

四、大小筋外伤症状与治疗

脑后大扁筋切断者定会致死，既是剖伤亦会立即昏倒，身如绑缚不能动。对此，将各种胆汁、白石棉、水菖蒲、诃子炭、蒲公英乳汁、人乳等制成软膏，涂于大筋部位的整个后颈，用涂胶水的薄膜皮贴敷固定，为了吸去创口黄水，可敷以混有酥油的酪浆。

不睡卧，不滚转，要立坐治疗。

五、小结

简而言之，骨部创伤按治头部创伤之法处理，脉要害创伤按体腔创伤治疗，肌肉和筋受伤则按四肢创伤治疗。凉吸法用之过度，则会导致小便不通；温浴法用之过度，则会导致脉管破裂；艾灸过度，则会导致筋拘挛作痛。因此，须齐用上述三法，治法应以温凉平和为宜。

第八十五章　上下体腔创伤

复次，意生仙人如此请问道："善哉明智大仙！上下体腔如受器械损伤，其症状和治法如何？请延寿药王赐教。"

明智仙人如是言道："善哉大仙谛听！人类上下体腔可从生理构造、外伤症状、治疗方法和善后调理四点来讲。"

一、生理构造

可分支撑骨骼生理、覆盖肌肤生理、险要脏腑生理、分界部位生理、连接脉生理和窗户孔窍生理六点。

（一）支撑骨骼生理

骨有脊椎、胸骨、肋骨、肋软骨、锁骨、髋骨、肩胛骨、尾骨八类。脊椎分椎体、脊椎关节和飞檐（横突）三种。这些是机体之支柱，犹如帐篷之支架一样。

（二）覆盖肌肤生理

脊椎两旁的黑脊肌内外各两块，胸部有二乳肌，肩胛骨下缘有二马肌，腋下有黑白盘旋肌两块（在前者为白肌，后者为黑肌），肩上有二黑颈肌，肩胛骨边有二曲颤肌，肩胛骨面有二奔逃肌，如上所述共有九种肌肉（黑脊肌二、乳肌一、马肌一、盘旋肌二、颈肌一、曲颤肌一、奔逃肌一）是受伤后形成散布而肿胀的要害部位。

（三）险要脏腑生理

心为君主之官，生命思维依存于它，五子肺为王子，五母肺为大臣，心位于母肺间，犹如慈母怀中抱着幼子。白膈膜犹如白绸帘；肝如险峰巍然屹立；脾脏边缘厚而中间薄，形如烧饼；左右两肾犹如武士撑着屋梁；胃为食物之盛器；形如具有四纹的萝卜；胆如挂于肝旁之黄金袋；大肠形成三个弯曲，犹如遭毒打之金蛇；上下小肠犹如充满水之渠道；乙状结肠上接于大肠，犹如糌粑粒围绕之施食；直肠形如铁蛇直立；膀胱口朝下形如高悬之水袋。精府是脉结，形如肉核，这些为险要部位，是受伤致死的要害部位。

(四) 分界部位生理

膈膜将体腔分为上下两部，将鸠尾与胸骨连接处、十三椎间划一直线，为黑膈膜位置，从第八椎至体侧处，沿长肋向上一寸许，如帘幕分隔者为白膈膜位置，弯曲膈膜是自第八椎向下至十三椎间和其身侧的长肋上黑白肌相合之处，为花膈膜。

机体的上体腔和下体腔以及脏腑位置，可用划线法寻求。在平坦之坐垫上，取正身盘坐位，脊柱挺直，在前后肩关节的两肩纹处（上肢活动时，肩关节松动似微笑之处）划两条天线，从第一椎至尾骨，从天突至阴部前后各划一垂直线，上方有母肺、子肺和心脏，母肺位于后胸，心脏和子肺则在前胸。自第四椎向上左右斜量一拳（四指）之处，和自八椎向下左右斜量一横指处，将两侧之上下点划线连接，构成一四方形，再经四椎、八椎截去四角尖，将方形分为三份，两边各为一份，中间划一横线，则中为山冈，其两边连顶角依次为虎头、肋辐、肺下和漏端五母肺部位。

自两乳头向下内一寸处和天突下四指处划一三角形，其内君主心脏所在。再从两乳头和天突下二指处划一三角形，其顶角有蝙鼻，下为鸟盖、心堡、马眼、敌舌等五子肺围绕着心脏，故此三角为心脏和子肺的部位。自两乳头下一指处划超过乳头各二指的一横线，再从两端斜线向上直趋天突，构成一三角形，是母肺之边缘。此线外膈膜上和锁骨下为空旷无物之部位。由两乳胸间划线，自鸠尾尖趋向胃两侧肋骨边缘处，再折向脐部神阙，构成高八指、宽十二指的菱形，为容纳食物的胃腑部位。

自鸠尾和第八椎向右一寸处开始，以右手之食指和中指捏住右耳垂，右肘从胃中部向后移动，其所到达之处即为肝脏之位置。

自左短肋尖向胃侧边量一横指宽，五指高处是脾脏之位置。

以鸠尾下二寸之胃中穴向右量七指处，高六指、宽三指的部位为胆府的位置。

自脐部上下各一寸、宽八寸处为大肠之位置。大肠又分为三个弯曲部分，右为血大肠，左为虫大肠，中为糌粑大肠。

脐下大肠线区下二寸为小肠部位，小肠分上下两部，自大肠线下一寸为上部小肠，再向下一寸为下部小肠。

自小肠两下角至前阴上划线成三角形，前面为膀胱，后面为乙状结肠之位置。

自十四椎左右各七指、高五指处是肾脏之位置。

精府之位置则处于十三椎下。

以上叙述了各个脏腑所在的位置。

(五) 连接脉生理

1. 内脉：内脉分白命脉和黑命脉两种，在脊柱内像松树一样挺立，从内生出如树枝般的小脉，向全身分布。从第三椎向前发出三脉，心脏好像中间一脉之果实，在心脏外肌黑白际中有三皱纹，中皱纹具有五脉、风脉居中，风血混合的四动脉居于上下左右四方。从第三椎发出的左右二脉进入二子肺，分为许多肺内脉，恰如皮革覆盖禾捆一样。由于空虚而疾病易于入侵，由于脉多而疾病难以治愈，故治疗时必须持之以恒。

命脉的两支观脉和神脉运行于手臂，二黑尖脉和二熟睡脉分布于头，从第九椎发出一支进入肝脏，与肝脉大吊环和黑膈膜相连接。与此相同，自十一椎发出的一支与脾脏相连，自十四椎发出的一支与肾脏相连，自十三椎发出的一支与精府相连。在十四椎发出的两支命脉各分为两支，其中两支出现于鼠蹊沟，循行于两足。从黑白命脉发出的脏腑内脉分支、连接之处颇多，形如乱绳，有的也无一定规律。

2. 外脉：上下躯干的外脉与心脏相连接者有六支，自胸骨左右两侧向乳房前量二寸处，为二细针心脉，形如在胸膛外刺入之针；自锁骨中间向下量一寸处，为二小银突心脉，形似钉入的铁钉。自乳头上下左右量一寸处有二环状子脉。

母肺和子肺共有脉二十四支，有从肋辐母肺中发出的二脊旁脉，在脊椎左右一寸一分之处循行于上下各部，而第四椎处为发出之孔道，故为凶险部位，在此处又分为四支，两支越过肩部，循行于前胸，两支从脑后两大筋旁上行于头。此脉在膈膜以上者属肺脉，膈膜以下者为肾脉，而在十四椎对直方向者称为黑肾脉，在此处又分为四支（左右各四支），两支在髋骨上出现，一支经鼠蹊沟与阴部、膀胱相连，一支经大腿内侧与足相连。两脉在十四椎向下运行，一支直达尾骨，一支循行于大腿外缝。肋辐母肺中发出的二遍行脉，其部位在第四椎左右旁开一寸处，山冈母肺中发出的二内驰脉，其部位在第六椎旁开五指处，从虎头母肺发出的二蚁腰脉，其部位在第八椎旁开七指处，漏端母肺发出的二双窗脉，在第十椎旁开一拳处，肺下母肺发出的二竖脉，在乳头对直方走向锁骨下。从心堡子肺发出的二外行脉，自两乳头向腋窝方向量一寸处趋向天突锁骨连接之位置。犏鼻子肺中发出的二交叉脉，自外驰脉处显露，交叉于锁骨部位。鸟盖子肺中发出的二钉头脉，在腋前后距一拳之处。敌舌子肺中发出的二红铜子脉，为从腋下循行于长肋上之脉。马眼子肺中发出的二蛇脉，为肩胛骨镜正中之下部脉。母子相连的二环曲脉。为从肩关节向头部量一拳处横过肩峰弯之脉。从肺叶间隙中发出的二吹螺肺脉，为臑内侧根部向下量一拳处之脉。

3. 肝脉：肝脉分为“夏如”和“曼如”两种，从鸠尾根部两侧发出，向上循行，在乳头前二寸向上一拳处又分为两支，两脉循行于臑部，两脉循行于耳后。

4. 脾脉：鸟爪脾脉在肩胛骨之马肌缝中。

5. 胆脉：金泉胆脉在肺叶间隙中，金柱胆脉在臑与胛间。

6. 胃脉：胃脉有蛇眼、柱脉和驴鞦三种。蛇眼在鸠尾左右各一寸之处，柱脉在胃中左右各三指处，驴鞦胃脉在脐上一寸处。

7. 大肠脉：大肠脉在脐侧左右各一寸处。

8. 小肠脉：小肠脉为大肠脉之端向两鼠蹊沟循行之脉。大小肠之内脉，为在各自的弯曲处与肠脂如网一样连接之脉。

9. 精府脉：精府脉由髋骨向鼠蹊沟循行。

10. 膀胱脉：膀胱脉有水脉、命脉和在脉三种。其位置在会阴，水脉在中，命脉在右，在脉处于左。（在《秘诀续释难·金饰良言》中会阴中部为命脉，右为在脉，左为水脉）

上述各脉如被切断者则大部不治，如伤而不断，容易形成伤毒流入血络。

（六）窗户孔窍生理

1.天然孔穴：口为气管、食道之通路，故称胃之上孔穴；二阴为大小肠、肾脏、膀胱之天然孔穴。

2. 箭穴：鸽子穴能穿过手掌，膈膜弯曲的花膈膜处能容纳一横指，第八椎以上的脊椎左右和自两乳头向下量一寸之下部两边虽进入四指之物，亦不会触及内脏，膈膜以上无论进入三指之何物，均不触及内脏，膈膜下进入两指之物，亦不会触及六腑。

此外，人身所坐姿势和中物情况之不同，会形成两种情况，即原无孔穴，但因姿势扭转而形成空旷孔穴，也有中于空旷孔穴，但因姿势之扭转而达及脏腑的，故必须仔细观察姿势和中物情况。

3. 中械穴：机械所中之穴如为穿刺穴，中机械后流出血液，则不必用针穿刺。

4. 穿刺穴

（1）上身胸部有心穴六个，母肺穴四个，子肺穴两个，母子两肺共同流注之穴有六个，以上十八个穴位如开凿之窗一样。

① 六心穴：从膻中向上量一寸，再向左右旁开一寸一分处为吉祥堡穴，从此向上量一寸处为心堡穴，再由此向上一寸为渡鸦眼。

② 四母肺穴：背部的四母肺穴有第四椎左右各四指处的肺根源降脓穴；自第八椎向第九椎方向左右斜量各一横指，再从肩胛骨向下量二指之下的长背穴为肺区降脓部位。

③ 二子肺穴：从乳头至腋下量四指，亦即从乳头向左右旁开一拳之处，为子肺侧穴。

④ 母子两肺共同流注之穴：母子两肺之脓共同流注之穴，是十二椎和十三椎分界处，向两旁依次量四指、五指和六指处，依次为第十肋间一引流口、中引流口和末引流口。

（2）下身穿刺穴

① 肾脓流注穴：从十四椎左右旁开六指是肾脓流注穴位。

② 腹部总穴：从神阙向鼠蹊沟中部划一直线，再以髋骨头向阴上部划一直线，二

线相交之处，即为腹部总穴。

③ 直肠穴：从肛门向背部量四指处为直肠穴，为内部脓液流注之处。

除上述各种穿刺穴位，还有不属上下穿刺穴位的，应按脓液流注情况，给以相应之穿刺。

二、外伤症状

（一）诊断外伤部位

凡伤及椎体、椎关节、尾骨者较凶险，如不伤及脊髓可治愈。如中伤脊髓，出现头向后仰，两腿相绞，下身瘫痪，小便不通者，七日而死。胸骨受伤者较凶险，如骨血散失，则易形成痈疽。飞檐、肋软骨、髋骨、肩胛骨受伤程度为中等。锁骨、肋骨受伤者危险不大，但疼痛甚剧。脊椎两旁外部肌肉断裂者作肿而成佝偻状。黑白盘旋肌（前后腋下）受伤者脓液充斥，刺痛而易于散布，这是极为凶险之处，其他肌肉要害程度为中等。

一切内脉和子肺脉、心脉受伤者凶险，母肺脉、肾脉受伤程度为中等，其他脉受伤者危险不大。

如中于心脏、子肺、肝脏、肾脏和小肠等部位者凶险。中于母肺、脾脏、胃、大肠和膀胱等部位者属于中等，如不是脏腑境地，中于其他空旷穴位者预后良好，根据中伤部位之凶险与否，可以判断出吉凶，因此首先要诊察中伤部位。

（二）诊断兵器进入部位

中伤部位虽无定处，但有非中要害而转向要害和中要害而转向无要害部位者，故需详查兵器进入之具体情况。凡肌肉剖伤、骨穿透、脉络断裂和伤及脏腑等，危险程度依次以后者为重，上述四者同时穿破者不治。

母肺上部受伤者能治，下部受伤者不治，对治受伤者取决于治疗方法和中伤轻重。

肺上部受伤而伤口深者必中于内脉，如果伤口血液立即凝固黏合者可治。如果脉口开裂而导致全身肿胀如吹，则血液充满体腔而死亡，因此必须禁忌导致脉口开离之饮食、起居。如果兵器刺伤孔道短浅，未伤及脉管，黄水未入内，遇高明医生必能得救。

肺下部受伤，伤口虽短浅，但能蓄积黄水，因此脏器易蓄积黄水致病程迁延，难以治愈。

（三）诊断内部穿破与否

如内部穿破，患者讲话则语音尾断不连，行走姿势改变，体内沉重，呼吸喘急，喉中痰鸣，步履蹒跚而向受伤方向倾斜，食欲不振，刺痛剧烈，发际流汗，具备上述九点，则可确诊内部脏腑已被穿破。如中于空旷之孔穴，未伤及脏腑，未曾流血，伤口虽深，但内部刺痛不甚，呼吸均匀，面色润泽，行走正常，体温未升，食物知味，声音洪亮者为内部穿破而脏腑未破之征。如脉之要害部位被切断，则呈现面容苍黑油腻，身重口渴，不思饮食，白昼嗜睡，刺痛剧烈，频咳痰鸣之症，为脉中血液滴漏蓄积于内之故，虽未穿破，但症状与穿破相似。肌肉要害和骨要害切断或击伤者刺痛亦剧，内部虽未穿破，但亦有误诊为穿破者。腹胀嗳气，小便癃闭，腹内阵痛者为下体腔穿破之总症状。

（四）坏血降落之症状

凡出现腹内疼痛如类牛症，膈膜弯曲部和鸠尾下刺痛，不能坐立和枕枕睡眠，身体战栗，发际出汗，齿结污垢，遇寒疼痛加剧，遇暖则疼痛缓解，一日后唇、舌、齿龈失去色泽，脉紧，小便红赤，上身弯曲，体力减退等症状者则坏血降落无疑。

（五）中伤脏腑之症状

1. 五脏受伤：外伤中及脏器则神志恍惚、脾气暴躁，中伤脏器之脊椎属穴启开，压之则痛，呼吸短促，不能仰俯，须像抱小孩一样护理，脉、尿骤现热象。以上是中伤于脏器之总症状。

（1）兵器中于心：拔出兵器时立即死亡，中于心脏脂肪，则昏晕扑倒、心中惊悸、面容憔悴。对此面部以水喷激，贴耳高声呼唤，并进行涂擦按摩，创口注入温人乳等急救后，如能神志清醒，则有治疗之机会。心脉切断者则癫狂战栗、稍有惊悸，脉滴漏失血者则心中易蓄积脓液。命脉切断或穿孔者则立即死亡。击伤者则刺痛剧烈，就地打滚，以手抓地，如受轻伤者能医治。

（2）兵器中于肺：不能咳嗽，神昏谵语，喘气如狗遇酷热，创口走气，吐泡沫血液。中于虎头母肺，则七日内或经年死亡，中于山冈母肺，则七日或九日而死，中于肋辐肺则九日或十一日而死，中于下端母肺，则十七日或十九日而亡。中于任何子肺，则会立即死亡，即使延期，也超不过三日。肺脉切断则咯吐紫檀样血痰，脉上颤动牵引刺痛，发烧，面部油腻，气息喘急，恶寒，如脉滴漏失血者则肺中蓄积脓液，二脊旁脉切断则上部颈项僵直，下部肾腰疼痛，足麻跛行；环曲脉切断则阵阵作痛，蛇脉切断则呃逆频作；钉头脉切断则声音嘶哑，头俯不举；吹螺脉切断则局部作肿；交叉脉切断则难以睡卧；外驰脉切断则肩胛骨间刺痛；白膈膜切断则不能言语，呼吸不畅，两目瞪视，四肢抽搐，刺痛剧烈，嗳气频作，食后疼痛加剧，损伤轻微者，遇高明医生抢救则活。上述症状集中者五日后病情加重，七日后死亡。膈膜穿破者则导致上血下流，下风上扬，会立即死亡，黑膈膜受创则头部沉重、目合不睁、呕吐黑血、口常嘘气。眼脉紧细、目睛上翻、不能坐立者九日而亡。喜言敬语，能走能坐，欲饮酒而不能饮，是黑膈膜受伤之征，治之可愈。

（3）兵器中于肝：肝脏护膜失华而必死不治，严重者吐泻鲜血，中伤后立即死亡。跌伤击伤者，目睛红赤，肤色发青，低声呻吟，颜面油腻，动则脉管发胀、阵阵作痛，如伤情稍减，能及时治疗，则有治愈之希望。肝脉断裂则头和臑部作痛，面带油腻，白睛红赤。

（4）兵器中于脾脏边缘：恶寒心跳，腹部膨胀，大便不通，五日而亡。跌伤、击伤或底部穿破，则腹胀泄泻，或二便不通，呵欠、喷嚏频作，唇和齿龈灰白，面及白睛出现黑点，此伤如遇高明医生可治愈。

（5）兵器中于两肾：肾之护膜失华而死，肾系带断裂则足不能收缩，嘘气身强直，一日而死。跌伤或击伤和伤及肾脂肪者，则身体沉重，四肢难以收缩，小便不利，两耳不聪，对此如遇高明医生大部可愈。伤及肾脉者，则拖足而行，小便不通，肾脉牵引作痛。

2. 六腑伤：六腑穿破则表现之症状是肋骨内侧刺痛，腹泻。

（1）胃穿破：风外出而腹不胀，受伤不破者可导致腹胀，胃侧受伤者活，胃小弯受伤者死，其症状是痛如牛牴，小便不通，体力丧失，吃任何食物全部吐出，虽有治愈之迹象，但终于不治而亡。中于蛇眼胃脉者，十四日而亡；中于柱脉者二十三日后亡；中于驴鞦脉者经三十五日而亡。

（2）胆府穿破：吐泻胆汁而死，跌伤或击伤者白睛、皮肤和小便呈黄色，如不及时抢救，则五日而死。

（3）血大肠上端中伤：痛如牛牴，吐泻坏血，九日而死。中伤虫大肠则吐虫及泻虫，痛如牛牴。大肠侧受伤则腹部膨胀，尿涩不畅，此症如遇高明医生则会得救。

（4）小肠穿破：身不能坐立，有烧灼感，刺痛剧烈，病人手搓阴器，其生存日期与少量之穿孔数相等。小肠如不穿破而脱出者则能治愈。击伤或截伤者则口苦，体温增高，小肠刺痛，并有腹泻，目及小便发黄。

（5）乙状结肠穿破：吐虫和便虫，如病人作哼声而击掌者一日内即死。

（6）直肠受伤：大便失禁或秘结，黑肠受伤者难治，白肠受伤则易治（从肛门量四指以内为白肠、四指以外为黑肠）。

（7）膀胱受伤或穿破：小便不利或失禁，如伤及膀胱口者不治，伤在侧面者可愈。

（8）精府受伤：全身麻木，仰倒于地打滚，以后如病情逐渐减轻者可治愈。

脾脏、大小肠、膀胱和精府等的脉受伤者，其症状与各该脏腑受伤之症状相同。

（六）分辨生与死

1. 死兆

（1）受伤后立即出现神志不清、骤然扑倒、惊恐战栗、便血吐血者死。

（2）受伤后三日至五日内经过各种措施而烧不降、刺痛不减，经过各种治疗而无效者定死无疑。

（3）体衰无力、体温增高、不思饮食、经常吐泻、小便不利者死。

（4）目睛无光，难以闭合，目珠上翻（脉之信息）；口鼻出气冰冷，面带尘色（风之信息)；体力丧失，卧床难起（正精之信息），此为死亡之三信息。如出现上述之三信息则定死无疑。

五脏六腑之死兆和死亡时间上面已经叙述，此处不再赘述。

2. 吉兆：五脏六腑之脉流完好，疼痛间隔时间长，疗效显著者可愈。

（七）概括做出预后

1. 内部穿破，血流量少者，危险虽大，则可确定为能治之症。

2. 血流量多或中及脏腑者，要诊察死亡之三信息是否出现，在伤后三日至五日内不作分辨，五日后仍未出现信息者，高明医生如能将四种治法全部利用，即可治愈，如信息已出现者，则可确定为死症。

3. 未伤及脏腑，坏血亦未降者，虽然内部已穿破，但可确定为能治之症。

4. 大脉切断或流血过多，中于脏腑要害而伤口较深之危症，无有时机出现死亡三信息，是为不治之症，可立即确定为死症。

5. 同时还要与中伤部位之凶险与否、创口之深浅，日灾（迷信中所说命中注定某人的定期厄运和灾难)、死兆、疗效等结合作出生死预后。

三、治疗方法

（一）结合所伤兵器治疗

1. 凡被石子、木棍击打，从悬崖坠下，房室倒塌被压，形成无伤口之机体上下内外的扩散伤，刺痛剧烈，仰俯困难，脉尿均现热象者称为出现紫露（血气露珠如茶盖上的水珠)。对此，以药剂法、放血法及熨法等何法适合，要根据病情选用，以杀血气。其配方可参照扩散伤热章所示方法进行。

2. 凡被刀或矛剖伤、截伤或戮伤者，首先以热面团温熨，然后以酒糟敷贴，伤口僵硬者以涂剂经常涂之。如有脓者贴药排脓，已散布者放压垫包扎，经过上述处理伤口正常后撒疮药生肌收口。

3. 中箭者可分为异物遗留与不遗留两种。

(1) 无遗留者用面团温熨，以清除坏血，驯服散布之风和创伤兼症。除伤及肌肉要害以外之伤，在伤口不加涂料，伤口干燥而脉口自行封合，亦不蓄积黄水。

(2) 异物遗留者要查清永留与否，永留不出之症状是刺痛轻微，起立睡卧均感舒适者可任其遗留不取，卧床盖被，以压法按压固定（诃子煎汤内服，多食植物油、酥油和肉类，在入口以艾灸之)。遗物不久留外出者可设法取出，这可分为找遗失和取出异物两点。

1) 找遗失：异物遗失之部位有内外两部分，箭镞遗失于肌缝和骨中者，其症状表现与四肢创伤无大区别。箭镞遗失于内部各脏腑者，须根据外部、内部和秘密三种症状去寻觅。

① 外部症状：箭镞遗留于心和命脉之间者，痛点颇多，不能仰卧，想呵欠伸腰，俯卧则感舒适；箭镞遗留于母肺缝中，则气息喘急，喷嚏频作，愿来回走动，腋下刺痛，不能左右侧卧，坐立则感舒适，颈脉怒胀，两手难以屈伸；箭镞遗留于子肺，则咳吐血痰，自己不见脐部，弯腰则刺痛，枕低难睡眠，膻中作痛；箭镞遗留于命脉，则不能攀梯；箭镞遗留于膈膜，则身重面腻，腹泻，坐立即肝区有胀感，猛起立则有肝虚悬之感；箭镞留于肝，则肝痛如牛牴，躬腰而行，胸膝接触难分，身不能转侧；箭镞遗留于脾，则气短腹胀；箭镞遗留于肝胃之间，则饮水作痛，手揉肝胃则痛不可忍，且作牛牴般疼痛；箭镞遗留于胃，则胃不作胀，但饮食入胃即吐；箭镞遗留下胸部，则局部作胀；箭镞遗留于肾，则小便不利，如牛牴般作痛，有箭镞一侧不能屈腿睡眠；箭镞遗留于小肠，饮食作痛，小肠部揉按则痛不可忍，如不能迈越门槛，举步无力，小便不通，作阵发性剧痛者为有箭镞之明证；箭镞留于大肠，当病发作时，饮食后则可缓解。

② 内部症状：将乌鸡之蛋和血、朱砂、酒、水、牛乳等调和，涂于可疑之处，内有竹器则汗毛卷结，有箭镞则汗毛贴于肤，有角、木器则汗毛竖立，如在鼻准、膻中、四拇指（趾）心艾灸，当火达根部而不能言语和作阵痛者为有异物之明证。

③ 秘密症状：将白狗肉、黑猪肉、渡鸦肉、小鹗肉等共研细末，以白酒为引内服，在可疑之处盖白绸，如出现豆大之铁锈点者为有异物之征。或者将乌龟肉，野猪肉，公、母鸡肉，公、母旱獭肉等共研，以酒为引，连服五日，从服药第四日起，磁石粉以公山羊尿调涂可疑之处，上盖白绸或白纸，如出现铁锈，即可确定有异物。或者将滑石、海螺炭、虎肋骨、渡鸦粪等水浸内服，如在可疑之处出现铁锈，且阵阵颤动者为有异物之征。

2）取出异物之方法

① 手术取出：受伤不在要害，伤口浅而易得者用镊子取出，其他按四肢创伤处理。

② 药物排出：要害部位受伤而伤口深，用手术方法不能取出者用药物可将异物排出。将鼯鼠肉、渡鸦肉、磁石、野猪犬齿、鱼肉等共研，以白酒为引内服，取鲜乌鸡一只去内脏，装入砸烂大麦一捧，再加雄黄、干姜、诃子共研之粉，缝合煮熟，干后焖烧成炭，与鱼肉配合内服，则异物必会排出。将牛黄、鬣蜥、雪蛙、鬣羚角用白糖配合内服，则异物可从伤口排出，或者磨取铁犁粉，在半升酒中煎后制硬膏，内服可排出。将磁石、蛇脂、人脑等制成药锭，纳入创口向外引出。此外也可用鼯鼠肉、猪肉各一块，加水一升，在瓶内煮后以蒸汽在创口熏之，亦可排出。

（二）结合创伤部位治疗

1. 肌肉要害：以吸提、敷浴、涂擦按压和黏合之法治疗。创伤初期以面团温熨，此后以酒糟吸提，肿者以凉敷浴或温敷浴依具体情况进行。红肿而热甚者放血最能收效，将獐牙菜、兔耳草、麻花艽、角茴香、亚大黄、瓦韦等共研，用乳酪调和涂擦按压。寒性肿胀以酒醅、干姜、酒曲、荜拨、葛缕子、花椒、迷果芹共研，在酥油、脂肪中煎后涂擦，以细皮条缠缚。无论肌肉要害伤势散布或肿胀，都可用将羊脑、酒醅、青稞面、骨髓、干姜、花椒，以白酒调和，煮成药糊涂敷之。肿胀虚而不实，压之虚软刺痛者，以乳酪、酒醅、炒青稞、青稞面、胶、鸡蛋、吊挂烟灰等配合涂擦，再放兔毛压垫，伤势散布者以毡片作压垫，以犀甲缚法绑之。

2. 骨要害：骨要害受创，应以吸提、药物、刮削、艾灸等治疗。骨松质受创而伤口大者应以红花、油松脂、多刺绿绒蒿、熊胆等共研，制成药锭纳入创口。将羊蹄砸细，与乳酪调和吸提，本法不导致骨血散失而能引出黄水。创口小者，其上灸之即可。锁骨、肋骨断裂者亦可用灸法治疗，如果骨折严重者加灰色剂，再放毡片压垫后包扎。陈旧性骨折，可用金烧灼器烧灼或以艾灸治。骨血散失者，其刮法和敷药法按头部创伤施行。尾骨骨折不用灸法，可以用五味甘露浴温熨，或者以麝粪或砖块加热熨之。腨端、大肠二脉适度放血。此后行泻脉法和温泉浴法最能收效。腰椎骨折可敷以灰色剂，并用毡片压垫缠缚，要仰卧不动，给以凉性有营养之食物。取多刺绿绒蒿或木贼二两，分为四等份，一份与蜂蜜调和，一份与酥油调和，一份与牛乳调和，一份与白块糖调和，分三次交替轮服（《秘诀续释难·金饰良言》：早晨以蜂蜜调服，晚上以酥油调服。次日早晨以牛奶调服，晚上以白块糖调服，依次轮流内服。《蓝琉璃》：首先服蜂蜜调和，此后为酥油和牛乳调和，最后服白块糖调和。依次轮服），可治腰椎骨折、脊椎两旁肌肉切断、燥新旧严重创伤之脓血等。

3. 脉要害

(1) 灸法：有接脉络、止流血、约孔穴和镇痛点等作用。创口大者在脉之上下两端灸之，创口小者就在创口上灸之以接脉络。为了防止伤毒扩散和止痛，在闪动之险要、疼痛麻木处和刺痛点灸之。对各种断裂之内脉，在百会、后囟、脚掌、拇指毛丛、无名指心、胛骨中、第六椎、第七椎等穴以金器烙之。以各种胆汁、红花共研之速火剂内服，立即使血液凝固，达到止血目的。将冷蒿、山矾叶、紫草茸、茜草等共煎，加熊胆、红花内服，可连接切断之脉。将红花、朱砂、熊胆、岩白菜、牛黄、肉桂、溪中碎云母、尼泊尔黄堇、麻黄炭、孔雀翎炭、竹青皮、山羊血等共煎，再加独活上之虫熬后外涂内服并用，可使断裂之脉按原位愈合。

(2) 放血疗法：何脉断裂就在各该脏腑所属之脉放血，先服分解汤将坏血引入脉道，然后再三放血。

(3) 药物疗法：脉热和黄水以散剂清除之，将红花、熊胆、孔雀草、丁香、甘草、朱砂、苍山黄堇、白糖共研细末，空腹服下。以本方为基础，肺脉热加打箭菊、松香、秦皮、紫草茸、人胆；心脉热加白檀香、紫檀香、三果肉；肝脉热加红耳鼠兔粪膏、人胆、麝香；肾脉热加小豆蔻、广木香、三果；小肠脉热加波棱瓜子、止泻木子、榜莪嘎布。

脉中之王的命脉治法，在脐下四指、红眼（鼠蹊沟动脉）、“阿锁”、锁骨陷中、第六椎等穴灸之。在大肠脉、巨脉（股内侧）、器皿、小尖脉放血。将丁香、白糖共研，用牛乳调服，并经常服三味君臣散。

陈旧之脉病，以五味甘露浴敷浴，用泻脉和温泉浴法治疗，可将余邪清除无遗。

（三）结合上下体腔进行治疗

1. 上体腔之治疗

（1）结合刺入途径治疗

① 内部穿破之治法：内部穿破时虽未流血，但在拔出箭镞之同时就会出血，故须首先以红花、紫草茸、各种胆制成速火剂，加速创口血液凝固，过用性温之品，会引起血热发生，为防止创口干燥，在敷料上以薄褐布包扎，如产生微量之热，按具体情况，进行放血或服散剂。饮食起居以凉性为宜，禁忌剧烈活动，即会痊愈。

② 血降落之治法：内部穿破、脉管断裂而坏血流出者，以药和灸使血管按原位愈合，并服以红花、黑蒿炭、各种胆制成的速火剂。瘀血引起刺痛者，以温熨、汤剂和引出三法治之。将酒醅、花椒、青盐、酒曲、植物油、青稞面等煮制之稀面团熨后，能引出坏血止痛。将水中石子炒热，用薄酒喷后装入布袋，在刺痛点熨之，或者以经日晒雨淋之马粪加热喷酒熨之，若不备，以炒青稞熨之亦可，将沙棘木心材、犀角在加牛乳水中煎煮，加熊胆、白糖内服，可化瘀血止痛，且不生热。如此药不备，可在煎乳中加熊胆内服，能化瘀血而使其干枯。或者以诃子、野姜、光明盐、紫草茸煎汁，加熊胆内服，其作用同上。如不伤及要害部位，创口较大，内脉未断而中于穴位者在创口引出坏血最能收效。在脐旁稍下近两髋之凹陷中和鸠尾下置以患者捧大之圆球，使患者两膝贴胸，两手握球，然后用布带缠紧，创口朝下对准引木格，如创口过小而血少者，用手术器械扩大创口，患者鼓气使血外流，待流出血沫时，则停止外引。本法之功效有减轻疼痛、创口易愈等。如在创口引不出血时，则用泻血剂从下面泻出，将白硇砂、广木香、长嘴诃子尖、天仙子共研为散，加入锡金大戟和大黄之煎汁内服。或者将白硇砂、熊胆、榜莪嘎布、经血、高原大戟等共研，用童尿调服。血热应以杀血热之汤剂和散剂以杀热势。汤剂用红花、熊胆、苍山黄堇、紫草茸、茜草、黄花獐牙菜、鸭嘴花、尼泊尔黄堇、兔耳草、獐牙菜、榜莪嘎布、诃子等共研煎汤温服。用藏木香、宽筋藤、岩白菜、止泻木子共研煎汤温服，为除血刺痛之良药。将紫草茸、余甘子、鸭嘴花共研煎汤，加熊胆内服，可立即止坏血引起之发烧。杀血热之散剂可参考下面血期之干涸方。积血多者可从脉管放血引出，起居要慎重，饮食以凉性为佳。

③ 中伤五脏之治法：内部穿破中于脏而立即未死者，首先不使脏器流血，以速火剂防护，服以人胆、熊胆、鱼胆等各种胆，红花、木贼、打箭菊、黄丹等熬制成之速火

剂。将金色诃子、熊胆、苍山黄堇、瓦韦、干马脾、鹿角炭、炼蜂蜜共研为散，以上述之速火剂送服。如不具备此药，将熊胆、黄丹、贝齿炭、白糖共研为散，以上述之速火剂送下。脏器中未遗留箭镞和脉未破裂的损伤则按上法止血处理。中伤脏器而不能仰俯者，将患者紧抱怀中，放出好血以减低血势，是最好之外治法，子肺和心脏在大脉由上向下依次放血（小尖脉、器皿和六头等），母肺则由下向上在小脉放血（细小脉、冈脉等）。发生脏热，以凉性散剂扑杀热势。母肺以冰片、六良药、二檀香、甘草、葡萄、无茎芥、高山龙胆、犀角、鹿茸、白糖共研内服；子肺以冰片、竹黄、肉豆蔻、丁香、五脉绿绒蒿、肉桂、乳白香青、木棉花瓣、兔耳草、栎膏、螺厣、诃子、白糖共研内服。心脏以肉豆蔻、丁香、诃子、三果肉共研细末，凉水送服。扑倒不省人事者，以秃鹫心、丁香、三果肉、白蓝翠雀共研煎汁内服，在第七椎、膻中、腘窝、拇趾丛毛等处灸之。其饮食起居按血病进行。

（2）结合受作害阶段治疗：头七日为血之阶段，如婆罗门般地通过以清洁为主之治疗，中间七日疾病发展为黄水阶段，则如比丘般地注意起居细节进行治疗，最后七日为疾病成熟之阶段，则如君主般以食物进行治疗。

1）在初期血之阶段：必须以制止刺痛、约束脉口、速杀血热，将为害坏血引入脉道，以水制止外部热气等治疗。

① 制止刺痛：刺痛分血刺痛、脉刺痛和脏刺痛三种，依次以熨法、艾灸和放血法制止为要。

② 约束脉口：约束脉口之法分艾灸和速火剂两种。速火剂是以干净白绸包裹红花、人胆、熊胆、打箭菊，再放入一拃长竹竿，用线扎缚，入崖石中流出之净水浸泡变色后，日服六七次浸汁，则脉口受到约束。欲扑杀血热、愈合脏器伤口、干燥黄水时，须将本速火剂连服十四日以上。

③ 速杀血热：内部穿破而脉断裂，中脏出血者，则内部充血而胆之机能受扰紊乱，并会出现热象，其症状表现为尿红脉紧，面带油腻，呼吸短促，晚间失眠不寐，白昼亦不能入睡，口、舌、唇干，齿结黑垢，厌食口渴，不能蹲坐，枕低则不能安卧，肩和肩胛骨间发胀刺痛。血引起之热势增盛，应以饮食起居和散剂清除之。饮食以青稞片粥，黄牛、山羊和犏牛之乳酪，及新酪浆、白酥油和凉水为宜。咸味、酒肉以及性温营养之品食之如毒，应当禁忌。起居宜在凉爽地区休息，避免劳累。将冰片、白檀香、竹黄、红花、丁香共研为散内服，以杀血气。将人胆、熊胆、鱼胆、黑狗胆、黑牦牛胆、织锦缎炭、贝齿炭等共研内服，以约束脉口止血。将犀角、鹿茸、狍茸、鸭嘴花、藏羚血、尼泊尔黄堇、黄丹等共研，以白糖为引，日服四次或六次（分早、晚、中午、午夜四次，或者在中午、午夜、初更、黎明、日出、日落时服之），以干坏血。或者交替服用九味散，即冰片、竹黄、红花、五脉绿绒蒿、朱砂、麝香、小豆蔻、迷果芹、马兜铃

等，以白糖为引，早晨空腹服；将犀角、鹿茸、白檀香、沉香、肉豆蔻、贝齿灰、诃子、黄丹、鬣羚角共研，以白糖为引晚上服下。如此交替轮服，其功效与上药相同。

或者交替轮服七味散，即右边鹿茸在白犏牛乳酪中浸泡三日，用具刺之柴火烧煮，后用人乳浸泡三日煮之，再入藏羚羊乳酪中浸泡三日，煮后阴干为君药，与冰片、三凉药、肉豆蔻、兔耳草配合，以白糖为引早晨服之；将鬣羚角、白檀香、木棉花瓣、五脉绿绒蒿、肉豆蔻共研，用白糖配合，晚上服下。

④ 将为害之坏血引入脉道：这不必促期成熟和分离，可早晚接连放血，以降血势，如果等待成熟，犹如在虎面上抛土一样。小尖脉、臑脉为制止黄水气之脉，六头、短角为制止刺痛之脉，器皿、正长胆脉为增进食欲之脉，冈脉和肝胆合脉为根除黄水之脉。背部高凸处和肩胛骨间作痛，在冈脉和六头放血。乳房、腋下、胸部作痛，在短角和器皿放血。其放血法从上依次下降或从下依次上升，要结合热势进行，如血上结有脓、胆、铁锈者，继续放血引出。放血效果显著者须多次少量放血，如出现红黑色花纹者停止放血，要结合患者体质进行放血。放出之血不凝结而像水样者须停止放血，如不会掌握而大量放血时，其后在脓之阶段，则犹如箭尽遇敌一样，身体虚弱而脓液无法放出。

⑤ 以水制止外部热气：经过五日后，取星夜之水，在温暖之阳光下淋浴，则热气易干，散布于外部之热气亦会就地干燥。经过如此治疗，如热势下降，感觉舒适者则会痊愈。

2）在中期发展为黄水阶段：经过上述治疗无效，七日后发展为黄水阶段，这可分为原因、种类、症状和干燥法治疗四点。

① 原因

未治：中械创口失血和内部血降落，未用放血法引出，亦未用药物制服。

失治：凶险外脉断裂，没有及时用艾灸约束脉之险关，在治疗前血已流失，失去后不再重生，成为寒降落之因。

滴漏聚集：分脉滴漏、脏滴漏和箭镞滴漏三种。内脉滴漏分口开和聚集两点，细小脉口开则如麦秆漏水样，大脉受到猛力冲击，则血和黄水聚集，此二者没有以药物按原位愈合，形成滴漏，脏漏因脏器创伤之血未能在初期凝结黏合，在创口血和黄水聚集而形成滴漏。箭镞滴漏是因箭镞遗留之部位未能找得，由于变化不定，故血和黄水聚集而形成滴漏。

紫露：血增盛而药和放血疗法未能制服，热邪之气旋绕，形如茶杯盖上结成之水珠，这些都是突然发生而为热降落之因。

② 种类

热引起的黄水降落：脉及小便均现热象，面带油腻，食欲不振，口舌干燥，口渴引饮，身体发烧，现鸡皮状疹粒，咳嗽频作，呼吸短促，白昼不能入睡，晚间失眠不寐，刺痛剧烈，头目昏眩，关节穴位启开，频咳而痰带脓粒，用干涸法未能干涸，在咳吐紫草茸汁样时，须选适当之穴位排出。

寒引起的黄水降落：脉及小便表现平和，面色苍白，食欲良好，舌苔湿润，口不渴，体温低而无恶寒战栗，气息均匀，白昼不眠，夜能入睡，刺痛轻微，不狂妄谵语，关节穴位闭合，咳嗽轻微，痰涎纯净，身体轻快。对此不必开穴排出，可以以干涸法干燥之。

病势轻者在黄水阶段还杂有血，用放血法则易于引出干涸。

血引起的黄水降落：严重的脏器损伤，在血之阶段如同时不治疗黄水，七日后则会变成纯黄水，既不能用针刺放血，亦难于以干涸法干涸。因此，病势轻微者按三个阶段分别治疗，病势严重者，在血之阶段要同时治疗黄水。

纯黄水：纯黄水之干涸法分饮食、起居、药物和外治四种。

饮食：除食用婆罗门般的干净食物外，并食鲜岩羊肉、原羚肉和黄牛肉，身体虚弱者以三甜膏补养。

起居方面：凡时起时卧、剧烈活动、高声说话、猛烈咳嗽以及努责大便等导致脉口开离之剧烈活动，如遵守法律般地避免触犯。

药物治疗：分总治方和分症治方两种。

总治方：有散剂、软膏和酥油丸三种。在血之阶段以散剂治疗，在纯黄水阶段以软膏干涸之，成脓阶段服酥油丸疗效较好。

散剂：散剂分三种，五日散将犀角、狍茸、鹿茸（为角日）、白檀香、紫檀香（为木日）、金色诃子、竹黄、红花、肉豆蔻、乳香、草决明、黄葵子（为精药日）、黄丹、铁质页炭（为石日）、织锦缎炭、贝齿炭、黑蒿（为炭日）共研为散，以白糖为引，用文官木、红耳鼠兔粪膏浸汁送服，本方犹如五日干涸海洋一样，可将血、黄水和脓之海洋干涸；君臣军散是将制硫黄（君）半握、制水银一钱、沙棘果（臣）三钱，糅合混匀，加犀角、鹿茸、狍茸、鬣羚角、白檀香、沉香、红花、竹黄、獐牙菜、马兜铃、人胆、熊胆、狗胆、兔耳草、鸭嘴花、陈天灵盖、海螺炭、贝齿炭（军队）共研为散，以白糖为引，用母黄牛尿煎独活取汁送服，可将脓、血和黄水在日内干涸；勇士集散以硫黄为主药（土勇士），去土后在铁器中以木炭火熔化，倒入诃子浸液，煎用或凉用，根据火热大小灵活应用，具体配方是主药一握，有犀角、鹿茸、狍茸（角勇士）、白檀香、紫檀香、沉香（木勇士）、冰片、竹黄、红花（精勇士）、熊胆、人胆、鱼胆（胆勇士）、刀杀人骨炭、贝齿炭、鹿角炭、海螺炭（骨勇士）、金云母（石勇士）、黄精、天冬（根勇士）、诃子（果勇士）、木贼、打箭菊、尼泊尔黄堇（草勇士）、黑蒿炭、织锦缎炭（炭勇士），以白糖为引的硫黄粉剂，用文官木汤送服，坏血和黄水如海亦能干涸之。

服此药期间须禁忌坐卧湿地、向阳就火。如药不消而出现腹胀者，须停止服药，多饮开水为宜。药物滞留胃中或立即引起泄泻，则以黄牛蹄炭、葛缕子、荜拨煎汤内服。

软膏：取黄牛或犏牛新酥油，融化后除去泡沫和渣，以脱水蜂蜜混合，加勇士集散搅拌，成为吸吮精髓般的硫黄良药，可干燥脓液和黄水，并使体弱者强壮。新牦牛酥油清除沫渣，加硫黄粉搅拌煎熬，色现黄绿。在指甲上划时呈红黑色后停煎，待温后加上述勇士集散拌匀，如饮血般的硫黄剂，为干燥脓血之最佳药。在植物油中加硫黄，搅拌煎熬至和匀水尽后凉温，再加上述散剂拌匀，如吃肉般服硫黄剂，则一日能干脓水一捧。将文官木在酒中浸泡五日取汁，加黄精、天冬煎至绵羊乳酪状，加脱水蜂蜜搅匀，然后加硫黄半握，以犀角、鬣羚角、鹿茸、人胆、熊胆、鱼胆、猪胆、秃鹫胆、旱獭胆、猴胆、狗胆、白檀香、沉香、马兜铃、三黄水药、木棉花瓣、木棉花丝、红花等配合内服。

酥油丸：上述各药未能干燥而成脓者，可用酥油丸干燥之，其方药可参看下面脓液阶段所述之方。

分症治疗：

津性小儿患者，以“叟尼”骨灰方干燥之，将横死人骨、陈天灵盖、鹿角、贝齿、三热、黑蒿、沙蒿、织锦缎等烧炭存性，加三黄水药，以白糖调和，用开水送服。

胆性成人患者，可用珍宝、精药方剂干燥之，将红铜灰、红珊瑚、珍珠、朱砂、冰片、三凉、白檀香、紫檀香、各种胆汁以白糖调和为散，用雪水送服。

老人和风盛患者，以角剂等干燥之，将白犀角、黑犀角、鬣羚角、鹿角、狍茸、岩羊角、原羚角、藏羚角、野牛角、牦牛角、印度黄牛角、黄牛角、山羊角、绵羊角等在热灰中煨黄，加六良药、人胆、熊胆、鱼胆，以白糖调和为散内服。

外治法：外治分放血和排泻两种。放血过少则将黄水遗留，余热为患，放血过量，则会导致元气耗竭。因此，施治必须根据具体情况适可而止。经过药物和放血治疗热势未减者，可用锡金大戟、硼砂、兔耳草等泻下。

经过上述治疗，热势、病情减轻，黄水蓄积之征象消失者即可治愈。

3）脓液阶段：经上述治疗无效，超过十四日，则最后成熟为脓之阶段，这可从诊断法和治疗法两点讲述。

① 诊断法：可分为以外部症状分辨有无脓液、以内部症状辨认脓液存在之三部位、以隐秘症状清除是非错误三种。

首先分辨有无脓液：上身弯内如弓，颈项弯曲，白睛黄染，身体扭转时有脓一侧之臑瘫难举，脉和尿液之热象持续不退，头部作痛，面部易汗，全身沉重，轻度频咳，心跳不安，声音低沉，有时出现轻度泄泻，肌肤色青，舌苔、齿龈和指甲晃白，以上十四种症状齐全者为有脓之确征。

其次辨认存在之三部位：面容焦黑，肩背部满闷，有时刺痛，嗜睡而多昏眩，胞睑和足背浮肿，口有脓臭味（自己和别人都能感觉到），有时痰中夹有脓粒，出现上述症状，则可确诊为气管内有脓；在所有肺脉处有时出现刺痛，有时恶寒呻吟，在有脓之局部布满鸡皮状疹粒，将局部转向朝上，则疼痛加剧，如无降于气管孔穴之其他症状，则可确诊为肺之间隙有脓包。

如以指弹、汗毛、划线、震动之声、孔穴现花、试探等法诊断而出现六种症状齐全者，则可确诊外部穿刺穴有脓液。

第一，以指弹诊断。以指在怀疑部位普遍弹击，比较左右、前后、上下声音是否一样，如出现空声，则为无脓之征，出现“觉尔”声者有黄水，出现震颤声者为已成脓之征。

第二，以汗毛诊断。取星夜之凉水，在温暖阳光下，以口喷于可疑之处，然后再喷以酒，不着衣而在阳光下观察，汗毛竖立者无脓，零乱者为有黄水之征，汗毛如牛舔状倒卧者为有脓之征。

第三，以划线诊断。前面从天突至神阙，后面从第一椎至十四椎各划一笔直中线。从两肩纹处前面通过天突，后面通过第一椎各划一天线。左右前后两腋至短肋部各划一边线，在构成之图形划两次等分纵线。从十三椎经两侧向神阙划一横线，与天线间划二等分线后再划一次等分线，此十六条纵线和七条横线构成的图形，何处现畸形，则为有脓之征，也可将有脓穴位与无病之处作比较确定。

第四，以震动之声诊断。在无人狗及水声之静地，盘膝直坐平垫，卸饰挽发，两手交叉于头顶，医者持两肩由缓逐渐至猛摆动，最后猛震三次，则听其声，如发“啜啜”之声，是为有风之征；如发“晌晌”之声，则为有黄水之征，发“虐虐”之声者为有紫草茸汁样物之征，发“啾啾”之声者为有脓之确征。声音发自上部者脓多，发自下部者脓少。经上述之法仍诊断不清者，令患者侧卧，下手作枕，上手盖于髋骨上，医者一手持臑，一手持髋，如上法摇震，如出现声音，将手盖于孔穴，出现来回旋绕如犊动者，则为有脓之征。

第五，以孔穴现花诊断。孔穴经常刺痛，有脓之肤色较它处为佳，肋间有酸痛感，虚软作胀，压之则不能忍，皮肤皲裂，微结污垢，此为孔穴现花之征。

第六，以试探诊断。经上述诊断而仍有怀疑者，将两头尖炒后研细，用人乳调涂，贴敷鲜鼠皮试探，就会作出有脓穴之反应（汗毛倒卧，或卷结，或刺痛，或变灰白等）。或者将肉、血、盐［鹿和驴之胃结（贲门部）、鼯鼠肉、鸺鹠肉、赤色白斑鸡之鸡冠血、经血、白硇砂］、圆柏叶共研粗粉，加母黄牛尿半捧，以烈香杜鹃焚火煎之，每日早晨加水煎后，空腹服一握。用无茎芥酒煎熏之，三日后之早晨则穴位出现有脓之反应，本法尤其对白膈膜上及中间之脓包诊断有效，如具备上述六点即为脓症，可毫无怀疑地进行穿刺。如外部红肿，汗毛脱落，肤裂如枯老蔷薇皮，出脓失时，则内脏被脓淹没腐蚀。故穿刺失时者必死无疑。

第七，以隐秘症状清除是非错误。可分为似有脓而实无和似无脓而实有两点。似有而实无者两胁血肉积滞变硬，导致肋间轻微刺痛，发热麻木，出现震颤声，似乎有脓，但无其他有脓之征，对此在细小脉放血，用凉水喷激制服，如经制服而上述症状消失者为无脓之征。风入于胸腔，震动时发出“�汋”之声，似乎有脓，但脉空，尿液色青，心肺颤动，目睛晃白，耳内鸣响，面呈灰白，鸣声时有增减，如给以肉、酒而其症状消失者为无脓之征；似无而实有者为寒性脓盗症，脓液少而病程长，因而肌肉干瘪，有脓之部位瘦细而似无脓，如帘幕隔绝包裹般的脓疱，虽经震摇，亦不会出声，似乎无脓，但其他症状齐全者则有脓无疑，因此必须注意清除是与非错误。

② 治疗法：以上述方法诊断清楚后，则从药物、外治、饮食和起居四方面用法将肺脓向上引出，溃破脓包和降于孔穴者排出。脓液进入气管，首先以引脓法引出，然后以药和食物行补肺治疗。将沙棘果、广木香、余甘子、甘草、肉果草、荜拨共研，用蜂蜜调和，空腹服下引出。或者将岩白菜、葡萄、诃子、无茎芥和甘草烧炭存性、沙棘果、广木香、荜拨、白糖共研，用驴乳调和之缓引剂引出，如难以引出，再以白硇砂、光明盐、碱花、丁座草、鸬鹚喉管、胡兀鹫脑、沙蜥血等七味共研，以童尿为引内服，可将脓液等引出，或者上药与红铜灰配合开启脉口，将驴乳、沙棘果、诃子、狐肺配合存放三日，再与三尾羽（藏雪鸡尾羽、大鵟尾羽、小鸮尾羽）烧炭存性、二脑（小鸮脑、狐脑），用风化芒硝调和峻引。或者将毒蜂蜜、白硇砂、冰片、竹黄、短穗兔耳草共研，以酸酒为引，空腹服之，把五味甘露浴煮后在前胸和后背温熨，如引不出，则将白芥子、硫黄、胶质没药、植物油等溶化于布上，放于罐中焚烟熏口鼻。或者雄黄、胶质没药、丁座草、石花、广木香、紫胶等配合点燃熏鼻。或者将长嘴诃子、雄黄、姜黄、阿魏、紫草茸、铜矿石、荜拨、甘草、胶质没药、麝香、丁座草共研，用人脂调和，焚烟吸入引出。出脓量以出现脓包皮为度，如挖之过度而脓尽血出者，要封闭脉口止血，并要做防止脓液复生之善后调理，首先将紫草茸、黄牛乳入水煎汁，再加入熊胆、红花、豌豆花内服。或者将竹黄、小鸮脑、狐脑、无茎芥、甘草、黄牛酥油共研，以蜂蜜为引内服。或者将肉桂、小豆蔻、荜拨、野姜、紫草茸、熊胆、紫矿共研，用白糖等调和内服。取紫草茸汁、黄牛酥油煎紫草取汁、驴乳三者各两捧，加葫芦巴一剂共煮，待水分尽后加丁香、白糖，每日清晨服一匙，为治疗肺断裂、肺脏劳伤或咯吐血痰和肺脓之良药。为了防止脓疡复发，将三红酥油丸与六良药、红铜灰、蜂蜜调和，空腹服之，本方有疗肺伤和防止创伤脓液复生之作用。饮食先以黄牛乳酪和酪浆、尕里巴肉等为宜，此后以无茎芥汁稀释之麦酒和鲜肉为好（预防风邪入侵）。应长时间禁止服食腐败、酸类、奇蹄类肉和过烈活动等。

溃破中间脓包：将雪蛙（也有作未睁眼狗崽解的）、鱼、鬣蜥（也有作青蛙解的）、蛇等共研熬粥，日服三次，连服三日，把猪毛蒿煮后在局部熨浴，则脓包向内或外择近破裂，如不破裂，则为寿尽宿业所致，无法治疗。

降于孔穴者排出：可分孔穴穿刺时间、孔穴、穿刺法、出脓量、脓象、引塞、敷料、冲洗、饮食、药物、起居、断脓时间等十二点。

穿刺时间：受伤经五日、七日和九日穿刺出紫草茸汁样物，十一、十三和十五日穿刺出黄水，十七、十九和二十一日则穿刺出脓液。扩散伤和脉血流失则无穿刺之定时。

孔穴：要具备上述六点肯定为不变之脓征。

穿刺法：选择良辰吉日，在早晨时刻，直身盘坐平垫，由同庚而不相克之人护理，堵塞两耳，在孔穴用管状鸟喙针不交叉直线刺打，要掌握穿刺皮肤、肌肉、骨部等之分寸，手和刺针、皮肤三者要紧紧不离，患者鼓气，医者以嚼破之筋头探清脓液，然后抽出。

出脓量：首先放出三分之二，注入加白糖和红块糖之半捧酒，以填充脓液部位，最后放至挤出脓液泡沫时为止，起初每吃一顿饭挤一次（即一日三次），此后每日挤一次。

脓象：凡脓液色白绵软无臭味者易治；色黄灰而质稠，无臭味者，及时治之易愈；脓色红灰和青灰，无臭味者可以治疗；脓色如小檗汁和菜汁者病程缠绵难愈；脓液如腐肉和烟汁而臭味浓，上有血纹，或如蓝黏土汁和肉之洗汁，或如经日久晒之野驴尿（紫黑而有花纹）者不治。

引塞和敷料：初期引塞和敷料要交替应用，穿刺针拔出后，放入红绸折叠之引塞，其上以热面团熨数次，此后脓未除尽者可用毡片敷贴。中期以红绸拧塞和芜菁塞交替应用，再以植物油煮蕨麻叶或酒糟或公驼粗毛敷贴，用薄而软之皮包扎。最后放入铅塞漏管，上敷油煮之牦牛崽绒毛干燥料后包扎。

冲洗：热证以冰片君臣水冲洗，寒脓以温和酒冲洗，糜烂者以碱花水冲洗，寒热共同之冲洗剂为竹黄、熊胆、白糖水，用适当之器械向疮内注入冲洗剂一握，封口摇动，然后排出，如排量与注入量相等者，为塞管需要缩小之征，冲洗过度，则失肺温而转为沉寒证，冲洗不足，则糜烂而脓液不绝，因此夏季每三日洗一次，冬季每七日洗一次。

饮食：在初期脓热未减之时，以食性凉之羊乳酪和酪浆、野牲肉、尕里巴肉、青稞粥、炒青稞粥等为宜。中期脓尽热降后，以食新酥油、鲜羊肉、白块糖、三甜软膏（冰糖、蜂蜜、红块糖）、无怪味之鲜酒等为宜。在后期脓源难绝之时，宜食旧肉、红块糖、酥油和温和酒等熬成之营养品补养身体。

药物：在有脓热之时，将制水银、制硫黄、红铜灰、三果、六良药、冰片、牛黄、白檀香、紫檀香、犀角、羚羊角、鹿茸、各种动物胆、黄精、天冬、甘草等共研，用白糖、蜂蜜调和，在清晨空腹服三勺以燥脓液。或者以硫黄剂干燥之，待脓尽热降后服酥油丸，将三果、黄精、天冬取汁，加牛乳、酥油熬煎，水尽后，再加勇士集粉，用蜂蜜调和服之，一昼夜即能干涸上下内外之一切脓液。取诃子、毛诃子各二十粒，在母黄牛尿中浸泡五日取汁，加牛乳一升、酥油十两熬煎，待水分尽后，加入沙棘果、母黄牛尿和童尿等炮制之水银与硫黄一握配合，再加冰片、六良药、白檀香、牛黄、犀角、文官木、秦皮、冬葵子、油松、红铜灰、贝齿炭、根类（黄精、天冬、尼泊尔黄堇、贝母、苍山黄堇）、叶类（木贼、圆叶报春、镰形棘豆），用蜂蜜调和，日服三次，每次服拇指大一粒，一切脓液如露遇日一样干涸，药消后盖被以出汗为度发汗。水银不消化者以开水、胡兀鹫粪和白硇砂助消最有效。出现头晕面部浮肿者，宜吃肉和饮酒，关节似有分离感者，将荜拨、白硇砂、光明盐、沙棘果膏等煎汤内服。后期寒脓川流不息之时，水银以诃子溶化，红铜以硼砂、硫黄炭熔化，犀角、鹿茸、狍茸、羱羚角、红花、竹黄、肉豆蔻、白檀香、紫檀香、肉桂、三热、短尾铁线莲、水银以沙棘果和母黄牛尿炮制，紫胶等共研细末，金色诃子在酒中浸泡五日取汁，加牛乳、牦牛酥油共煎，用蜂蜜调和，存放于青稞中，每日服三次，是干燥寒脓之最佳药品。

起居：禁忌剧烈活动、房事、骑乘、开强弓、举重、用石击打等手之操作。经过如此治疗，出现脉尿，外部热象消失，身体轻快，食欲良好，体力增加，精神爽快者为断脓之时。断脓四时指春季植物萌生、夏季雨水初降、秋季草干断离、冬季寒冷冻结四时，如此时不断，则脓流不绝，其镇逆之法参看巩固疗效部分。

2. 下体腔之治疗

（1）治疗概述

有以食物保其本（后天之本——胃），以熨镇痛，以敷料生温热，以引法除阻塞，以药清脏腑热，以放血法将坏血从脉中排出，以泻法将胆热从下部清除，以艾灸约束脉关和消胀，以脓血降落者从孔穴排出等九种。

① 以食物保其本：下腹腔主要为六腑之境，饮食必须要慎重，将大米和炒青稞煮熬烂熟后加入新酥油、牛乳、野姜服食，将新鲜尕里巴肉切碎煮熟，蘸野姜少量多次服食，久煮之开水放微量糌粑，渴时少量饮服，可给食一藏雪鸡蛋壳量之牛乳面糊，饮食过多致刺痛剧烈、呕吐、腑伤难以愈合，故要如泻下后般地注意饮食起居。脏伤饮食宜少，过多则有碍疾病治疗，禁食则更有益，尕里巴肉、稀薄乳酪、糌粑稀汤等按消化力食用。脏腑二者都应禁食过热或过凉之饮食。

② 以熨镇痛：肝刺痛以马粪熨之，脾刺痛以向东之旱獭洞口土熨之，肾刺痛以干酒糟熨之，胃部以炒青盐温熨，大肠以水中石加热温熨，小肠以砖加热温熨。在局部大面积多次温熨，会立即止痛得安。

③ 以敷料生温热：在创伤初期先以热面团熨之，然后在融酥油中加调料（三热、花椒、葛缕子、芫荽子等）、绒毛煮后大面积敷于局部，再用薄褐绑缚，创口大者贴敷大块酒糟。必须注意，创口脓湿未干之前须应用燥湿敷料，禁用酒糟等温和敷料。

④ 以引法除阻塞：疼痛发作、腹部作胀、二便不通者，以锡金大戟、大黄、各种胆类、碱花、酒曲、屋梁吊挂烟灰、青盐、母黄牛尿配合，从下面导引，则下部之热引起之大便不通和瘀血必会清除，立感舒适，此法必须再三行施。

⑤ 以药清脏腑热：必须注意清腹腔脏器之热、封闭脉口和干燥黄水，首先以白檀香、牛黄、三凉、五脉绿绒蒿等六味清除脏热，用熊胆、甘草、木贼封闭脉口，用犀角、鹿茸、贝齿炭、黑蒿炭四味干燥脓血和黄水，以上三方为主药，根据病情加味或另加引经药，肝脏加红耳鼠兔粪膏、唐古特青蓝、獐牙菜、朱砂内服；脾脏加波棱瓜子、诃子、荜拨；肾脏加小豆蔻、麝香、螃蟹、冬葵子，以白糖为引内服。与此相同，对腑应着重进行清热、补衰和生温，牛黄、三凉、五脉绿绒蒿可清腑热，熊胆、黄花獐牙菜、茜草能补腑衰，石榴子、荜拨能生火热。以上述清热药为主，胃加藏木香、广木香，小肠加止泻木子、叉分蓼，大肠加紫硇砂、广木香，胆加波棱瓜子、止泻木子，膀胱加全蝎、螃蟹，均以白糖为引，难消化者开水送服，其服药次数和服量根据热势大小灵活应用，胃难消化者三热烧炭存性，将诃子、白糖共研，早晚与上药同服。

⑥ 以放血法将坏血从脉中排出：身有热邪，在刺痛出现之际发生酷热者，脐部以上之病在器皿、短角放血，脐部以下之病在巨脉和大肠脉放血，肾脏在腨端放血。放血时要根据疗效和血色好坏适当进行，腑病放血过多会导致火热丧失，故必须掌握放血量。

⑦ 以泻法将胆热从下部清除：药物和放血未能制服热邪，尿液色黄，病情时有反复，口苦，饮食不下者，必须以大黄、锡金大戟、长嘴诃子尖共煎之缓泻剂清除腑热。

⑧ 以艾灸约束脉关和消胀：脉管断裂，腑被穿破，脉络牵引刺痛作胀者，其外治法莫过于灸，外脉断裂者在伤口灸五或七壮，腑被穿破而不残缺者在创口灸之，残缺者则灸箭镞创口之上方，脉牵引者在牵引和刺痛局部艾灸，胃脘胀满刺痛者灸前后胃穴。

⑨ 以脓血降落者从孔穴中排出：分向上引出、向下排出和穿刺穴中排出三种。凡头痛口苦、食欲不振、胃上部满闷嗳气、恶心欲吐、脓血在未消化部位者，宜用引吐法引出，以丝瓜子、腊肠果、荜拨、丁座草、刺参等配合，按三个阶段变换药引引出（血之阶段用水；黄水阶段用母黄牛尿；脓之阶段用薄酒）。或者将三凉、蝙蝠葛、白芥子、短穗兔耳草、黑蒿等共研，加入白蓝翠雀煎汁中内服，可将降落之脓血吐出。凡小便不通，大小肠刺痛、阵阵灼痛，下身沉重者是降落于消化部位之征，须以泻下法排出，宜将蓖麻子、腊肠果、蓝钟花、长嘴诃子尖、疣果大戟、大黄、碱花、荜拨等共研，按阶段以水、母黄牛尿和薄酒为引，可将落于下部之脓和血排出。凡脉尿均现热象、口舌干燥、不思饮食、阵阵刺痛、小便不通、局部灼热、有酸痛感、触之痛不可忍、目能查到有脓部位、松软突起者，无论降于何部孔穴，即在该处穿刺，其穿刺时间、脓象、冲洗、敷料、断脓等与胸腔之治疗相同。如降于腑外者，以手指插入肛门诊断，幻穴（从

肛门向上四指处）疼痛难忍，可在松软处穿刺。

（2）腹腔脏腑之分别治疗

① 黑、白、花膈膜创伤：首先用熊胆与山羊乳配合内服，禁用放血疗法，在第八椎和鸠尾尖灸治，服猪肉炭、公鸡头菜、驼羔肉、犏牛乳酪和酪浆，用鸡蛋清、马血、葛缕子等提吸，以药糊涂擦，或者以花椒、葛缕子、调料（芫荽子、荜拨、野姜）、三红等之药糊涂擦，禁用女护理。黑膈膜可服胆类方剂，在小尖脉、胫面脉、脐下脉放血，艾灸腘窝动脉，宜食大米粥和炒青稞粥，百会、足心以油脂涂擦。饮食以凉性为主，但也须吃些温性之品。

② 肝脏创伤：宜在短角、大肠四脉放血，在第八椎、第九椎、囟门和右拇指（趾）灸治，将红花、竹黄、马兜铃、鸭嘴花、红耳鼠兔粪膏、石榴子、朱砂、诃子、白糖共研为散内服，并服花类硬膏。饮食和起居以温凉平和为宜。

③ 脾脏创伤：宜在胫面（笼头脉）、短角四脉放血，将葛缕子、宽筋藤、止泻木子煎汤内服。灸第九椎和十一椎，将萝卜、青盐制成药锭纳入肛门。用大蒜、白酥油煎汁，加入小米辣、葛缕子、三植物（扁刺蔷薇、水柏枝、骨碎补）内服。饮食以温性为宜，时常以经年酥油涂擦。上述治疗无效者以缓泻剂泻下。

④ 肾脏创伤：宜在十四椎和黑脉（十四椎左右各一寸一分）艾灸，在镫脉、腨端四脉放血。饮食宜用性温之品，药物则以凉性为宜。小便不利，可将白硇砂、麝香、螃蟹、冬葵子等共研，用牛乳调服。肾脏受伤而肾脂融化者服七味红花散，创口内放入冰片，再以凉性药物涂缚，如脓液侵入，则服三果肉酥油丸。

⑤ 胃部创伤：宜灸十二椎、胃中穴。呕吐者将大米水煮取汁，加入炒米、石斛、蜂蜜内服。将石榴子、诃子、白酥油、白糖共煎熬匀内服。发烧者在左右短角放血，经如此治疗而难愈者，以腊肠果缓泻剂泻下。胃侧破裂者以马或野驴筋缝合，敷生肌药，以薄绸盖严，上贴以酥油煮之毡片后包扎，腹部脂肪脱出者，以鲜羊脂熨后纳入，如难以纳入，可在缝隙处以马尾或丝线扎之，敷白硇砂、肉桂粉以融化脂肪，脂肪纳入后按上法敷料。发烧者依具体情况以药物或放血法治疗。

⑥ 胆府创伤：依宜用牛乳浸泡熊胆内服，灸第九椎，在正长胆脉和短角放血，将獐牙菜、熊胆、波棱瓜子、广木香、兔耳草、山苦荬、榜莪嘎布、小檗皮、白糖共研为散内服。

⑦ 大肠创伤：宜灸十六椎。虫大肠受伤，将阿魏、麝香、酸藤果、天仙子、田螺、紫矿、大蒜、牛乳、红块糖等共煎内服。发烧者在二大肠脉放血，将腊肠果、蓝钟花、高原大戟、大黄、油松、小檗皮、诃子、毛诃子、干姜、红块糖等共煎之缓泻剂泻下。

⑧ 小肠创伤：内服牛乳浸泡之熊胆，发烧者在小肠脉放血。小肠脱出者，以水和酒冲洗，再以三热之滤液冲洗，再用刚宰之羊脂熨暖小肠，做好纳入准备，然后用凉水

喷激病人面部，借凉水刺激达到小肠回收之目的。或者用羽毛伸入喉部，引起作呕，亦能使肠子收入腹中，再以马或野驴筋作蛙行式缝合，上敷伤药，以绸子和酥油毡片包扎，此后脱去衣服缓缓摇动，令小肠恢复原位，如果小肠扭拧或缠绕者不治，手术后须仰卧七日，身下挖一小沟，令小便顺沟流下。饮食以少量软和之流质为宜。

⑨ 乙状结肠创伤：治疗与大肠无二。

⑩ 膀胱创伤：可灸十八椎。小便不利，可服白硇砂等利尿药。有热在大肠脉放血。

⑪ 肛门创伤：灸十九椎。发胀者热熨。壮热者放血。大便难下者将药锭纳入肛门或以峻导泻灌肠导泻。

⑫ 精府创伤：在精府脉（大肠脉、腨端等）微量放血，在臀部、足心和百会温熨，灸十三椎。首先凉治，最后温治。

四、善后调理

最后是镇逆善后调理，可分脓液不绝之原因、脓液不绝之症状和清除脓液不绝之法三点。

（一）脓液不绝之原因

1. 热性脓液不绝有脏器创伤之脓液逐渐腐蚀而形成陷蚀疮、脉口开裂、创伤糜烂、漏管口过高四种原因。

2. 寒性脓液不绝有寒凉药品用之过多、饮食不足两种原因。

由于以上六种原因，导致脓液绵绵不绝。

（二）脓液不绝之症状

1. 脏器创伤形成陷蚀疮：食欲不振，肌青干瘦，上身刺痛，脉尿热象特甚，脓色鲜红，有时杂有腐肉，此为脏器创伤之流脓。

2. 脉口开裂：脓液中杂有血疹，体弱无力，脓量时增时减。

3. 创伤糜烂：臭味浓，流出之脓液混有渣滓，白睛黄染，食欲时增时减，此乃穿刺过时，冲洗不足而脓液腐肉未尽之故。

4. 漏管塞口过高：漏管塞之管口过高，冲洗之水液未能外达而遗留于内。

5. 寒凉药品用之过多：寒凉药品用之过多，则出现脉迟尿青，体弱无力，肝胃不适，腹胀肠鸣，脓液色青，臭气和蒸汽均小。

6. 饮食不足：饮食不足则脉空，食欲较佳，脓液稀薄，体弱无力。

（三）清除脓液不绝之法

1. 脏器创伤形成陷蚀疮者：禁食性温食物，宜食性凉轻之品。将黄丹、木贼、黄花獐牙菜、尼泊尔黄堇、熊胆等共研撒入创口，一日后洗去。在细小脉放血，并给以补肺药和酥油丸。

2. 脉口开裂者：以三果常泻方泻之，在各种胆类水中浸泡，冲洗创口和内服药物，在附近脉道放血，用艾灸以封闭脉关。饮食宜凉，起居避免剧烈运动。

3. 创伤糜烂者：宜用碱花、硼砂、广木香、诃子等配合之水液注入伤内冲洗，用猪鬃刷清除糜烂腐肉，其后以冰片、白檀香水冲洗，并服硫黄酥油丸和角类粉剂。

4. 漏管塞口过高者：使脓聚集三日，然后在肋间和关节等处穿破后治疗。

5. 用寒凉药物过度者：以四味石榴散补养胃火，宜食羊肉、藏雪鸡肉、斑翅山鹑肉和新鲜温和之酒。讲各种盐类熬成硬膏，加新鲜酥油、三甜熬匀内服。

6. 饮食不足者：宜食马肉、驴肉、旱獭肉、人肉、酥油、红块糖、浓酒等，服食五根酥油丸对本病最能收效。

第八十六章　四肢创伤

复次，意生仙人如是请问道："善哉明智大仙！四肢被兵器所伤，其症状和治疗如何？请延寿药王赐教。"

如是请问已，导师明智仙人如是言道："善哉大仙谛听！四肢创伤分要害、症状、治疗方法和要害创伤镇逆法四点讲述。"

一、要害

(一) 要害部位

有鱼肌、肉核、脉、骨和筋五种。

(二) 要害详述

1. 鱼肌要害：两肩上有黑颈肌要害，肩胛骨肌上有花奔肌要害，肩胛骨边缘有曲颤肌要害，臑部之鱼肌有七皱门要害，其凶险部位有从肩关节向下量四指，为羊尾肌（三角肌）要害，前臂之鱼肌形如鱼架上排列之鱼，有九鱼肌缝和二大鱼肌，而最凶险者从腕关节向上量五指，从肘尖向下量六指为鱼心要害；手拇指与食指间有舞肌要害；髋腰部之肌肉形成交叉性，腰部上有马肌凶险要害，大腿有十三皱门，形如绫卷，从髋关节向大腿量二指，为白冈肌要害；从险上（从髌骨向上四指处）量四指为黑蛙肌要害；小腿鱼肌无皱纹，形如竹捆，其中间有三种多鱼肌，最凶险者从跟骨上端量五指为鱼肌头要害，由此再向上六指为腨心要害。以上二十二处鱼肌受伤后，是肌肉作肿要害。

2. 肉核要害：肩胛骨柄与臑骨连接处向上至肩部四指处为青头肉核要害；手臂屈伸时腋外侧突出如犬怒状的肌肉向上五指处为臑紫肉核要害；自膝部外侧关节沿大腿一拃（约六寸）处为白肉核要害；再向上三指处为蛇昂首要害。以上左右八处之肉核为受伤后突然作肿和威胁生命之要害部位。

3. 脉要害

（1）风脉要害：风脉是风之通道，因此又称为白脉。风脉在腨部羊尾肌和腋窝外侧之间为筋脉要害；肘关节外侧至弓弰穴之间为珍奇风脉要害；膝部之险上有灶石骨脉要害；跟骨与外踝之间为脊髓脉要害；大趾第二节有毛处为鳖头筋脉要害。以上十处为风扬和机能丧失要害。

（2）血脉要害：血脉要害有肩胛骨镜下之蛇脉，自肩关节向颈椎一拳处横跨肩胛之弯曲脉和臑内之吹螺脉六脉，均属肺脉，为滴蓄要害；肩胛骨与臑骨之间有金柱要害；臀下横纹处为长纹胆脉要害，以上四胆脉是发生胆热之要害。器皿、短角、大腿内侧之巨脉和二下肝脉（腨端），此四肢左右八脉，如被创伤断裂，则流血不止，为失血要害。自髋骨前方倾斜面肌肉浅薄处为黑穗肾脉；大腿前上方高突处为着骨肾脉；大腿外侧肌缝处为举足肾脉；自髋骨头经大腿外侧肌缝，伸向下方者为二黑脾脉，以上八脉是产生寒津之要害。上述二十六脉为血脉要害。

（3）风血合脉要害：风血相合而跳动之心脉，位于足心如油点凝结者为夺掌要害；足背上有黑动脉要害；内踝陷中为铁豆要害；胫面之下方为柱梁金脉要害；腘窝内有黑腘脉要害；鼠蹊沟处为红眼心脉要害；无名指下手心为急脉要害；小指下手心处为搏动脉要害；手腕高骨处为观脉要害；在观脉之另一侧位于两筋之中间为神脉要害；肘弯内侧为“阿锁利嘎”要害；腋下为聚汗心脉要害。

上述之四脉（头足二脉、左右二脉）弯曲运行，由于突出于外部而称要害，是激发热邪亢盛于上部的死亡要害。

4. 骨要害

（1）大关节：大关节有两髋、两臑、两膝、两肘、两腕、两踝等十二处，此类关节上下两端各四指之骨松质等皆包括于关节内，均是极为凶险之处。

（2）小块骨：小块骨如髋骨、肩胛骨、髌骨、踝骨、跟骨以及掌后小骨群、掌骨、指（趾）骨等二十六处均为病情较缓而缠绵之要害。

5. 大筋和小筋要害：计有两腘弯、二肘、二腕、二足跟及二蛙头筋（外踝上与胫骨下之筋腱）等十处。大筋与小筋之区别是：凡在躯体之后背部者为大筋，反之，如位于前身者为小筋。以上十种如遭外伤为导致拘挛和僵直之要害。

（三）小结

1. 五要害等级总述：上面所述之脉、肉核、鱼肌、关节及筋五种要害，按疾病之严重性而言，脉与肉核为头等要害，创伤后多能致命，最为凶险。鱼肌与关节属于中等要害，大筋和小筋则为下等要害。

2. 要害等级分述

（1）脉要害：脉道创伤以心脉所主之部位最凶险，胆脉和风脉所属部位为中等要害，其他则为下等要害。

（2）鱼肌要害：鱼肌中以腨心和黑蛙肌为最凶险之部位，大腿肌为中等要害，其他鱼肌为下等要害。

（3）关节要害：关节以膝关节和臑关节为最凶险，髋关节和肘关节为中等要害，其他关节为下等要害。其他小块骨以踝骨和跟骨为最凶险，髋骨与肩胛骨为中等要害，其余之骨均属下等要害。

（4）大筋及小筋要害：大筋以腘弯内之大筋为最凶险，肘弯内之大筋属于中等要害，其余大筋则属下等要害。

3. 病原所属要害：关节，大、小筋和筋脉等是风之要害；肺脉、心脉和胆脉等为胆之要害；巨脉和肝脉为血之要害；脾脉、肾脉和鱼肌肉核等为津之要害。

4. 确定预后：懂得上述之要害生理，就可断定死亡、病程缠绵和易治等（中于头等要害会造成死亡，中等要害则病程缠绵，下等要害则易治或只能造成瘫痪）。

二、症状

（一）症状概述

受伤后突然作肿，或刺痛剧烈，或似野牲落网难以活动，机体如火炽燃，或冰凉如水，总而言之，至此，机体已衰而无能为力了，如出现上述症状，则为难治之症，也可能会造成死亡。

（二）分类症状

1. 鱼肌受伤立即作肿，敷性温之品则有裨益，创口呈紫黑、青花、红花色，呈火焰形纹理。刺痛甚烈，局部坚硬如石，触之痛不可忍，脓色红而有脓节，语声低沉。

2. 八处之肉核被切者不治，如受猛力击伤则立即作肿，刺痛剧烈，发烧，言语气短，鱼肌隆突部流黄水，臭不堪闻。

3. 风脉、血脉和风血合脉

（1）风脉受创：神乱不安，身颤，眼脉怒张，呵欠，呃逆频作，夜不安寐，口眼歪斜，反向作肿（右伤左肿，上伤下肿）。特别是羊尾肌之筋脉断裂者，则手臂麻木瘫痪；珍奇风脉受创，则黄昏和黎明时疼痛较甚，呵欠惊悸，呃逆连绵不绝；灶石骨脉受创者出现惊悸，立即作肿，大腿作肿如皮袋充气，头痛谵语；脊髓脉受创则头向后仰，牙关紧闭，小便不通；鳖头筋脉受创则惊恐身颤，刺痛剧烈，常梦见坠落悬崖和洪水之噩梦。

（2）血脉受创：蛇肺脉受创，则面容焦黑，常作呃逆，心颤惊恐，咳嗽频作，体温增高；弯曲肺脉受创，则肩胛骨和肩部刺痛，头痛，臑瘫不举，颈项僵直；吹螺脉受创，则喉中痰积，刺痛，肿胀如充气。手足之四胆脉任何一脉受损，则头痛口苦，眼、尿、创口和面部均现黄色，食欲不振，口渴引饮，身体沉重，热敷料对之有害；股内巨脉受创，则血流不止，口渴喜饮，下身瘫痪，腹内鸣响。肝脉受创，则立即流血不止，下身沉重，嗳气呕吐，流腐臭坏血；器皿脉和短角脉受创，则血流难止；肾脉受创，冷敷料对之有害，下身瘫痪，足麻木拖行，髋眼刺痛，小便不利，两耳失聪，恶寒；脾脉受创，则腹胀嗳气，潮湿对之有害，创口流坏血，下身瘫痪，肠内鸣响，头痛身重，面容焦黑，机体发烧。

（3）风血合脉受创：心之任何动脉断裂，则血流不止，面呈黄色，呵欠频作，亦能出现昏厥。如受猛力击伤，则局部红肿，脉络牵引作痛。创伤坏血不出而散布他处，三日后上身发烧，头痛恶寒，眼脉怒张而目瞪视，鼻孔干燥，舌脉色青，齿结污垢，气息短促，心肺不适，口渴引饮。尤其是夺掌和急脉二脉受伤则头痛空呕，心颤惊恐，局部刺痛甚剧，心区亦作刺痛。观脉和神脉受伤之症状除与此相同外，夜不安寐，白昼昏沉。‘阿锁’和聚汗脉受创，头痛，心肺震颤，胃中不适，呕吐谵语。中于红眼心脉则心抖足颤。黑心脉受创则流血作肿。柱梁金脉受创，九日后流血，并作呃逆，搏动脉受创则小腿僵硬，恶心呕吐，手指（趾）拘急。

4. 骨要害

（1）大关节要害受创，箭镞易拔出，三日内创口流水液，不能伸缩，刺痛剧烈，口干舌燥，头痛倦怠，恶心空呕。

（2）踝关节受创，十五或十九日后，面部呈油腻色，身颤出汗，意识异常，如刺痛甚剧者，虽为高明医生，亦难治愈。

（3）跟骨受创，三日后脊柱两旁肌肉僵硬，角弓反张，身体僵硬，牙关紧闭，痛如类牛症，七日或九日时寿终而亡。

（4）髋骨、肩胛骨、髌骨以及手足后小骨群等受创，刺痛剧烈，局部作肿，脓液难尽。

（5）创伤穿骨达髓者，箭镞遗留难取。

（6）足尖之黑骨松质受创，骨部烧灼腐烂。

5. 大筋和小筋断伤，肢体僵直，创口下陷，穿孔或剖伤时流具节脓液，创口似雀肛。

三、治疗方法

分结合为害阶段治疗、结合中伤部位治疗、结合病势次序治疗、结合三时比喻治疗、结合凶险要害治疗和结合秘诀治疗六种。

（一）结合为害阶段治疗

1. 创伤初期（七日）为血之阶段：壮年人或胆偏盛者须禁食五日，儿童或津偏盛者须禁食三日，老年人或风偏盛者则禁食一日。这样则肿势不甚，亦不充血，刺痛轻微，不波及要害，则血液自动黏合，以酒醅加热、喷乳酪作敷料包扎，脉或关节受创者加紫草茸。或者将香酒醅与冷蒿配合加热，蘸冬葵、酒曲、花椒等之粉剂，再喷以乳酪包扎按压，如有疗效，到创口愈合为止。如不见效则可能作肿，以茜草、山矾叶、蓝黏土、紫草茸、红石花等制成之红色剂按压。

2. 创伤中期（七日）为黄水阶段：肌肉作肿者以酒醅、面粉、植物油加调料（干姜、花椒等）做成面团热熨。如不见效，以黄色剂治疗，将姜黄、小檗、亚大黄、山矾叶、青稞面、乳酪等制成药糊涂擦，涂擦和按压按肿情行施（作肿者用药糊涂擦，散布作胀者按压）。或者用姜黄、小檗、亚大黄、山矾叶、雌黄、雄黄等涂擦或按压。如不见效，以花色剂治疗，用姜黄、小檗、亚大黄、茜草、山矾叶、紫草茸、蓝黏土、炉铁渣（炉内铁与土混合而熔成的一种发光球形物）、狐粪、狼粪、藏雪鸡粪、猴粪、望月砂按病情涂擦或按压。或者以狐粪、狼粪、望月砂、藏雪鸡粪、苔类炭、炉铁渣、蚁窝土、土脂（积水底泥）、茜草、蓝黏土、山矾叶、紫草茸、姜黄、小檗、亚大黄、酒醅、青稞面配合，煮熟按压于作肿部位。上述各种治疗无效时，则将黑浴制伏，狗粪、狼毒、刺参、三毒（黄花乌头、白花乌头、蓝花乌头）、四粪（狐粪、狼粪、兔粪和雪鸡粪）、紫草茸、胶质没药共研与青稞面、植物油配合煮熟涂敷。在增盛之脉道放血，并进行泻下。

其见效之征象是肿块变色而微呈灰色，刺痛减轻，出现小皱纹，或成熟为脓。如果无脓而肿块呈青灰色、疼痛甚剧者，用坏羊脑与青盐配合遍涂肿处，再以冷蒿、酒糟、冬葵子、花椒、酒曲等配合吸提。或者以紫草茸、茜草、山矾叶、三热、酒醅等配合，趁温遍涂局部，身发烧而肿胀热甚者，以凉性涂剂最佳。

3. 创伤后期（七日）为化脓阶段

（1）化脓症状：伤肿之色无变化，肿块坚硬稳定。

（2）酿脓症状：伤肿呈红色而明显，如皮袋充盈气体样，中间边缘普遍充满，遇热则闪灼欲裂，触之痛不可忍，身体倦怠，失眠多语，食欲不振。

（3）成脓症状：脓熟后白睛黄染，尿液质浓奇臭，脉象震颤而细数，肿块从边缘收缩，聚拢于中间，常有阵发性刺痛和闪灼，汗毛倒伏，从肿块高处按压时，有如母牦牛闭眼样空隙，在肿块上下两边以拇指按压，如水袋之水彼此流动。

（4）脓液散布症状：脓液散布于骨上或关节、鱼肌缝等部位而向外流窜者，则出现肿块缩小，刺痛剧烈，身体沉重，食欲不振，成熟症状不明显，此时必须收敛散布之脓水，以干姜、陈酥油、人脂调和，涂擦可疑之处，并以热面团熨之，边缘以凉水喷激。或者以青盐、酒曲、脑汁调和涂擦，其上用两头尖、酒糟加热熨之。或者以两头尖、人乳调和涂擦。

（5）穿刺方法：经过上述处理，出现散布者已收敛，成脓之症状齐全者进行穿刺，穿刺前先饮半捧酒，在边缘进行绑缚，查清适合部位，配合肌肉走向，以手探测，避开要害穿刺，创口大小以脓量和部位而定，以咬破之筋头和穿刺针清除阻塞而将脓排出。如脉断流血者以独活和大籽蒿（《蓝琉璃》为白草叶）堵塞止血，然后放入红绸引塞。

（6）辨脓象：脓色如烟汁，具腐皮气味，脓液稀薄，带有小泡沫者为劣脓。脓色白而浓，气味小而质绵者为良脓。先用酒糟提脓三日，再将黄精、麻黄汁、酒醅、鸡蛋、黄牛乳酪、面粉用植物油调和，均匀涂于患部，或者将黄精炭、大黄、姜黄、亚大黄、雄黄、面粉用酒醅调和后涂擦，缚以毡片压垫。在鱼肌缝、关节等处之压垫毡片要折叠，其上两边用扁带扎紧，局部坚硬者可经常解除敷料进行敷浴，由于黏合创口之处理引起刺痛者，可换用绵软敷料。

（二）结合中伤部位治疗

肌肉要害以吸提法、涂法和按压法治疗，脉络要害以艾灸、放血和药物治疗，关节要害以压垫、绑缚和夹板等治疗。上述九种对治方法的选择依具体情况灵活掌握。以吸提法提出创伤之黄水，以涂法消除创伤作肿，以按压法将散布、膨胀和作肿之创伤就地按压下去，以灸法消除脉刺痛和堵塞逃窜之脉关，以放血法清除瘀血和黄水，以用药法清除伤和体内之素患，以压垫挤压法散布之脓液，以绑缚法固定按压物和压垫，以夹板法固定损伤关节和控制充斥黄水。

1. 吸提法分热吸（将酒醅、冷蒿、酒曲、花椒、冬葵子等加热吸提）、凉吸（丛菔、乳酪配合或麻花艽、角茴香、齿苞紫堇、山羊乳酪配合）、平吸（酒糟、麻花艽配合）三种。

2. 涂法要根据中伤部位、和合、阶段和要害进行。

（1）结合中伤部位则有治肌肉伤（热面团）、鱼肌伤（各种鱼肌共煮）、肉核伤（各种肉核共煮）、脉伤（各种血共煮）、骨伤（人骨、马骨、猪骨、狗骨共煮）、筋伤（四油和热面团）、四垢处伤（煮乳酪、植物油调和）的不同方法。

（2）结合素患和合则有制伏风（将四油、青盐、葛缕子、芫荽子等共煮）、胆（将獐牙菜、紫草茸、麻花艽、兔耳草、乳酪共煮）、血（三红）、津（将花椒、三热、短尾铁线莲、青稞面等在酪浆中共煮）以及混合症（荞麦）等引起肿胀之方法。

（3）结合为害阶段则有血之阶段涂剂（红色剂）、黄水阶段涂剂（黄色剂）、脓液阶段涂剂（黑蒿、沙蒿、鹿角炭、青稞面、乳酪共煮，称黑剂）三种。

（4）结合杂症的涂剂有制伏三种脓液侵入和消肿的涂剂（青盐、酒曲、脑汁涂之，两头尖、干酒糟共煮涂之）、收敛脉病的涂剂（冷蒿、麻黄、甘松、独活）、制伏疠病肿胀的涂剂（硫黄、草乌绒、镰形棘豆、水菖蒲、人粪、狗粪、狼粪、酒醅等）、制伏老疮和疖痈之涂剂（狼毒、羌活、鱼骨、人足骨）、清除铁和木等异物的涂剂（骨碎补、蛇脂，在童便中煎后熨之）等五种。

3. 按压法有使大关节松软变结实之按压（用麻花艽、黄连、红耳鼠兔粪膏、乳酪调涂）、恢复关节损伤之按压（用山羊血、脂肪、麻黄、面粉、乳酪等调涂）、在骨折部位作衔接之按压（用秃鹫血、麻黄、皮胶、面粉、浓酒糟调涂）、制伏散布肌肉作肿之按压（用红耳鼠兔粪膏、脑汁、童尿、面粉）、挤压肌缝脓液之按压（用鸡蛋、天冬、浓酒糟、面粉调涂）、使腐肉变坚硬之按压（用鹿角、黑蒿、沙蒿、马蔺子、蝇子草、尼泊尔黄堇、山羊乳、面粉、植物油调涂）、平息散布于表皮之按压（用吊挂烟灰、百草霜和白酥油调涂）、制伏伤痕作肿的按压（用红耳鼠兔粪膏、坏脑、青盐，酒曲调涂）、征服疠和炭疽之按压（用硫黄、草乌绒、镰形棘豆、麻花艽、水菖蒲、焦角、狼粪，童尿调涂）等，上述按压法必须根据年龄、疾病偏盛和季节，决定药引、冷用、热用以及涂药薄厚等。

4. 艾灸有衔接断脉（用拇指按压有血凝之处灸五壮）、堵塞逃窜道路（在红眼穴和“阿锁”穴）、控制血热乱窜（立即在创口上四横指处灸之）、消除肿势（在肿胀漫延之边际和肉缝端）、收敛散布之脉（灸山顶：根据创伤部位选灸百会、四掌）、止痛（灸疼痛部位）、治骨蚀和肉核（灸局部使黄水干涸）等作用。

5. 放血有制伏肿势（在附近脉道多次放血）、扑杀热气（在增盛之脉道放血）、制止刺痛（在牵引作痛之脉放血）、转变出血渠道（在出血脉之上、下方放血）、清除骨腐烂（离局部最近之脉放血）、清除血狂生症之伤口恶色（刮创口出血）等作用。

6. 药物有衔接断脉之药（夏用独活叶、冬用独活根，制成药锭，上涂红花、熊胆、鱼胆、独活子，纳入创口内）、伤血隐于体内之药（冷蒿、小檗、红花、熊胆、肉桂、尼泊尔黄堇）、收敛脉散布之药（烈香杜鹃、麻花艽、甘草膏、六良、各种胆、漆树子、紫草茸）、干黄水脓液之药（硫黄、犀角、熊胆、木贼、多刺绿绒蒿、柳兰叶风毛菊、竹黄、白糖）、严重创伤内服补养之药（大蒜、炒大米、多刺绿绒蒿、瓦韦、白糖、蜂蜜）、祛腐除疤痕之药（锡金大戟、白硇砂、姜黄、广木香）、如育儿般地生肉芽之药（熊胆、红花、黄花獐牙菜、瓦韦、硼砂、朱砂、白糖）等。

7. 压垫有皮压垫（骨折用软薄皮等）、草压垫（脉腐者用赖草等）、毛压垫（肿者用兔毛、山羊羔毛、细羊毛等）、纸压垫（创口裂开者）、木压垫（脉断者）、毡压垫（有脓者）六种。压垫法又可分为雌压垫（压垫为单层者）、雄压垫（压垫为双层者）、重压垫（压热为三层者）三种。

8. 绑缚有断缚（作肿者）、篱缚（断裂者）、驱缚（具脓者）、箭头缚（四鱼肌伤）、捆缚（关节用），四肢缚法分为七种，肩胛骨用轮形缚和展翅缚（从臑部向腋下取而缚之，可分有上竖木和无上竖木两种）、臑部用三带缚和母虎含笑缚（从腋下取和从上竖绳取两种）、肘部用交叉缚（从上下两方缚）、腕部用牛毛蓬缚（上取和下取两种）、髋部用展角缚和网形缚、膝部六缚（交叉缚和支撑缚两种）、踝关节用兜缚（有上取和下取两法）。缚料是绸、缎和绫，宽度为（髋、肩和无创口者）三指、（一般用）二指、（创口多者）一指，按具体部位选用。

缚之过紧则产生疼痛，缚之过松则敷料不黏着，绑缚不合格则会形成疏密不一，难以固定压垫。首先要紧缚，以后自然松缚。

9. 夹板固定法可从器材、分类、应用范围、固定时间、解开时间、过紧弊端、过松弊端、充填物、绑缚标准、绑缚方法、夹板缺点、夹板优点等十二点讲述。

（1）器材：制作夹板之木材应用笔直不拧无节，轻而干之松木、山柳、柳木等。按制作标准划线制成粗细均匀、不弯曲之夹板。

（2）分类：分夹板制成种类和应用夹板时间两部分。

① 夹板制成种类：有夹板（关节用）、花夹板（腿用）、秃冠夹板（不固定位置者用）。夹板又分匣夹板（有缝和无缝）、具格夹板（外格和内格）、凉夹板（凉的、灵活的）三种。花夹板有连接骨折之花夹板、黏合肌肉之花夹板和排挤肉缝脓液之花夹板三种。秃冠夹板有连接横断骨折之秃冠、围箍出血之秃冠和拔除异物之秃冠三种。

② 应用夹板时间：分凉夹板（具格者和具孔者）、暖夹板（匣夹板覆盖皮肤）、干夹板（流脓血者用）、湿夹板（具格和具孔者）、外夹板和内夹板、紧缚夹板、松缚夹板八种类型。

（3）应用范围：用于关节脱位、小腿骨折、大筋断伤、创伤流血、鱼肌缝受损空虚、骨节脓液充斥六个范围。

（4）固定时间：在创伤肿消热退、脓之腐蚀已除及上述六个范围内应用。除小腿骨折和失血外，其他创口腐烂等须经常解开观察。

（5）解开时间：当脱臼关节复位、骨折愈合、关节复位牢固、大筋断裂结节、脉伤吻合完好、肌肉愈合、脓液已尽、足能行走、手能活动时即可解除。

（6）过紧弊端：绑缚过紧则会出现剧痛变形，局部上下两方作肿，口渴不眠，空呕，食欲不振，头痛耳鸣等症状，必须解开木板，稍微放松绑缚。

（7）过松弊端：绑缚过松则骨折和关节错位不能整复，脓血绵绵不绝，疼痛不止，大筋断端内缩，骨端交错，与健侧长短不一，对此必须将木板适当紧缚。

（8）充填物：以马尾或棉线头铺填，矫正高低不平和绑缚大小等要赖此法。

（9）绑缚标准：要避免绑缚过紧或过松弊端。

（10）绑缚方法：绑缚时由木板两端向中间缚之，解开时从中间解开。

（11）夹板缺点：木板与人体不相称，易造成错位。夹板疏密不均匀，则不能消除创伤疼痛。如绑缚不当，则会形成僵直或拘挛，木板若无间隙，则产生灼热和腐烂。

（12）夹板优点：如与上述缺点相反者则为使用夹板之优点。

（三）结合病势次序治疗

第一是血势发生之时，应着手降血热，制伏新伤。

第二是胆势发生之时，应着手于清热。

第三是黄水势发生之时，应着手于消肿。

第四是脓势发生之时，应着手于穿刺排脓。

第五是不肯定势发生之时，出现何种病势清除何种病势。

第六是风势发生之时，应以营养之品补养创伤。

第七是津势发生之时，无论发生何种兼症，应以排出法治疗。

上述七种病势之具体治疗方法下面另有详述，须按具体情况掌握治疗。

（四）结合三时比喻治疗

初期之伤肿要似熔铁般地消肿治疗；中期成脓须穿刺，要似锻铁成器般地进行排脓；后期生肌除痕，要似利器淬火般地进行治疗。

1. 似熔铁般地治疗新伤和肿胀：创伤初期以吸提法治之，以经过挤压去汁之香酒糟、狐粪、狼粪、狗粪配合吸提，可驯服风邪和吸出黄水，此后以按压、涂擦和敷浴法消肿。先以红色剂、黄色剂、灰色剂、黑色剂和花色剂五种涂敷剂治疗，上述各剂可分凉热两种（作凉剂研细，作热剂煮之）。如论何剂，如作按压剂，则研成细粉，调和成羊乳酪状，加至微温涂擦，再放纸压垫和毛压垫，以扁带扎缚；如作涂敷剂，先研成细粉，煮成糊状物涂擦，上敷柔软薄皮扎缚；如作敷浴，将药砸碎熬煎，待水尽后，用薄皮包裹熨部，或者用凉性敷浴。

上述涂法等之优点是祛风燥黄水和消肿，并能清除血热、胆热和脉热。其缺点是粪便能使吻合好之脉伤分裂，调料能引起血、胆、脉、骨等之热，油类能使鱼肌敷料滑离，并能引起津胆病，因此何时使用何药，须按期选用治疗药物。

2. 似如锻铁成器般地行中期排脓：以吸提法和洗涤法排脓祛腐。将灰色剂、黄色剂、红色剂和黑色剂等按压剂，依次应用于津、胆、血和风。或者依据脓色之红、蓝、烟汁、红丝、灰白等给以治疗。或者无论有无肿胀用按压之糊状物（红色剂、黄色剂或将大黄、姜黄、亚大黄、雄黄、黄精等共研，以面粉、酒醅面汁制成药糊）涂于局部，再以毡压垫固定。在鱼肌缝应用毡片数要结合体形以求相适应，关节脱臼者可结合关节缝和骨形用毡片压垫，关节缝和鱼肌缝上可用两层之雄压垫，脓液汇集之处用三层之重压垫，然后进行扎缚。

这种黏合法的优点是能挤压出积脓，能收拢散布之肿胀，能将开裂之肌肤和肿胀就地按压下去，吻合断脉和骨折，连接关节，愈合受伤之大小筋。其缺点是如果肿势未消，脓液腐肉未尽而黏合过早则致肿势漫延，脓液腐肉遗留为患，脓路被阻时使肌肉刺痛而腐烂变软，作胀者如绑缚无孔隙则会导致脓散布于肌缝，肌肤开裂，血液不凝结者则难以黏合，因此必须掌握时间和方法进行正确治疗。

3. 似利器淬火般地生肌除痕：用牛乳、面粉、白酥油制成面团热熨按压。以各种调料、酥油调和，与毡片、山羊毛共煮，均匀铺于瘢痕，然后扎缚。花椒能清除黄水和津邪，并有清疮热之作用，在创伤初期应用最佳，但在此时禁用，以免导致风邪散布和创伤难以收口。

（五）结合凶险要害治疗

1. 鱼肌要害

（1）治疗概述

鱼肌要害被器械所伤者以热面团熨之，或用热吸法吸提。如不见效，则以酒醅、冷蒿、肾叶山蓼、干姜等调料、植物油、青稞面制成药糊再三涂之。如上法不见效，用各种鱼肌头（“芒玛”鱼肉、马、驴、山羊、绵羊、黄牛、犏牛、骡、猛兽、鸟、狗、人的鱼肌、植物油，在小便中共煮）进行敷浴，如仍不见效，则对寒热两类分别治疗。热性肿胀宜用姜黄、小檗皮、大黄、雄黄、面粉、乳酪等调和按压，或者以麻花艽、角茴香、齿苞紫堇等用山羊乳调和按压；寒性肿胀宜用狼等猛兽肉、鹏鸮、秃鹫等热性肉在酒中煮，加面粉、酥油汁、酒曲、调料制成药糊涂之。

（2）分症治疗

① 臑部两羊尾肌：宜用冷蒿、酒糟、干姜等调料、乳酪、酥油、青稞面等调成药糊涂之。以酒醅、脑汁、水绵、青盐等共煮敷贴。

② 前臂鱼肌：宜用酒醅、冷蒿、迷果芹、山羊乳酪及麻黄汁制成之药糊涂擦。

③ 股肌：宜用酒醅、冷蒿、脑汁、青稞面、亚大黄等制成之药糊涂之。

④ 黑蛙肌：宜用酒醅、羌活、吊挂烟灰、青盐、酒曲等调涂。

⑤ 小腿鱼肌：宜用犏牛粪、酒醅、雪鸡粪等配合加热按压。

上述各症如出现心肺不适者可在第六椎灸之。头痛者取‘阿锁’、短角放血。如伤毒散布于花奔肌和曲颤肌者宜用鸡蛋、山羊血、猪血、山羊尿、猪尿、山羊乳酪、兔毛等配合按压。伤毒入侵颈部者其吸提和涂治按总治法进行。

2. 肉核要害：八种肉核要害宜用沉香、粗茎秦艽、铁屑粉、炉铁渣、兔耳草、鸭嘴花、獐牙菜、山羊乳酪调和涂擦，上缚毡压垫。或者以沉香、粗茎秦艽、炉铁渣、铁屑粉、蓝黏土、山矾叶、青稞面、植物油等共煮按压。或者以吊挂烟灰、水菖蒲、麻花艽、甘松、酒醅等配合涂擦。如不见效以各种鱼肌共煮敷浴，将冰片、麝香、沉香共研内服。

3. 脉要害

（1）风脉外伤之治疗

1）治法概述：在受伤脉上下方和风穴灸之，伤口以油渣饼、热面团、酒糟、调料、冷蒿、酒醅等加热后再三熨之。如不收效，以肉豆蔻、阿魏、荜拨、干姜、光明盐、葛缕子、冷蒿、酒曲、红块糖、去皮酒醅等加热熨之。将新鲜三精和三甜共煎，待熬匀水尽后服食，并服阿魏散。口眼歪斜者交错灸发旋（按《蓝琉璃》注释，也要灸病侧发旋）。风血合并为患者服凉药或放血要辨证施治，然后灸之。

2）分症治疗

① 珍奇风脉治疗以酒醅、冷蒿、三热、迷果芹子、植物油或脂肪加热拌和，或者以热面团、酥油面团、油渣饼等热熨，在伤口上下各一寸处灸之。谵语灸第一椎，战栗灸第六椎。

② 臑部筋脉宜用热面团或红色剂敷浴。在局部上下和腋内、锁骨陷中、肩关节、掌心等处连灸五壮。

③ 三灶石骨脉宜用具油毡片热熨。若不收效，如治黑蛙肌伤般地涂治，谵语者灸腹股沟脉和百会，心肺不适灸第七椎，脊椎两侧肌肉强硬灸黑冈脉（黑肾脉）。

④ 鳖头脉和主脉宜用酒糟、冷蒿、酒曲、焦青稞、乳酪调和吸提。脊柱僵硬、角弓反张者灸黑冈脉、管状筋脉尖。头痛灸黑搏动脉，牙关紧闭宜灸内踝脉和胫面脉，身体战栗者宜灸腘窝心脉。

（2）动脉外伤之治疗

1）治法概述：各心脉外伤宜用金烙器吻合，足心脉断裂者立即烙红眼穴，手心脉断裂者烙“阿锁里嘎”穴。此后灸四掌心和百会。内服汤剂和七味、九味冰片散。用紫草茸、獐牙菜、小丛景天、角茴香、山羊乳酪调和吸提，可止血化瘀、清除热气。在血盛之脉道放血，如不见效，可在脉伤上下放血后灸之。

2）分症治疗

① 夺掌和急脉受伤宜用绵羊酥油、猪脂加热涂擦，其上敷贴梳下之乱发，然后在发上以水中卵石加热熨之，在拇指（趾）根缚具油毡片，用马粪、酥油调和涂于伤口吸提，以冷蒿、酒糟、脑汁、葛缕子、三热与乳酪配合，在背面（足背或手背）吸提。夺掌脉受伤应灸内踝、足背二处；小肠作痛宜灸鱼尾、小肠脉；腰部扭转者灸腘窝脉；头痛宜灸鳖头；出现心肺不适、谵语者不治；急脉受伤宜灸观脉和神脉；作肿者宜用茜草、山矾叶、蓝黏土、紫草茸、各种调料、花椒、迷果芹子、酒醅、面粉、乳酪、植物油等配合，煮熟热熨。

② 足背搏动脉受伤引起呕吐者灸第一椎，小腿僵直者灸鳖头和胫面大筋，足趾拘挛者用酒醅和热面团熨之。

③ 柱梁金脉受伤者宜灸端脉和腘窝脉。

④ 小指下心脉受伤者宜灸观脉和神脉。发热七味冰片散加肉豆蔻、各种胆内服。热导致伤恶化者在凉性按压之上缚毛压垫。

⑤ 观脉和神脉受伤者在臑部方向之脉上灸之。用酒醅、面粉、乳酪、调料、酥油

等调合敷贴。

⑥“阿锁”受伤，宜用鸭嘴花、沉香、兔耳草、獐牙菜、麻花艽、角茴香、翼首草、面粉、橐吾、甘草等按压。身颤抖灸聚汗穴，呕吐者灸十三椎。

⑦ 聚汗脉断伤者灸锁骨陷中动脉。头痛心跳剧烈者在小尖脉和臑脉放血，目睛红赤者内服各种胆类，语言刺刺不休、眼脉怒张瞪视者灸心区穴。

凡心脉受伤，必须在局部上下灸之，内服药必须应用治热病之退却追击法治疗，必须从创口和内部两方约束脉口止血。

(3) 血脉外伤之治疗

1) 治疗概述：血脉外伤流血者宜用凉水喷激，以独活、白茅草叶堵塞创口，在创口上下方灸之。用紫草茸、兔耳草、老鹳草、诃子、甘松、酒醅等配合，是治疗创伤之甘露，以酒糟湿润紫草茸粉覆盖创口，或者用去汁旧乳酪或性凉之品吸提。血盛者必须在脉之末端放血，九味冰片散加脏腑之归经药内服（肺加甘草，肝加红耳鼠兔粪膏，胆加波棱瓜子，肾加麝香，脾加荜拨，胃加石榴子、小肠加茜草）。

2) 分症治疗

① 肺脉受伤宜在该脉伤口上下灸之，在夏季将草药（柳兰叶风毛菊、兔耳草、酸模、麻花艽）取汁与乳酪调和涂治，在冬季以花椒、迷果芹子、各种调料、面粉、植物油拌和涂敷。如不见效，以沉香、炉铁渣、紫草茸、茜草、蓝黏土、獐牙菜、马兜铃、鸭嘴花、山羊乳酪调涂。创口僵硬者以热面团熨之，并施吸提疗法。内服以冰片为主之各种益肺药物。

② 胆脉受伤，宜用獐牙菜、山羊乳酪、酒糟、兔耳草等配合敷贴伤口，或者以獐牙菜、兔耳草、倒提壶、茜草、止泻木子、白糖、乳酪调和按压。在正长胆脉、金戟、短角、腨端、大肠脉等处放血。面部及伤口发黄者，可服七味波棱瓜子汤或獐牙菜汤。正长胆脉受伤，则发生类牛症般疼痛，可灸小腿内侧鱼肌之脉尾。金柱脉受伤宜灸肩笑和青头二穴，头痛加灸羊尾肌外侧之脉尾。

③ 肾脉受伤，宜用干酒糟、油渣饼敷浴，如不见效，可用各种调料按压，并作温浴，内服新鲜温酒和食鲜羊肉，足拖难行者灸腿外缝之举足脉。髋眼刺痛者灸十四椎，耳聋不聪者灸黑肾脉，小便不通者灸着骨肾脉，失血肾区刺痛者灸髋眼穴，身体活动艰难而刺痛剧烈者宜灸十四椎，流脓不止者可灸管状筋脉。

④ 脾脉受伤，宜用酒醅、脑汁、冷蒿涂治，并在脉伤上下方灸之，于短角脾脉放血。如不收效，以池底泥皮、苔类、亚大黄、羌活、炉铁渣、面粉、酒醅、乳酪等配合涂擦。胃部刺痛者灸十二椎，嚎叫不眠者取短角放血。胃和大肠作胀者服四味藏木香汤。

⑤ 股内巨脉受伤可在伤口上下两方灸之，用兔耳草、瓦韦、熊胆、蛋黄、面粉等

调和涂糊，并用毡片、木板包扎，伤口以凉吸法吸提，肠内鸣响时给服温热药物。发生类牛症者在胫面脾脉放血、艾灸第六椎，颈项强直者在百会灸之，腹胀者以峻导泻灌肠导泻，小便不通者灸鼠股沟脉，便秘灸髋眼穴。

⑥ 下部二肝脉（腨端）受伤宜用干敷料和凉性药物治疗。失血者灸腘窝脉，服治胆汤止血。

⑦ 短角、器皿等血脉断裂者按总治法进行处理。

（4）关节要害之治疗：箭镞遗留于关节，经过数日后取出。箭镞外露较长者用热钳子烫热后易于拔出，如关节中血与黄水相混流出者则易于治疗，宜用熊胆、多刺绿绒蒿、打箭菊、竹黄、红花、油松脂、兔耳草等制成药锭纳入伤内，能将黄水引出，并能约束关节内水液。用鸡蛋、面粉、酒醅、乳酪调和涂之。如不见效，以茜草、山矾叶、面粉、紫草茸等调和涂擦。热盛者以过滤去汁之乳酪涂之最能收效。或者以麻花艽、兔耳草、红耳鼠兔粪膏、乳酪调涂。内服凉性药物，并在增盛之脉道放血。三日内以水多次喷激，如仍无效，以酒醅、麻黄汁、面粉、乳酪、白点红花鸡鸡冠血、猪鼻血、青黑山羊颈血、驴尾血等配合涂擦，其上之敷料和按压以干燥为宜。具骨松质之骨受伤者其用药同上，敷料用骨吸剂（羊蹄骨乳酪调和），骨血分散者按头部创伤治疗。

掌后小骨群伤以吸提、涂擦、黏合三法治疗。初期以酒糟、乳酪、倒提壶调和在伤口吸提，脂肪、白酥油、牦牛毛是污垢处之涂擦物。中期作肿者将炉铁渣、池底泥浆、葛缕子、烈香杜鹃花、面粉、乳酪等制成药糊涂之，刺痛剧烈者，以焦青稞、望月砂炭、獐牙菜、植物油等制成药糊，在创口及其背面涂之。马粪与乳酪配合为污垢处之涂药，或者以车前草、“乃玛玉洛”调涂。在最后之脓液期以黏合法治疗，将池底泥浆、乳酪、面粉配合涂之，或者以亚大黄、乳酪、面粉调涂。污垢处以马粪汁、面粉、植物油、紫草等调涂，其上缚以毡片。四垢处（二肘及拇趾）为脂肪要害，指（趾）为骨要害，在治疗时对脂肪要害和骨要害要给予综合治疗。

（5）大小筋要害之治疗：大小筋要害受伤，要以湿润、温热和充盖伤口等法治之。大筋断伤者应以马和野驴筋缝合，将三筋（白石棉、绿石棉和钟乳石）、马胆、驴胆共研撒布于创口。用白石棉、水菖蒲、瓦韦、诃子、老鹳草、煎乳酪、胶水、面粉等拌和涂擦。或者以老鹳草炭、二筋（白石棉、绿石棉）、熊胆、面粉、酒醅、酸酒配合，加筋腱粉涂擦。创口上下放以折叠之毡片，其上铺以薄藤片后作篱缚，再其上以木板固定。山羊脑煮后服食，如发烧，以猪胆、牛黄、白糖共研内服。创口用干敷料，并根据冬夏季节敷以草药或酒糟。

一般大筋断伤者以脱脂薄皮涂胶黏合，并涂以药糊，上缚毡片，伤口上下以热面团熨之，并在伤口撒布三筋、熊胆共研药粉。大筋作肿者宜用碱花、青盐粉剂消肿，并以各种谷物和大小筋制成药糊涂之。

大小筋腐烂，状如咬破之筋头者，宜用冰片、熊胆、瓦韦、诃子、白石棉、竹黄、白糖共研为散，撒布伤口。将五筋（马、猪、羊三者之大小筋，绿石棉、白石棉）与乳酪调和，加面粉、竹黄等撒布伤口。

（六）结合秘诀治疗

可分作取出异物，止流血，扑杀热邪，如饮水之治疗，摧毁肿势，清除脓液，镇压疼痛，脱臼复位法，骨折包扎九点讲述。

1. 取出异物：内有箭镞遗留，可分诊断、寻觅和取出三种方法处理。

（1）诊断方法：如有箭镞则伤口必有铁锈出现而没有血痕，伤口呈四方形而变化不大，箭镞遗留在表，压之痛不可忍，失声嚎叫；遗留中部，犹如按压刺入刺般地疼痛；遗留于深处，则有明显之麻木感。伤口陈旧时，则尿液色红而不转变，并有铁锈呈现，脉分两边作姊妹并行，语声尖细。涂糊物干燥迅速，汗毛倒卷，肤色红绿，或者呈黑色，将硫黄、雄黄、姜黄共研，用人乳调涂，则会出现肤色转变，汗毛竖起，创口外翻，刺痛作肿，脓液绿红而具有白节。用诃子、亚大黄做成药锭，纳入创口，次日挤入珍珠母或青铜器内，如结有铁锈而清浊分离者，为有异物之明证。

（2）寻觅方法：新创伤寻觅异物时，患者应恢复受伤时之姿势，按创口形状配以适应之器械寻觅。旧伤无伤口时，可循坚硬之处慢慢施针探察，则会遇到大筋坚硬、骨坚硬和箭镞坚硬三种情况，声音则有木声、骨声和箭镞声三种，应仔细诊察明辨。难以觅得，将磁石、拟耧斗菜、锡金大戟、鬣羚角、熊胆等共研，以蜂蜜为丸，在受伤部位涂之，在箭镞遗留之处则会发生刺痛。

（3）取出方法：能取出者可在受伤之当日取出为佳，难以取出者，以后不可摇动，以免作肿，待成脓后拔出。其取出异物之方法则有药物和手术两种。

① 药物：用磁石、绿玉髓、蛇菊石、雌黄、毒蜂蜜、向东之旱獭洞口土、蛇脂制成软膏外涂。将渡鸦肉、鼯鼠肉、秃鹫肉、磁石、黄精、两头尖等共研，以白酒为引内服，异物可从创口中排出。或者用蛇肉、磁石、拟耧斗菜、高原毛茛、草玉梅、锡金大戟、紫檀香等在创口涂擦，然后以吸角引出。行施各种方法而难以取出者，则以药物化之（将人尾骨、磁石、蛇肉、亚大黄、大黄、酸模、胡兀鹫喉管、西伯利亚蓼、冬葵子、诃子等共研，撒布创口和内服，则将箭镞化尽）。

② 手术：手术取出箭镞，先要以针探察，以完好之手术刀切开皮肉，观察箭镞显露或不显露、紧或松、有无移动、伤口深浅、镞留骨髓、箭柄断离、箭夹骨中等情况，并按受伤部位选用狮口钳、小长钳、鹭喙钳、灵活钳、镞座钳、镊子、镞钻等。

2. 止流血：出血分脉断出血和受伤脉腐烂出血两种。

（1）脉断出血：脉断出血者必须应用将断离脉管裂口按原位对齐黏合、木板围箍固定、艾灸、水渠改道和止血等五法治疗。

① 将断离脉管裂口按原位对齐黏合：将紫草茸、冷蒿、小檗皮、麻黄等熬成硬膏，加三胆（人胆、熊胆、鱼胆）、独活籽、垂果蒜芥等制成药糊纳入伤口。或者将鱼胆、熊胆、红花、独活虫制成软膏，涂于独活药锭纳入伤口。或者以黄连、白茅根、苍山黄堇、熊胆等配合纳入创口。或者将贝齿、竹青皮炭、烈香杜鹃花、经血、三胆、紫草茸、肉桂、红块糖等配合纳入创口，以绫绸覆盖，在其上以凉吸法吸提。

② 木板围箍固定：在离创口六指的上下两处压以水中之光滑石子紧缚，其上紧缚毡片，再其上以木板固定，脉之左右各放一夹板，用布带扎紧，使创口露出便于治疗。

③ 艾灸：在受伤脉之上下两方以艾灸之。

④ 水渠改道：在受伤脉之上下两方放血。

⑤ 止血：上述硬膏加红花、丁香、三胆内服，或者将紫草、山矾叶、冷蒿、紫草茸等共研煎汁，加熊胆、红花、肉桂、冰片内服止血。

（2）受伤脉腐烂出血：以熊胆、竹黄、人乳调和清洗患处，再以冰片、熊胆、竹黄、白糖等共研，撒布创口，其上以薄铁皮紧压。内服药必须应用治热病之退却追击法治疗。脉伤病如不内服药物，而仅从外部行堵塞治疗，则血隐内为患而难以治疗，其堵塞治疗也就失去了意义。

3. 扑杀热邪：四肢创伤热可从病因、分类、症状和治法四点讲述。

（1）病因：伤热之病因是血和胆，其发生之部位是脉和骨。

（2）分类

1）总的分类：有逃窜热、旋集热、单纯热、合并热、混合热和间杂热五种（实为六种）。

2）具体分类：有血热、黄水热、脓热、脉热、骨热和异物热六种。

（3）症状

1）症状概述：热逃窜于上部，证见恶寒，头和关节疼痛，食欲不振，喘逆上气，心肺颤动，身重嗜睡，口有苦味，目睛黄染，舌根干青，齿结污垢，脉紧，尿液红赤，创口发热色黄；黄水热旋集于脉管，则脉颤动、尿液色黄、身体左右侧轻重不一、肩上不适、脊柱侧肌作痛；肿胀和创伤引起之热为单纯热，本症伴有脉尿热象者为合并热证，外表症状有热象者为混合热证。间杂热证脉尿呈现寒象而创口有热，或者创口寒而脉尿呈热象。

2）具体症状

① 血热：目睛、尿液和肿疡均呈红色，喜热恶寒，夜不安寐，多昏眩。

② 黄水热：阵发性疼痛，白睛、尿液及肿疡色黄，局部灼热闪动。

③ 脓热：脉象颤动，或跳动细而数，食欲不振，失眠不寐，阵阵作痛，谵语，肿处按之痛不可忍。

④ 脉热：在三日或五日后突发高烧。

⑤ 骨热：在七日或九日后发生隐伏热。

⑥ 异物热：在剧烈活动后发生，突然作痛，创口即刻大量出血。不受饮食起居影响时则缓解无痛。

（4）治法

① 治法概述：有治法和杀法两种，治疗法则分君、臣和庶民三种，脉和关节要害如君王般地治疗，创口敷料以凉性为宜，创口上下以温性为佳，内部之热以凉药平息则不会成脓，无热者创口上下敷以温性之品则热会被收敛，因无作肿之忧，故创口愈合迅速，此为如君王般地治则。鱼肌要害应用如大臣般地治则，以艾灸封闭逃窜之关，创口有热，内服凉药以清伤热，虽成脓而病情缠绵，但不会危及生命。在创口以温性敷料生热，内服凉药扑杀，治与不治即能获得结果，此为如庶民般地治则。

扑杀热邪之法则有向下引和向上引两种。热势较轻者向下引之，以温和法扑杀，将白檀香、牛黄、三凉、马兜铃、兔耳草、獐牙菜、五脉绿绒蒿、鸭嘴花等共研，以白糖为引内服，在局部附近之小脉从下逐渐向上进行放血。逃窜于上部之热盛症要向上引，如降霹雳般之扑杀，宜服七味和九味冰片君臣散，在血增盛之大脉从上逐渐向下放血，以降血势。热旋集者，将三凉、马兜铃、牛黄、熊胆、文官木、鸭嘴花、黄葵子共研，以白糖为引内服。在刺痛部位和增盛之脉道放血。单纯热病在创口涂以凉剂，内饮凉水，将獐牙菜、翼首草、五脉绿绒蒿、马兜铃、白糖共研，以凉水为引连服两日停一日(也有作隔日服的)。合并热在创口以凉剂按压，将白檀香、三凉、牛黄、岩白菜、五脉绿绒蒿、白糖等共研内服。在下肢大肠脉放血，上肢“阿锁”放血。混合热上方加冰片、甘草、鸭嘴花、马兜铃，内服。在小尖脉、器皿、六头等脉放血。间杂热证创口和内部交错扑杀（在发烧之部位以凉性之品杀之，在发凉部位以温性之品治之）。

② 具体治法：血热以涂红色剂、服汤剂（兔耳草、麻花艽、鸭嘴花、茜草）、放血(巨脉）等法治疗；黄水热以涂黄色剂、服汤剂（三果、麻花艽、兔耳草、秦皮、红耳鼠兔粪膏）、针刺等法治疗；脓热则穿刺排脓，然后涂以黏合剂，内服燥脓方药；脉热以汤剂（余甘子、兔耳草、鸭嘴花、尼泊尔黄堇、甘草、紫草茸）、放血、艾灸以及其他凉法清热；骨热以敷料凉性（向上引的）、喷激水、服药物（向下引的）等法清热；异物热以服药（獐牙菜、鸭嘴花、兔耳草煎汤）、放血及食疗法清热。

在血之阶段热逃窜于上者，应用少量进食凉性品之禁食疗法，在黄水阶段宜食性凉而具有营养之食物，在脓之阶段如君王般地营养（宜食新鲜的羊肉、尕里巴肉、酥油和蜂蜜共熬混匀之品，饮新鲜温和酒等)。

陈旧创伤之热不退而创口坚硬者，同时应用泻腹和泻脉法，服二十五味冰片散，在附近之脉道放血，并在创口热熨。四肢创伤之各种热证，其致病因素是血和黄水，因此放血疗法是治疗该病之主要手段。

4. 如饮水之治疗

（1）如饮饮料之治疗：如饮饮料般地治疗，可以阻塞脉门止血，将兔耳草、黄连、柳兰叶风毛菊、冬葵子等置水中浸泡作饮料饮服。或者将紫草茸、茜草、姜黄、小檗皮、秦皮、翼首草、紫檀香、滑石等置水中浸泡饮服。

（2）如饮水药之治疗

① 血之阶段：将卷丝苣苔、兔耳草、打箭菊、多刺绿绒蒿等置水中浸泡饮服。或者将白檀香、扁刺蔷薇、秦皮、骨碎补等水浸饮服。

② 黄水阶段：将秦皮、柳兰叶风毛菊、油松脂、打箭菊、肉果草共研以红块糖为引，用紫草茸汁送服。特别是将牛黄、六良、各种胆类等共研为丸，可燥脉中之黄水。将垂果蒜芥、全叶马先蒿、车前子、蓝翠雀共研，以红块糖等为丸内服，可燥肌肉之黄水。将秦皮、多刺绿绒蒿、黄连、打箭菊、骨碎补等共研为丸，可燥骨中之黄水。将少花延胡索、篦齿虎耳草、蒲公英根等煎汤内服，可燥大小筋之黄水。将鹿角、狍角、犀角共研，以红块糖为丸内服，可燥关节和皮肤内黄水。将桃仁炭、车前子、瓦韦、白糖共研为丸内服，可干涸黄水。滑石、黄铁矿、苍山黄堇、红块糖等共研为丸内服，可消黄水阶段之创伤作肿。

③ 脓液阶段：将犀角、瓦韦、寒水石、硫黄共研，用乳酪拌和，涂于红铜上，待红铜被腐蚀后，刮下研细应用，虽脓如大海亦能干涸。将钟乳石、硫黄、独一味、尼泊尔黄堇等共研内服，制成软膏外涂，可消创伤作肿。黄铁矿、黄蘑菇、铁屑粉、鸡蛋、紫草茸等配合，外涂和内服，可消创伤作肿。六良、柳兰叶风毛菊之浸汁能防上部之热邪。荜拨、卷丝苣苔、水柏枝等浸汁内服，能防护热邪逃窜入腑，亦不致引起腹泻。水有清热、开胃和健身之功能，但魔鬼为害、肤色憔悴不华和腹泻患者忌用。

5. 消肿秘诀

（1）魔鬼引起的肿胀

创口色不正，恶寒战栗，鱼肌出现水泡，肿势漫延迅速，流脓及血液，腐肉臭气难闻。将草乌绒、镰形棘豆、硫黄、麻花艽、水菖蒲、狼粪、焦角等共研，用童尿调涂。或者将苔类、狐粪、狼粪、望月砂、狗毛、山羊毛、焦角、狗粪、大蒜等共研，用童尿调涂。或者以四炭（蛇头、全蝎、羌活、施食）、镰形棘豆、黄牛粪、淫水等调涂患处，以狗毛按压。或者以九黑和四黑合剂（乌鸦尾羽、黑狗尾毛、黑山羊喉部毛、黑公黄牛阴毛、黑驴粪、寡妇裤裆、黑青稞、鸽粪、豌豆、酒醅、乳酪、植物油、粗茎秦艽、榜莪那布、狼毒炭、胆矾水、山羊乳酪）涂敷。

（2）和合引起之肿胀

① 风肿：风肿色灰白而松软，不流脓液，肿势时盛时减，关节作肿。本病脉之险

隘作肿者以艾灸之。以葛缕子、迷果芹子、沙生槐子、三热、藜、天南星、宽叶荨麻、酒醅等配合吸提。或者用迷果芹子、冷蒿、宽筋藤、圣地红景天、葫芦巴、冬葵子、三热、当归、植物油、酒糟等调和按压。九红和三黄配合应用则最能收效（红花鸡冠血、棕黄色山羊鼻血、黑黄狗鼻血、白额驴尾血、花斑犏牛和牦牛之体内血、花臀马腭血、年轻女经血、紫草茸、茜草、酒醅、乳酪、面粉、植物油等调和；以蛋黄、“扎毛”鱼、葫芦子、酒醅面汁、犏牛乳酪、融酥油配合）。虚胀特盛者宜穿刺放水，再以热面团熨之。油渣饼、人肉、冷蒿、羌活等用酒煮后按压。

② 津肿：肿势庞大而难消，肿块冰冷、坚实光滑，鱼肌部作肿。对此可用天冬、大黄、三热、葛缕子、青盐、酒曲、酒醅、面粉等制成药糊涂之。或者将草玉梅、短尾铁线莲、三热、藏木香、冬葵子、酒醅等制成药糊涂之。或者将野赤芍、狼毒、当归、柏叶、冷蒿、鸽粪等加热敷浴。或者应用七味黄色剂（见外伤感染）最能见效。

③ 胆肿：肿块色红焮热，触之痛不可忍。此症可用紫草茸、茜草、黄丹、“尤南木”（一种蓝矿石）、朱砂、马血、驴血、酒醅、去汁旧乳酪等配合按压。以九味黄色剂（用姜黄、小檗皮、大黄、黄精、雌黄、雄黄、鱼胆、人胆、猪胆、酒醅等制成药糊按压）和七味红色剂（见外伤感染）治疗。

（3）部位作肿

① 脉肿：色红坚硬，闪闪灼痛，脉上作肿。此症必须以大、中、小三红色剂以解除脉之压力，先以酒醅、鸡蛋、面粉、乳酪为基础药，制成羊乳酪般的药糊，加温涂擦。然后涂以紫草茸、茜草、蓝黏土、“尤南木”植物油配合之小红色剂。如不见效，则以紫草茸、茜草、山矾叶、瓦韦、马血、驴血、植物油配合之中红色剂。如仍不见效，以经血、紫草茸、茜草、朱砂、甘松、岩白菜、瓦韦、植物油等配合之大红色剂。

② 鱼肌肿：色灰坚硬不热，肿势突起。宜用大、中、小灰色剂消鱼肌之肿（首先用冷蒿、羌活、鸡蛋白三味调涂。如不见效，肿块色灰松软者，以葛缕子、短尾铁线莲炭、冬葵子、狼毒、三热等调涂。如仍不见效，色蓝、肿势坚硬如石者，宜用三热、冷蒿、羌活、脑汁、人足骨、秃鹫肉、迷果芹子等调涂）。用酒醅瓤、羊乳酪、鸡蛋、面粉等调和，加温后大面积按压。

③ 关节肿：肿势色黑焮热、剧痛变形者，宜用大、中、小三黑色剂清骨热（首先以五根、植物油调涂，此药无效，剧痛变形者，宜用卧龙肝、屋顶砖、植物油等调涂。如仍不见效，创口潜伏，肿而色黄黑者，用炉铁渣、铁屑粉、皱叶酸模、望月砂炭、蓝玉簪龙胆、诃子等调涂）。用酒醅、山羊乳酪、鸡蛋、面粉、焦青稞等调成稀糊像山羊乳酪样涂之。

④ 禁忌：脉肿不能用粪便类，因粪便会导致已黏合之断脉脱离，骨部用调料会引起热邪，鱼肌上用油按压易致滑脱，故必须禁用。

(4) 小结：肿分热肿和寒肿两种。热肿以敷料使之干涸，蒸汽大而色红灼痛者，在创口附近脉道多次放血，局部以针穿破，用水以能忍受为度进行喷激，或者以碱花水冲洗后用吸角吸之，待伤口突起后划破，再三吸排黄水。此后将竹黄、兔耳草、亚大黄、姜黄、高山龙胆等共研细末，用雪水调涂，再以麻花艽、乳酪、酒糟等调和覆盖其上。如不见效，用沙生槐幼苗、鸽子黄、蕨麻叶、多刺绿绒蒿、黄芪花、鸡蛋参、高山龙胆、瓦韦（名八味槐苗散）星水调涂，其上以加热之酒糟吸提。如仍不见效，以酸酒洗涤，用斑蝥、硫黄、白硇砂、碱花、文官木膏、旧酥油、猪油配合涂擦，再以酒醅加热吸提。此后以八味槐苗散调涂，再以凉剂按压，仍无效者则同时进行泻脉和泻腹排出。如仍无效者，以花色剂和黑色剂促其成脓。

寒肿灰色虚软，肿块冰凉、压之有痕，以迷果芹、羌活、葛缕子、干姜、柏叶、植物油、调料等配合，加热涂擦，或者以麻黄、冷蒿、酒糟等加热吸提。如不见效，用块根紫菀、高原毛茛、草玉梅、黄蘑菇、鱼胆、冬葵子、鸡子黄、母黄牛尿、铜镜锈、酒糟等调和吸提，如仍不见效，以白硇砂、干姜、人脂等涂擦，其上再以干酒糟、两头尖酒煮敷浴。或者将燎焦之白鹭羽毛、乌鸦粪、喜鹊粪、大鹫粪等用亚麻油调涂，其上再以花色剂敷浴促其成脓。或者以大便炭、腐脑汁、三热、焦青稞面、酒醅、植物油、融人脂、乳酪等调涂，为很难成脓者促其成脓之佳品。

6. 断脓秘诀

(1) 原因：司关节活动之肌肉中留有遗物，鱼肌伤毒进入脉中，创伤热邪渗着于骨，热浴法施之过早，以及放血过迟等为创伤溃脓之原因。

(2) 生脓之境：脉管断离、肌肉腐烂和骨被腐蚀处作痒者为生脓之境。

(3) 存在部位：鱼肌缝、骨和关节。

(4) 种类：有热性脓液不绝和寒性脓液不绝两种，即为依靠风之脓液和依靠脓液之风等（依靠风之脓液能自动流出；依靠脓之风因脓液充盈，不挤压不能流出）。

(5) 断脓法

1) 断脓法概述

① 药物：将硫黄、犀角、熊胆、竹黄、柳兰叶风毛菊、打箭菊、诃子、白糖等共研为散，用于干涸各种脓液。或者以冰片、六良药、三种角、五脉绿绒蒿、白糖等共研为散，用母黄牛尿送服。或者以硫黄、熊胆、犀角、秦皮、唐古特青蓝、蜂蜜、酥油等配合内服。到脓疡后期，上肢以三果酥油丸断脓，下肢以五根酥油丸断脓，上述丸药加六良药、各种角、各种胆后服之。

② 外治：其断脓法有压垫、绑缚、冲洗和放血四种。压垫有雄压垫、雌压垫和重压垫三种，要结合鱼肌缝口、关节缝等脓境应用，其上从边缘以驱缚绑扎；冲洗法首先以碱花水冲洗，其次以竹黄、熊胆、白糖加水冲洗，最后以红花、熊胆冲洗。特别是要

依据脓色之红、青、烟汁色和灰色等分别给以冲洗（脓色红者以紫草、熊胆、瓦韦冲洗，色青者以三热加酒冲洗，烟汁色者以镰形棘豆、麝香加水冲洗，脓色变灰者以熊胆、白糖加人乳冲洗）；放血疗法要根据热势大小、脓液颜色和血势大小等具体情况进行。

③ 饮食：在初期给以新鲜而具有营养之品，后期如君王般地以高营养之食物治疗。

④ 起居：禁忌剧烈活动和房事。

2）具体断脓

脉管断裂者在有脓处艾灸，断脉上下放血，内服药（将冰片、竹黄、鱼胆、水獭胆、旱獭胆、油松脂、紫檀香、融酥油、紫色悬钩子、小檗皮、水柏枝中皮、白糖等共研内服。将红花、熊胆、白糖共研为散，用茜草煎汁送服）並用敷料（独一味、瓦韦、鸡蛋、各种胆类、面粉等制成药糊涂之，脉垫以双层毡片）止之；冲洗（将锡金大戟、巴豆、漆树脂、叶绿矾、石榴子、熊胆等为丸纳入脓液深处，脓液增多时则不必禁食，促使脓液外达）和（以鸢尾子炭、未出穗青稞炭、雌黄、各种胆、乳酪、面粉、植物油等配合）按压及（人胆、鱼胆、烈香杜鹃花、小檗皮、沿沟草、水柏枝中皮、白糖共研）药物断脓；骨被脓腐蚀者，可用刀刮、艾灸和药物治疗（将犀角、硫黄、柳兰叶风毛菊、熊胆、龙骨等共研，以蜂蜜为引内服。将白硇砂、斑蝥、龙骨、朱砂等共研撒布创口）；鱼肌内缝之脓液以药（将硫黄、犀角、瓦韦、黄精、天冬、高山柏子、“突巴”花、诃子、蜂蜜等共研内服）和黏合绑缚（用麻黄汁、黄精、鸡蛋、面粉、乳酪等调涂患部，上放与鱼肌缝相适合之毡片压垫）断脓；中部脓液以药物（用秦皮一份、硫黄二份、竹黄、熊胆、犀角半份、水银、蜂蜜、酥油等制成软膏）冲洗和缚法断脓；关节中之脓液以压垫、绑缚和夹板等进行断脓；热性脓液不绝（将鹿茸、狍茸、小云雀脑、鸬鹚血、酒糟、竹青皮、黑蒿炭、沙蒿炭、白糖等共研，外用内服并用）、寒性脓液不绝以药物和食物断脓（创口敷以法药、广木香、毒蜂蜜，宜服食羊肉和酒）。依靠风之脓液以内服药治疗，依靠脓之风，在外部创口治疗。

7. 除骨部刺痛

（1）外部刺痛由脓液腐蚀骨部产生，色青或紫或黑，或形如横断藤木样。对此，如骨失去色泽，骨松质孔小或脓液未渗着深处者以艾灸之。如骨松质孔大，脓达下部肉座者，以铁器烧后剪去腐肉，有脉络等者，以融酥油和烙器在创口烙之。若是肌肉少而骨松质孔大者以刀刮之。其吸提、内塞、涂料同头部创伤。

（2）内部刺痛是小腿骨开裂，黄水入内，引起剧烈刺痛，肌肉消瘦，肤色发青，深处疼痛明显，对此要穿骨吸取黄水将，秦皮汁加熊胆、白糖注入，上盖绫绸，加酥油、脂肪，以丝绵包扎，用野牛髓、秦皮、熊胆等制成伤药撒布，再以酒糟吸出剩余黄水。如作肿者，以热面团和油渣饼热熨，再以压垫绑紧，内服药物治疗（将三果、秦皮、矮泽芹等制成药油，加乳香、瓦韦、唐古特青蓝、余甘子、小檗皮、蜂蜜内服）。肿势漫延而形成的脓液，有导致肌肉、骨、脉腐烂，软骨断裂和关节脱离之可能，如无死兆出现和食欲良好者则能治愈，可用药物（秦皮煎汤内服，木贼、酥油配合服食，或以打箭菊、瓦韦、大蒜、蜂蜜配合）、饮食（藏雪鸡、斑翅山鹑、家禽、尕里巴肉、蜂蜜酒、青稞酒）、烙法（腐肉以烙铁）和锯截（骨用钳固定，在箭镞中伤与未中伤之中间截开，撒布伤药，再涂药糊包扎）等法处理。

8. 脱臼复位法

（1）脱位位置：可分为右脱、左脱、上脱和下脱四种。在一般情况下臑骨关节和膝关节不可能向上脱位，跖部关节和腕关节不可能向左右脱位，肘关节和踝关节不可能向后脱位，而髋关节则有向内脱和向外脱两种。

（2）脱位症状：发生刺痛，局部立即作肿，失去伸缩能力，在脱位之处出现凸出、下陷和长短不一的情况。髋部之连接带和肩胛骨之牵引带断伤者，虽经纳入，也会重新脱离致瘫痪。

（3）复位方法：关节脱位，在未作肿初期，应立即进行复位，若历时过久，宜用温浴法，促使肌肉大筋软化后再作复位处理，任何部位脱位，在复位时应先将错位之关节拉开，然后在关节突出部以手推拿整复，关节拉开后向脱位之方向推入，如果不将关节拉开而推压时，会导致关节受伤和骨折，关节拉开后，就会按推压方向复位。或者一人持身，另一人将脱位之肢以绳拉紧，上以木棍击打，如发声而凸起消失，能够伸缩，刺痛减轻者则表示已经复位，可用压垫在脱出之方向垫压包扎固定，如疼痛不减，可随时解开观察，确信复位稳定后，以营养之品进行补养。如为陈旧性或习惯性脱位，艾灸关节后绑缚，用夹板固定。

9. 骨折包扎法

（1）骨折形状：有关节颈骨折、斜形骨折、横断骨折和粉碎骨折四种。这可归纳为开放性骨折和闭合性骨折两类。

（2）骨折症状：局部发凉、有骨擦声，不能活动。凡风型体瘦患者发生横断骨折、破碎骨折和开放性骨折，如不加强营养，则难以治疗。

（3）治疗方法：以包扎、内服药和夹板固定等方法治疗。首先用手将碎骨按入整复，并与未受伤一侧相互比较，以防长短不一，造成畸形。开放性骨折，宜先以马、驴或绵羊、山羊乳洗涤创口，脂肪在乳中加热熨之，以冰片、白檀香、红花、人乳等配合涂擦，经一昼夜后，内服白酒，以矮泽芹热熨创口，创口热后易于吻合，此时用力拉扯纳入，应用各种方法不能纳入者，可将外露之骨截去后纳入，结合季节，在乳酪或酒醅（夏用乳酪，冬用酒醅）中加入鸡子黄、山羊血、黄精、麻黄汁、皮胶、面粉等，调成绵羊乳酪样之药糊涂擦，大关节涂擦面积为一拃，小关节为一直指，肢骨则应涂于整个骨部。或者以鸡子黄、山羊血、面粉、兔耳草、各种胆、酒醅等配合涂之，上放薄而结实之毡片，上铺匀毛压垫用线扎缚，其上再以棉布扁带作篱缚包扎。绑之过松则易于滑脱，绑之过紧则创口上下方作肿。如骨折严重者，其上要以夹板固定。

药物宜先服用秦皮汁，然后将新酥油、牛乳、三甜共熬内服。以木贼、打箭菊、蜂蜜、酥油配合内服。开放性骨折包扎时要留出创口，以油松脂、冰片、熊胆、红花、白檀香、秦皮、白糖等配合纳入创口，可愈合骨折。处理适当而反应良好者，在出现不良反应之前继续维持原来包扎。如有不良反应，在夏季经三日、春秋五日和冬季七日后解除。

(4) 镇逆法：骨折整复后如有长短不一和弯曲时，则须重新矫正扎缚，余脓未尽而腐蚀骨质者，要以剥刮、艾灸和药物治疗。

四、要害创伤之镇逆法

肌肉要害之逆症有潜伏、突肿、松软和腐烂四种；脉要害之逆症有散布、牵引、增盛和流窜四种；关节要害之逆症有松软和扭转两种；大小筋要害之逆症有僵直和拘挛两种。

(一) 肌肉要害

1. 潜伏：分热潜伏和寒潜伏两种。热潜伏肿块表面松软，深部坚硬，有空虚热，肿块流小山羊尿样黄水。此症应以内服药物（冰片、竹黄、红花、白檀香、犀角、熊胆、岩白菜、兔耳草、白糖等共研，雪水送服）干涸，创口敷以花色剂和黑色剂引热上升。在创口禁忌放血，在脉增盛之他处可以放血。当出现刺痛、脓液增多、肿疡热盛者，为热已引升之征。寒潜伏创口不温，且肿势小，脓液亦少，食欲不振，面部灰滞，刺痛时有时无。此症应食新鲜营养之品，服五味石榴散，创口以热敷浴和花敷浴引升，在风穴和鱼肌缝口以艾灸之。如此法不能引升，应多食酒肉、红块糖、酥油等。引升后按总治法根据具体病情给以适当治疗。

2. 突肿

(1) 坚硬如石

① 热肿：色红坚实，刺痛剧烈，触之不能忍，局部发烧，闪闪灼痛，脉及尿液俱现热象，体表有热。对此首先以脑汁、酒糟调和涂擦，此后以黄色剂（雄黄、姜黄、小檗、大黄、鸡蛋、焦角、面粉等加温）涂擦，上放纸压垫缚之，在附近脉道放血。如不见效，肿势甚者以亚大黄、红耳鼠兔粪膏、腐脑汁、山羊乳酪、面粉调和涂擦，上敷水浸过之毡片。或者结合肿势穿刺放水，以雪水浸后，缚以凉性敷料。如仍不收效，可用花色剂和黑色剂促其成脓。

② 寒肿：坚硬，色呈灰白，刺痛剧烈，穿刺无脓，形如冻芜菁。对此宜用各种肉（以鹏鸮肉、秃鹫肉、狼肉、人肉、面粉、酒曲、调料等配合，或者上药加鱼肉，野驴、马、驴、山羊、绵羊等之鱼肌肉，以植物油等配合）酒煮敷浴。或者以五草药根（橐

吾、羌活、刺参、狼毒、草玉梅等共研细末，童尿调和）按压。如不见效，以花色剂和黑色剂涂敷包扎。如仍不见效，则按热肿症治疗。

（2）肿势如炭疽：肿疡红紫较大，上有水泡，鱼肌肉出现黑白间杂之色，肿疡发热，汗毛倒伏，全身发烧。此症宜以铁屑粉（铁屑粉、炉铁渣、沉香、麻花艽、紫草茸、蓝黏土、山矾叶、酒醅、植物油、面粉等煮熟）药糊或肉核（各种肉核、麝香、童尿共煮）敷浴。如不见效，以黑色药糊按压。如发生水泡时则应用对治药治疗或涂以燥湿药（鹿角炭、水绵、人乳、植物油等调涂，或者以麻花艽、齿苞紫堇、尼泊尔黄堇、腐马蔺绳和无茎芥炭等调涂），其上以花色剂或黑色剂敷浴。如生新疮，则将作肿而生疹粒，涂药（宜用麻花艽、瓦韦、铁屑粉、水菖蒲、胶质没药、麝香、炉铁渣、硫黄、山羊血、童尿等调和涂之，或者将狐粪、狼粪、狗粪、胡兀鹫粪、雪鸡粪、乌鸦粪、榜莪那布、麝香、诃子，用童尿调和）后，以纸和兔毛压垫按压。如不见效，按具体情况，选用红色、黄色或黑色糊剂按压 [黄丹、紫草茸、茜草、“赛尔皱”（矿石名）、朱砂、马血、驴血、酒醅、乳酪、植物油调和；硫黄、牛黄、黄连、金云母、云母、乳香、醉鱼草花、酒醅、乳酪、豆面等配合；铁屑粉、炉铁渣、麻花艽、京墨、蓝黏土、煤精、黑芥子、酒醅、乳酪、面粉、植物油配合]，如仍不收效，则灵活泻（狼毒、短尾铁线莲、乳香、大戟、白硇砂、斑蝥，用八岁童尿调服。或者将服以疣果大戟、斑蝥、诃子、骨碎补、人肉等制成收敛散布之硬膏。或者漆树脂、蓝钟花、疣果大戟、斑蝥、荜拨、冬葵子、白糖等用童尿调和，少量多次内服，发生刺痛者艾灸和热熨局部）是该症之镇逆法。

3. 松软

（1）热松软：肿疡色黑紫，蒸汽较大，肉芽腐烂、流烟汁色脓液，麻木。此症可用诃子、红耳鼠兔粪膏、兔耳草、乳酪等调和涂之，上置麦秆或赖草压垫，以薄布包扎，创口敷以酒糟和乳酪，经常以小丛景天浸汁浸润，涂以池底泥，在附近和增盛之脉道和肿疡下方放血。如不见效，泻下法则是该症之镇逆处理法。

（2）寒松软：肿势较甚，不发热，色呈灰白而松软，脓液极少，刺痛亦不甚。此症可用热面团（面粉、酒醅、山矾叶、葛缕子、干姜、酒曲、荜拨、青盐、植物油等共煮的）熨之，并以冷蒿煎汁洗之。服食新鲜的三营养物补养。

4. 腐烂

（1）糜烂：肌肉腐烂如嚼碎之筋腱，疮面散漫不聚，脓液多，肉芽腐烂奇臭。此症首先以酒糟、乳酪清除糜烂腐肉，用碱花水冲洗后，再用胆类冲洗。除腐药用诃子、红耳鼠兔粪膏、兔耳草、乳酪等涂抹于无伤之处，以水鸟羽毛按压，在创口以焦青稞粉、胆类、瓦韦、亚大黄、植物油等调涂，用酸模覆盖，其上用细薄布松松绑缚。或者以瓦韦、乳酪调涂。或者以灰丹药（将蝇子草、榜莪嘎布、尼泊尔黄堇、亚大黄、陈鸢尾、黑蒿、沙蒿等烧成白灰，加白酥油、各种胆）加硫黄涂抹。敷（用熊胆、红花、竹黄、朱砂、瓦韦、制硼砂、白糖、蜂蜜、白酥油等调涂，上盖绫绸或油煮之山羊羔毛）创伤药，内服药（镰形棘豆花、熊胆共研，茜草汁送服，新鲜有营养之品共煮熬匀服食）和食物医治糜烂创伤。

（2）蚀疮：蚀疮是因腐蚀而难愈之伤，流腐烂坏血，创口如鼠食剩之物，奇臭难闻，一夜之间能腐蚀漫延恶化。此症宜以白茅根、羌活共研，用乳酪调涂敷之，在附近脉道放血，待流血停止，以各种胆、亚大黄、瓦韦、焦青稞面、人乳、植物油等调涂。

（3）滴漏：创口出现许多孔洞，宜将破靴底、吊挂烟灰、百草霜等共研，用白酥油调涂。或者撒布干灰丹药。在炎热季节，如伤内出现蝇蛆时，以葶果香薷、草木犀水浸冲洗，或者制成分剂撒布于伤口。

（二）脉要害

1. 散布

（1）近散布：脉络牵引坚硬，疼痛发烧，创口不作肿者，宜以冷蒿、酒糟、焦青稞面、脑汁等配合收敛之，此药不能收敛者则以泻脉法收敛之。

（2）远散布：由于风脉和心脉受损，在肌肉缝、脉和关节等处交错作肿（左损右肿，上损下肿等），这可能有寒热两种情况出现，应依据脉、尿诊断。此症应在散布之创伤方向艾灸，在山顶以金烙器烙之 [百会，膻中，第六椎，四无名指（趾），蛇脉]。以苍山黄堇（用苍山黄堇、甘草、麻花艽、瓦韦膏、鱼胆、熊胆、狗胆、漆树子、红耳鼠兔粪膏、瓦韦、冰片、硼砂等撒布创口，或者用犏牛乳浸泡后服之）或烈香杜鹃花膏（烈香杜鹃花半升、麻花艽一捧，甘草一握等与适量六良、各种胆、漆树子、紫草茸、鸽蛋黄、白糖等以山羊乳调和）收敛、封闭脉口，使血内藏不外流。如不能收敛，同时行泻腹和泻脉法，则有卓效。

① 热散布宜以吸法、浴法、放血和药物（六良、白檀香、紫檀香、熊胆、冰片、白糖）收敛。

② 寒散布宜以涂法、浴法和食物收敛。

2.牵引

（1）外牵引如脉之流星一样放射，像老鼠窜向墙缝一样无定向牵引，一般内脉不作肿，但有食欲不振，肝胃作痛，或头痛，上身刺痛，全身发烧，合并风者常作阵发性疼痛。出现上述症状时，要从上下左右各方作详细诊断，何处出现肿块或发烧或结垢和生疹粒，即在其上敷浴，内服收敛脉散布之药物（苍山黄堇方剂），服后如出现脓头突出，则穿破后即会痊愈，如认为是内科疾病而误治者死。

（2）内牵引实际是黄水蓄积之故，临症表现为头身沉重，上身刺痛，不思饮食，咳嗽频作，肺脉和肺穴刺痛，这种创伤无热集结，在局部除给以适当之治疗外，应内服燥湿药（将孔雀翎、五色绸、三角、四凉、冰片、熊胆、苍山黄堇共研，用白糖调和）。牵引于何处在其所属手指穴（心为拇指、肺为食指、肝为中指、脾为无名指、肾为小指）和脊椎穴艾灸。如不见效，内、外牵引皆以灵活泻泻下为佳。

3. 脉要害增盛

（1）因热增盛：肿胀特甚，色红而闪动，脉络作肿。对此，何处疼痛、坚硬和增盛，就在该处之脉道放血。内服凉药（白檀香、紫檀香、三凉、熊胆、冰片、五脉绿绒蒿、白糖），创口以凉吸法治疗（兔耳草、獐牙菜、麻花艽、角茴香、小丛景天、紫草茸、山羊乳酪）。如不见效以花色药糊促其成脓。

（2）因寒增盛：形如冻芜菁或充气皮袋，局部不热，刺痛不甚，全身亦不发烧。对此症宜在鱼肌缝口、要害之脉关和肿块边际灸治。宜服食新鲜营养之品和内服阿魏散（阿魏、干姜、三良药、红块糖），创口以干姜、融人脂和花色药糊促其成脓。如不成脓而创口冰凉者不治，对此可在冰冷之边际艾灸，并以温吸法治疗（酒曲、调料、迷果芹子、花椒、葛缕子、矮泽芹、红块糖、酒醅等加热）。如经此法而得温成脓者可愈，如出现水泡，可涂燥湿剂（用吊挂烟灰、鹿角、人乳、芝麻油等调涂，以绫绸包扎，也可用吊挂烟灰、焦青稞面、大蒜、狗粪炭等以童尿调和）。

4. 流窜

（1）流窜于上

① 风流窜于上则神乱不安，心跳气逆，呵欠、呃逆频作，头昏目眩，失眠不寐，时作空呕，对此宜用涂法和热熨法，服食骨汤、白块糖和新鲜营养之食物。如不收敛，以艾灸风穴。

② 热流窜于上，证见恶寒，上身刺痛，口干气短，齿结污垢，咳嗽频繁，头痛身重，不思饮食，脉紧，尿液色红，创口不作肿而潜伏。对此应根据热势分别给以冰片、白檀香和牛黄治疗，在小尖脉放血，本症禁忌凉性敷料，应以热吸法治疗，并促其成脓。

（2）流窜于下

① 风流窜的赘瘤呈圆形，能活动，有如织锦缎或鸽子脖项花纹，穿刺则会导致风流窜而血流不止，故严禁穿刺，宜用五味甘露浴热熨，内服控制脉口之汤剂和散剂。

② 血流窜之赘瘤色红或绿，触之有酸痛感，不活动。此症宜用内服药和外敷凉剂治疗。

（3）小结：一切脉要害之治法有生热和清热两种，关节要害如无脉口启开和伤热上窜之疑虑时，可从创口和体内清热。脉要害被暴力断伤者会引起热邪上窜，故必须内服凉药扑杀，外以温热敷料令其创口生热。

（三）关节要害

1. 关节要害虚肿症

(1) 热虚肿症状为关节头麻木，松软作胀，色红漫延，身热沉重，难以活动，不思饮食。宜根据热势给服冰片、白檀香或牛黄。以凉性之品（三凉、龙骨、秦皮、兔耳草、诃子、白糖配合）清骨热，在增盛脉道放血。黄水充斥于关节缝者，穿刺后在其上灸之，创口以水喷激，以凉吸法引出。如不见效，宜用花色剂促其化脓。

(2) 寒虚肿是风邪引起黄水蓄积关节所致，临证表现时热时寒，时痛时安，肿势轻微，少眠不寐，面色灰滞，动则疼痛。此症宜服食新鲜营养之食物，创口宜用温吸法(各种人、畜肢骨端，三热；迷果芹子、酒曲等在酒中煮的）骨药糊、穿刺、具油毡片和花色糊剂等治之。

2. 关节扭转

(1) 干扭转是关节水液被风吹动，导致关节松驰，作胀而“突突”刺痛，关节头移位，活动艰难，没有脓液，夜不安寐，多昏眩，发出刺耳叫声，面容呈青灰，时有惊悸。此症应以服食营养之物（三热、花椒、芫荽子、麻黄、酒曲、肉桂、酥油汁、酒醅、面粉)。如不收效，则进行穿刺，并在针迹上灸之。用灰色糊剂、调料和具油毡片等按压黏合，再以夹板固定，此后宜服酥油丸（三果、三热、三黄水药、蜂蜜等)。

(2) 湿扭转是正精液（能合津）被兵器伤扰乱，导致产生骨热，形成浊液（首先正精液变色，与腐肉或脓液相混流出线形液，此液使病情恶化，形成浊水，必须引出)，此液会导致关节液腐烂成脓，脓充斥于关节，能破坏关节头。此症分生水（化脓后成青灰、红灰和黄灰等的脓液者是黄水形成，因脓液不绝者为)、死水（肿热严重，流出黏液者死，不肿而泻烟汁色者死，出现腐肉，或带油脂或鱼目状者为）和断水（化脓后色青灰短少者脓已断，这是以上的具体分类)。正精水服药（将熊胆、竹黄、三黄水药、秦皮等共研，取酒半捧送服）和敷料（用红耳鼠兔粪膏、麻黄、小檗皮、水柏枝等分别制成硬膏、焦角、焦青稞面、生面粉、吊挂烟灰、皮胶等调涂，放毡压垫绑扎，创口纳入油松脂药锭）包扎，浊水用内服药物和冲洗药物（冰片、三良药、熊胆、广木香、兔耳草、白糖共研，秦皮煎汤送服；冰片，竹黄、兔耳草、熊胆、乳香、白糖水冲洗）治疗，并用敷料引出（先以水喷激，再以黄精、角茴香、獐牙菜、麻花艽、各种胆、蜂蜜、乳酪等调涂，最后以湿沙吸之)。这样吸引后，则脓不会进入关节。如此法不收效，生水以药物清除（将熊胆、油松脂、兔耳草、三黄水药等共研，以人乳为丸纳入创口，亦可以白糖为引，用文官木、秦皮煎汤送服)，以各种胆、紫草茸、鸡蛋、面粉、蜂蜜、乳酪等调涂，上放毡片压垫。

(3) 小结：关节水液分寒热两种，色红黄而奇臭，上有腐肉者为热水，色青绿而如乳水相混者为寒水，对治法是应用内服药物外用温、凉二法清除之。如不见效，脓水导致关节扭转者分内外两种。关节外扭转者头痛鼻衄，身热不眠，多昏眩，食欲不振，惊悸战栗，空呕无物，齿觉酸痛，鱼肌颤动，手指抽动，不能伸缩，关节头麻木变粗。此症宜服八味秦皮散（将秦皮、龙骨、广木香、牛黄、竹黄、红花、乳香、诃子共研，以白糖为引，用雪水送服）清除骨热。在脓水所达之处，则如上法进行清理后以水喷激。在血涂料或胆涂料（用鸡冠血、青黑山羊颈血、白额驴尾血、山杨皮、榆树皮、松脂等混合涂之；各种胆、蓝黏土、紫草茸、朱砂、红耳鼠兔粪膏、姜黄、蜂蜜、乳酪、面粉等调和涂之）之上放毡片压垫（在脓液汇集和关节缝压以两层、三层之压垫）后包扎，其上再以木板固定。关节内扭转者导致瘫痪而活动失灵，髋等高处骨头破裂，患者无法忍受在附近有巨大鼓声和喧哗声，少眠不寐，耳鸣如歌咏，疼痛哀号，无法忍受而乱吃乱喝，口干舌燥，关节断离，流脓液腐肉，创口染毒。此症之内服药同上，饮食以凉性为宜，但时常要以温性食物抑制杂风。用竹黄、乳香、白糖等煎汁冲洗创口，以鸡蛋、胆类、麻黄水、黄精、面粉、酒醅、山羊乳等调和，均匀涂于局部，其上均匀铺以薄而结实之毡片，用布条或绸条扎缚，必须用包扎法将脱位之关节复位固定，留出创口，以便每日换药，涂药要结合季节寒、热应用温、凉药物，其上用木板固定，在用夹板固定阶段必须禁食营养之品，并结合季节铺以水浸毡、兽毛、谷物等（夏节用水毡，冬季用兽毛，春秋用谷物）将身体固定于床榻，待伤将愈之时可以放宽饮食，以补身愈伤。如脓液难尽，体力衰弱和四肢僵硬者可服食酥油丸以补养正精。

（四）大小筋要害

大小筋僵直或拘挛，不能伸缩者则无法治疗，如稍能伸缩者，首先在温泉中沐浴，此后用各种花煎熬浸浴，或者用干酒糟，马、野驴和羊的食糜等用酒煮敷浴，或者将黑蒿、紫檀香、水柏枝等酒煮热熨。夜间行浴法，白天行按摩法。服食肉类、酥油、红块糖酒等营养之品以舒筋活络。此后以具脂羊毛等缠缚，令喝醉酒后慢慢扯拉伸直，再以不伤为度之练习伸缩，待功能稍有恢复时，可用酒洗油涂、曝日就火以及按摩等法使功能进一步恢复正常。锻炼中如果受伤，可在附近脉道放血，并以浴法治疗。总之，属于热证者宜以凉法治之，但在治之无效时，则以温法反治。属于寒证者宜用温治之法，但在治之无效时，则需以凉法反治。知何时用何法能有机之结合镇逆者，是掌握要领之良医，反之，不知结合实际而乱用镇逆之法者，则为庸医。

第六支　毒　病

第十三篇　治疗毒病

第八十七章　配合毒

复次，意生仙人请问道：“善哉明智大仙！如何学习由外因所致之毒病篇，请延寿药王予以赐教。”

导师言道：“善哉大仙谛听！毒有配合毒、变化毒、自性毒（原毒）三种之说。首先讲配合毒，在五百年劫数之后期，因时代恶劣而出现各种坏配方毒残他人。配合毒可分分类法、毒入法、诊断法、治疗法、镇逆法和善后调理六点叙述。”

一、分类法

有以日光为媒介而看后中毒之日光毒，毒烟是风为媒介的风毒，以地气为媒介的蒸汽毒，以油脂为媒介的接触毒，以食物为媒介的食物毒五种。这又可分为地方分类、配合实物、疾病种类和发病时间四点。

1. 地方分类：印度称武器，中国内地称“刹相”，“多保”称“回”，“门隅”称精华四种。每种又有一千零四种。

2. 配合实物：有珍宝、矿物、肉类、精华、原毒和草药六种配合实物。

（1）珍宝类有黄金、红铜、铁类、水银、铅等的配方。尤其以铅及水银配方较多。

（2）矿物类有代赭石、锌矿、寒水石、朱砂、硫黄、黄铁矿等的配方。

（3）肉类配合物有肉、血、胆、毛、骨五种。肉有山羊肉、禽肉、狗肉、香鼬肉、斑蝥、鱼肉、青蛙、蜘蛛、全蝎、鬣蜥等多种，尤其以山羊肉、禽类、斑蝥配合的较多。

（4）精华配合物是提炼了一切毒物之精华。

（5）原毒配合物是有毒之黑、白、黄三种乌头。

（6）草药配合物是莨菪、桃儿七、白刀豆、广酸枣、白花油麻藤子、蒺藜、锡金大戟、疣果大戟等，此外还有其他草药配方，但以莨菪配方较多见。

配方有两药合并之配方和各药混合之配方等多种，由于配方分类多，故诊断异常困难，如对治不当反而有害。

小结：简而言之，有寒性配毒和热性配毒两种，珍宝与矿物配合者为寒性配毒；肉类、精华和草药等之配毒以及榜莪那布为主之配方为热性配合毒。上述药物之混合配方为寒热间杂之配合毒。

3. 疾病种类：有麻风毒、癫狂毒、刀毒、口疮、肠干毒、贪食角弓、热泻拘挛或僵直症、蚀鼻虫症、干消紫津、目黄胆病、瘟病散布于脉、霹雳黑毒、游荡星曜病、刺痛尿闭等多种奇怪病状。

4. 发病时间：有经年、经月和经一昼夜发病的，故有日毒、月毒和年毒三种。

二、毒入法

日光为媒介之毒从机体表皮进入，风为媒介之毒从脉门鼻孔进入，蒸汽为媒介之毒从鼻孔和毛孔两处进入，油脂为媒介之毒从毛孔进入，上述之毒进入后逐渐遍及正精。食物作媒介者从口中进入，首先落于胃中，毒乘食物精华而散布于正精，故精华中含有毒素，因而出现嗳气呕吐、贪食无餍、不消化之症状，继而精华在肝脏化为血液，故又出现肝区、肩背部刺痛，各脉闪动。血液变为肌肉，则肌肉色青而干瘦，呈散在性疼痛。肌肉变为脂肪，则疲乏无力，瞌睡时重时轻。脂肪变为骨骼，则齿和指甲作痛。由骨骼变为脑汁、脊髓和骨髓，则会出现头晕，羞明畏光，骨髓闪动，脊椎关节开离，挤压时则感舒适。脑汁和脊髓成熟为男女精血，故男子遗精而不能性交，女子则月经淋漓或旋积不下。最后精血之精华变为精光，存在于心，因具毒素而使身体失去光泽，并有健忘、发狂、心中不乐之症。

总之，精华如马，毒素犹人，人乘马上，到处奔驰，毒素随食物精华而迅速散布于正精、垢物之中，毒降落之部位发生变化后表现出各种各样症状，由于扰乱了风、胆、津和合之机能，故无论在疾病之初期、中期和后期，对于疾病之诊断、治疗和善后调理等方面皆感困难。由于毒物配方之不同，人体病原之各异，以及食物为引而降于脏，落于腑，着于骨，流行于脉、肌肉皮肤等不定之任何部位。

三、诊断法

诊断方法有正确辨认总之症状、按病类降落部位分别诊断和诊断不治之死兆三点。

（一）症状概述

首先辨认外部症状、内部症状和秘密症状三种症状。先以外部症状作与他病之鉴别诊断，以内部之脉、尿和自觉症状及引发病因等辨认疾病，以秘密诊断法确定疾病。

1. 从外部症状辨认疾病：天明起床不语，亦不进食，将空口之唾液吐入净水中，如唾液浮于水面者无毒，如沉于水底，则为有毒之征。或者先将唾液涂于鬣羚角上，其上再吐唾液，如出现滚沸般的泡沫者是中毒症。白石英烧后其上吐以唾液，打碎后如有一粒青稞厚的石英变黑者为中毒症。或者将患者之小便加酒后注入印度黄牛角（产于印度之一种黄牛）内，用豪猪毛搅动，如出现霓虹之色彩者是中毒症，或者将患者小便注入印度黄牛角内，以兔须搅动，胡须呈焦色者是中毒症。在患者小便中放入颞颥处之发，经一昼夜后第二天早晨观察之，发干燥弯曲如烧焦状者为中毒症。在小便中注入鸡冠血，再加榜莪那布粉，如呈脓样物者是中毒症。将纯银片固定于牙齿，第二天早晨观察，如银失去光泽而难以擦净者为中毒症。取酒一握，与卷丝苣苔配合，在初更服后不语，第二天早晨观察，在舌、齿龈和腭等处呈现霓虹色彩者是中毒症。取一孔雀翎头，卷入酥油咽下，第二天洗去粪便观察，如不失去光泽者为中毒症。经过上述之各种外部诊断，就会确定中毒症。

2. 从内部症状辨认疾病：如经过外部诊断而仍不能确定无毒时，则以内部诊断辨认，脉象虽错综复杂、变化莫测，但似魔鬼脉者为中毒症。尿象虽亦错综复杂，但将尿液在密闭之青铜器内不使漏气，埋于地下一昼夜，尿中如出现土、石、珍宝和草药粉末，或出现如蛙卵、霓虹色彩和黑色渣滓，或尿液较原来清澈者是中毒症无疑。或者将尿液涂于干净的红铜上，如色变黑者为有毒之征。

其病情之变化是在误食毒物一个月后，有肺感冒症状，体弱无力，全身不适，两月后则时痛时息，作阵发性发病，三月后在毒降入之部位作痛，四月后由于饮食起居之不当而发病，这又因配方、禀性、媒介食物以及降入部位等之不同使症状错综复杂，无一定规律，但大部分会出现如下症状。食物无味，倦怠无力，性情暴躁，身重无力，肌肉干瘦，肤色发青，舌体龟裂，汗毛有酸痛感，指甲根部麻木，头晕头痛，神志恍惚，步履蹒跚，肝胃下缘和背部疼痛，肌肉颤动，鱼肌和肢骨疼痛，喜向阳就火及凉爽之处，但不能持久，汗液、体温及睡眠时有增减。有视物不清，口不知味，呵欠、喷嚏频作，有时上吐下泻，小便不利，阴茎不举，经常心中不乐，肢体有散在性的游走疼痛，月经闭止，舌苔光滑，目、齿、耳及头部刺痛，颈项僵直，声音嘶哑等错综复杂而变化莫测之症状。齿和骨骼疼痛似风病，目黄身热似胆病。食物不消，嗳气呕吐，腹内壅塞似津病，脉象闪动，肩背刺痛似血症。皮肤作痒，麻木似黄水症，恶寒，关节作痛似瘟病，吐血而肝胃作痛似紫津，体弱无力，皮肤干燥似麻风病，以上是坏配方食物引起的病情。尤其是脉象、尿色极为混乱多变，病情复杂变化莫测，虽能进食而肌肉干瘦，体力丧失，肝及胃部不舒，易于感冒，心中抑郁不欢，无故疼痛，不加治疗亦能缓解，如具备以上七种情况，当可确诊为配合毒无疑。此外可应用利弊作诊断，凡房事、赛马以及服食鱼肉、猪肉、腐肉、配合毒之媒介食物和鲜血所作之粥等后发病者为内部症状，上述内部症状全者可确诊无疑。

3. 从秘密症状辨认疾病：如无上述症状，不能确诊而生疑时，则进行隐秘诊断，将亚大黄做成稀饭，内加鱼肉及猪肉服食，发病者可确诊无疑；将‘日后侠’在水中煎后初更服一握，如出现烦躁身重、恶寒者是中毒症；牛乳中加入骨碎补，如出现呕吐者是中毒症；将柳兰叶风毛菊、白檀香、小檗皮等共研为散，用秦皮煎汁送服，如出现泄泻、呕吐及刺痛者是中毒症；将诃子、高山龙胆、扁刺蔷薇皮、小檗皮等共煎内服，如出现毒散布关节作痛，有酸痛感者是中毒症；将柏子、阿魏、麝香、三果在母黄牛尿中煎后服之，毒降何处则该处作痛，这样亦能确诊中毒症；晚服扁刺蔷薇皮汤，将早晨的小便在净器内煎后出现分裂卷结者则可确诊为中毒病。经上述各法仍不能诊断清楚者，则服收敛药即能察明。

（二）按病类降落部位分别诊断

以毒物侵入途径、毒物种类、症候种类、发病时间和毒物降落部位五点进行诊断。

1. 从毒物侵入途径诊断

日光毒、烟毒和蒸汽毒，首先鼻腔灼热，头部作痛，全身倦怠，腿部酸困，性情暴躁，关节和小腿鱼肌疼痛，恶寒，严重者则有肢体浮肿或干枯、僵直和拘挛等症状，且会出现如中星曜（中风）之症状。接触毒首先皮肤灼热，麻木作痒，搔后出现疹粒、疱疹、肿块等，此后有的散布于脉，有的成炭疽，有的形成疖痈，最后则出现肌肉腐烂、脉络断裂、骨骼腐蚀等症状。

2. 从毒物种类诊断

（1）珍宝毒：疲乏无力，肌肉干瘪、逐渐变青，疼痛不甚，唯有胃脘刺痛寒冷，口有铁锈味，阳痿不举，目睛黄染，腹胀嗳气，食乳酪后则便鲜血。

（2）矿石合毒：胃脘坚硬而沉重，四肢细瘦，面部作胀，表现热象而后转为寒象，易在肝、胆和脾、胃上结为痞块。

（3）肉类合毒：肝胃不适，目睛红赤，视物不清，喉阻不畅，声音嘶哑，大便泄泻鲜血或咯吐血痰。凡与头、颈肉等外部肉类、内脏等任何一种配合之毒物，服后在相应之部位作散在性疼痛。

（4）毛配合之毒：少腹如有虫行，闪动而疼痛，小肠被坏血腐蚀，内脉刺痛。

（5）精华合毒：半身疼痛，病侧肢体干瘦，头、足及关节作痛，恶寒，发热，视物不清，膈膜有扭拧之感。

（6）原毒物：舌和指甲根部麻木，双目视物模糊，牙齿发黑，唇舌干裂。

（7）草药合毒：骨骼疼痛，大筋僵硬，身寒心颤，心神不安，行走则昏晕扑倒，自己有口、唇肿胀之感觉。

小结：毒物之种类虽繁多，不外乎热性配合毒和寒性配合毒两种。若为热性配合毒则脉紧，尿液色紫而混悬物特厚，关节、鱼肌和头部疼痛，恶寒，肩背部及肝胃刺痛，口舌干燥，唇裂齿黑，腹内灼热，神志昏迷，睡眠多梦，本配合毒主要降于肝、胆二脏腑；若为寒性配合毒则腹胀嗳气，贪食而食后不消，脉迟尿青，舌呈灰色，颜面浮肿，最后结成痞块或转为水鼓，本配合毒主要降于食物不消之胃中；寒热相混之配合毒主要降于肝胃二脏腑，其症状表现为本质寒而出现热之假象，或本质热而出现寒之假象。

3. 从证候种类诊断

（1）麻风毒：以麻风患者之血和肉托果树脂为主之毒症，其症状表现有肌肉颤动，皮肤作痒，脉闪动，骨髓疼痛，喉中不舒，肌肉发胀，生有疹粒和疱疹。最后降于骨者为雄麻风，肌肉干枯而死。降于肌肉和脉者为雌麻风，肌肉腐烂而死。

（2）癫狂毒：大部分是以雪鸡血和莨菪为主配合而成，症见上身满闷，神志不安，口常嘘气，身颤易怒，想打人，胡言乱语。或意识丧失，昏晕扑倒，咬牙。

（3）刀毒（横死毒）：稀释热酒之泡沫、皱叶酸模子、鬼为害身颤而死者的脑，刀下死者之血配合以及坠马、溺水、滚下崖坡、坠落深渊、自缢等的血配合，其症状表现为有时发生头晕，心中不乐，遇冷则上身满闷，意识逐渐丧失，皮肤作痒，脉络发麻，喜走动。如给服獐牙菜汤睡卧日光下时，则眼前出现彩光，小便带血。

（4）口疮和小肠干症：由珍宝配合毒引起。口疮则口腔生疮，不能进饮食；小肠干症则小肠刺痛剧烈，大便不通。

（5）贪食项强：症见腹大项强。

（6）热泻拘挛或僵直症：泄泻带血，四肢僵直或拘挛，需要他人协助伸缩。

（7）蚀鼻虫毒：经常有虫病发作。

（8）干消紫津毒：为混合性毒病，症现肝胃不适，衄血便血，消瘦无力，最后肝脏腐烂而死。

（9）目黄胆病：为牛黄、冰片配合之毒，症见胆区增盛而呈现肤目黄染。

（10）瘟病散布脉症：其症状与瘟病相似。

（11）黑霹雳毒：为毒蛇头等配合之毒，症见眼睛麻木，脑内刺痛，腹部胀满。

（12）游荡星曜病：中毒后身体立即僵直而昏倒，四肢麻木瘫痪，目无光泽而瞳仁散大，最后肌肉干瘦而死。

（13）刺痛尿闭症：是斑蝥配合之毒，因此会出现脉孔和小腹刺痛，小便不通，最后毒素散布于脉络而导致吐血和鼻衄。

服用上述各种毒物配方会出现各种不同的疾病。

4. 从发病时间诊断

（1）日毒：日毒是服毒后虽未成熟，但因毒剂是剧毒或遇其他外因而突然发作，症见似不消化症或紫津或瘟病。有的可能出现失明，唇舌龟裂，僵直或神昏扑倒。

（2）月毒：月毒则肌肉干瘦，指甲不泽，疲乏无力，唇干齿黑，视物模糊，耳内鸣响，腹部膨胀，关节现紫斑，吃乳酪则腹胀更甚，饮酒则眩晕。

（3）年毒：肌肉干瘦，肝脏疼痛如虚悬，脾气暴躁，悲恸欲哭，耳内鸣响，肾寒腹大，身有微汗，寄生虫反常，饮酒则身衰无力，牙齿作痛，胁肋部游走刺痛，头向后仰，少眠不寐，胃脘刺痛，肌肤作痒。

5. 从毒物降落部位诊断

（1）降于心：口吃，神乱不安，大汗淋漓，喷嚏频作，唉声长叹。

（2）降于肺：鼻塞不通，呵欠喷嚏，咳嗽频作，声音嘶哑，呃逆繁多。

（3）降于肝：目无光泽，膈膜刺痛，呕吐胆汁，囟门沉重，口流涎液。

（4）降于脾：口唇作痛，腹部发胀，短肋部疼痛，鼻孔大张（也有作脾下缘颤动解的），脾胃遇寒则大便滞留难下，遇热则常有泻意。

（5）降于肾：肾腰寒凉，肾脉有牵引之感，足重难举，小便不利，耳内鸣响。

（6）降于六腑：嗳气呕吐，食物不消，大小肠胀鸣灼热，常有泻意。

（7）降于肌肉：肌肉颤动，关节松弛，肤色发青。

（8）降于脉：脉搏动紧，各脉牵引闪动而麻木。

（9）降于大筋：脊旁肌肉僵硬，四肢拘挛。

（10）降于骨：关节疼痛，压之则安，四肢关节周围作肿，难以屈伸，一切骨骼呈散在性干痛。

以上所述的各个症状，与其他疾病易混淆而难以确诊，必须以内外密三种症状鉴别定会得出正确结论。此外，最隐秘之诊断法是以犀角、榜莪嘎布、诃子共研之物置水中浸泡，在早晨连服几次，将患者之小便令其他动物饮之，少饮成病，多饮致死，此为密法中之密法诊断。

（三）诊断不治之死兆

凡出现肌肉干瘪，颞颥下陷，饮食不进，或食后倾吐一空，齿龈、舌和指甲失华，体力衰竭，黑疹遍布全身，呼吸短促，五处作肿（胃脘、胸部、十六椎、肝穴、三合处），治癫狂和毒病之药无效，泻出内脏腐烂液和吐泻鲜血等症状者不治。

四、治疗法

（一）治疗概述

1. 药物治疗

（1）治热性配合毒：治热性配合毒必须结合疾病新旧和正精好坏进行。但无论新病和旧病，首先要以药物温胃，正精充沛之新病，以先收敛后扑杀再排泻之法治疗。正精亏损之旧病则收敛、扑杀合并进行。首先以积德之法，送除为害的魔鬼，早上禁食，下午可随量食用，胆对鱼肉、猪肉、奇蹄类肉以及菜类、腐败物、酸物等必须禁忌。宜食黄牛、岩羊、原羚等的新鲜肉，蒲公英菜、大米、炒青稞粥、茶、凉水等。正精亏损，体温偏低的老年人，应结合体温给予鲜羊肉、干旧肉、鲜酒等。严禁向阳就火、劳累、房事、骑乘以及言语过多、寒冷潮湿、白昼睡眠等。中毒后热偏盛者，给服金色诃子汤；寒偏盛者，将三果、荜拨共研煎汤，每服一握，连服七个早晨，此药有平衡和合，分离毒与正精之作用。服后出现大汗停止，身体轻快，食欲良好，能劳动者为成熟之征，如果毒未散布和新毒病初期，则不必收敛。如果是旧病而已散布者必须进行收敛。

1）收敛药物

① 通用药物

处方：羊血、牛乳共熬，加入藓生马先蒿粉收敛，或者将白芥子、榜莪嘎布、骨碎补、诃子、肉豆蔻、木棉花蕾、黄牛血、大黄、鲜脑汁、青盐配合内服。将人或牲畜鲜血、三灌木中皮（扁刺蔷薇、水柏枝、小檗）、亚大黄、白芥子等共研内服。或者将尼泊尔鸢尾、手掌参、白芥子、猪血、榜莪那布、白糖等共研细末内服。或者将猪血、手掌参、白芥子、脑汁等共研内服，在未出现收敛症状之前须连续服用。

收敛症状：身重懈怠，不思饮食，口舌干燥，胃中酷热。

镇逆：如不出现上述之症状者为未收敛之征，必须加大分量服用，在胃脘用骨类、少腹用细沙热熨，并在四掌涂擦按摩，服秘诀丸（三毒加七倍诃子，以童尿为丸）。

收杀比喻：将毒收敛后，则以对治药物扑杀，如不经收敛而即行扑杀，犹如平原追逐野兽，散布之毒不能扑杀，形成病程延长之难治症。如经收敛后扑杀，犹如火上浇水，会迅速扑灭。

② 分类药物：毒降于三患，可用肉豆蔻、红花、大黄、丁香等药收敛；毒散布于上，可用四味藏木香汤收敛；毒散布于四腑（胃、胆府和大小肠），可用小麦、豌豆、驴血收敛；毒散布于四肢，可用四味枸子果散（枸子果、人胆、熊胆、手掌参）收敛；毒散布于关节，可用环状玛瑙方（环状玛瑙、山羊脾、马心、白刀豆、广酸枣）收敛；毒散布于喉，可用三味君臣散（冰片，竹黄，红花）收敛；毒散布于齿，宜用三味獐牙菜散（獐牙菜、宽筋藤、波棱瓜子）收敛。

2）扑杀法：收敛后扑杀方法可分为草药方、精药方和珍宝方三种。凡身强热偏盛和胃腑良好者，对治药以甘露草药方为佳，骨碎补、兔耳草、水柏枝、翼首草等为主药，加属药柳兰叶风毛菊、黄连、獐牙菜、高山龙胆、草黄花紫堇、乌奴龙胆、黄精，共研煎汁，日服三次，长久饮服。如果热渗着甚者，宜用柳兰叶风毛菊、骨碎补、翼首草、水柏枝、兔耳草、獐牙菜六主药，加红耳鼠兔粪膏、榜莪嘎布等属药共研，冷用水浸泡，按所降部位加辅助药（五脏加六良药，肌肉加诃子，骨加秦皮，脉加熊胆），结合消化力长期服用，难以消化者常服三味光明盐散。如出现热势下降或只有轻微热者，为毒收敛于腑之征，宜加诃子、大黄、锡金大戟泻下。或者用六主药、高山龙胆、扁刺蔷薇皮、小檗皮、瓦韦、车前子、乌奴龙胆，根据所降部位加归经药（心加广酸枣，肺加无茎芥，肝加红花，脾加草果，肾加小米辣，肌肉加姜黄，骨加秦皮，脉加短穗兔耳草）煎汤内服。或者以具有主药、对治、辅助药及军药的普通草药大方（六主药、三乌头、木贼、蒲公英等五对治药，乌奴龙胆、镰形棘豆、块根紫菀、苍耳子、葛缕子、角茴香、黄连七辅助药，无茎芥、尼泊尔黄堇、麻花艽、少花延胡索、篦齿虎耳草、孔雀肉、垂果蒜芥、柳等八军药），加随从药（扁刺蔷薇皮、小檗皮、极丽马先蒿、唐古特青蓝、铁屑粉、无茎芥、雪灵芝、沙棘果膏），并根据降落于病原（风加广木香、胆加波棱瓜子、津加藏木香、血加鸭嘴花、黄水加文官木）、脏（六良药）、腑（在初期未成熟和后期生寒时服用，在中期发热时不服，腹胀肠鸣者加石榴子、三热）、肌肉（诃子、姜黄）、脉（熊胆、短穗兔耳草）、骨（四石、朱砂）、喉（丁香、高山龙胆、诃子）等具体部位加入引导药，久煎晾冷，日服三次，长久服用。

服上述各种草药方时必须注意以荜拨、红耳鼠兔粪膏除毒，用余甘子加强药效和用诃子保护正精等之处理。服汤剂后如不泄泻时，可加辅助药（大黄、锡金大戟、长嘴诃子尖）。发生刺痛者以六主药方收敛之。热难清者将上述草药方加代赭石、朱砂、柳兰叶风毛菊内服，出现身体轻快、食欲良好、神志清楚者为病邪已压之征。或者是疾病引发而药病相搏，然后出现上述之大部症状，持续服药而出现不适者则停止服用。

凡正精耗损，老年以及胃火不足或食欲欠佳之患者可用精药散治疗，二十七味君臣散是由犀角、珍珠、铁屑粉、硼砂、法药、牛黄、六良药、骨碎补、水柏枝、扁刺蔷薇皮、小檗皮、白檀香、诃子、秦皮、榜莪嘎布、人胆、熊胆、猪胆、三胎粪等组成，可治珍宝毒、精华毒、草药毒、原毒和肉配合毒等，何种配合毒之症状出现，则将其该毒物之对治药加大量服之。上药加镰形棘豆、葛缕子、麻花艽、甘草、紫草茸、姜黄、麝香、患者大便炭、红耳鼠兔粪膏、人肉、溶铁粉，以白糖配合为散，名三十八味君臣散，用文官木煎汁送服，可治各种中毒症。热盛者上方加冰片内服，或者珍宝配毒之对治药红耳鼠兔粪膏、硼砂、诃子。矿石配毒之对治药火硝、孔雀肉、荜拨。肉配合毒之对治药三尸粪、人胆、山羊胆。原毒配合者的对治药诃子、榜莪嘎布、碱花、秦皮、白檀香。草药配毒之对治药三灌木、榜莪嘎布。精华配毒之对治药麝香、六良药，出现何种配毒之症状，则加大其对治药量，其属药为犀角、法药、姜黄、商陆、黄秦艽、钩藤、“琼代木保”、水柏枝、小檗皮、甘松、甘草、紫草茸、铁屑粉、山矾叶、柳兰叶风毛菊、黄葵子、朱砂、高山龙胆、珠芽蓼，以白糖为散，根据热势加冰片，或白檀香或牛黄，早晚用红耳鼠兔粪膏汤送服，或者将红耳鼠兔粪膏、麝香、孔雀肉、人胆、山羊胆、三尸粪、骨碎补、榜莪嘎布、六良药，属药冰片、牛黄、白檀香、紫檀香、犀角、诃子、法药、姜黄、翼首草、水柏枝、小檗皮、麻花艽、瓦韦、甘草、兔耳草、无茎芥、山矾叶、柳兰叶风毛菊、马兜铃、黄葵子、高山龙胆、乌奴龙胆、商陆、黄秦艽、硼砂、铁屑粉、朱砂、紫草茸、珠芽蓼等共研，以白糖为引共研内服，可立即将毒热清除；或者将人胆、熊胆、猴胆、猪胆、鹦鹉胆、孔雀胆、骨碎补、三尸粪、犀角、姜黄、麝香、诃子、法药、牛黄、水柏枝、榜莪嘎布、白檀香、紫檀香、小檗皮、白芥子、硼砂等共研，用红耳鼠兔粪膏雪水浸泡送服；或者牛黄、白檀香、熊胆、孔雀胆、各种胆汁、钩藤、诃子、蛙、蛇及血雉上身肉和肝胆，根据降落部位加六良药和乌奴龙胆，用白糖调服；又方，将人胆、猪胆、旱獭胆、黄葵子、麝香、阿魏、高山龙胆、麻花艽、骨碎补、小檗皮、大蒜、旱地生芜菁等共研为丸，可治各种毒病。

上述之各种配方是一切毒病的对治药，是清除毒热之速效良方。毒热难清，怕服药而有福分者，可用珍宝配方清除之，将黄金、松儿石、珍珠、红珊瑚、二檀香、红石花、竹黄、红花、五脉绿绒蒿共研，以白糖为引内服。或者以珍珠、珍珠母、红珊瑚、白犀角、麝香、人胆、熊胆、白檀香、竹黄、红花、白糖为散，根据所降风、胆、津、血、黄水和脏腑等部位，加味内服。特别要注意的是珍宝毒禁用排泻法和各种白食；矿物毒禁用植物油、旧酥油；肉毒禁用鱼肉、猪肉及腐败、酸性食物；精华毒禁用放血和血制菜肴。

总之，凡一切毒病，不以对治药物清除，而先应用放血、艾灸、泻下、催吐法时会导致疾病散布、滞留或引发，故必须禁忌。以如上之药物治疗时，病气会乘风扰乱脉象，表现出闪闪刺痛，作肿，灼热麻木等症状，对此须在刺痛处用六主药煮后热熨。或者以狼毒、酸模根、翼首草等煮后熨之。或者在所痛部位以动物同部位之物煮后热熨。腹部作肿者以塔上苔热熨。关节作肿者以向北之旱獭洞口土温熨，并以针刺致微量出血，如聚于脉者少量放血，在脊椎关节、肋骨等刺痛处进行艾灸。经过治疗后病气不出者则会形成散布而难以治疗，余毒功亦无法清除。

3）排泻法：经过扑杀疾病被摧后，再将毒素排泻，这可分为总泻法和分症排泻法两种。

① 总泻法：无论何病以泻下法排出。

先行：给以短暂之沐浴和按摩涂擦，上行风紊乱而发生闪闪刺痛时，以艾灸治，胃肠虫蠕动而发生阵痛时，以秘诀丸治之。

清道汤：将三果、唐古特青蓝、大黄、红耳鼠兔粪膏、小檗等煎汤内服。

正行：将诃子、余甘子、巴豆、腊肠果共研，用酸藤果煎汁为丸，按珍宝毒（加阿魏、紫硇砂、水菖蒲、黑种草子、藏木香）、矿物毒（加火硝、硼砂、荜拨）、精华毒（加红花、熊胆、乳香、锡金大戟、白糖）、肉毒（加葫芦子、黄葵子、螺厣、锡金大戟、白糖）等不同毒病加药泻下，泻力过小时以长嘴诃子尖催泻，肝脏作痛者以红耳鼠兔粪膏催泻，胃脘胀满者以光明盐催泻。或者将诃子、小檗皮、黄葵子、腊肠果、短穗兔耳草、高山龙胆、大黄煎汁，加锡金大戟粉泻下。又方，将疣果大戟、锡金大戟、孔雀肉、兔耳草共研，热偏盛者加红耳鼠兔粪膏，寒偏盛者加雪山钙质结核内服。应用丸剂或散剂须根据病情。

② 分症排泻法：毒降于胃者应用催吐法，降于脉者应用泻脉法，降于肌肉、皮肤和骨者以发汗法排出。本病久着于正精而难清，故必须结合体质，以收敛、扑杀、排泻三法反复进行治疗。在第一次服药的间隙，一定要补养正精。体弱久病患者要收敛、扑杀同时进行，诃子、红耳鼠兔粪膏、三种乌头、商陆、黄秦艽、紫檀香、白檀香、竹黄、红花、牛黄、法药、骨碎补、姜黄、熊胆、石榴子、扁刺蔷薇皮、小檗皮、白芥子共研为散，用红耳鼠兔粪膏汤送服。又方：将三种乌头、诃子、牛黄、白犀角、紫檀香、白檀香、熊胆、麝香、硼砂、骨碎补、姜黄、水柏枝、小檗皮和白糖共研，用红耳鼠兔粪膏、文官木煎汤送服。又方：以诃子、榜莪嘎布、小檗皮、牛黄、白檀香、白犀角为基础，再根据病原、脏腑等情况另加对治药，将三水混合（雪水、童便、酒）送服，服量由少到多，引诱服用。又方，以人胆、熊胆、孔雀胆、商陆、黄秦艽、钩藤、"琼代木保"、三乌头、骨碎补、光明盐等配合，在黎明时用雪水送服一包，对寒、热配合毒均有效，引起呕吐者用镇吐法防护。又方：诃子、三乌头、商陆、黄秦艽、钩藤、"琼代木保"、扁刺蔷薇皮、芜菁陈膏（生于阴山芜菁熬膏存放九年）、麝香、骨碎补、硼砂、姜黄、熊胆、三胎粪、法药、水柏枝、红耳鼠兔粪膏、小檗皮、牛黄、白犀角、白檀香等，再按素患降落部位加味（风加广木香，胆加獐牙菜，津加荜拨，血加紫草茸，黄水加黄葵子，脏加五良药，命脉加丁香）配合，服药刺痛者不必惊慌，是药病相搏之故。又方，以牛黄、榜莪嘎布、诃子、红花、竹黄、白檀香、各种胆，蛙、蛇、血雉上身肉，肝胆等，铜绿、猪脂、白糖等配合，用雪水送服。又方：孔雀胆、熊胆、象胆，依次递增，蛇上身肉与上药等量，诃子、榜莪嘎布与蛇肉等量，六良药按降落部位，用药量与三类药相等，用红耳鼠兔粪膏、秦皮煎汤送服，为元气耗损、肌肉消瘦者之良药。又方：孔雀胆、西藏棱子芹、芜菁陈膏、麝香、骨碎补依次递增两份，以大蒜、铜绿、鱼胆、人胆等配合，以八岁童便为丸内服。上述各药均有同时收敛扑杀之效。毒热如油漆渗木般地会渗于正精，必须连续应用，但用之过度，不但渗着之热不能清除，反而导致胃火灭绝，余热遗留为患。因此，必须减少分量，常时服用，以便将毒热彻底清除，并经常以常泻方排除余邪。如身体极度衰弱，则交替应用轻导泻与峻导泻。如出现自泻自汗时则不须泻下。

（2）治寒性配合毒：将两头尖、荜拨、干姜、硼砂、水柏枝、铜绿、紫草茸、红块糖等共研，用开水送服，有时可用锡金大戟、乳香、荜拨、诃子、野姜等配合内服，以泻余毒，全身出现灰色浮肿者，加乳白花黄芪根泻下，此后上方加硫黄、红铜灰、贝齿炭、三热炭干涸黄水。如结为痞块者，上方加火硝、风化芒硝、三热、贝齿炭、硼砂、诃子、小檗皮、碱花内服。又方：以贝齿炭、红铜灰、三热炭、雪山钙质结核、碱花、硼砂、旧人骨、人胆、熊胆、红耳鼠兔粪膏、姜黄、蒲公英根、大便炭配合，并按降落脏器加六良药、诃子，用开水送服，可杀毒排毒。如不泄泻时，将锡金大戟、荜拨、硼砂等与母黄牛尿配合，以泻余毒。或先服寒水石灰药，此后以诃子、巴豆为丸泻下。出现真寒假热之症状时，将三热炭配以适合之总药清除之。饮食以食鲜羊肉、干肉、温和酒为宜，起居以温暖为佳。

2. 以毒攻毒之治疗：（此段原文在分症治疗之后，译文按三种总治法之顺序特移于此）分引导、朋友、武器三种。珍宝配毒之引导是金、银、红珊瑚、铜、珍珠、松儿石六种，朋友为五种石花，武器为犀角，如具备此三种，则毒必歼。矿物配毒之引导是雪山钙质结核、尿结石、松儿石、朱砂、寒水石五种，其友为三热，武器为火硝。肉配合毒之引导是十七岁少女肝、黑黄色哺乳山羊肝、未睁眼狗崽肝、白点红花鸡肝、孔雀肉五种，其友为红耳鼠兔粪膏，诛杀武器为榜莪嘎布。原毒物之引导是各种毒物，其友为诃子，武器是童尿。

上述方剂，可使隐伏之毒引发收敛，再以毒攻毒，达到治疗目的，犹如护神变魔鬼一样。辨认配方主药后在对治药中加引导豌豆大一粒，如数量过大则引导会变为敌，本配方与上述之扑杀药交替服用为佳。

3. 以咒治疗：念咒语二十一遍以防护自身，念一百遍或一千遍，则能清除他人之毒，无论榜莪那布毒、肉毒和配合毒都能清除。诸仙众请注意，写无点金字咒语佩带于身会祛除毒病。

（二）分症治法

1. 按侵入途径治疗：烟为媒介之毒，日光为媒介之毒，蒸汽为媒介之毒，称三毒。后六主汤加榜莪嘎布、红耳鼠兔粪膏，可治以烟为媒介之毒，并以六主方外部敷浴，其后服三红酥油丸。日光为媒介之毒和蒸汽为媒介之毒以五味甘露浴作蒸汽浴，出现散在性疼痛和作肿者为毒邪外达之征，此后给服六主酥油丸。接触毒要从内服和外涂两方面着手，在小便中挤入大便汁，加红花、麝香、阿魏、大蒜洗涤。将硫黄、冰片、黄葵子、亚大黄、碱花、麝香、阿魏、斑蝥、花椒、吊挂烟灰，共研细末与酒醅配合涂擦。或者六良药、硫黄、麝香、榜莪嘎布、乳香、诃子、犀角，山羊和绵羊焦角共研，以酥油调和涂擦。以麻花艽、蓝钟花、刺参、大黄、干姜、荜拨、火硝、毒蜂蜜配合涂擦，可治因毒发生的麻风、疖痈、炭疽等病。将麻黄、烈香杜鹃叶、柏子、紫檀香、麝香、诃子、蓝钟花、三实、白檀香、手掌参、广酸枣、白花油麻藤子、马兜铃等煎汁，加人脂一握调和涂擦，将诃子、广木香、榜莪嘎布、原芒硝、熊胆、黄牛胆等调和注入疮内，再以山羊脂吸之，腐烂肉多者以烙铁烙之，各种花与鸡蛋调和涂敷三日，此后以硫黄、锡金大戟、疣果大戟、狼粪、山羊骨灰配合涂擦。腐肉除尽后以羊角炭、马勃、旧靴底、喜马拉雅冷杉灰、法药等配合涂擦。

毒病热疮不宜用灸法，以三凉、冰片、白檀香、牛黄、诃子、麝香、铁屑粉、山羊血等配合涂擦。将六良药、白檀香、紫檀香、诃子、麝香、商陆、黄秦艽、翼首草、无茎芥、獐牙菜、夏至草、鸭嘴花、石榴子、柏子、余甘子、榜莪嘎布、熊胆、黄牛胆、白糖等配合内服，并食山羊肉及血。

2. 按配合毒物种类治疗

(1) 珍宝类配合毒：总对治药物为红耳鼠兔粪膏、诃子、重晶石、硫黄。黄金配合毒加芝麻和亚麻、铜配合毒加硼砂、青铜配合毒加大蒜、水银配合毒加水银之对治物沙棘果和母黄牛尿、铅配合毒加犏牛酥油、岩羊焦毛、黄牛焦毛内服。或者以黄金、白银、红铜、熟铁、珍珠、松儿石、红珊瑚、白檀香、紫檀香、红石花、五脉绿绒蒿、竹黄、红花、白糖等配合，认清各个配合毒后加入上述各加味药内服。又方：山羊血、珍宝（金、银、铜、珍珠、松儿石）配合连服九日，此后以犀角、六良药、贝母、五脉绿绒蒿、麝香、牛黄、白糖、山羊肝等配合内服。又方：以榜莪嘎布、熊胆、蛇胆为丸内服。

(2) 矿石配合毒：总治方为三热、火硝、白硇砂、硼砂、孔雀肉，根据配合毒物代赭石、锌矿、寒水石、朱砂、硫黄等，依次分别另加好酒、荜拨、柳兰叶风毛菊、大蒜、蜂蜜内服。或者在治寒性配合毒药中加火硝、白硇砂治疗，必会收效。又方：将白硇砂、光明盐、紫硇砂、火硝、硼砂、三热等配合内服。

(3) 肉配合毒：总对治药为熊胆、人（马）尸粪、镰形棘豆、水柏枝、榜莪嘎布、硼砂。其上山羊肉配合毒加红花、诃子、贝母三药内服，鸡肉配合毒加红花、香鼬胡须、乌鸡肉内服，狗肉配合毒加水绵内服，香鼬肉配合毒加鹇鹑肉、小鹑肉内服，或者加三果或六良药内服，斑蝥配合毒加水虱、蝗虫、榜莪嘎布内服，或加紫草、蒲公英根、山羊血内服，鱼肉配合毒加白鹭肉内服，蛙肉配合毒加沙蜥内服，蜘蛛配合毒加乳白花黄芪内服，全蝎配合毒加蝌蚪内服，沙蜥配合毒加蛙肉和黄秦艽内服，藏雪鸡配合毒和麻风血配合毒加獐牙菜和翼首草内服，兔胆配合毒加熊胆和三胎粪内服，牛黄配合毒加狗粪和大便内服，毛配合毒加红耳鼠兔粪膏、红花、冰片内服，或加白硇砂、紫草茸、红耳鼠兔粪膏内服，骨配合毒加火硝、硫黄、榜莪嘎布内服。另外，河乌肉对各种肉配合毒有效，故须加于各对治方之上。或将牛黄、鱼胆、猴胆、麝香、红耳鼠兔粪膏、法药等加于各对治方中服用。或者用九味草药汤（骨碎补、瓦韦、卷丝苣苔、小檗皮、水柏枝、唐古特青蓝、尼泊尔黄堇、高山龙胆、镰形棘豆，其加味和服法与草药汤剂相似，能治各种配合毒，尤其对肉配合毒有卓效）治疗。毛配合毒用屋梁吊挂烟灰、旧靴底、枕骨部毛发炭共研内服，此后以锐利泻剂（锡金大戟、白硇砂、沙棘果膏）清除毛毒余邪。孔雀蛋毒以白点红花公鸡胆、戴胜鸟、小云雀蛋等配合清除之。

(4) 精华配合毒：其必须之对治药物为麝香、贝母、犀角、六良药、法药等，尤其是麝香绝对不能缺。或者以天界甘露（全蝎、蜥蜴、啄木鸟、人胆、熊胆、孔雀胆）清除毒物。

（5）原毒物配方：可用榜莪嘎布、黄乌头、红乌头、诃子、卷丝苣苔、三胎粪、姜黄、白硇砂、碱花、童便解其毒。

（6）草药配合毒：其总对治药为水柏枝、块根紫菀、蒲公英根、火绒草、榜莪嘎布叶等。或者将瓦韦、火绒草、波罗花、牛黄、三凉、犀角、麝香、西藏棱子芹、白糖等共研，用童尿送服治疗。

① 莨菪配合毒：宜用骨碎补、鸭嘴花治疗，或者用白硇砂、大蒜、人乳等治疗。

② 桃儿七配合毒：宜用马兜铃、鸭嘴花、三果肉、小豆蔻、竹黄、獐牙菜等治疗。

③ 锡金大戟等泻药配合毒：必须应用培育胃火、帮助消化、泻出余毒和止泄泻等对治方法。各种泻药对泻药配合毒有害，故必须用诃子、大黄作洗泻。凡治疗各种草药配合毒时必须应用骨碎补。

3. 按证候种类治疗

（1）麻风毒：以泻剂（应用峻泻剂后食黄牛肉和饮童便）、汤剂（将小檗皮、牛黄、翼首草、诃子、榜莪嘎布、獐牙菜、红耳鼠兔粪膏、夏至草等共研，用雪水煎服发汗，汗后补养身体）、粉剂（见《接触毒》）、丸剂（先空腹饮五日山羊乳，再以诃子、孔雀翎、硫黄、寒水石、竹黄、麻花艽、白糖等共研，以人脂、蜂蜜、红块糖为丸内服）、外用药（用各种胆、银灰、锡金大戟、雄黄、干狗屎、公山羊阴部污垢、大便、毒蜂蜜、山羊血、十五岁处女小便等调和涂擦）等治疗。

（2）癫狂毒：宜用高山龙胆、六良药治疗。以独头蒜、叶绿矾、红花、卷丝苣苔、骨碎补等配合，分量依次递增，用黄牛乳调服。三果在酒中浸后取汁饮服。各种骨煎汁，加入阿魏、荜拨饮服。在第六椎、第七椎和乳间灸治，如昏晕扑倒者，宜用石榴子、大蒜、南星子等制成的酥油丸，此后在上述穴位灸之。

（3）刀毒：五岁或九岁女孩的五脏和五官，与芜菁籽油配合，念咒语“奄德格列喝里沙哈”，禁饮食三日，以服此药。

（4）口疮和肠干毒：以柏叶温熨少腹，用火烤黄旧靴底、木贼草、焦角等煎汁口噙治疗。以贝母、孔雀胆、二肉（沙蜥、艾虎）、藏羚羊血、毒蜂蜜为丸内服。

（5）贪食项强毒：以鱼血、水鸟血、藏羚羊血、西藏棱子芹、麝香等配合内服。

（6）热泻拘挛或僵直症：熊胆、诃子（啄木鸟、沙蜥、全蝎）三肉与犏牛酥油配合内服。

（7）蚀鼻虫症：以五鹏丸治疗。

（8）干消紫津症：用紫津症总治方和多味大草药方连服治疗。

（9）目黄胆病：首先服（山羊血、狗屎、大便汁配合）血泻方，此后进行（先服半捧小檗汁，后饮四次开水）引吐、平息法（将蜂蜜与母黄牛尿一捧混合后服之，将山羊焦角水浸取汁服之，四日后在大肠脉放血）治疗。

（10）瘟病散布于脉：先服大草药汤，再服散剂，然后以艾灸作善后处理。

（11）黑霹雳击：其对治药为牛黄，与治肉配毒总方配合治疗。

（12）流浪星曜病：将胶质没药一份、骨碎补一份、诃子二份、吊挂烟灰二份共研，以母黄牛尿为丸，以曲金丝、白硇砂、紫茉莉、草玉梅、大黄、小果滨藜、碱花等共研细末，丸剂每服七粒，根据寒热用酒或牛尿送服，粉剂每服一钱，根据寒热用酒或童便送服。除治上述毒外，对武器毒、“刹相”毒、“回”毒、精华毒及年毒、月毒、日毒、内外毒等各种不同毒病有收敛、扑杀和排出之效，服药七日，必愈无疑。

（13）刺痛尿闭症：宜麝香、榜莪嘎布、水虱、姜黄、草决明、紫草、蒲公英根、山羊血等配合治疗，在进行泻脉后服祛水药。

4. 按发病时间治疗

日毒除上述之四味丸剂和七味粉剂外，别无其他妙药。月毒以甘露草药方剂清除，年毒可服珍宝方和精华方。

5. 按毒物降落部位治疗

（1）降落于心：宜服七味珍珠散（珍珠、竹黄、红花、骨碎补、沿沟草、手掌参、榜莪嘎布）或五味檀香散（白檀香、红花、岩白菜、獐牙菜、鸡蛋参花）和五味肉散（兔心、艾虎脑、斑翅山鹑蛋、冰片、大便）。

（2）降于肺：宜服九味冰片散（冰片、白檀香、紫檀香、竹黄、红花、马兜铃、葡萄、白硇砂、酸藤果）和八味肉散（熊肉、麝心、斑翅山鹑肉、小鸮脑、兔耳草、冰片、一肘以下土、童便）。

（3）降于肝：宜服十二味红花散（红花、竹黄、獐牙菜、草果、木棉花丝、木棉花萼、马兜铃、五脉绿绒蒿、丁香、唐古特青蓝、肉桂、甘草）和九味冰片散（冰片、红花、沉香、黄丹、朱砂、獐牙菜、兔耳草、骨碎补、无茎芥煎汁稀释小麦酒）。

（4）降于脾：宜服十一味丁香散（丁香、红花、竹黄、小豆蔻、獐牙菜、红石花、鸭嘴花、紫色悬钩子、熊胆、麝香、五脉绿绒蒿、白糖）和九味石榴散（石榴子、肉桂、红花、荜拨、草果、广木香、榜莪嘎布、马兜铃、人胆）。或服十二味肉散（麻雀肉、戴胜鸟脑、山羊脾、麝齿、虎肉、广木香、马兜铃、牛犊心、山羊羔心、大便、冰片、斑翅山鹑粪）。

（5）降于肾：宜服十六味雪蛙散（雪蛙、三果肉、红花、小豆蔻、肉豆蔻、丁香、草果、海沫、石斛、麻黄、螃蟹、止泻木子、草决明、黄葵子）。

（6）降于腑：泻下是治疗该病之最佳方法，药物可服十四味石榴散（以石榴子、小豆蔻、白硇砂、光明盐、宽筋藤、沙棘果、藏木香、小米辣、漆树子、全蝎、肉桂、毛叶木瓜、天仙子、诃子、白糖、芜菁籽油等配合），用雪水送服治疗。降于胃，则以六味石榴散（石榴子、肉桂、丁香、光明盐、红花、葛缕子）治疗。降于小肠，宜服六味麝香散（麝香、榜莪嘎布、骨碎补、沿沟草、竹黄、朱砂）治疗。降于大肠，宜服四味大蒜散（独头蒜、酸藤果、诃子、红花）治疗。降于膀胱，宜服六味螃蟹散（螃蟹、白硇砂、小豆蔻、麝香、冬葵子、诃子）治疗。降于胆府，以七味冰片散（冰片、红花、竹黄、獐牙菜、马兜铃、甘草、兔耳草）治疗。降于肌肉、皮肤，以发汗法清除之，发汗法以服三方散（六良药清脏热，三热清腑热，三果清表热，药分三剂，一剂黎明用酒送服开道路；一剂早晨用骨汤送服，穿暖衣服清热邪；一剂中午温茶送服促其发汗）和小果滨藜方（水绵、胶质没药等分，小果滨藜为二药之八倍，再加紫矿、紫茉莉等共研，以母黄牛尿为丸，黎明以酒送服，七日后小果滨藜煮后热熨，则会大汗淋漓）最能收效，汗出后以羊毛和面粉搓擦全身，并加强营养以补机体，同时根据疾病和机体强弱，可进行三或五次。这是从毛孔清除陈热之最佳方法。渗着于骨而散布者，仅发汗不能引出，必须以蒸汽浴清除（热偏盛者用五味甘露浴，寒风偏盛者以陈旧人骨作蒸汽浴，挖一地下土灶，具有风门和烟囱，将陈旧人骨在铜锅中煎熬，上铺竹子、牛毛织物，患者在其上不时转侧，促其出汗，此后以营养之品补身），如上法难以清除时，行温泉浴。毒降于内脉可以泻脉法排出，降于外脉者在局部微量放血，此后宜用诃子、牦牛胆、芫菁籽油、寒水石等，用八岁女童尿送服清除。

五、镇逆法

分饮食起居不当引起的逆症、魔鬼引起的逆症和零星兼症及转为和合症、转为痼疾等。

（一）饮食起居不当引起的逆症

由于饮食起居逆行之缺点经过治疗后会转为优点；因不当而引发毒病经扑杀和排泻其余毒会全部清除。

（二）魔鬼引起的逆症

先占卜认识魔鬼，然后做法事供养治疗。

（三）零星兼症

出现何种兼症，就以何种对症治法清除之。

1. 头和脑痛者：将九味冰片散（冰片、竹黄、红耳鼠兔粪膏、獐牙菜、诃子、白檀香、黄葵子、马兜铃、鸭嘴花）与鸽蛋、酥油配合，将山羊胆水浸取汁送服。将四对治散（牦牛胆、紫茉莉、麝香、冬葵子）以成人小便调服。或者内服六味矿药散（雪山钙质结核，代赭石、硼砂、寒水石、褐铁矿、龙骨）。

2. 眼睛红赤灼痛而障蔽视物不明者：以药涂眼（冰片、麝香、铜绿、白酥油、诃子配合涂眼，或者人乳、小檗皮点眼，并以水喷激。三果、小檗皮、葛缕子、杧果核、白糖、黄牛酥油制成酥油丸内服），在眼脉放血。眼睛障蔽不明者，以熊胆、黑牛胆配合内服。

3. 鼻衄者：以豌豆花、独活和七药（鹿角、竹皮、无茎芥、白檀香、广酸枣、冰片、肉豆蔻）为散内服，甘草煎汁加熊胆内服。

4. 声音嘶哑阻塞者：以脾脏方（黄牛干脾、丁香共研，冷水调服）治疗，或者服高山龙胆汤（高山龙胆、榜莪嘎布、峨眉蔷薇花、白刺子煎汤）、诃子汤（一烧一不烧混合煎汤）、馊土汤（千年墙馊土汁、扁刺蔷薇皮、麝香煎汤）等治疗。

5. 心肺酷热者：宜服三味牛黄散（牛黄、柏叶、花椒）。

6.神乱不安者：于秦皮酒中浸泡取汁加肉豆蔻内服，在第七椎灸之。

7. 干咳频繁者：用白块糖（高山龙胆、竹黄、岩白菜、沙棘果膏、广木香、石榴子、无茎芥、小鸮肉）等熬膏服食。

8. 肝脏作痛者：服榼藤子汤。

9. 肾脏刺痛者：用荜拨、白刀豆煎汤内服。

10. 胃部作胀者，宜服三味木香汤（广木香、光明盐、肉桂）。

11. 胃反类牛症：宜用泻下法治疗（鸬鹚肉、锡金大戟、熊胆、诃子）。又方：宜服六味骨碎补散（骨碎补、瓦韦、诃子、红花、光明盐、灰盐）或盐类汤（白硇砂、紫硇砂、角盐、灰盐、童便）。

12. 胃脘扭拧作痛者：可服汤剂（光明盐、石榴子、小豆蔻）和具油物（诃子、葛缕子、人肉、植物油共熬）熨之。

13. 吐泻鲜血者：胎粪、竹黄、冰片、红花、骨碎补等依次递增，用人乳调服。

14. 小便不通者：将麝香、蒺藜煎汤内服。

15. 大便不通者：宜用灌肠法导泻，并服胆矾汤。

16. 呕吐或泄泻者：服牛粪方（牛圈一肘以下之土，哺乳牛犊粪水浸取汁，黄葵子共煎内服）。

17. 溏泻不止者：可服肥羊肉汤，此外选止泻良方内服。

18. 药物食物难消者：以干酒糟热熨，用光明盐、荜拨煎汤内服。

19. 食肉发生疼痛者：服肉汤和血剂引吐治疗（晚上肉汤加各种盐类内服，早晨尽量服山羊温鲜血引吐，然后服五味石榴散）。

20. 病气引起散在性疼痛者：将小檗膏、马胎粪水浸取汁调和，再三服用。

21. 散在性之游走刺痛者：宜用四味藏木香汤。

22. 颈项僵直者：用黄蘑菇煎汤内服，并以黄牛颈肉熨之。

23. 四肢僵直者：将四味麝香散（麝香、榜莪嘎布、甘松、肉豆蔻）用女童尿调服，并服白草煎汁。将圣地红景天煮熟蘸草药汤温熨。

24. 关节麻木者：服芜菁汤（芜菁煎汁、山羊乳、鱼汤、野牛肉汤等配合，孕妇小便送服）。

25. 掌骨及关节疼痛者：用手（足）骨煎汤服之。

26. 产生黄水者：宜服四味木香散（广木香、小米辣、榜莪嘎布、牦牛胆）。

27. 出现癞疖、丘疹者：宜涂檀香油。

28. 皮肤灼热者：以雪水涂之（或者以扁刺蔷薇皮、小檗皮、黄葵子涂擦，并以六主方水浇淋）。

上述各症如出现失眠、鼻衄、大汗淋漓等者可参照热病总论给以灵活治疗。

另外，气喘者令负重，肩背不适者令掷石子，下身不适者乘马奔驰，腰部作痛者背土袋，以柔和之练身法使脉病就地消失。

（四）转为和合症

转为和合症时则有风、胆、津三种。毒病治疗后大部会转为津病，导致胃火丧失，达肝者则生肝热，进入大肠则风邪增盛。对此宜在补养胃火的同时以轻导泻灌法清除之，此后会产生杂风，可能出现失眠、呵欠、战栗、神昏、神乱不安等症状，宜服骨汤、肥肉汤和红块糖酒，并进行按摩。杂风过甚时，则正精耗竭，形成风转化之热证，因此必须掌握风之融冻际。

（五）转为痼疾

因误治或宿业为因，大部会转为痞瘤或水鼓痼疾。

1. 转为痞瘤时：将白硇砂、光明盐、肉桂、原芒硝、胆矾、三热、广木香、打箭菊、无茎芥、诃子等共研，以酒为引，日服三次，痞瘤攻破后进行泻下。或者将三果、石榴子、余甘子、肉桂、短尾铁线莲、三热、翼首草、红块糖共研，以蜂蜜调服。

2. 转为水鼓时：在头部作肿之初期，将骨碎补、橐吾、狗脑等共研，与山羊乳配合，内服外涂并用。将乳白香青、鬣羚角、小米辣、熊胆等米泔水浸泡内服。用麻黄炭、山羊酥油配合涂擦。水成熟而进行排出后，再以石榴子、余甘子、贝齿炭、甘草、白硇砂、荜拨、肉桂、诃子、蜂蜜、芜菁等共研为丸，如豌豆大，每服三丸以干涸之。并参照治疗水鼓章选药治疗。

六、善后调理

以有害之饮食起居引发毒病，再以药物、外治重复治疗，如发生抗药性时另调换方剂治疗，在重复应用有效药物时需要调换药引。毒病成年累月混于体而难除，故必须再三服药根除热毒，如热毒渗着严重者，应用排除法后进行温泉浴。渗着中等者用蒸汽浴，渗着轻微者发汗排除。如以有害之饮食起居不能引起复发者，表示毒物已根除，再用诃子、榜莪嘎布、熊胆、红耳鼠兔粪膏四药水浸取汁，连服半月，则余毒不会复发。此后以六主、三红、三果、千年墙馊土等制成药油，加六良药、三甜内服，以荣养身体和巩固疗效。或者将高山龙胆酥油丸与处女经、猪油、羊粪、蜂蜜配合内服。在一年内禁忌鱼肉、猪肉、奇蹄肉、腐败酸类、最初作过媒介之品，以及赛马、房事等，则会长寿百年。

第八十八章　变化毒

复次，明智仙人又如是言道："善哉大仙谛听！变化毒有两种，即逆性化毒和肉毒。"

一、逆性化毒

（一）原因

逆性化毒之中毒原因是性质相反之两种食物形成和精化未消而不能转变为正精引起中毒。

性质相反食物有如下几种：新酒反尚未发酵的乳酪；鸡或鸡蛋反乳酪；生乳反萝卜；牛乳反大蒜；牛乳反生白芥子叶；牛乳反鱼肉；鱼肉反鸡蛋；鱼肉反新植物油；鱼肉反萝卜。上述这些性质相反之食物，前物未消而进食后者，或混合服食，或同时食，致使相反之性能相搏而导致素患之机能紊乱，形成中毒症。或者虽不是性质相反之品，但因食未习惯之物，不应进食之时进食和进食性质难消之食物等，导致食物未消而清浊相混，散布于脉道，七正精逐渐消减成病。

（二）症状

脉象细而深部紧，尿液色红赤或呈紫色、清浊分离，肌肤色清而干燥，视物昏暗不清，头部作痛，有时身有酸痛感，胸背及胁肋刺痛，腹胀嗳气，食物不化，食后作痛，关节疼痛，足背和腹部肌肉发胀，不适之食物会导致泄泻或作呕。

总之，病在胃中津盛，其病属寒；滞留于肝时，血和胆偏盛，其病属热。兼风者则头晕，腹胀嗳气；兼胆者腹中灼热，大便泄泻；兼血者闪烁刺痛；兼津者身重头痛，食物不化而贪食；兼黄水者全身浮肿，关节作痛。本病症状表现不一，错综复杂，因而在诊断时较为困难，对本病要避免诊断不明，必须详细观察，察明疾病本质。

（三）治法

1. 保本：以四味石榴散或四味杜鹃散白糖为引，早晚用开水送服，以培育胃火，排出黏液，恢复孔道功能，并促其治疗药物、饮食之消化。

2. 收敛：牛乳中加少量盐，用乳香、猪血、沙棘果膏、白糖调和，前方黎明、后方初夜时交替服下收敛。其收敛之征象是身重倦怠，唾液、鼻涕颇多，饮食不进，体弱无力，此时则进行排泻，病势甚者收敛后必须以对治方扑杀之，将牛黄、五脉绿绒蒿、三凉、止泻木子、硼砂、兔耳草、乳香、黄葵子、诃子、熊胆、红耳鼠兔粪膏、黄乌头、石菖蒲共研，用白糖调和（名十五味牛黄散），在白昼热时以久煮之凉开水送服，并在黎明时用开水送服上述培育胃火之任何一方。或者将对治药（榜莪嘎布、熊胆、三胎粪：即人、马、狗刚生崽之粪）、清热药（白檀香、獐牙菜、红耳鼠兔粪膏）、归经药（竹黄、红花、荜拨）三者用白糖调和，与上述之培育胃火之任何一方连服。此后从相近之部位排出（病在上部以橐吾、刺参、锡金大戟、水菖蒲、光明盐、荜拨、榜莪嘎布等引吐，病在下部以诃子、小檗皮、黄葵子、高山龙胆、短穗兔耳草、腊肠果、大黄等煎汤加锡金大戟泻下），待具有病势平息的症状时，可逐渐放松饮食控制。病势难以平息者，再次收敛后进行排泻，如仍难以排净者，将余邪以对治药（十五味牛黄散减兔耳草）杀灭之。再根据素患偏盛情况以对治之饮食、药物配合治疗。此病如散布于脉较甚时，则以泻腹泻脉结合治疗（上述泻药加斑蝥、螃蟹、乳香）。

此外，食物性质相反和精华未消之中毒、紫津散布、陈旧扩散伤热、陈旧骚热、陈旧瘟热等等症为余热渗着于正精，与配合毒相同，其治法应灵活。

二、肉毒

（一）内因

生肉存放于地面腐烂，或放于有自然毒气之地区。

（二）外因

生肉放于湿地，煮熟之肉未经冷却而覆盖过严，肉类被乳品、酸酒等污染，或被肮脏之物污染，置于日光下曝晒变质，存放于粮食、糌粑、蔬菜中为时过久，母牛死亡五六天后取出之子肉，刀伤屠手而被血污染之肉……凡此种种，经过七日后能使肉类变为毒物。

（三）种类

本病可分为肉病和肉毒病两种。

（四）症状

1. 症状概述

瞳神散大，视物不明，胃中作胀，发生类牛症般地疼痛，食道闭阻，声音嘶哑，头晕，神志恍惚，行路蹒跚，不能站立。

2. 证候分类

（1）肉病：头及关节疼痛，以上吐下泻为主证，本病对生命危害不大。

（2）肉毒病：咽喉闭阻，发声不扬，饮食不能下咽，疲惫无力，视物模糊，本病甚为严重，能危及生命，必须及时抢救，否则很快恶化死亡。如仅有呕吐而不出现其他症状、脉象亦无变化者为不救之兆。

（五）治法

1. 初期未消化阶段

首先进行收敛，然后泻下，最后扑杀余邪。如不进行收敛，消化后则必进入脉和五脏，因此以扁刺蔷薇皮、小檗皮、藓生马先蒿、白芥子为散，用红色雄黄牛之颈部鲜血调服，以控制毒素窜入脉道。其后快马（锡金大戟按时采挖）乘以英雄（紫草茸、兔耳草），装备以锐利武器（白硇砂），再配以向导（贝齿、麝香）泻下，如不采用这种泻法，其他泻剂不但不刺入病邪，反而导致毒气上逆，这时必须以石子冷罨喉部，并以峻导泻法导泻灌肠。

经过泻下后，所留余邪再以下述之散剂杀灭之。

2. 中期肉毒发展阶段

（1）疏通喉头阻塞险关：将芜菁子和根的浸泡液滴入口中。或者用茜草煎汁，加入竹黄、制硼砂、甘草等共研之细粉，滴入喉中。或者用羊圈中积过水处一尺下之土，浸泡取汁，加竹黄、高山龙胆、沙棘果、甘草等之共研粉，滴入喉中。或者将竹黄、高山龙胆、榜莪嘎布、制硼砂、诃子共研细粉，水调滴喉。用上述之药，不使喉干而连续滴入。喉部以水冷罨，在颈脉、前翘放血。

（2）扑杀毒气：将牛黄、熊胆、诃子、姜黄、小檗皮、黄乌头、红耳鼠兔粪膏、蚓果芥等共研之物置水中浸泡，是制伏毒气热之良药，加骨碎补硬膏、黄葵子、牛黄、榜莪嘎布等之粉剂。或者以未落地的母黄牛粪，在母黄牛尿中浸泡取汁，加骨碎补、榜莪嘎布、铁屑、蚓果芥各等份，再加二倍之水浸泡，然后煎至原来量，加麝香内服。或者将河乌肉、三胎粪、骨碎补、麝香、水柏枝、榜莪嘎布、西藏棱子芹、牛黄、六良、红耳鼠兔粪膏、诃子的共研细末置水中浸泡，再三服之，或者以芜菁，诃子硬膏、加白硇砂、麝香、榜莪嘎布为丸，用八岁童便浸后服之。将茜草、马粪放在薄酒中浸泡取汁，配以吊挂烟灰内服，是肉毒之对治药。热偏盛者以上述各方加冰片、白檀香、牛黄配合内服，并根据疾病降落部位放血；寒偏盛者，加白硇砂、烈香杜鹃、镰形棘豆内服，腹内鸣响者将青盐加热熨之。诵百遍或千遍明咒，以加强药效。不知服药者，用药匙反复灌服，如难以下咽者，将药灌入膀胱，以空心针穿刺胃上穴，注入胃内。在此阶段不能用泻下药，用之则如投毒一样。

3. 后期除并发病阶段

大便秘结者，以波罗花、黄葵子共研内服，并以峻导泻灌肠法导泻。小便不利者，以驴蹄剂（水虱、冬葵子、鸬鹚羽毛烧炭存性，以微量薄酒配合）通利小便。目灼痛障蔽者以冰片、小檗膏涂眼，以凉水罨眼部，并行放血疗法，以铁水缓泻剂（加腊肠果）泻之最能收效。肌肤麻木者，将高山龙胆、竹黄、红花共研内服即可清除。胃胀满者，宜服三味杜鹃散（烈香杜鹃、白硇砂、镰形棘豆）。咳嗽频繁，痰难以咯出者，将广木香、高山龙胆、沙棘果、硼砂用八岁童便浸后服之。

饮食以面粥、大米粥、炒青稞片粥、凉开水，以及不含崖硝之水等为宜。禁忌白食、甜食、面类、肉类、腐败发酵之品等。寒偏盛者宜服温和酒和大蒜汁。

起居应避免活动过烈，烟熏、潮湿、高声喊叫、思虑太过等均为禁忌。

第八十九章　自性毒

复次，明智仙人又如此讲道："善哉大仙谛听！自性毒分固定毒和流行毒两种。在古代，天和非天为了谋求甘露，在大海中翻腾，出现一可怕的人身，头长黄发，眼射火光。梵天大叫一声'牟'，则此物融于流行毒和固定毒之中。固定毒有榜莪那布、蒲公英、风毛菊、'热斗'、肉托果毒、山莨菪毒、马毛毒等。流行毒则有狂犬毒、蛇毒、蝎子毒、虫毒、蜂毒等。"

一、固定毒

1. 乌头类单独进入人体的征象是舌唇发麻灼热，龟裂色黑，口及呼气冰凉，动则眼前有黑暗之感，且神志不清而昏厥，四肢僵直作痛，两眼上翻，胃脘胀满，腹痛如割。对此先服红公黄牛之热鲜血一握敛毒，将身浸入水中，或在头部不断浇淋，这样就会收敛于胃而不致窜入于脉。此后将碱花、姜黄、诃子等于水中浸泡饮服扑杀，则会立即脱险。或将诃子、榜莪嘎布、卷丝苣苔以童便浸泡内服，即能平息。或者将诃子、碱花、榜莪嘎布、三胎粪共研细末于水中浸泡后内服，如在服药时诵咒可加强药效，能杀灭毒力，但一些庸医，对乌头毒不知收敛，以对治药追逐，将毒素驱向命脉，导致病人丧命。如果知道此秘诀，不是宿业者定活无疑。

2. 山莨菪和马尿泡入腹者，虽无病痛症状，但有体力丧失，步履蹒跚，官窍感觉错乱，眼前扑朔迷离，胡言乱语，无目的地追求女人现象。对此应将宽筋藤、骨碎补、鸭嘴花等共研细末，以融酥油调服解除。

3. 肉托果毒、马毛毒不论接触于内或外，均能发生肿胀。不论咽喉、食道或胃部作肿，均刺痛剧烈而如有创伤之感，整个部位作痛。山羊肉、山羊血和童便可治肉托果毒；植物油、牛羊脂和猪脂可治马毛毒。

二、流行毒

（一）狂犬毒

1. 狂犬特征：耳聋不能闻声，目瞑不能视，口流涎液，张嘴低头，尾巴垂拖，埋首乱跑。

2. 症状

（1）狂犬毒初期：伤口流黑色血液，伤呈紫黑色，形状难看，上有斑点，伤口作肿，且有肉核凹凸不平。

(2) 狂犬毒后期：恶寒头痛，神乱不安，心胸疼痛，有时昏厥，见镜子和水则生恐惧，动作似犬。

3. 治法

(1) 狂犬毒初期的治疗：被疯狗咬伤后，在伤口立即用口和吸角吸之，在伤口上四寸处用布扎紧。经过一昼夜后，在伤口以烙铁烙之，此后在融酥油中加入白硇砂、小檗皮、吊挂烟灰、茜草调敷。或者将姜黄、小檗皮、榜莪嘎布、麝香以酥油调敷，其上以马粪、乳酪调敷拔毒。此后疾病发作与否要在水中诊断（舌和鼻子似犬，水缝中有鼠出现之感，和见水惊恐者为发作之征）。如不发作，则服下列对治方，如发作者将疯狗犬齿、旧靴底炭、屋梁吊挂烟灰用童便调和内服，能引发渗着于机体之毒液，发作后则身体麻木，呈散在性疼痛。见犬脾气暴躁，脊椎两旁肌肉疼痛，对此将牛黄、肉豆蔻、黄铁矿加白块糖四倍共研，凉水送服。或者以牛黄、六良药、山莨菪、紫茉莉、麝香，白糖为引内服。或者以草木犀、山矾叶、水菖蒲、兔耳草、槟榔、小豆蔻、红花、融酥油调和，内服和外涂。以人发、白芥子、旧红块糖等焚烟熏之，可制伏伤口和肿胀。在六个月内每十天服药一次。

(2) 狂犬毒后期的治疗：时经十日、一月或一年，或具有狂犬毒发作之症状时，在第六椎和第七椎以艾灸之，以锡金大戟、兔耳草、马尿泡子泻下，将胶质没药、屋梁吊挂烟灰、紫茉莉、小果滨藜共研以母黄牛尿调和为丸，用童便送服，或者用三黄铁矿（白、黄、黑）、六良、牛黄、白檀香、诃子共研以四倍之白块糖调服。病被摧毁后，用草木犀、胡椒、小豆蔻、广木香、甘草共研，以蜂蜜、融酥油为软膏内服巩固疗效。肉核作肿者以旧骨、油渣饼、水绵等敷浴，在零散之疼痛部位以东胡灸治疗，禁忌照镜子、过水。

(二) 蛇毒

1. 特征：由昂首蛇、盘身蛇、花纹蛇、雪蛙子四种蛇咬伤能引起和合机能紊乱。

2. 症状

(1) 咬伤情况：分舌舔、齿咬、咬断和挤压四种。

(2) 种类：有狐疑毒、恐惧毒、犬齿毒三种。蛇毒依靠血液危害人身，如芝麻油般地散布全身。

(3) 毒力：昂首蛇之毒力表现为流脓血，身有虫行感，肉核增大，头重，伤口作肿，鼻涕痰涎乖多，目合难开，关节有开裂之感，身热呃逆，泄泻身重，胸背脊椎疼痛；盘身蛇之毒力表现为血和身心发热，其后作肿成脓，最后形如瘟疫，全身高烧；花纹蛇之毒力表现为皮肤和血灰白，状如寒瘟所袭；雪蛙子之毒力表现为出现上述之综合症状。

被蛇咬伤后，如出现呼吸短促、呕吐心痛者不治。

3. 治法：在伤口上部用布扎紧，除盘身蛇外，其余三种蛇咬伤者在伤口灸之，并以吸角在伤口吸出血液，如狂犬毒样涂擦、熏治和敷料，蛇毒存在于血中者须在伤口附近之脉放血，四味胶质没药丸和五味草木犀膏（见狂犬毒）为治疗狂犬毒、蛇毒、虫毒和蜂毒之良药。将香薷、草木犀、油松、大香、姜黄、小檗、三果、三热（十二味香薷散）在母黄牛尿中磨细内服和外敷，可解蜂毒、蛇毒、虫毒、蝎子毒等各种毒。

身边携带麝香、铜鼓、铙钹和凉伞等物，则不会受毒蛇等袭击。

（三）蝎子毒

蝎子蜇伤，触之灼痛，疼痛传播迅速，其治法同蛇毒。

（四）虫毒

1. 种类：有寄生在蛇体内的毒虫和粗唇虫两种，从蛇肉、蛇便和口水中生出之毒虫有单一型和混合型四种。被上述虫咬伤后，灼痛作痒，发肿而且有疱疹。风虫则刺痛剧烈，且能引起风邪；胆虫发烧，漫延迅速；津虫能引起寒邪绵绵；混合虫则如上述蛇之毒力。

2. 治疗方法：熏法、涂法和内服药法等均与治蛇毒相同，并按风、胆、津之偏盛情况，对伤口给予相应之处理。

（五）蜂毒

蜂毒虽分十六种，但不能确定，认为是一种。

1. 症状：被咬伤后，肿胀灼痛，出现疱疹而流脓。胆转化者生出水泡，发烧，状如染热瘟；津转化者触之发凉，色灰白而作痒，如患寒瘟；风转化者触之粗糙，骨和关节疼痛。

2. 治疗方法：胆转化者，在要害部位放血，在伤处以吸角吸后放血；津和风转化者，对伤口进行手术处理，然后在其上灸之，此后以毒药涂擦。并以治蛇毒之药配合治疗，则能征服蜂毒。此外以木橘、草木犀、白檀香、五脉绿绒蒿、干姜、蝙蝠葛、广木香、荜拨、山柳、螺厣、丁座草、粉枝莓、肉桂等配合涂擦，可制伏蜂毒。

第七支　延　寿

第十四篇　老年补养

第九十章　老年补养

复次，意生仙人又如是请问道：“善哉明智仙尊！怎样学习《老年补养》篇？请延寿药王赐教。”

明智仙人如是言道：“善哉大仙谛听！现讲晚年或老病的补养方法，可分为功效、住地、身体和方法四点。功效：可延年益寿，返老回春，精神焕发，五官、神志清明，智力敏锐，声音洪亮，并有壮阳之效。住地：须住于清洁幽雅安静和溪水林木具备之地，并不受外界之干扰。身体：不要过于年迈，禁忌曝日烤火、房事、身心过劳，以及馊食和酸性、生冷、咸味等食品。选择良辰吉日，供佛沐浴后进行补养。补养方法：分主要和附带两种。”

一、主要补养

先进行油治和温熨，再将长嘴诃子尖、余甘子、光明盐、荜拨、石菖蒲、干姜、姜黄、酸藤果、红块糖用母黄牛尿调和泻下，如不泻下而进行补养和壮阳，则如具垢之物上染色一样，毫无补养作用。大蒜为补养之佳品，去皮在酒中浸泡一昼夜，过滤取汁，每日清晨适量服用，此后按病情选服牛奶、融酥油、干燥地带的肉熬汁等。或者以大蒜、融酥油制成软膏，在青稞里放三个七日后服用三个七日，风盛者则有延年益寿之效。或者以色黑无土、有牛尿气味、味苦涩重腻之含铁红耳鼠兔粪膏，与金、银、铜、铁配合，用牛乳送服。以适宜疾病之单味药与等量之红耳鼠兔粪膏在铁器中熬制后按一定量服食（头七天每日服二钱，此后二十一天中第一日服四钱，再以后的四十九天中每日服一两），并长时禁食“莫乃玛保”、蚕豆、鸽子肉等。按这样服药，则大地上没有用红耳鼠兔粪膏治不好之病，特别是红耳鼠兔粪膏，它是热偏盛者之长寿良药。将小米辣、蜂蜜、酥油调和，与适宜之食物配合服食一月有健体长寿和增生火热之功能，对津病和寒证患者有延年益寿之效。本药如以母黄牛尿调服，亦可治疗麻风病。用诃子、毛诃子、余甘子制为酥油丸服食，能使五官清明，强壮体力，制伏混合症，亦为长葆青春不逝之妙药。以四甘露和五精华进行补养，补肌肉之红耳鼠兔粪膏为水之精华，补骨之寒水石为石之精华，补力之红块糖为木之精华，补精光之蜂蜜为花之精华，具营养之白酥油为草籽之精华。柏子、烈香杜鹃、冷蒿、麻黄、四甘露等冬夏常青，故为补寿之药。用这九种药补益，就能在九绝症中解脱，衰老相消失而成十六岁之青年身，具有狮子技而大象力，具有孔雀之色泽。若行走如骏马，则寿命可与日月共存，本药配合之方法分大方和小方两种。

（一）大方

取寒水石一升，加水一钱（实为六升）煎至一升去渣，加四甘露和红耳鼠兔粪膏各半升分别煎汁，各取一握，加牛乳和酥油三十两共熬，待水分尽后，以二升红块糖、蜂蜜调和，倒入好颅内，从初一黎明时空腹服后以不出汗为度散步。

（二）小方

寒水石一握置草皮火中煅烧，在水中淬，干后加牛乳一升、酥油三两共煮，待成羊乳酪状时，与四种红耳鼠兔粪膏或四甘露各一握、蜂蜜三分之一捧、红块糖三两配合后稍煮片刻，保存在佳器中服食。或者寒水石、铁矿石各等份，与三甜配合为丸，如湿豌豆大，按具体情况每服七粒、五粒或三粒，诵咒语服之，则病魔罪孽可全部清除，亦能延年益寿。黄精、天冬在暑季和秋季采挖，切碎，洗净泥土，水中煮后令水液吸收入药，阴干取二份，旧青稞糌粑一份，先做成粥食之，再做成酒饮，最后做成热面食食之。待食习惯后减去面食，只食黄精、天冬，能除黄水病，尤其是能够延年益寿。花类补养：各种无毒花，寒热要等量，与三甜配合，在午饭前经常服食，能使容光焕发，和合平衡，清除衰老。土类补养：金黄色之硫黄，去尽泥土炮制，与诃子等量，以三甜调和，首次服量如豌豆大，即一钱的三十分之一，以后依次服二十分之一，三分之一，一钱，一钱为最大量，便血者必须加入一味秘诀药（将首次便出之血便阴干加入）服之，本药有增生火热之效，并能治黄水病和麻风病。石类补养剂：寒水石去土毒，与合适之药物配合，以甜药为引，每服一药匙。或者将寒水石置牛乳中煮，干后，与糌粑和荜拨配合，首先制成稀粥服食，其次制成酒饮服，此后制成热面食服食，本方能清除各种痼疾，并能增强体力，为长寿之佳品，禁食植物油、果品及蘑菇之类。甘露补养剂：将大便、六良、诃子、三甜共研为丸内服。或者将大便去毒阴干，加糌粑等量，制成面酒等，按上述服法食用，可除魔增寿。此外，黄葵子、黑芝麻可治麻风势盛。酸藤果、肉托果、干姜三药与蜂蜜、酥油调和服食，可从衰老中解脱。

上述各药于身体强壮者连服三月、中等者连服六月、下等者连服一年能达到补养效果。

二、附带补养

没有仆从的贫苦人，可进行附带补养，亦能获得同样之效果。

在进行上述补养时，中途如发生其他疾病时，必须停止补养，先治疗疾病，待疾病治愈后再继续完成中断之补养。

第八支 壮 阳

第十五篇 壮阳生育

第九十一章 壮阳补精

复次，意生仙人又如是请问道：“善哉明智仙尊！怎样学习以临床为主的《秘诀续》中的壮阳生育篇？壮阳生育的意义何在？壮阳生育属于脏腑之何部分？请延寿药王赐教。”

导师教言：“善哉意生大仙！所谓壮阳生育者是指能尽情纵欲、繁衍后嗣而言。这可分为主要和次要两部分。由宿业和烦恼形成男和女，男子是壮阳生育的主要部分，男子如果性欲不旺盛，虽有好妾百人围绕，亦无法传宗接代。举例来说，男子无完善的精液，女子虽生理无缺陷，则如良田没有良种一样。男子精液虽完善，但女子生理有缺陷时，如同在瘠薄田间播种一样。身体之精华存在于各个脏腑，主要存在于精府内，正精之精髓中之精华是男精女血，因此阳萎和不育症是男女双方之共同性疾病。”

壮阳生育之对象主要为男性，这可分为准备、正行、需要三点。

一、准备

1. 人：男子经常亲近心所欲想之女人，但女子不生育，就同无枝之树，故经过接触和观察没有生子之征象而欲求子者，要积极行壮阳措施。

2. 环境：居处附近要有洗澡池，莲花池塘，树木阴凉，悦耳雅音，潮湿寒热适度等条件，则心志舒畅，能达到滋补壮阳目的。

3. 伴侣：须为少壮妇女，妆饰美观，语声温和悦耳，举动可爱等。

4. 先行：首先进行油治、泻下、峻导泻灌肠、轻导泻灌肠等。

二、正行

对精亏者补之、滑精者固之，补法分饮食、起居、药物、外治四种。

1. 饮食：饮食有白糖、红块糖、蜂蜜、肉汤、牛乳、融酥油、奶皮等味甘色白喜食之品，凡增强体力和滋补虚弱之品皆可食用。

2. 起居：对女子要以眼送情，接吻拥抱，述说情话，含笑陪伴。

3. 药物：雪蛙为肉中之王，是强身生精之佳品。其配合方有强身方、“觉庄”方和九味雪蛙散、十三味雪蛙散、五味雪蛙散方五种。

（1）强身方：将五根、三果、紫雪蛙、菥蓂、羊睾丸，在水、牛乳、酥油中共煎取汁，加白硇砂、小豆蔻、干姜、荜拨、红块糖，埋藏于青稞中以增加药效。

（2）“觉庄”方：五根酥油丸加紫雪蛙、肉豆蔻、黑芝麻、白芝麻、马尿泡子内服。或者将紫雪蛙、黑芝麻、白芝麻、鬣蜥等放入麻雀腔内缝合，置酥油中炸后研成细粉，加入上述酥油汁用红块糖调服。

（3）九味雪蛙散：将紫雪蛙、肉豆蔻、人尾骨、猫尾骨、水獭尾骨、寒水石、硫黄、红耳鼠兔粪膏、马尿泡子砸碎装入麻雀体腔内以丝线缝合，在酥油中炸，取酥油汁与红块糖配合，加上述之干肉粉，在每日黎明空腹服一匙。

上述各药有增加体力和温肾补精之效。

（4）十三味雪蛙散：将紫雪蛙、黄雪蛙、水獭肉、岩地鬣蜥、公鸡肉、鸽肉、树麻雀、麻雀头、溪鱼、马尿泡子、手掌参、天冬、寒水石共研以红块糖调和内服，则立即补生精液。

（5）五味雪蛙散：将红寒水石在黄牛乳中研成的粉末、手掌参、树麻雀头、马尿泡子、黄雪蛙、紫雪蛙以红块糖调和，黎明空腹用酒送下。此外，将山羊睾丸在牛乳中煮，加入白糖、芝麻服食，效与上同。将荜拨、余甘子在煮过山羊睾丸的牛乳中浸泡，加入白糖、蜂蜜、酥油等制成软膏，服食后喝牛乳。或者食乳酪浮皮后服食白糖、大米，年虽高迈，但行房如青年。

4. 外治：勤洗澡，涂擦按摩。遗精分精液旺盛、疾病、毒病、魔鬼四种。身体强壮而精液旺盛者，贪恋妇女，对此经过交媾后即能平息；疾病之寒风引起肾火衰败，不能控制精液，与小便同时流出者，可在十三椎、十九椎、内踝方向之胫面艾灸，服加入驴肉、水獭肉的雪蛙酥油丸，五热、各种盐类之丸剂，以白酒送服；毒引起之遗精，按毒病章内外密三种症状之诊断法进行诊断，以对治法杀灭病毒，并保护正精，勿使受损；如为魔鬼为患，则必梦中与女子交媾遗精，占卜后按魔类进行法事供养，以求福业（以黄牛乳、山羊乳、大便配合涂于足掌），并诵咒治疗。

三、壮阳需要条件

是体健无病之年轻人，在应交媾之季节性交无障碍，这样就会心欢，能繁衍子孙，因具有体力，可对妇女行之无阻，达到肉欲之美感。

第九十二章　不孕不育

复次，明智仙人又如此讲道：“善哉大仙谛听！壮阳生育之分支为求妇法。本章之内容可分为魔鬼、和合紊乱、宫内病邪遗留、服避孕药和求妇女五点。”

一、魔鬼

首先通过卜卦诊断，利用平息和诛灭之咒语治疗魔鬼病。

二、和合紊乱

1. 风引起者：月经色黄不调，似有豁开之感，有时则经闭腹胀。

2. 胆引起者：少腹酷热，月经如烟汁或脓液。

3. 津引起者：少腹寒凉，流乳酪浮液状月经。

风病早晚给服干姜汤，在少腹部用油渣饼和谷物热熨。此后以泻外脉之药锭清除之。再服精类方和蒺藜汤，最后用酥油精方巩固疗效。津、胆用各种无毒花在少腹温熨，再以大泻方泻下，然后以泻外脉之法以清除宫内之病，最后以具有精华的配方巩固疗效。

三、宫内病邪遗留

分死胎不下，余邪未尽，疾病长期宿内，恶露不尽和宫口扭拧而宫内血块凝结等。不论哪种疾病都有如怀孕之感，有时肾脏和关节疼痛，经血呈黑红色，有时流黑色经水。对此早晚服野姜汤，用鸽粪、苔类等在少腹温熨，此后用长嘴诃子尖、官桂、大黄三药分别煎汁混合，加锡金大戟、高原大戟、桃儿七、白硇砂、肉桂，黎明时空腹服下，如不见效，将白硇砂、百草霜、桃儿七、鹿角炭的分量依次递增，共研细末，用白酒调服。或者将三热、诃子、光明盐、官桂、大黄分别煎汁混合，加锡金大戟、高原大戟、桃儿七、白硇砂、肉桂，于黎明时服下，发生刺痛者，用石子和谷物热熨。如不见效，将白硇砂以酒调服，经过如此治疗，则死胎不下、子宫瘤、脓包、妇血症和宫口扭拧不孕等症都可消除。此后以外脉大泻方泻之，再以精类方和蒺藜酒巩固疗效，在一年当中，饮食起居以温为宜。

四、服避孕药

服避孕药后出现月经停止或淋漓不止者，以内外泻脉法依次排泻，此后并服蒺藜酒和血精方。

五、求妇女

月经多而色正常；按时来潮，但对此用尽各法也不会受孕，因此必须找一适当女子为佳。

第四部　后补续

第一经　诊断脉尿经

第一章　触脉诊断

复次，导师世尊延寿药师琉璃光王佛从禅定中起立，又安入于“无阻”为名之医药禅定中，安入不久，从阴部发出无数彩光，普照十方，消除十方众生之一切怯懦和恐惧过患，平息为害人身和寿命之一切疾病和魔鬼后，光复返阴部，从功德中化身导师明智仙人，坐于佛前虚空中，从语中化出意生仙人，礼绕导师后如是请问道：“善哉导师明智仙尊！您教导须学习《四部医典》。为上智者已讲《概论续》，为中智者已讲《论述续》，为下智者已讲《秘诀续》，现在如何学习《后补续》，请延寿药王赐教。”

从功德中化出之明智仙人如是言道：“善哉意生大仙！学习最后一部《后补续》，可概括为疾病、对治和治法三种，治疗之疾病虽有四百零四种之说，但详细分类，则有一千二百一十二种，简略言之，须治疗者一百零一种，对治法有一千零二种，概而言之，则有药物、外治、饮食和起居四种。药分平息和排泻两种，平息药又分寒热两种，各种排泻法分缓排和峻排两种。外治分温和、粗暴两种。饮食分益、害两种。起居分剧烈和幽静两种。饮食和药物无论有病与否皆可应用，如上所述之十种对治，能清除各种疾病，治法共有三百六十种，简而言之，则可归纳为诊断、治则和治法三种，诊断以切、观认识疾病，以‘四种关键’清除诊断上之错误，以‘九种治则’使疾病和对治相遇，以‘十八种治疗法’消除病势，以上三十三种诊治方法，是归纳出来之临床精髓，是对《后补续》之概括语，请诸仙众牢记心中。”

复次，意生仙人如是请问道：“善哉明智大仙！要以切诊和观察二法辨认疾病，关于切脉之方法如何?观察尿液之方法如何？如何以‘四个关键’消灭谬误，请延寿药王指教。”

导师言道：“善哉意生大仙，首先讲述切脉诊断，脉如疾病与医生之间捎信者，学习内容分饮食起居、诊脉时间、诊脉部位、按脉重度、诊脉方法、正常之三种平脉、四时五行与脉象及脏腑之关系、以七怪脉诊无病之人、病脉与平脉之脉率、以总脉和具体脉诊察疾病、以三种死证脉象诊断预后、以魔鬼脉诊断魔鬼而作法事供养、以神脉诊断寿命十三部分。”

一、饮食起居

凡肉、酒等过于性热高营养之食物，过于寒凉之食物，均能扰乱病象，在诊脉之前晚必须停止食用。凡过饱过饥、剧烈活动、房事、熬夜、语言过多、思虑太过、久行久坐等均在禁忌之列。这样三和合不致受扰而能作出明确诊断。对突然就诊之患者令其休息，呼吸平稳后再诊，必须竭力避免脉率受影响之各种外因。

二、诊脉时间

以朝阳初露，未照及河谷之时为宜，因此时体内热气未外失，外界冷气亦未窜入，安卧床榻，平静不动，勿进饮食，使脏腑之阴阳平衡、呼吸均匀、手上之脉亦安于脉道，此时即可进行诊脉。

三、诊脉部位

在腕后第一横纹向下一寸（藏医以拇指末节之长为一寸）之高骨略偏后方之动脉上，以医者的所按食指为寸、中指为甘、无名指为恰，三指不宜过宽过窄，以各指之间保持一粒青稞的间隙为标准。动脉全身都有，为何只在此处诊察？因切诊部位离心脏过近，犹如在湍急之水边说话，听不清楚，距离过远，犹如远方客人之捎信，真假难以分辨，在远近适中之高骨处诊脉，犹如听五百弓处之夏天的水声和语声，清晰可辨。高骨如市场，一切疾病症状都会出现于此，或有人说脏腑之风血等不运行于此，故对症状之了解会有矛盾，风血等之症状出现于人体各处，故如商人在市场谈论商品信息一样，显示出各部之病变。脏腑之十二脉搏，犹如黑白相间的毛织物经线，明显示出。切诊神脉之部位在掌后手腕下方两筋之间，对于危重病人生死之决疑，应于足背脉（趺阳）诊断，这是由于临死前五大从边远处收束之故。

四、按脉重度

诊寸脉须轻按，着于皮肤即可；甘脉较重，要着于肌肉；恰脉须重按，着于骨为度。对各脉分别轻重按压，才能正确地诊察脉象。何故？脉形似萝卜，因肌肉之薄厚不一而按度亦异。

五、诊脉方法

医生指温不宜过凉，要与患者大体相同，手指亦须柔软。诊脉时，患者为男性，应先诊其左手之脉，患者为女性，须先诊其右手之脉。以男性为例，患者以左手就诊，医生以右手三指诊脉，寸下为心脉和小肠脉，甘下为脾脉和胃脉，恰下诊左肾和精府（女性为卵巢）。患者以右手就诊，医生以左手诊脉，寸下诊肺和大肠，甘下诊肝脉和胆脉，恰下诊右肾和膀胱。

女性寸部之诊脉法与男子恰恰相反，即女子以右手寸脉诊心和小肠，左手寸脉诊肺和大肠。男女之心肺虽无左右之不同，但男子心窍近左，而女子心窍近右，故有男左女右之分。至于女子其他各脉之所属脏腑部位，则如上述，与男子完全相同。

六、正常之三种平脉

阳脉、阴脉和菩萨脉（中性脉）是人体在正常情况下的三种平脉，阳脉的脉势粗壮而搏动缓慢，阴脉的脉象细而搏动迅速，菩萨脉的脉象流长、光滑而柔软。男子具阴脉者主长寿，女性具阳脉者育子而有富贵，男女双方具菩萨脉者长寿无病，高贵者仁慈，下贱者凶狠，三亲为敌，断嗣绝后。男女双方皆为阳脉者多子，双方皆为阴脉者多女，菩萨脉与任何脉相遇，因菩萨脉而只生一子或一女（与阳脉相遇者育男，与阴脉相遇者生女）。

七、四时五行与脉象及脏腑之关系

（一）四时五行、脏腑与脉象的相互关系

春夏秋冬及四个土旺期共为五时。

春三月，地上草木萌生，在天为星宿、翼宿和角宿司时，在空为小云雀鸣叫之时，这前七十二天中，在脏为肝木脉（和胆脉）旺盛而运行之时，脉搏跳动如云雀之声音一般，脉搏之本状细而跳动紧，其余十八天为脾土脉旺盛而运行之时。

夏三月，地上树木枝叶茂盛，为降雨之季节，在天为氐宿、心宿和箕宿司时，空中为鸟王杜鹃鸣叫之时。前七十二天中，在脏为心火脉（与小肠脉）旺盛而运行之时，脉搏跳动与此时天空中飞翔的杜鹃鸣声一般，脉之本状粗壮而脉势悠长。其余十八天为脾土脉旺盛而运行之时。

秋三月，大地上谷物成熟，在天为牛宿、室宿和娄宿司时，空中为蝗虫翼翅发声之时。前七十二天中，在脏为肺金脉（和大肠脉）旺盛而运行之时，脉搏跳动与天空中树麻雀的鸣声一般，脉搏本状短促而跳动粗暴。其余十八天为脾土脉旺盛而运行之时。

冬三月，地上为水土冰冻之时，在天为昴宿、觜宿和鬼宿司时，在地为黑鹿哀鸣之时。前七十二天中，在脏为肾水脉（膀胱脉和精府脉）旺盛而运行之时，脉搏跳动如天空之白腰草鹬鸣声一般，脉之本状柔和而搏动缓慢。其余十八天为脾土脉旺盛而运行之时。

以每季的中月十五为春分、夏至、秋分和冬至划定四时，则计算即能准确。四时每一季节的四个分标的四个十八天，计七十二天，则为脾土脉（与胃脉）旺盛而运行之时，脉搏跳动如麻雀之鸣声一般，脉搏本状柔和而搏动迟缓。

（二）脏腑与五行的母子、敌友关系

木火土金水五行为母子关系（依次向左推算为母，向右推算为子），火水土木金五行为敌友关系（依次向左推算为友，向右推算为敌），根据五行母、子、敌、友相生相克的关系，用以诊断脏腑之间的相互关系及相互影响。母脉和本脉旺盛则为良好之正常脉象，友脉旺盛则必有财宝收入，子脉旺盛者则有权势，其敌脉亢盛，则将出现危殆之

症或将遇敌（以春季为例，五行属木，脏为肝，肝之母为肾水，在这个季节之本脉为肝脉，如肝脉细而跳动紧，是本脉旺盛之正常情况，其母脉为肾脉，如肾脉表现为柔和而缓慢，证明母脉正常，这两种都是正常的良好脉象，其友脉为脾脉，如脾脉旺盛，则肝得所养并有财宝收入。其子脉为心脉，如心脉旺盛，则肝木相安而有权势，其敌脉为肺脉，如肺脉亢盛，则出现危殆之症或将遇敌）。

八、七怪脉

（一）卜家脉

无论何时脉沉而不显，难以诊断者为不洁污染之脉；极度不显而难以诊断者为灾难降临之脉；洪数而猛跳后停顿者为惊恐降临之脉；脉搏搏动如小檗刺手者为未脱苦难之脉；脉搏搏动如釜沸状者为受人咒骂之脉；脉搏搏动如火焰熄灭状时大时小者为损财之脉。以上六种反常脉之任何一脉，在本脉旺盛时（以春季为例，本脉为肝木脉，肝木脉旺盛之时，自身之肝脉无论出现何种反常脉，则不洁等必降到被诊者本人），本脉不论出现何种反常脉，则被诊者自己要受不洁污染。与此相同，母脉反常者则生母和舅父必将受不洁污染。子脉反常者则子或孙必受不洁污染。友脉反常者则财物等必受不洁污染。敌脉反常者则敌人必受不洁污染。

（二）卜客脉（卜外出做客者吉凶之脉）

是诊家人或最慈爱者之脉，不论何时肝脉洪大则客还未动身；肺脉洪大则客已经启程；心脉洪大则客已达临近；脾脉洪大，则客即将到达；肾脉洪大则客中途遇敌。以生克来说，母脉或本脉旺盛者则客未动身；如子脉旺盛则客已启程；敌脉旺盛则客就要到达。此外，附带说一下自己欲外出谋事，卜谋事成与否，不论何时如心脉洪大者必将遇敌；肝脉洪大者谋事能成；肾脉洪大者则空手返回。以生克来说，凡敌脉旺盛者谋事不成；友脉旺盛者则谋事必成。

（三）卜敌脉

不论何时，如反攻敌人，肺脉洪大者则能克敌，脾脉洪大者则敌气嚣张，攻敌难克。以生克来说，敌脉出现敌脉时（以冬季为例，在肾脉运行旺盛之时，其敌脉脾土之部位出现脾土之敌脉肝脉时）则能败敌，如果本脉出现敌脉者则攻敌不克。遇敌人进攻时则与此相同（以冬为例，肾脉搏动如脾脉状，短促而温和时）——敌人必胜。本脉和母脉旺盛时则敌人必败。

（四）卜财脉

须卜财主自身之脉，不论何时，肝脉洪大者则生意兴隆，不会折财，心、脾脉搏动弱者将要折财。以生克来说，友脉出现友脉时（如在脾土脉旺盛之时，其友脉为肾脉，肾脉之友脉为心脉，心脉搏动粗壮而悠长者）则生意兴隆。母脉旺盛者生意中等，本脉旺盛者生意下等。出现子脉（肾脉搏动如肝脉）者无财。如出现敌脉者（肾脉搏动如脾脉）则财被敌人劫走。

（五）卜魔脉

不论何时，肝木脉反常者痨魔和罗睺星为害；心火脉反常者妖和魔为害；肺金脉反常者罗睺星和财主鬼为害；脾土脉反常者社神和女鬼为害；肾水脉反常者龙魔、海龙及冤鬼为害。以生克来说，母脉反常者是父母祖先之鬼为害；子脉反常者是子孙舅家的随从鬼为害；敌脉反常者是敌人鼓动的鬼为害；友脉反常者是索财鬼为害；本脉反常者是随从亲友之鬼为害。

（六）水火颠倒脉

水火颠倒脉（是比喻词，如看到锅中水沸时，虽未看到锅底有火，但从水沸估计，就知其下面有火。反之，虽未见锅中水沸，但见锅底有火时，就知其锅内的水是热的一样）是父亲有病诊其无病之子脉，无论何时，肝脉全者能愈不全则死。以生克来说，母脉旺盛者病可愈，衰弱者不愈则死；子有病诊其无病之父脉，不论何时，心脉全者病能愈，不全者则死。以生克来说，子脉旺盛者病能愈，衰弱者则死，母女间脉的诊断法与此相同。

夫妻间的诊脉是夫有病诊其无病之妻脉，不论何时，肝脉不全者夫病危殆，全者则夫病能愈；与此相同，妻子有病诊其无病之夫脉，肾脉不全则死，全者则病愈。

（七）妊娠脉

孕妇之脉象多呈高突而滑利，右部肾脉搏动强烈者生男，左部肾脉搏动强烈者育女。胎儿脉（将子脉作为胎儿脉重新推算母子敌友关系）出现母脉和子脉旺盛者则产后易于抚养，出现敌脉者则难产或难活。

九、病脉与平脉之脉率

正常人之脉率，医生每一呼吸，约为五至，诊脉时间约需一百至，在此一百至中，应该上下一律，粗细均匀，不出现时大时小、时快时慢、时浮时沉、时至时歇、时紧时松等现象，是为正常之脉，即属无病之脉，反之则为病脉，脉象搏动次数超过五至为热证，不足五至为寒证。但由于年龄性别之不同，生理现象之差异，也有异于上述规律者，如确诊无病，而出现脉来如滚珠、反关脉、不全和停顿等者，则不属病脉，在临床时需详察，若不向病人问明其平时基本脉之情况，而骤下结论，必将陷于诊断不清之境地，或有以阳脉、阴脉及妊娠脉误诊为热证者，或有以菩萨脉误诊为寒证者，或有以不全脉、外伤断脉及生理性间歇脉误诊为死脉者。因此，对一切不熟悉的异常病者，应该进行详细询问，不能草率从事。

十、以总脉和具体脉诊察疾病

（一）总脉诊察

以六种总脉分辨寒证和热证。洪、浮、滑、数、紧、实为热证之脉象，这又可分为高脉位热、数脉热和沉短脉热三种。高脉位热是骚热初期之脉，数脉热是瘟病初期之脉，沉短脉热是陈旧热证之脉；寒证脉象有弱、沉、微、迟、松、空六种，冗长脉寒是寒证初期，迟脉寒和低脉位寒是陈旧之寒证。

（二）具体脉诊察

分以各种脉搏辨别疾病种类和以寸甘恰三部上下十二脉对人体上下及脏腑之诊察两部分。

1. 以各种脉搏辨别疾病种类

（1）单纯病之脉象：单纯风病之脉象，如皮袋充盈气体状，粗壮而空，经不起按压，有时出现间歇；单纯胆病之脉象搏动细而紧；单纯津病之脉象沉而微。

（2）合病症脉象：风热合并之脉象空而数；津胆合并之脉象沉而紧；风津合并之脉象空而迟；紫津症之脉象粗壮而满实，关脉扁而不显。

（3）热偏盛之脉象：血症之脉象高突而滑利；黄水病之脉象战栗而涩；虫病之脉象如被挤压作扁平状向两侧跳动；麻风病之脉象颤动而不显；骚热病之脉象粗而浮，突出而滑；扩散伤热之脉象细实而紧；瘟热之脉象细而数；疠热病之脉象如被挤压作扁平状，两边高突如姐妹并行；急刺痛之脉象短促，如火皮袋鼓风样跳动；配合毒之脉象粗糙有力，跳动细而数，强弱不一，且沉不显，故诊断较难；肉毒症之脉象细而数，有时扁平，沉而不显；未成熟热病之脉象细数，如风一般地摇动；增盛热之脉象洪大而紧；空虚热之脉象空虚而数；隐热病之脉象低沉而紧；陈旧热之脉象细而紧；浊热病之脉象细而沉数；疮疡病之脉象粗壮而实数；外伤而异物未出者，异物所在部位或左或右，则该侧之脉象不显，分两边作姐妹并行。如头部创伤，其受伤之部位可在脉象诊察之，若头部肌肉受伤者寸脉洪大；头骨受伤者甘脉紧；脑内受伤者恰脉数。

凡躯体内外任何部位有脓疡者脉作颤或细数，触之灼热。

（4）寒偏盛之脉象：不消化初期之脉象粗壮且实；不消化陈旧后则脉无力而细；痞瘤病之脉弱而不显；水鼓、下落浮肿和灰色浮肿之脉细而沉，以手压之深部脉紧；呕吐病不论何病引起，其脉上部必呈弱小；泄泻病不论何病引起，其脉下部必呈弱小。

（5）清除错误：诊脉时有六个易致误诊之关键，在临诊时必须注意。即血脉与风脉均为充气之皮袋浮于水面之状而易于误诊（从两脉同是向上漂浮的情况来看，似易混淆难辨，但若细致审察，则血病之脉上浮而紧，能经得起按压，风病脉象上浮而空虚，不耐按压，两者之不同点就在于此）。增盛热与空虚热之脉象均为快数而易混淆不清（但增盛热之脉洪紧有力，能经受按压，而空虚热病之脉压之呈空虚状，两者区别即在于此）。津病与慢性血病之脉象同是沉于深部而易于混淆不清（但仔细审察，则津脉微而无力，慢性血病之脉压之有力，两者不能相混）。

2. 以寸甘恰三部上下十二脉对人体上下及脏腑之诊察：凡属心肺及躯体上部之疾

病，均应以左右两寸之脉去诊察；凡属肝脾及躯体中部之疾病，均应以左右两甘脉去诊察；凡肾腰以下之疾病，均应以左右两恰脉去诊察。从脉之阴阳以候五脏六腑，医生以左右手分别诊脉，六指上角向外搏动者为阳脉（热象），下角向内搏动者为阴脉（寒象）（另有一种解释法是上角为五脏之脉，在患者呼气时进行诊察，下角为六腑之脉，当患者吸气时进行诊察）。各个脏腑之疾病症状大部不会混合出现，在诊察寒热病脉象时，如脏为热象，则腑有可能同时出现寒象，但腑为热象，脏不可能同时出现寒象，躯体上下寒热之出现与此相类似。对以上所述之诊断，必须详细分辨，不可混淆误诊。

十一、死证脉象

（一）反常脉

风病出现如旗飘（脉来状如风吹旗边，空而颤动）；胆病出现如鹰尾（脉来似尾尖，数而颤动）；津病出现如屋漏（脉来状如漏水，前后不一，搏动迟缓，最后颤动）；风胆合病如鱼喘（脉来犹如上岸之喘息鱼，浮取颤动而数，沉取则停止搏动）；风津合病如雀啄（脉来短而数，搏动数次后颤动似停）；津胆合病如蛙跃（脉来浮而迟，搏动两三次后，虽有搏动感，但无力而颤动）；混合症如牛涎（脉来空迟而颤动），体力强壮者患突发性疾病时，脉象反呈细弱者，病期长久，正精受损，而脉象反呈浮洪者；寒证出现热证脉象，热证出现寒证脉象者，以及肺热证、肉毒症和津聚于胃、胆结于胃四种疾病者如出现无病之平脉时，均为反常现象，预后不良。

（二）不全脉

寸甘恰三部脉象如有一部不显明者，是为五脏之脉不全，可转成危症或死症，但仅凭脉象是不够全面的，必须应用望诊，结合脏腑的外在器官的反应状态，然后作出诊断。例如寸脉不显为心脉不全，同时表现有舌缩语艰及舌中发黑、目睛直视等症状者，为内部心脉不全，与外部器官证象相符，病属难治，一日死。依此类推，如肺脉不全，与外部器官鼻翼下陷、鼻毛内卷等症状相符，二日死。肝脉不全，与外部器官两目上翻、眉毛卷结的证象相符，三日死。脾脉不全，与外部器官的口唇下垂、鸠尾内陷等证象相符，五日死。肾脉不全，与外部器官之两耳失聪、耳轮枯萎等证象相符者，为病势危殆之象，八日死。

（三）间歇脉

间歇脉有因病间歇、死兆间歇和鬼间歇三种。凡某一脏腑因病而致该脏腑之脉停顿者称为因病间歇。鬼间歇无一定规律，时而洪大，时而迟缓，时而间歇。死兆间歇是有一定规律性之停顿。鬼间歇以禳灾送鬼之法处理，因病间歇以药物治疗，如经上法无效者定死无疑。但也有因寒证而脉沉不显以及外伤、邪魔导致洪搏隐伏不显者，并非皆为死症，大部可愈。

十二、魔鬼脉

魔鬼脉之脉率不均匀，变化莫测，呈无规律之间歇，或作姐妹并行。

十三、神脉诊断法

掌后手腕之下方处，两筋之间跳动之脉，即为神脉。神脉在正常状态时，不急不徐，粗细均匀，连续搏动一百次者能长命百岁，连续搏动五十次者能生存五十岁，有每均匀搏动一次而活一岁之说。

明了上述诊断方法之医生，能专心一致，如听密语般地精心分辨脉象。

第二章　尿液观察法

复次，明智仙人如是言道："善哉意生大仙！观察尿液之方法，可从验尿先行、验尿时间、验尿容器、尿液形成机理、正常尿液、病尿、死证尿和魔鬼尿液八点来讲。"

一、验尿先行（验尿前的准备工作）

在验尿之前晚，禁止服用茶、酒和酪浆及稀释薄酒等饮食，按日常所需量饮服开水，清心寡欲，禁绝房事，避免劳累，保持足够睡眠。以上饮食起居之不当等因素，均能影响尿液变化，易降低诊断之准确性。

日间之饮食在半夜前消化，故前半夜之尿液为饮食尿，不能用，必须取半夜以后之病尿，作为诊察标本。

二、验尿时间

以清晨阳光初露，能照彻碗底之时为宜。因此时最能辨别尿液之颜色、蒸汽和尿中混悬物（即尿中不清不明之浑浊部分）之真实情况。

三、验尿容器

以白色瓷器、白铁器皿为佳，因不会改变尿液颜色，有利于观察尿色。具有其他颜色之陶瓷、红铜器及其他红色器皿影响尿液观察，故须禁用。但无白色器皿时，可在具有其他色泽之器皿内放入赖草根或麦秸后诊察。

四、尿液形成机理

饮食入胃，由能化津磨碎，被能消胆消化，然后由等火风将精华与糟粕进行分解，糟粕进入小肠，分为稀、稠两部分，其稀者经输尿脉渗入膀胱成为尿液。胃中精华部分通过肝脏，化为血液，血液又分为精华与糟粕，血的精华转化为肌肉，血的糟粕储存于胆府而成胆汁，胆汁又可分为精华与糟粕两部分，胆汁之精华转化为机体必需之黄水，胆汁之糟粕转化为尿液之混悬物。混悬物通过肝脏循行于脉孔，下注于膀胱，与尿液混合而蓄积起来。因此，尿液之色素因食物之不同而发生变化。混悬物来自血胆部位，因而它必然能反映出内在的疾病情况，人体如发生热证时，尿液即反映出混悬物增多现象；如发生寒证时，则混悬物呈稀薄现象。因此，观察尿液中之混悬物，可以作为临床诊断寒证与热证之依据。

五、正常尿液

在刚尿出还热的时候，其色质如融化之牦牛新酥油。色呈淡黄，质地稀薄，发出山羊阴部之气味，尿中之蒸汽不大不小，蒸发的时间长短适度，尿花（泡沫）形状大小均匀。在尿液微温，气味将要消失时，混悬物均匀地遍布于尿中，表面之浮皮，似夏季草原水潭之表面不为狂风所吹之漂浮层一般。蒸汽散尽后，尿液从容器之四周成圆圈状逐渐向中心转变收缩，尿色呈白黄而清澈，则为正常无病之征。与此相反者即为病尿。

六、病尿

（一）病尿总述

观察尿液之病象，可从三个不同时间和九个诊断方法进行，即分为热时、温时和冷时三个阶段。尿热时，应立即对尿液从颜色、蒸汽、气味和尿花四个方面进行观察；在尿液转温之阶段，此时气味已经消失，主要是对混悬物及浮皮的观察；迨至尿液冷却之阶段，对尿液之转变时间与转变情形，以及转变后的色素进行观察。

1. 察尿色：尿液刚从体内排出，若如沼泽之水，清而稀薄，色青者为风病尿象；尿液色黄如小檗汁者为胆病；尿作乳白色者为津病；尿色发红者为血病；尿色如紫草茸汁者为黄水病；尿呈紫色而如烟雾状者为紫津症；如尿色混杂者，则为两种以上之合并病或三种以上之混合症。

尿色呈菜油色者为瘟病或胆增盛症；尿色或红或黄质稠而具脓臭味者，则为骚热或扩散伤热；尿色如墨汁，或如虹霓之多色者为中毒症。

2. 辨蒸汽：尿液蒸汽大者为增盛热病；尿液蒸汽小而蒸发历时长者为隐热或陈旧热病；尿液蒸汽小而蒸发时间短者为津病或为风病，或者为寒病；尿液蒸汽时大时小者为寒热错杂之证。

3. 嗅气味：尿液气味熏人，不堪复闻者为热势甚之证；若尿无气味，或气味甚微者为寒证；如尿中含有某种食物味者，则是该食物之伤食症。

4. 视尿花：尿中泡沫大而色青者为风病；泡沫色黄而细小，消失迅速者为胆病；泡沫如唾液入水状，长时间不消失者为津病；泡沫红赤为血病；泡沫如虹之多色者为中毒症；泡沫如鹰入鸽群，骤然四窜，向各方遍布者，不论是寒证或热证，俱为扩散性疾病。

5. 审混悬物：混悬物状如山羊绒毛之散布尿中，取之无物者为风病；混悬物如撒入水中之细绒毛，中部多而四周少，且遮掩碗底者为血胆病；混悬物如白马之毛尖者为寒证或灰津病；混悬物状如白云者为肺病；混悬物状如脓液者是疾病有脓之征；混悬物状如细沙者为肾脏病。

根据混悬物在尿液中所在层次，可以推断病变之部位。若存在于尿液之上层者，为心上之疾病；若存在于尿液下层者，为脐以下之疾病；若存在于尿液之中层者，为心至脐间之疾病。

此外，混悬物如腐败变质之乳酪，色白且呈块状，遍布于尿液浮层者，为风扰乱正精寒热之症。

综上所述，检查混悬物之意义，主要是根据其质地之稀稠、存在之多寡来诊断疾病属性之寒热，至于混悬物之颜色，则以尿液之颜色随之而转变。

6. 观浮皮：当尿液冷却后，表面结有一层薄膜，称为浮皮。浮皮薄者为寒证，厚者为热证。如浮皮厚而能以物挑起放于指甲或刀上不破散，置于火上而发出焦炙味者为浮油，这是由于前晚服食油脂过多所致，并非病象，无需治疗。如静止的尿液，浮皮无故分裂成片者，是为痞瘤病之征。此外根据浮皮形状，可诊断出为害之魔鬼。

7. 转变时间：当蒸汽尚未散失之时开始转变者为热证。迨蒸汽散失，尿液冷却后才转变者为寒证。蒸汽散失而同时尿液转变者为寒热相等之证。

8. 转变情况：尿液本质无厚薄之区别，但于转变之始，不是在容器中尿液较厚之中部，而在边缘小便较薄处缓慢地转变者为寒证。如自尿液深处向上纷纷转变者为新病热证。由容器边缘开始向中间逐渐转变者为陈旧热证。若在尿液未转变前混悬物首先转变者为寒热交杂之证。

此外，尿液亦有不能转变者，如分散热证、历时较久之过甚寒证和魔鬼为害之三种尿液则不能转变。

9. 转变后之尿色：任何疾病，尿液转变后之颜色，与原来之病尿色素一致，例如风病色青，转变后之尿色仍作青色。

根据尿液之浓稠稀薄，亦可判断疾病之寒热，如浓稠者为热证，稀薄者为寒证。

（二）尿液分述

病尿之诊察，虽其内容及方法较多，但按其性质可归纳为寒证与热证两类。

1. 热证尿液：当尿液从体内排出呈温热之时，尿作红或黄色，质较浓稠，气味熏人，蒸汽大，历时较久而不易散失。泡沫小而色黄，能迅速消失，浮皮较厚，混悬物在尿液中纷纷翻腾，在温度未消蒸汽未散之前尿液即行转变，及至转变以后，尿色转深，呈紫色，尿质转浓。

2. 寒证尿液：尿液热时，呈白色或青色，质地较稀薄，蒸汽及气味较小，泡沫大而消失迟缓，浮皮及混悬物均较稀薄。转变缓慢，迨尿液冷却后才开始转变后之尿色青而质地稀薄。

3. 几种易于误诊之尿

（1）寒热真假：尿液色白而青，似为寒证，但混悬物甚厚，可知深处蕴有伏热，此为假寒真热之征。与此相反，如尿色红黄，似为热证，但气味小而无混悬物，其性质实为寒证，此为假热真寒之征。

（2）隐热病：具有热证之各种尿象，尿液温度消失后才慢慢开始转变，或具有寒证之各种尿象，在尿温和蒸汽尚未散失之际迅速转变者为隐热病。

（3）无尿花：虽有红色或黄色等热证之尿象，若无尿花出现，为热邪内陷之证。如具有青色或白色等寒证之尿象，而不出现尿花者为历时较久之过甚寒证。

（4）浮皮特厚：如具有热证之各种尿象，而尿中浮皮特厚，是体内正精受热邪熬灼而外泄之油脂。如具有寒证之各种尿象，但浮皮特厚者，是酥油未化之明证。

（5）空虚热与血热：空虚热与血热，尿色均呈红色，故易于误诊（空虚热尿色红而清澈稀薄，并有少量之大泡沫；血热尿色红而浑浊浓稠，混悬物多而蒸汽大，泡沫小）。

（6）紫津症与黑黄水症：此二症之尿色均为紫色而易于误诊（紫津尿稠色紫，浑浊如朦雾状。黑黄水尿色亦紫，但较清，如紫草茸汁，气味小）。

（7）肾脏病、肝脏病与脾脏病：此三脏病之尿色均呈红色而亦易误诊，必须临证详察（肾脏病之尿色赤，或赤而浑浊不清，混悬物沉淀于尿液之下层；肝脏病之尿液为红黑色，或作红灰色，但混悬物遍布而清；脾脏病之尿呈红绿色，或红而清澈，但混悬物处于尿液之中部）。

（8）隐热、寒证与风津合病：此三种疾病之病情各异，但尿色均呈青色而易于误诊（隐热尿呈青色，但泡沫小而消失迅速，混悬物浓稠；津风合病之尿色亦青，但泡沫大而消失缓慢，无混悬物或混悬物稀薄而泡沫久不消失；寒证之尿色灰青而稀薄）。

七、死证尿

1. 热病死证：尿色红赤如血，嗅之有皮革腐臭般之气味，虽给以热病之对证疗法，但尿液之颜色和气味未见改善者，预后不良。与此相同，具有尿色红黄等之典型热病尿象，虽给以对症治疗，但混悬物消失而尿质不转变者预后亦不良。

2. 寒病死证：尿液色青，不出现臭味、蒸汽混悬物及泡沫，无任何气味之尿液，虽以治寒证之疗法治之，其尿象无任何转变者，预后亦属不良。

3. 风病死证：尿作青黑色，如煮烂之蔬菜，尿液清浊相间，如水中撒入颜料般地出现花纹者，预后不良。

4. 胆病死证：尿如经久煮之亚大黄汁，清浊分离者预后不良。

5. 血病死证：尿如变质之朱砂水状，清浊分离者预后不良。

6. 津病死证：尿如腐败之牛乳状者不治。

7. 毒病死证：尿如变质之墨汁，清浊分离者不治。

8. 尿液在体内转变：肾脏之热证或寒证，尿液在体内有可能发生变化，不能视为死症，如肾脏无任何病变，而是由于风、寒、热三者集结之一切疾病，导致尿液在体内发生变化者称为“和合内伤”，多属不治。

八、魔鬼尿液

将排小便之方向作为东向，小便容器作为仰卧之雌龟（如诊女性之小便，则作俯卧之雄龟），头向南方，用四根麦秆将容器划为九格，右三格为神地、人地和魔地，左三格为坟地、宅地和田地，中三格为祖地、己地和子地。在九格里诊断出现之形象或尿液转变迅速、缓慢或不转变，或出现鱼目状或裂缝状和泡沫等。如出现于神地者为所依之护法神为害，应满足其心愿；出现于人地者为男女鬼魅为害；如出现于魔地者为总鬼为害；出现于祖地者为贪鬼和鼓动鬼为害；如出现于己地者为亲友跟随鬼为害；出现于子地者为舅或姨方之鬼为害；出现于宅地、坟地和田地者为该地之鬼为害。

总之说来，五脏之疾病，可从脉象中去诊断明确；六腑之疾病，可从尿象中去诊察。对于疾病之安危顺逆，可从脉象中分析推断，而对疾病寒热属性之鉴别，则从尿液中能够清楚地观察到。因此，善医者必须诊察尿液。四个关键清除错误之方法，参看《秘诀续》中辨别寒热之关键一章。

意生仙人又请问道：“善哉明智大仙！为了达到对证施治，曾讲过九种治则，请延寿药王赐教。”明智仙人答道：“善哉意生大仙！为了达到对证施治，治疗原则最为重要，这已在《论述续》中详尽指出，请大仙勤学苦练，否则犹如向暗洞抛财物，只能停留于书本，无法应用于临床。因此，只有精通《四部医典》的文义，犹如在暗洞里射入阳光，在金玉宝箱中伸入双手一样，可随意摄取享用。”

第二经　平息药物经

第三章　汤剂（煮散）

复次，意生仙人如是请问道："善哉明智大仙！如何掌握用十八种临床实践以征服疾病之各个方剂？请延寿药王赐教。"

导师言道："善哉意生大仙！临床实践之各个方剂是这样的，需要掌握的对治法，可归纳为药物、外治两类。药物可分为平息和排泻两种。平息药有汤剂、散剂、丸剂、软膏、酥油丸五种，统称五剂型。此外还有灰药、硬膏及药酒三种，合称八种平息剂，再加平息方剂之贵重辅助药为九种，其上再加用于突发性病的草药方剂，共为十种剂型。但后五种剂型已包括在前五剂之中（灰药包括于散剂，药酒包括于酥油丸，硬膏包括于软膏，贵重药包括于丸剂，草药包括于汤剂）。排泻药有五业之先行油剂、泻剂、吐剂、鼻药、轻导泻、峻导泻和排泻法的辅助疗法泻脉七种。外治法有放血、艾灸、熨法、浴法、涂法五种，再加外治法之辅助疗法针法共六种。"

以上总计二十三种，可归纳为十八种临床方法，是征服疾病的武器。

一、清热汤剂

（一）清局部热方剂

1. 三味獐牙菜汤：将陈天灵盖、龙骨、獐牙菜三药加水三捧，煎去二捧，凉冷服之，可治一切头病。

2. 五味铁粉汤：将铁屑粉、小檗皮、三果共研煎汁凉服，可治一切眼部疾患。

3. 二味木香汤：将广木香、诃子共煎，可治耳流脓血和刺痛。

4. 三味小檗汤：将小檗皮、大籽蒿共研煎汤，加熊胆内服，可治鼻衄。

5. 三味黑矾汤：将铁明矾、山矾叶、诃子三味浸汁含漱，可治口腔血病和刺痛。

6. 五味榜莪嘎布汤：将榜莪嘎布、甘草、高山龙胆共研煎汁，加竹黄、白糖调服，可治喑哑、喉干灼痛。

7. 三味砖块汤（又名三味芫荽汤）：将砖块水煎取汁，加入芫荽子、白糖漱口，可治口、舌、咽喉干燥。

8. 三味檀香汤（又名三味果肉汤）：将白檀香、肉豆蔻、广酸枣三味共研煎汁凉服，可清心热。

9. 四味无茎芥汤：将无茎芥、甘草、紫草茸、岩白菜共研煎汁内服，可治肺脏血热引起之刺痛，咯痰不利等症。

10. 五味岩精汤：将红耳鼠兔粪膏、马兜铃、鸭嘴花共研煎汁，加红花、熊胆内服，可清肝脏之热。

11. 三味丁香汤：将丁香、波棱瓜子、诃子三味共研煎汤，可清脾热、腹胀肠鸣。

12. 四味诃子汤：将诃子、紫草茸、山矾叶、茜草节研碎煎汤内服，可治肾脏之热性刺痛，亦可清大小肠等下部之热。

13. 二味京墨汤：八岁童尿加京墨内服，可清胃部之热证。

14. 三味叉分蓼汤：将叉分蓼、茜草、榜莪嘎布共研煎汤内服，可清大小肠等一切腑热。

15. 四味止泻木汤：将止泻木子、榜莪嘎布、岩白菜、马兜铃共研煎汤内服，可清大小肠等一切腑热。

16. 六味葫芦汤：四味止泻木加葫芦子、大米共煎，可治热泻。

17. 三味蒺藜汤：将蒺藜、冬葵子、螃蟹煎汤，可治小便不通。

18. 三味茉莉汤：将紫茉莉、黄精、蒺藜煎汤，可清子宫热。

（二）清热病方剂

1. 三果汤：三果共研煎汤内服，可清一切新旧瘟热和骚热，并能促其成熟。

2. 四味藏木香汤：将藏木香、紫色悬钩子、宽筋藤、野姜共研煎汤内服，可促使瘟热成熟，能除灰津症、紫津症、空虚热、血刺痛等症。

3. 四味獐牙菜汤：将獐牙菜、宽筋藤、波棱瓜子、苍耳子共研煎汤内服，可治瘟热引起之身重神昏。

4. 四味獐牙菜汤：将獐牙菜、兔耳草、余甘子、鸭嘴花共研煎汤，可立清血机能紊乱之热证，并能使不纯之血清浊分离。

5. 四味骨碎补汤：将诃子、骨碎补、榜莪嘎布共研煎汤，加硼砂内服，可治配合毒和肉毒。

6. 四味藏木香汤或四味石斛汤：将藏木香、广木香、石斛、鸭嘴花共研煎汤凉服，可镇紫津增盛而引起之突发性刺痛。

7. 四味文官木汤：将文官木、诃子、麻花艽、小檗皮共研煎汤，可干燥热性黄水。

8. 三味獐牙菜汤：将獐牙菜、麻花艽、榜莪嘎布共煎，可清胆热。

（三）治杂症汤剂

1. 三味米泔饮：米泔水加石斛、蜂蜜，少量多次饮服，可治呕吐。

2. 五味木橘汤：将木橘、栎膏、漆树子、小檗花共研，加入酪浆共煎，少量多次饮服，可止寒热腹泻。

3. 二味黄葵汤：将黄葵子、榜莪嘎布共煎内服，可治中毒呕吐。

4. 三味红花汤：将红花、熊胆、紫草茸共研煎汤内服，可治吐血。

5. 十味独活汤（金刚止血汤）：将独活、小檗皮、大籽蒿、白茅根、紫草茸共研煎汤，加红花、熊胆、人胆、独活花虫、豌豆花，是止一切出血症之良方。

6. 三味掌参汤：将手掌参、宽筋藤、獐牙菜共煎，治四肢阵发热。

7. 三味宽筋藤汤：将宽筋藤、红耳鼠兔粪膏、诃子共煎，可治垢病。

8. 四味甘草汤：将甘草、白檀香、麝香、岩白菜共研煎汤内服，可清脉中之热。

9. 五味茉莉汤：将紫茉莉、小檗皮、宽筋藤、诃子共研煎汁，加乳香二钱内服，可燥皮肤肌肉中之黄水，并治一切皮肤病。

10. 四味獐牙菜汤：将獐牙菜、苍耳子、肉豆蔻、余甘子共研煎汤，可治目黄及胆落于胃脘引起之刺痛。

11. 三味石榴汤：将石榴子、葛缕子共研煎汤，以蜂蜜调服，可治热病引起的饮食不思。

（四）清热单方汤剂

1. 诃子汤：可除胃中胆病。

2. 余甘子汤：有分解坏血及干坏血之作用。

3. 毛诃子汤：可干燥黑黄水病（麻风）。

4. 鸭嘴花汤：可治一切血病。

5. 芫荽汤：可治紫津病，并能止渴。

6. 铁水汤：可治肝热及眼病，并能治疱疹。

7. 老鹳草汤：治一切肺热病。

8. 岩白菜汤：治一切肺热病。

9. 无茎芥汤：治一切肺热病。

10. 文官木汤：燥一切黄水类疾病。

11. 宽筋藤汤：能分解未成熟之瘟病。

12. 茜草汤：治黑天花引起之呕血和便血。

13. 高山龙胆汤：治黑天花引起之喉阻。

14. 红耳鼠兔粪汤：治垢病和小便癃闭。

15. 水葫芦苗汤：可清筋腱之热。

16. 秦皮汤：可愈合骨折。

17. 獐牙菜汤：可清热津病。

二、祛寒汤剂

（一）配合方

1. 三味光明盐汤：将干姜、光明盐、诃子三味共研煎汤热服，可治体寒不温及一切寒性疾病。

2. 四味光明盐汤：三味光明盐汤加荜拨，可治一切药物不消化引起之疾病。

3. 三味阿魏汤：将干姜、阿魏共煎，加紫硇砂内服，可清心风。

4. 四味油松汤：将油松、老鹳草、阿魏、诃子共煎，可治夹风之瘟病、寒风及风引起之面部浮肿。

5. 三味石榴汤：将石榴子、荜拨、干姜共研煎汤，加炒米、蜂蜜，治腹泻、呕吐、腹胀、嗳气、呃逆等症。

6. 三味杜鹃汤：将烈香杜鹃、小豆蔻、干姜共研煎汤内服，可治唇、舌发白，心悸，肝萎，消化不良，倦怠无力等。

7. 六味紫硇汤：将紫硇砂、黑种草子、荜拨、肉桂、瘤果芹、胡椒共煎，治食物不化，寒性呕吐等症。

8. 五味肉桂汤：将肉桂、紫硇砂、三热共研，加入牛奶煎服，可祛寒邪和止寒泻。

9. 三味豆蔻汤：将小豆蔻、孜然芹、荜拨共研，在牛奶中煎后内服，有催眠作用，可治失眠不寐。

10. 二味大蒜汤：大蒜四两、水三十二两，熬成糊状，再加牛奶三十二两后内服，可治风痞块、风瘟、肢体拘挛等各种风病。

11. 二味诃子汤：将诃子粗研煎汤，加干姜，每天早晨内服，可治痞瘤病及胆引起之目黄。

12. 二味灰盐汤：将灰盐、风化芒硝共研煎汤内服，可治腹胀。

（二）单方

1. 紫硇汤：治胃反症。

2. 光明盐汤：治不消化新症。

3. 白硇汤：治小便癃闭。

4. 石灰汤：可攻胃部之津病。

5. 干姜汤：可生胃火，治消化不良。

6. 乳白花黄芪汤：可治脾病和水鼓病。

7. 紫茉莉汤：可驱下身之寒证。

8. 青稞秆节汤：治酒不消化。

9. 肩胛骨柄汤：治肉食不消化。

10. 青稞汤：可促进食欲。

11. 跗骨汤：可抑制杂风之风势。

以上汤剂配制法之浸泡凉剂必须把有效汁液全部浸出为止；煎剂要煎去三分之二水分。清热剂要凉服，祛寒剂要热服，寒热夹杂之症要温服。饮食及起居也需与疾病相适应。

第四章　散　剂

复次，明智仙人如是言道："善哉大仙谛听！散剂可分清热和祛寒两类。"

一、清热散剂

有以冰片为君之方、七味红花为臣之方、八主为吏之方、各种药物为民之方四种。热势盛之病要配以如君般的冰片。冰片可分为樟脑、艾片、龙脑冰片三种，樟脑色黄，呈长条状，柔软而轻，或者色白而柔软，结晶如雪状，性柔而凉，可清夹风之热病；艾片有黄光泽，多皱纹，如雄寒水石，比樟脑性粗而凉，用于一切热证；龙脑冰片色白而脆，如冰状，性最凉，可清增盛热。

（一）*以冰片为君之方*

1. 如野人单行之配方：冰片与竹黄在水中浸泡，能将热势甚之增盛热立即消灭。

2. 如给勇士装备武器之配方：骚热病在上方中加白檀香，瘟热加榜莪嘎布，以白糖为引雪水送服。此两方名三味冰片君臣散，主治骚热及瘟热增盛。

3. 如找王后般的温和配方：上述两方各加红花、牛黄，为两个五味冰片君臣散，再各加麝香、熊胆便为两个七味冰片君臣散。此四方药性温和，能清骚热、瘟热而不碍寒风。

4. 如敌友保镖护送之配方：五味、七味冰片君臣散与酒配服，在热病山滩际阶段，能将风热同时制服。

5. 如军官部属围绕之配方

（1）七味冰片散（寒月延寿散）：将冰片、白檀香、牛黄、竹黄、红花、兔耳草、獐牙菜用冰片四倍之白糖调和，主治上身刺痛、骚热亢盛等症。

（2）九味冰片散（冷融甘露散）：将冰片、白檀香、竹黄、红花、熊胆、獐牙菜、岩白菜、兔耳草、紫草茸以白糖调和，主治扩散伤热，骚热，上身刺痛，咯吐红黄色及烟水样痰液。

(3) 十四味冰片散（宝绳散）：将冰片、六良、白檀香、犀角、五脉绿绒蒿、沉香、麝香、岩白菜、獐牙菜以白糖调和，主治瘟热亢盛引起的身重，意识不清，昏晕扑倒，哑结不语等。

6. 如君主显示于群会之配方

二十五味冰片散（君王根除散）：以冰片、六良、沉香、白檀香、紫檀香、五脉绿绒蒿、木棉花丝、木棉花瓣、广木香、孜然芹、马兜铃、肉桂、卷柏、石斛、甘松、红石花、花苜蓿为基本方，单纯热证加三果，寒热夹杂加三热，另加六倍的白糖配合，可清五脏、六腑、肌肉、皮肤、筋脉、骨骼等之热，以及扩散伤热、骚热、瘟热、毒热等一切新旧热病、垢病、痹病、火焰症、体内脓液等。总之，凡机体内的一切热病都能清除，特别是能根除散布于机体的新旧热病。

（二）以七味红花为臣之方

以红花、竹黄、牛黄三味为主药。

1. 清心热的七味红花散：上述三主药加肉豆蔻、沉香、广酸枣、广木香，可清心热。

2. 清肺热的七味红花散：三主药加甘草、广木香、葡萄、雪灵芝四味，可清肺脏之热。

3. 清肝热的七味红花散：三主药加五脉绿绒蒿、鸭嘴花、唐古特青蓝、红耳鼠兔粪膏，可清肝脏之热。

4. 清脾热的七味红花散：三主药加波棱瓜子、丁香、诃子、荜拨，可清脾脏之热。

5. 清肾热的七味红花散：三主药加小豆蔻、红耳鼠兔粪膏、圆柏叶、诃子，可清肾脏之热。

6. 清肝胃热的七味红花散：三主药加熊胆、红耳鼠兔粪膏、榜莪嘎布、唐古特青蓝，能清肝胃之热。

7. 清大小肠热的七味红花散：三主药加四味止泻木汤，能清大小肠之热。

8. 清脉热的七味红花散：三主药加甘草、岩白菜、尼泊尔黄堇、熊胆，能清脉热。

9. 清骨热的七味红花散：三主药加秦皮、沿沟草、代赭石、雪山钙质结核，能清骨热。

10. 清风热的七味红花散：三主药加宽筋藤、肉豆蔻、大蒜炭、胶质没药，能清风热。

11. 清胆热的七味红花散：三主药加獐牙菜、波棱瓜子、止泻木子、榜莪嘎布，能清胆热。

12. 清热津的七味红花散：三主药加毛叶木瓜、石榴子、藏木香、芫荽子或沙棘果膏（灰色浮肿加芫荽子，紫津加沙棘果膏），能清热津。

13. 清血热的七味红花散：三主药加兔耳草、鸭嘴花、尼泊尔黄堇、翼首草，能清血热。

14. 清瘟热的七味红花散：三主药加少花延胡索、波棱瓜子、岩白菜、角茴香，能清瘟热。

上述十四方各加四倍白糖之七味红花散，为治疗各种轻度热之良方。

以上十四方加白檀香，为十四种八味檀香散，为清除一切中度热证之良方。

十四种八味檀香散加冰片，则为十四种九味冰片散，为治疗热势盛之良方。

（三）以八主为吏之方

清凉主药为牛黄、白檀香，精华主药为竹黄、红花，平地产主药为獐牙菜、鸭嘴花，草类主药为兔耳草、榜莪嘎布，以白糖四倍为引，能清五脏六腑之热，特别能清肝肺之新旧血胆热，骚热，瘟热等病。

1. 八主药加冰片，主治热势特盛之热病。

2. 八主药加甘草、雪灵芝，主治咳嗽频作。

3. 八主药加沙棘果、广木香，主治咯痰不利。

4. 八主药加朱砂、熊胆，主治咯红色痰。

5. 八主药加熊胆、波棱瓜子，主治咯黄色痰。

6. 八主药加岩白菜、麝香，主治咯烟汁色痰。

7. 八主药加肉豆蔻、大蒜、沉香，主治咯白色泡沫痰。

8. 八主药加麝香、胶质没药，主治痨病刺痛。

9. 八主药加少花延胡索、波棱瓜子、角茴香、岩白菜、诃子，主治瘟热增盛，眼及尿液发黄，目眩。

（四）以各种药物为民之方

各种零散配方称为民方。

1. 八味沉香散：将沉香、肉豆蔻、广酸枣、竹黄、乳香、广木香、诃子、木棉花丝以三倍之白糖调和。主治心脏脂肪为兵器所伤、心脏扩散伤热、骚热引起的癫狂、哑结不语、乳房及肝区刺痛等。

2. 八味檀香散：将白檀香、三凉（竹黄、红花为基础，病在上用丁香、病在下用小豆蔻）、岩白菜、无茎芥、葡萄、甘草用白糖调和，主治肺热、肺部脓血。

3. 十味檀香散：八味檀香散加沙棘果膏、广木香，主治咯脓痰不利。

4. 九味牛黄散：将牛黄、红花、五脉绿绒蒿、马兜铃、獐牙菜、红耳鼠兔粪膏、广木香、鸭嘴花、波棱瓜子用白糖调和，主治肝外伤、肝扩散伤热、肝脏坏血增盛、肝热、紫津增盛等症。

5. 七味诃子散：将诃子、丁香、波棱瓜子、甘松、木棉花、荜拨、草果、白糖调和，主治脾脏外伤热、脾热增盛、脾区胀闷、脾部刺痛等症。

6. 十味诃子散：将诃子、红花、小豆蔻、红耳鼠兔粪膏、獐牙菜、白刀豆、山矾叶、茜草、紫草茸、圆柏叶、白糖调和，主治肾脏外伤、肾扩散伤热、小便癃闭、腰部疼痛、足跛瘫痪及一切肾脏热证。

7. 九味岩精散：红耳鼠兔粪膏、麝香、红花、小豆蔻、熊胆、榜莪嘎布、唐古特青蓝、诃子、岩白菜、白糖等各等份，主治胃中之血病、胆病及各种热病。

8. 七味胆散：将熊胆、波棱瓜子、止泻木子、老鹳草、榜莪嘎布、马兜铃、尼泊尔黄堇用白糖调和，主治大小肠外伤及扩散伤热，血和胆引起的热泻。

9. 六味寒水石散：将寒水石、石榴子、小豆蔻、荜拨、藏木香、红花用白糖调和，主治津引起的嘈杂、吐热水。

10. 寒水石清凉散：牛乳制寒水石阴干和牛黄、六良、五脉绿绒蒿、白檀香、紫檀香、麝香、波棱瓜子、止泻木子、獐牙菜、榜莪嘎布、诃子、鸭嘴花、广木香、荜拨以白糖调和，主治中毒、紫津病、隐热及一切陈热证。

11. 寒水石散：将寒水石、四味石榴散、诃子、肉豆蔻、藏木香、芫荽子、余甘子、光明盐、干姜，白块糖调和为散，主治紫津夹杂症、不消化症、津病引起的饮食不振等。

12. 六味木香散：将广木香、余甘子、石榴子、鸭嘴花、小豆蔻、荜拨以白糖调和为散。主治紫津夹杂症、牛类症引起之嗳气、呕吐、胃脘刺痛等症。

13. 八味獐牙菜散：将獐牙菜、波棱瓜子、榜莪嘎布、广木香、山苦荬、兔耳草、角茴香、小檗皮以白糖调和为散，主治胆热引起之目黄、溲黄以及肌肤发黄等。

14. 十味乳香散：将乳香、草决明、黄葵子、广木香、鸭嘴花、三果、宽筋藤、红耳鼠兔粪膏以白糖调和为散，主治垢病、痹病、黄水病等引起的游走灼痛。

15. 十三味红花散：将红花、丁香、牛黄、犀角、朱砂、紫檀香、麝香、大托叶云实、榜莪嘎布、广木香、三果以白糖调和，主治肝萎症、配合毒、肾外伤、肾扩散伤热、小便癃闭、热性膀胱作胀、黑脑虫病等。

16. 七佳红花散：将红花、竹黄、五脉绿绒蒿、马兜铃、獐牙菜、诃子、麻黄以白糖调和，主治新旧肝病、肝脏外伤、肝伤热扩散、肝血增盛、目黄等病。

17. 十三味竹黄散：将三凉、獐牙菜、马兜铃、鸭嘴花、木棉花瓣、木棉花丝、荜拨、沙棘果、兔耳草、孜然芹、石斛、白糖调和，主治肺热咳嗽、咯脓咯血。

18. 八味竹黄散：将三凉、红耳鼠兔粪膏、獐牙菜、荜拨、诃子、朱砂以白糖调和为散，主治肝脏坏血增盛、紫津热证。

19. 七味竹黄散（又名小竹黄安宁散）：将三凉、五脉绿绒蒿、石榴子、荜拨、肉桂以四倍的白糖调和为散，可调和寒热，促进食欲。

20. 中竹黄安宁散：小竹黄安宁散加葡萄、甘草，主治陈旧肺病。

21. 大竹黄安宁散：中竹黄安宁散加白檀香、牛黄，主治隐热和陈热。

22. 三臣散：将竹黄、红花、牛黄以白糖调和为散，主治小儿热病。

23. 四味丁香散：三凉、白檀香加三倍白糖，主治咽喉热证。

24. 六味丁香散：将丁香、竹黄、甘草、高山龙胆、广木香、诃子、白糖调和为散，用八岁童尿送服，主治肺病，咽喉干燥灼痛，声音嘶哑等。

25. 九味螺厣散：将螺厣、三凉、马兜铃、五脉绿绒蒿、石花、岩白菜、荜拨以白糖调和为散，主治六腑寒热夹杂、紫津症、黄津症等。

26. 十八味檀香散：将白檀香、紫檀香、兔耳草、马兜铃、木棉花瓣、木棉花丝、木棉花萼、干姜、甘松、止泻木子、波棱瓜子、木橘、角茴香、肉豆蔻、三果、小豆蔻以白糖调和为散，主治妇女身患瘟病，产后发烧等症。

27. 小儿退热散：将冰片、三凉、肉豆蔻、白檀香、牛黄、岩白菜、石榴子、蒲桃、朱砂、葫芦巴加白糖四倍调和为散，主治小儿瘟热病。

28. 八味绿绒蒿散：将五脉绿绒蒿、竹黄、红花、马兜铃、沙棘果、甘草、葡萄、余甘子以白糖调和为散，主治肝血增盛于胃脘。

29. 六味马兜铃散：将马兜铃、五脉绿绒蒿、鸭嘴花、甘草、竹黄、诃子以白糖调和为散，主治各种热病，特别是治肝胃之热有卓效。

30. 七味葡萄散：将葡萄、竹黄、红花、甘草、老鹳草、肉桂、石榴子以白糖调和为散，主治肺病及呼吸困难。

31. 三花散：将麻花艽、翼首草、高山龙胆共研为散，主治炭疽病。

二、祛寒散剂

（一）*以石榴为君之方*

1. 三味石榴散：将石榴子、肉桂、胡椒共研为散，主治食物不化、声音嘶哑、呼吸困难等病，特别是对肝脏疼痛等病有卓效。

2. 四味石榴散①：三味石榴散加紫硇砂，名四味石榴散，主治腹胀肠鸣、胃中痞瘤、不消化引起的呕吐等。

3. 四味石榴散②：将石榴子、肉桂、小豆蔻、荜拨用白块糖调和，名四味石榴散，本方能温胃养胃，增生胃火，不论发生任何寒性疾病，本方有开胃作用。

4. 五味石榴散①：上方加干姜，按一定分量配合（石榴子八钱，干姜四钱，荜拨一钱，肉桂、小豆蔻各五分）名五味石榴散，主治津引起之食物不化，寒痞瘤引起之呕吐和不思饮食。并对心风病、肾腰病等有卓效。

5. 五味石榴散②：上方减干姜加红花，亦名五味石榴散，为寒热夹杂之抑热方（不生肝热），有养胃火之作用。

6. 五味石榴散③：将石榴子、阿魏、干姜、紫硇砂、沙棘果膏共研为散，可治不消化症、肝萎缩。按一定量配合（石榴子九钱、阿魏一钱、干姜八钱、紫硇砂八钱、沙棘果膏五钱），可治心脏津风病。

7. 六味石榴散：将石榴子、紫硇砂、三热、光明盐共研，可增生胃火，帮助消化，清泻黏液便。

以石榴子、肉桂、小豆蔻、荜拨为基础方的八味石榴散：

8. 八味石榴散①：基础方加干姜、肉豆蔻、红花、草果，按一定量配合（石榴子八钱，肉桂、小豆蔻各一钱，荜拨二钱为基础，加干姜、肉豆蔻、红花、草果各一钱。以下各方的基础方分量与此相同）的八味石榴散主治肝胃等上部之风津和心脏痞瘤。

9. 八味石榴散②：基础方加光明盐、紫硇砂、胡椒各一钱，干姜四钱，共研为散，主治新旧不消化症。

10. 八味石榴散③：基础方加干姜四钱，酸藤果、小米辣、大托叶云实各一钱，主治胃火式微。

11. 八味石榴散④：基础方加藏木香、芫荽子、沙棘果膏、毛叶木瓜各一钱，共研为散，主治紫津症。

12. 八味石榴散⑤：基础方加光明盐四钱，波棱瓜子、诃子、熊胆各一钱，共研为散，主治消化不良、目黄等病。

13. 八味石榴散⑥：基础方加猛制寒水石、光明盐、诃子、秃鹫粪各一钱，共研为散，主治鸠尾痞瘤。

14. 八味石榴散⑦：基础方加贝齿炭、陈天灵盖炭、鹿角炭、小米辣各一钱，共研为散，主治水鼓病。

15. 八味石榴散⑧：基础方加阿魏、紫硇砂、胡椒各一钱，干姜四钱，共研为散，主治胃肠膨胀。

16. 八味石榴散⑨：基础方加甘草、竹黄、葡萄、孜然芹各一钱，共研为散，主治寒性肺病。

17. 八味石榴散⑩：基础方加肉豆蔻、阿魏、紫硇砂各一钱，干姜四钱，共研为散，主治心脏之津风寒证。

18. 八味石榴散⑪：基础方加杧果核、蒲桃、大托叶云实、螃蟹各一钱，共研为散，主治肾腰寒证。

19. 八味石榴散⑫：基础方加白硇砂、冬葵子、螃蟹、胡椒各一钱，共研为散，主治寒性小便不通。

20. 八味石榴散⑬：基础方加阿魏、麝香、马尿泡、酸藤果各一钱，共研为散，主治寒性虫病。

21. 八味石榴散⑭：基础方加漆树子、葫芦子、车前子、栎膏各一钱，共研为散，主治胃脘鸣响、泻糌粑样便。

22. 石榴散：基础方加水菖蒲、芫荽子、短尾铁线莲、小米辣、白硇砂、风化芒硝、紫硇砂各一钱，共研为散，主治消化不良、铁垢津、鸠尾津、火衰津、腹胀嗳气、胃痞瘤、呕吐、泄泻、肾腰疼痛、小便癃闭等一切寒证。

以石榴子、三热（石榴子一两，干姜四钱，荜拨、胡椒各二钱）为基础方的八味石榴散如下：

23. 八味石榴散⑮：基础方加漆树子、阿魏、短尾铁线莲、紫硇砂各一钱，共研为散，主治各种寒证。

24. 八味石榴散⑯：基础方加光明盐、粉红石盐、紫硇砂、灰盐各一钱，共研为散，主治胃脘胀满。

25. 八味石榴散⑰：基础方加芫荽子、藏木香、毛叶木瓜、宽筋藤各一钱，共研为散，主治紫津隐伏症。

26. 八味石榴散⑱：基础方加白硇砂、小豆蔻、螃蟹、冬葵子各一钱，共研为散，主治肾脏病、寒性小便不通。

27.八味石榴散⑲：基础方加肉桂、小豆蔻、黑种草子、孜然芹各一钱，共研为散，主治津风病及各种肺病。

28. 九味石榴散⑳：基础方加肉桂、三良药（肉豆蔻、小豆蔻、草果）、瘤果芹各一钱，共研为散，能增生胃火，治疗各种新旧寒性腹泻。

29. 十味石榴散㉑：基础方加黑种草子、短尾铁线莲、小米辣、瘤果芹、小豆蔻、紫硇砂各一钱，共研为散，主治胃火式微、食物不化、腹胀嗳气、寒性痞瘤等。

30. 石榴散：基础方加肉豆蔻、草果、紫硇砂、光明盐、肉桂、短尾铁线莲、小米辣、诃子、莱菔子各一钱，共研为散，主治津风病，消化不良引起的腹胀、胃病、肾病及产后虚寒等各种疾病。

上述各种石榴散剂能治疗一切寒性疾病，排出胃中的津病、增生胃火、开胃口、增食欲，故被称为一切散剂之王。

（二）以杜鹃为臣之方

1. 六味杜鹃散：将烈香杜鹃、胡椒、肉桂、小豆蔻、干姜、荜拨按一定量配合（杜鹃花一钱、胡椒三粒、肉桂一钱、小豆蔻一钱、干姜一钱、荜拨二钱）共研，主治呕吐、泄泻、气息喘急、痔疮、痞瘤、灰色浮肿、肺病等。

2. 七味杜鹃散①：六味杜鹃散加孜然芹一钱，主治上热下寒之症。

3. 七味杜鹃散②：六味杜鹃散加紫硇砂一钱，主治各种寒证和风症。

4. 七味杜鹃散③：六味杜鹃散加肉豆蔻一钱，主治心风病。

5. 七味杜鹃散④：六味杜鹃散加沙棘果膏一钱，主治咯痰不利。

6. 七味杜鹃散⑤：六味杜鹃散加漆树子一钱，主治寒性腹泻。

7. 七味杜鹃散⑥：烈香杜鹃、肉桂、小豆蔻、草果、黑种草子、荜拨、胡椒，共研为散，主治呕吐、泄泻、消化不良、铁垢津、鸠尾津、胃脘刺痛，并能促进食欲。

以烈香杜鹃、三热为主药基础方：

8. 八味杜鹃散①：基础方加肉桂、小豆蔻、黑种草子、紫硇砂，共研为散，主治津病和寒性病。

9. 八味杜鹃散②：基础方加光明盐、粉红石盐、紫硇砂、灰盐，共研为散，主治胃脘胀满。

10. 八味杜鹃散③：基础方加肉豆蔻、小豆蔻、黑种草子、草果，共研为散，主治心风病。

11. 八味杜鹃散④：基础方加藏木香、宽筋藤、光明盐、荜拨，共研为散，主治肩背部壅塞不适。

12. 八味杜鹃散⑤：基础方加白硇砂、螃蟹、冬葵子、小豆蔻，共研为散，主治肾脏病小便癃闭。

13. 八味杜鹃散⑥：基础方的肉桂、小豆蔻、黑种草子、疣果芹，共研为散，主治寒性腹泻。

14. 十一味杜鹃散：基础方加肉豆蔻、小豆蔻、草果、白硇砂、珍珠盐、短尾铁线莲、小米辣，共研为散，能治一切寒证，特别是对灰津病有卓效。

以上以杜鹃为主之各种配方，引药均为白糖。

（三）以马面散(六味大香散）为吏之方

1. 六味大香散：将大茴香、干姜、小米辣、酸藤果、诃子、荜拨用白糖调和，主治消化不良、腹胀嗳气、大便滞留难下等病。特别是本方为增生胃火的良方。

2. 八味大香散：六味大香散加光明盐、波棱瓜子，共研为散，主治精华未消和两目黄染等症。

3. 七味大香散①：六味大香散加石榴子，有促进食欲之效。

4. 七味大香散②：六味大香散加胡椒，有增生胃火之效。

5. 七味大香散③：六味大香散加灰药，主治痞瘤病。

6. 九味大香散①：六味大香散加紫硇砂、阿魏、胡椒共研，主治胃腹胀满。

7. 九味大香散②：六味大香散加白硇砂、光明盐、紫硇砂为散，主治消化不良。

（四）以各种零散配方为民之方

1. 将七味豆蔻散：小豆蔻、木棉花丝、木棉花萼、瘤果芹、干姜、茜草、荜拨以白糖调和为散，主治寒津滞留于胃、咳嗽多痰、食欲不振、呕吐等症。

2. 十味豆蔻散：将小豆蔻、干姜、光明盐、荜拨、麝香、螃蟹、冬葵子、三实以白块糖调和为散，主治肾寒，结石，小便不通等症。

3. 四味干姜散：将干姜、阿魏、藏木香、紫硇砂以白块糖调和为散，主治肾腰及胁肋刺痛、呼吸困难、呃逆、面部浮肿等症。

4. 四味木香散：将广木香、藏木香、干姜、诃子以白糖调和为散，主治津风病、肝胃痞瘤、脾病等。

5. 四味菖蒲散：水菖蒲一两，广木香六钱，干姜、紫硇砂各四钱，按一定分量以白糖调和为散，主治消化不良，呃逆，呼吸困难，灰色浮肿，痔疮及津风引起的上身刺痛等病。

6. 五味阿魏散：将阿魏、藏木香、广木香、诃子、干姜以白糖调和为散，主治心脏病、脾脏病引起的胁肋刺痛。

7. 八味阿魏散：将阿魏、水菖蒲、干姜、紫硇砂、广木香、藏木香、黑种草子、诃子共研为散，主治体温偏低、铁垢津、鸠尾津、胃脘胀痛等，特别对增生胃火有卓效。

8. 阿魏散：将阿魏、水菖蒲、石榴子、五热、芹菜子、毛叶木瓜、芫荽子、风化芒硝、藏木香、黑种草子、光明盐、瘤果芹、诃子、粉红石盐、紫硇砂、矮白蓝翠雀用八两白块糖调和为散，主治腹胀、食欲不振、食物不化、面部浮肿、呼吸不畅、胸部满闷、咳嗽痰多，肝脾引起之胁肋疼痛，肾腰部及四肢肿胀、小便癃闭，痞瘤病、灰色浮肿、水鼓、呕吐等症。

9. 七味酸藤果散：将酸藤果、阿魏、紫矿、干姜、麝香、黑蒿炭、荜拨以白块糖调和为散，主治胃肠寄生虫病、痔疮等病。

10. 九味漆树子散：将漆树子、石榴子、肉桂、荜拨、干姜、葫芦子、车前子、栎膏、海韭菜以白块糖调和为散，主治腹内鸣响、嗳气频作、寒性腹泻。

11. 七味漆树子散：将漆树子、莎木面、车前子、矮白蓝翠雀花、荜拨、藏羚羊血、块根糙苏共研为散，热证以白糖为引，寒证以红糖为引，主治腹泻。

12. 七味芒硝散：将风化芒硝、石榴子、荜拨、阿魏、干姜、沙棘果、光明盐，以白糖调和为散，主治肛门疼痛、下泻泡沫便和黏液便。

13. 六味甘草散：将甘草、大米、毛叶木瓜、酸藤果、葛缕子、芫荽子共研为散，热证用白糖、寒证用红糖为引，为止吐之良药。

14. 杀虫药：将酸藤果、大蒜、紫矿、黄葵子、鸢尾子、黑蒿炭、麝香共研为散，热证用白糖，寒证用红糖为引，为最佳之杀虫药。肠内寄生虫内服，头虫病鼻熏，蛲虫坐药钉或用峻导泻，皮肤虫外涂。

15. 光明盐、瘤果芹、短尾铁线莲、荜拨、干姜之分量依次递增，诃子炭为上药之总量，以红块糖调和为散，其热力如真火，可治各种寒性疾病。

现将上述各种散剂的配合方法等分述如下。

（1）配方：凡无分量者一般按等分对待，但主药之量要加大或加倍，有分量者必须按规定分量配合。

（2）粉碎：配方中的角类必须在火灰中煨黄变脆再入药。凡坚硬的角类和木类先研碎，再加入其他药物共研，潮湿和油脂药物要最后加入粉末中研匀，粉剂研之愈细，则药力愈大。

（3）引药：凡清热药物必须以六倍的白糖调和，祛寒药物必须以四倍的红块糖调和，有毒性之配方分量酌情变化，药引量也同时可改变。药末、药粉都是散剂之别名，一切清热药用凉水或凉开水送服，但因胃火不足而药物难消者，可用开水送服；一切祛寒药物用热开水送服。

（4）饮食：食物消化后服药，药物消化后进食。服药期间禁食腐败食物、酸性食物及难以消化之食物。

第五章　丸　剂

复次，明智仙人言道：“大仙谛听！丸剂分为清热和祛寒两类。”

一、清热丸剂

清热丸剂除毒药丸和水银丸外，虽无专制之丸剂，但可依据药物对证之需要，可将上述清热散剂制为丸剂服用。

二、祛寒丸剂

1. 五味青鹏丸：榜莪那布为心、麝香为肉，按一定量配合（诃子四钱、广木香一钱、水菖蒲三分之二钱、榜莪那布五分、麝香四分之一钱），以童尿为丸，第一晚服五粒，第二晚服七粒，第三晚起，每晚服九粒。主治胃反症、虫病、疠刺痛、白喉、炭疽，尤其对黄水病、麻风病有卓效。上方加肉豆蔻，治心风病；上方加紫硇砂，治胃火式微；上方加贝齿炭，治一切痞瘤病；上方加烈香杜鹃，治灰色浮肿引起的肿胀；上方加鹿角炭，治水鼓病；上方加胶质没药，治白喉、炭疽、疠刺痛等病；上方加阿魏，治一切寒风疾病；上方加酸藤果，主治虫病。

2. 十三种散配丸

（1）三剂丸：上方加白硇砂、光明盐、粉红石盐、紫硇砂、卤盐、角盐、肉桂、原芒硝、灰盐和风化芒硝一剂、三热一剂、三果一剂，以红块糖为丸，名三剂丸或等量丸，主治鸠尾痞瘤、子宫痞瘤、血痞瘤。

（2）十三味姜片丸：三热、小豆蔻、诃子、芫荽子、花椒、黑种草子、紫硇砂、海盐、肉桂、獐牙菜、葛缕子，以红块糖为丸，治不消化引起之鸠尾痞瘤。

（3）能食丸：将胡兀鹫、鸬鹚、狗獾之气管，野牛肉、野驴肉、六良、三热、三盐、葛缕子、瘤果芹、黑种草子共研为散，用红块糖制成能蚀丸，主治寒热痞瘤。

(4) 金果丸：将大托叶云实、蒲桃、三凉、诃子、肉豆蔻、瘤果芹、荜拨、干姜、五脉绿绒蒿、茜草、小米辣、葫芦子、栎膏、漆树子、石榴子等按一定量（前十四味各一钱，栎膏、漆树子各二钱，石榴子四钱）共研为散，以红块糖为丸，主治津风增盛，上热下寒引起的新旧腹泻等症。

(5) 杜鹃能消丸：将烈香杜鹃、短尾铁线莲、乳白香青、木棉花萼、木棉花丝、石斛、官桂、风化芒硝、三良共研，放入酥油、酒、红块糖中熬匀水尽后为丸，主治灰色浮肿。

(6) 五味红花丸：将红花、藏木香、葫芦子、酸藤果、乳白香青共研，以蜂蜜为丸，主治灰色浮肿、肌肤发黄、肝病、潮湿寒冷引起之腹胀。

(7) 十味杜鹃丸：将烈香杜鹃、短尾铁线莲、胡椒、干姜、苍耳子、兔耳草、四良味（肉桂、小豆蔻、乳白香青、木棉花）共研，以红块糖为丸，主治肝痞瘤、气喘、多痰、痔疮、便秘。

(8) 五热红块糖为丸，主治胁肋刺痛、心悸、食欲不振等。

(9) 九味豆蔻丸：将小豆蔻、甘草、光明盐、小米辣、三热、粉红石盐、紫硇砂共研，以红块糖为丸，可祛寒破痞瘤。

(10) 二味石榴丸：将石榴子、荜拨共研，以红块糖为丸，主治不消化、呕吐。

(11) 五味陈天灵盖丸：将陈天灵盖炭、鹿角炭、金露梅炭、短尾铁线莲、诃子共研为丸，主治水鼓病。

(12) 七味铁线莲丸：将短尾铁线莲、小豆蔻、螃蟹、三热、白硇砂共研，以蜂蜜为丸，主治尿道刺痛、胃火式微、肾腰、胯眼刺痛等症。

(13) 五味黑种草丸：将黑种草子、干姜、阿魏、酸藤果、白硇砂共研，以蜂蜜为丸，放于虫牙上，可杀虫，经常应用，则有保护牙齿的作用。

上述各方剂在制丸药时，须研成细粉，没有药引之丸剂，以水为丸，一般如湿豌豆大，毒药为主之方剂，可制成小豌豆大小。有药引之丸剂则如羊粪粒大小，小粒直接咽下，大粒口中含化。

第六章　软　膏

复次，明智仙人如是言道："大仙谛听！软膏可分为清热软膏和祛寒软膏两类。"

一、清热软膏

1. 八味铁粉膏：将黄葵子、诃子、三凉、沿沟草、甘草、铁粉共研为散，以白糖及新酥油制成软膏，主治肝肺之陈热和浊热。

2. 六味獐牙菜膏：将獐牙菜、波棱瓜子、榜莪嘎布、藏木香、荜拨、马兜铃共研为散，以蜂蜜制成软膏，主治胆引起的肺病，酒病呕吐胆汁，头部疾患等。

3. 各种胆膏：将红花、朱砂、各种动物胆、木棉花瓣、木棉花丝、木棉花萼共研为散，以新酥油及蜂蜜制成软膏，主治肝肺疾病、月经淋漓、老疮流血、鼻衄等病。

4. 四味闸驯膏：将红耳鼠兔粪膏、诃子、鸭嘴花、红花共研为散，以蜂蜜制成软膏，主治肝部血病、垢病。

5. 四味檀香膏：将白檀香、五脉绿绒蒿、红花、余甘子共研为散，用白糖和蜂蜜调成软膏，主治呕吐胆汁、肺部疾患。合并风者加新酥油，合并津者加岩白菜。

6. 三红膏：将诃子、紫草茸、茜草、上等紫草、三凉、沿沟草、甘草、岩白菜，加白糖、新酥油、蜂蜜调成软膏，主治咳腐肉、咯脓血、肺破裂等。

7. 七味明目膏：将三果、木贼、铁屑粉、葛缕子、甘草共研为散，加新酥油、白糖、蜂蜜调成软膏，主治红眨眼、朦胧等症。

8. 三味犀角膏：将犀角、各种胆汁调成软膏，主治肺脓肿。

9. 檀香膏：将紫檀香、小檗皮、诃子加新酥油、蜂蜜调成软膏，主治兼有黄水之陈热病。

10. 朱砂膏：将朱砂、紫草茸、熊胆加新酥油、蜂蜜调成软膏，主治月经淋漓不止。

11. 五味竹黄膏：将竹黄、红花、丁香、诃子、小豆蔻加新酥油调成软膏，主治目眩、陈热、浊热、中毒等症。

12. 四凉膏：将四凉（竹黄、红花、丁香、小豆蔻）、白檀香、紫檀香、广木香加蜂蜜、新酥油调成软膏，主治小儿肺病。

13. 各种肝脏膏：将各种肝脏、红花加新酥油、蜂蜜调成软膏，主治肝病、眼病。

二、祛寒软膏

1. 铁粉膏：三热、三果、小米辣、酸藤果、岩白菜之药量依次递增，铁屑粉、乳香各八份，用蜂蜜调成软膏，主治眼睛发黄、灰色浮肿、痔疮等。

2. 竹青皮膏：白硇砂、麝香、螃蟹、三热、竹青皮、妇女结石、冬葵子、三实加红块糖、新酥油调成软膏，主治肾脏病、小便癃闭。

3. 四味肉桂膏：肉桂、小豆蔻、荜拨、竹黄、白糖依次递增，加新酥油、蜂蜜调成软膏，主治津肺病、咯吐污秽之痰涎。

4. 八味木香膏：藏木香、广木香、野姜、三果、岩白菜、荜拨加蜂蜜调成软膏，主治气喘、律风肺病。

5. 十味石榴膏：石榴子、肉桂、小豆蔻、三热、紫硇砂、广木香、小米辣、蒺藜加红块糖调成软膏，主治灰色浮肿、妇风症、肾寒、胃肠寒证。

上述软膏制法：蜂蜜要炼除水分，红块糖要在水中煎，酥油要滤去泡沫渣滓，药物必须研细，如用白糖，也要研细加入，制膏时要搅拌均匀。服用要根据消化能力于每天早晨适当服用。

第七章　酥油丸

复次，明智仙人如是言道："大仙谛听！酥油丸可分为清热和祛寒两类。"

一、清热酥油丸

1. 九味獐牙菜酥油丸：将獐牙菜、兔耳草、鸭嘴花、翼首草、麻花艽共研煎煮取汁，与黄牛或犏牛乳和酥油配合的药油，加入红花、三木棉花，以白糖、蜂蜜调和为丸，主治目黄、灰色浮肿、黄水病、皮肤病、陈热并发风病等。

2. 七味獐牙菜酥油丸：将獐牙菜、麻花艽、篦齿虎耳草、马兜铃、三果共研，以酥油为丸，主治肝、胆、心之陈热。

3. 十三味獐牙菜酥油丸：将獐牙菜、蝙蝠葛、兔耳草、射干、小檗皮、苍耳子、麻花艽、角茴香共煎取汁，加入老鹳草、山苦荬、止泻木子、白檀香、荜拨等的粉末，以融酥油、蜂蜜为丸，主治麻风、肉斑、火焰症、内痈、阴部瘘管、痔疮、灰色浮肿、渴病、头晕等症。

4. 十五味獐牙菜酥油丸：将獐牙菜、波棱瓜子、鸭嘴花、小檗根皮、红耳鼠兔粪膏、马兜铃、麻花艽、角茴香、篦齿虎耳草、苍耳子、止泻木子、石斛、三果等共研，以白糖为丸，是治疗陈热、浊热之甘露。

上述酥油丸以前者为优后者为次。

5. 九味能明丸：将三果砸碎入水煎煮取汁，加牛乳熬，再加入酥油继续煎熬，水分完全蒸发罄尽，加铁屑粉、木贼、银环蛇、红花、葛缕子、代赭石为丸，主治眼障、朦胧症、红眨眼病、干眨眼病等。

6. 九味文官木酥油丸：将文官木、麻花艽、三果制成药油，加蜂蜜、三黄水药、荜拨为丸，主治麻风、垢病、痹病。

7. 七味文官木酥油丸：将文官木、胶质没药、草决明、黄葵子、麻花艽、沉香、小檗皮等熬成药油，加蜂蜜为丸，主治黄水充盈于脉道、关节、皮肤症，垢病、痹病、麻风等病。

8. 毛诃子核酥油丸：将诃子酒泡取核与三凉、肉桂、甘草、干姜、二木棉花、岩白菜等制成药油，加蜂蜜、毛诃子核为丸，主治肺病发展严重，骨风、心热等症。

9. 黄牛五类酥油丸：将年轻的红花黄牛尿与粪、乳、乳酪、酥油与蜂蜜为丸，主治陈旧肝病，热病并发风病、黄水病、浮肿病。

10. 广酸枣酥油丸：用沉香、白檀香、胶质没药、广酸枣、葡萄等制成酥油丸，以白糖为引，能清心脏之热。

11. 无茎芥酥油丸：将无茎芥、诃子制成药油，加竹黄、甘草、蜂蜜为丸，主治肺脓连绵不绝及肺热等。

12. 檀香酥油丸：将白檀香、紫檀香、宽筋藤、止泻木子、老鹳草、紫色悬钩子、麻花艽、兔耳草、甘松、小檗皮、余甘子、圆柏叶等制成药油，加三凉、白糖为丸，主治肺热、心热及肝热，瘟疫引起之癫狂、空呕、关节肿胀等病。

13. 四红酥油丸：将紫草、紫草茸、茜草、诃子制成药油，以白糖为丸，主治肺热及干燥脓血。

14. 六味红花酥油丸：将红花、朱砂、三木棉花、各种胆制成药油，以白糖、蜂蜜为丸，主治脉络腐烂而引起之九窍出血。

二、祛寒酥油丸

1. 三果酥油丸：诃子、毛诃子、余甘子分量依次减半，共熬取汁，制成药油，与红块糖调和，加肉豆蔻、紫硇砂、荜拨、小豆蔻、干姜为丸，可补老防老，治眼病、耳病、齿病及鼻病，以及头病散布于脉、疮疡流脓不止、风病等，特别对风入于心有卓效。

2. 五根酥油丸：黄精、天冬、迷果芹、紫茉莉、蒺藜与牦牛酥油配合制成药油，加三盐、宽筋藤、三良、干姜、荜拨，以红块糖调和为丸，主治肾脏寒证、妇风症等。

3. “巴山”酥油丸：以三果、五根，酥油为丸，对身体上下之各种疾病均有裨益。

4. 雪蛙强身丸：“巴山”酥油丸加雪蛙、绵羊睾丸制成药油，再加寒水石、干姜、荜拨、宽筋藤、光明盐、小豆蔻、荮蓂，以红块糖为丸，主治精液亏损，肾病引起的蚀液病、阳痿不举等病。

5. 七味大蒜酥油丸：将大蒜、诃子、干姜，制成药油，加光明盐、紫硇砂、荜拨、小豆蔻、红块糖为丸，主治燕芒症、大小肠病、肾腰病、睾丸下坠等病。

6. 大蒜酥油丸：大蒜八两水煮，使汁液吸入蒜内，加等量之牦牛酥油配合为丸，在青稞中存放十二天以增强药效。主治一切风病，并有滋补作用。

7. 茉莉酥油丸：紫茉莉、荜拨根与牦牛酥油为丸，服之，能使石女生子，并有除呃逆之作用。

8. 五良酥油丸：将石榴子、芫荽子、干姜、小米辣、荜拨制成药油，以红块糖为丸，主治津风增盛、灰色浮肿、痔疮、脾脏病、气喘、胃火不足、肌肉干瘦、妇女不育等症。

9. 蒺藜酥油丸：蒺藜一升，用酒三升，浸泡，再加水三升共煎，煎至约剩一升时制为药油，加紫硇砂、三热为丸，主治大小肠鸣响，肾风引起的刺痛。

酥油丸制法：先将药砸碎，加水熬煎取汁，浓缩至三升，清热加新鲜黄牛、山羊乳四升，祛寒加入牦牛乳、绵羊乳四升，搅拌熬煎，使药液溶化于乳中，清热加黄牛、山羊酥油，祛寒加牦牛、绵羊酥油，寒热兼杂者加犏牛酥油共煎，待乳汁溶化于酥油、水分罄尽后进行沉淀，使清浊分离。水分罄尽之标准是手指放入药油不烫，取油放于火上无“哧哧”声，沉淀物能以手为丸。熬煎过度，则药被烧焦而降低药效，若水分不尽，则不易消化吸收，药的作用亦小。将药油如法熬好后，与沉淀物分开，加入应加药品，并按病情以三甜配合搅匀为丸，每日黎明服食一丸。

服药禁忌：避免居住潮湿及凉风吹袭，禁忌难以消化之食物以及剧烈活动等。

服药后如出现因消化障碍而药物不化时，服四味光明盐汤。药服完后，以有营养之食物滋补正精。

第八章　灰丹药

复次，明智仙人如是言道：“善哉！大仙谛听！上述五类药中没有讲述灰丹药、硬膏和药酒。治寒性疾病以灰丹药为佳，热性疾病可用硬膏治疗，药酒能治风病夹杂津胆之病。这三种剂型，因已归纳于上述五种剂型之中而没有细分，现分别叙述如下。”

首先讲述灰丹药，总灰丹药按药性可分锐利、温和、中平三种。分类灰丹药、零散灰丹药等则有几种，可根据风、胆、津对症下药。

一、总灰丹药

1. 津病与风并发者用温和方剂：将油松、锡金大戟、巴豆、三果、藏木香、裸黑粉菌、风化芒硝、白硇砂、紫硇砂、卤盐、肉桂、灰盐、荜拨根、小米辣、三热共研，用牦牛乳汁、乳酪、酥油、浮油、骨髓、脂肪等拌和。

2. 津与胆并发者用中平方剂：温和方加兔耳草、茜草、山矾叶、麻花艽共研，用黄牛及山羊乳酪拌和。

3. 单纯津病用锐利方剂：温和方加野牛角粉、三热草药、水菖蒲、阿魏共研，用猛兽骨肉汁加酒拌和。

灰丹药制法：在烧制各种灰丹药时，拌和粉末要稀稠适度，制成小圆饼，放入无缝新陶器内，盖盖密封，用沙子在中间填实，然后用草皮火烧熟，凉凉后研成粉末，或做成丸药亦可，寒甚者以红块糖为引，热甚者以白糖或蜂蜜为引内服，主治食物不化、胃火不足、鸠尾津、铁垢津、灰色浮肿、下落浮肿、水鼓及各种痞瘤等病，按病情加药，能治各种疾病。

二、分类灰丹药

1. 小寒水石灰丹药：诃子、硼砂、光明盐、荜拨、榜莪嘎布各等份，寒水石为上药之二倍，硫黄如羊粪大者一粒，装入坚固罐内，罐口用泥密封，放入火中煅烧，待硫黄气味逸出时，即是煅熟之征，取出研细，加白糖内服，主治积食不化，鸠尾津、铁垢津、矿石中毒、珍宝中毒、津胆痞瘤、紫津痞瘤及一切寒热胃病。

2. 中寒水石灰丹药：即小寒水石灰丹药加六良、白硇砂、唐古特青蓝，如上法炮制，主治严重之食积不化及并发热证者。

3. 大寒水石灰丹药：五热、诃子、白硇砂、光明盐、灰盐、紫硇砂、原芒硝、火硝、青盐、贝齿、秃鹫喉、水獭骨、水鸟骨、鱼骨各等份，寒水石量为上药总量之两倍，制法如上，主治寒性痞瘤。

三、零散灰丹药

1. 烧盐方：不含硝石的青盐两握、黄牛乳一升、秃鹫肉如拇指大一块，共煮搅拌，水干后，放入陶罐，封口以草皮土块火焖烧，然后加沙棘果、荜拨、红块糖共研，主治食物不化，鸠尾津、铁垢津、血痞块等。

2. 黑冰片灰丹药：主药为野猪粪，辅助药为乳白花黄芪、兔耳草、少花延胡索、秦皮，主药和辅助药不使烟味外逸分别烧炭，将烧制的灰丹药研细，以红花黄牛尿为丸，以白糖为引内服，主治不消化瘟疫、急刺痛、痧瘟、目黄等病，特别是瘟疫入胃的甘露。

3. 灰丹药：胆矾（《金饰良言》中为大蒜炭）、乳白花黄芪、叉分蓼、麻花艽，不使泄烟焖烧，制成灰丹药，主治风瘟，以酒调服，为治疗热病山滩际之甘露。

四、贵重灰丹药

1. 黄金灰丹药：将黄金捶打成片，薄如蝉翼，研碎加硼砂、硫黄、黑芝麻、亚麻仁等制丸，装入陶罐内，密封罐口，置炭火上烧煅。

2. 红铜灰丹药：先将红铜多次烧软，反复捶打至薄如蝉翼，折成碎片浸于酒中，除去锈垢，然后与硼砂、硫黄同时装入陶罐内，密封罐口，置烈火上烧煅。

3. 水银灰丹药：水银用沙棘果汁腐蚀，加硼砂、硫黄，如上法煅制。

4. 铁灰丹药：用锉锉下铁粉，研细，加硼砂、诃子、硫黄做成小圆饼，装入罐内，密封焖烧成灰。

上述各种灰丹药，在煅制时，如火力不猛，或硼砂、硫黄过少灰丹不成，必须多加硼砂、硫黄重烧，主治麻风、中毒、脓液和瘀血。

五、其他

1. 朱砂灰丹药：将朱砂粉末装入有盖陶罐内，密封罐口，不使泄气，罐盖上需频频涂水，保持湿润，烧至罐底发灰色时，即可停火，待冷却后将盖揭开，上层为水银，底部为灰丹，主治疮疡疖痈、腐肌败肉。

2. 骨灰丹药：烧制鹿角、海螺、贝齿及天灵盖等时，可直接置于炭火上烧制，至药物烧至呈白色时即为烧制成熟。三热、织锦缎、黑蒿、大蒜、榜莪那布、野猪粪、鸟羽等品，烧制时将药物放锅内，上覆陶器盖严密封，不使烟外逸，然后加火煅烧成炭。以上药品，大多具有使黄水及脓液干燥之效。

3. 猛制寒水石：将寒水石置于炭火中，烧至呈白色时，取出投入白酒或酪浆中淬之，即成粉末，主治白喉、腐肌败肉、鸠尾痞块、铁垢津等。

第九章　硬　膏

复次，明智仙人如是言道："善哉！大仙谛听！现讲授硬膏制法。"

1. "巴山"硬膏：用草药、平地产药、一切凉药制成硬膏，再加精华药和清胆药物。可治所有热病。

2. 草药硬膏：用各种凉性草药、红耳鼠兔粪膏制成硬膏。可治热病。

3. 疮类外敷硬膏：用未经霜打之尼泊尔黄堇、瓦韦、独一味、独行菜之根和叶制成硬膏。是一切疮类之外敷药。

4. 疮药膏：用三骨碎补（骨碎补、瓦韦、卷丝苣苔）、三愈伤药（柳兰叶风毛菊、镰形棘豆、黄花獐牙菜）、独一味、尼泊尔黄堇、绢毛菊、独行菜、贝母、多刺绿绒蒿、亚大黄、三热草药共研制膏。加红花、竹黄、各种动物胆外敷，治骨、肉、四肢及头部创伤。

5. 泻下硬膏：用锡金大戟、疣果大戟、蓝钟花、高原大戟、大黄、西伯利亚蓼、巴豆、腊肠果、漆树脂、长嘴诃子尖、黄牛尿熬成硬膏。本膏既锐利而又温和，为泻水鼓的特效药。

6. 大戟硬膏：用完整疣果大戟根、锡金大戟适量、兔耳草、水葫芦苗等熬成硬膏，亦名甘露硬膏。服此泻药，不会引起呕吐，也不会滞留不下和泄泻不止，对水鼓病也无损害，无论气候寒热、年龄老幼均可服用。

7. 胆类硬膏：用人胆、熊胆、猪胆、黄牛胆、牦牛胆、旱獭胆、麻黄、紫草茸、瓦韦等熬膏，加红花，治鼻衄、肺出血、子宫出血、血管破裂出血、吐血、便血等一切出血病。

8. 渣训膏：渣训加水浸泡，滤去杂质，熬成硬膏。治疗胃病、肺病、肾热、眼病、尿闭、紫津、毒热等有卓效。

9. 黄牛尿膏：年轻红黄色牛的尿熬成膏。能泻治灰色浮肿、下落浮肿、水鼓、麻风、珍宝中毒，浊热、黄水病等病。

10. 沙棘果膏：将沙棘果水煎去核，熬成硬膏。治肺病、津病、瘀血成块等病。

11. 柏仁膏：柏子仁熬膏。加红块糖，治四肢热性黄水病。

12. 黄精膏：黄精、迷果芹熬膏。加红块糖内服，治下身寒性黄水病。

13. 文官木硬膏：用文官木熬膏。治疗麻风有卓效。

14. 用骨碎补、臭蒿熬膏。可治胆病。

15. 用小檗皮熬膏。是治眼病之甘露。

16. 用矮泽芹熬膏。可治体内疖痈。

17. 用天南星、青公马粪、羌活，熬成硬膏。加酸藤果、阿魏、小米辣、各种毒药可治虫疹和肉斑病。

硬膏制法：先将药物洗净，砸碎，水煮后取汁，将滤汁倒入陶器内煎熬，经常搅动，不使焦枯，熬至带有黑色泡沫之糊状物，取一点放于石上，冷却后成块即成，装入羊胃备用。

第十章　药　酒

复次，明智仙人如是言道：“大仙谛听！现在讲授药酒配制法。蜂蜜酒分为单蜂蜜酒、双蜂蜜酒、全蜂蜜酒三种。”

1. 单蜂蜜酒：蜂蜜一升，加水六升，搅拌均匀后煮之，然后过滤取汁，再将滤液熬至二升时加水一升，用瓢扬至温度如刚挤出之牛奶时，取酒糟一把刮碎，用马尾包之，与寒水石一块同系于绳，另一头拴一木棒，悬吊于蜂蜜水中，加小豆蔻一包，用布苫保温发酵三天，至有酸味和气泡时，再加三热即成。每日清晨和晚上饮一茶碗，治妇风症与黄水并发而散布于关节之病及骨热、肾热、夹风之黄水病等。

2. 双蜂蜜酒：单蜂蜜酒加红块糖，可治黄水并发风病。

3. 全蜂蜜酒：双蜂蜜酒加文官木，可治热性黄水病。

4. 花类蜂蜜酒：以报春花为主的各种无毒花，除去花萼，加水煎煮取汁，再加蜂蜜一捧，加热至如刚挤的牛奶温度，加酒曲在温暖处发酵三天即成，作用与上述蜂蜜酒同。

5. 红块糖酒①：青稞、蒺藜、小麦三味共煮酿成酒醅，加红块糖水稀释，主治一切风病，尤其对肺妇风症、心妇风症、肾妇风症、骨妇风症有卓效。

6. 红块糖酒②：青稞酒、红块糖配合，可治一切风病。

7. 酥油酒：酒中加入红块糖、蜂蜜、融酥油、葛缕子和荜拨粉，加温发酵三天即成，主治寒风病、妇风症窜入头及眼中等病。

8. 蒺藜酒：蒺藜、青稞混合制成之酒醅中加蒺藜煎汁稀释，过滤取酒，可治关节及肾脏风病、黄水病，对妇风症降于肾脏者有卓效。

9. 骨酒：羊尾骨或两岁绵羊全套骨砸碎，加煮青稞，加温成酒醅，再加红块糖水稀释之药酒，主治一切风病及骨妇风症。

10. 无茎芥酒：将无茎芥砸碎，浸泡水中，制成酒醅，加麦酒过滤取酒，主治肺热并发风病。

11. 獐牙菜酒：白青稞炒黄水煮，发酵后加獐牙菜及诃子浸汁滤酒，主治陈热并发风症。

12. 白青稞酒醅加麻花艽浸出液取酒，是热病患者服用之酒。

13. 白青稞酒醅加肉豆蔻及骨之煎汁滤酒，可治心脏病。

14. 服白青稞酒醅加葡萄及红块糖浸汁滤酒，可治肺病。

15. 白青稞酒醅加胡椒浸汁滤酒，可治津病。

16. 白青稞酒醅加白硇砂浸汁滤酒，治寒性膀胱病。

17. 白青稞酒醅加文官木浸汁滤酒，可治黄水病。

18. 白青稞酒醅加六主（柳兰叶风毛菊、骨碎补、翼首草、水柏枝、兔耳草、獐牙菜）浸汁滤酒，治中毒症体弱患者。

此外，可根据病情，加相应之药汁稀释，也可研成粉剂加酒发酵则有增生胃火、压抑风势、消除疾病之效。

19. 糌粑酒：黄精、迷果芹、蒺藜、冬葵子、炒青稞等混合磨粉做成小团块，加酒曲发酵滤酒，或将滤取酒后的旧酒糟进行揉按，加红块糖、干姜、酥油煮后食用，可治一切寒风疾病，特别对于肾腰刺痛、四肢瘫痪、关节肿胀、风燕芒症、耳聋症、寒性尿闭、下身冰冷，以及腰部以下之寒性脓液绵绵不绝等症有卓效。

第十一章　贵重药物配方

复次，明智仙人如是言道："大仙谛听！现讲授平息药中的贵重药配方，在服汤剂、粉剂、丸剂、软膏、酥油丸等无效时，则服平息法之镇逆贵重药。凡由血、胆、津、风等引起之四百零四种病，以及头部、躯干、四肢等之创伤，水鼓、下落浮肿、麻风、疖痈、白喉、炭疽、痨病、龙妖等魑魅魔病服用贵重药没有治不好的。无病之人服用此药有滋补身体之作用。"

贵重方剂可分为寒和热两类。

一、热配贵重药方

金、银、铜、铁捶打成蝉翼样薄片，砸碎，依次装入牢固罐内，上面加制水银，再加硼砂、硫黄，罐口塞入牛粪灰，再用泥密封罐口，放于火中焖烧成灰，加硫黄、胶质没药、黄葵子、水菖蒲、小米辣、三热、尼泊尔黄堇、文官木膏、贝齿炭，共研极细末，取二钱，加以沙棘果腐蚀的水银半钱，再加诃子浸出液和母黄牛尿共熬之膏，制为丸剂，如豌豆大，第一天服五丸，第二天服七丸，第三天服九丸，每天黎明用酒送下，治垢病、痹病、疖痈、日形脓肿、麻风、脉病、热性痞瘤、水鼓、下落浮肿、祛寒、干脓液等。

二、寒配贵重药方

使用寒贵重药方，应掌握使用方法、配方、镇逆法三点。

（一）使用方法

可分为去锈物、去毒、找温和、做药引、破碎、开脉口、固器皿、护外部、增药效九点。

1. 去锈物：三热粉与水银共装入麝皮袋内将口扎紧，揉按去锈，再用黄牛尿研洗去锈。

2. 去毒：水银、寒水石、童尿共煮，直至针插于水银而不倒为止。

3. 找温和：在制水银中按具体病情加入适量的荜拨、胡椒、寒水石、铁明矾、碱花(热偏盛者荜拨和胡椒量酌减，寒偏盛者酌加，其余三味等量)。

4. 做药引：按寒热对治药物与疾病情况，用紫胶和短尾铁线莲作引经药。

5. 破碎：制水银中加两倍的沙棘果膏，再加唾液及黄牛尿搓洗研磨，直到没有颗粒为止。

6. 开脉口：服药前先服花椒水以扩张脉管。

7. 固器皿：服水银配方，一定要配合铜灰，无铜灰则水银不能着体，而从毛孔中外出，在服水银丸之前几天，要服融酥油。

8. 护外部：服药前，热证用酥油，寒证用芝麻油涂擦全身。

9. 增药效：为了提高药效，水银丸用酒送服。此外，服食温性肉类和酒，必要时进行发汗，若不掌握使用水银方剂之方法，则水银方剂成为毒物，犹如在劣器中挤入狮乳，既破坏了器皿，又浪废了营养一样。

（二）配方

以水银为基础的配方可分为独行散和普行散两类。

1. 独行散：

（1）硫黄、贝齿、诃子、小豆蔻、溪中碎云母、红耳鼠兔粪膏、中性寒水石加上药总量的沙棘果，用蜂蜜调服，可干燥脓液、黄水、水鼓等病，还可治脑漏、脉病散布等症。

（2）将六良、白檀香、紫檀香、三果、乳香、草决明、黄葵子、熊胆、广木香共研为丸，可治浊热、疖痈、日形脓肿、脉病等。

（3）将榜莪那布、诃子、硫黄、麝香、水菖蒲、广木香、胶质没药、六良、乳香、草决明、黄葵子用蜂蜜调和为丸，主治麻风、疖痈、白喉、炭疽、水鼓、下落浮肿、灰色浮肿及其他各种肿胀病。

（4）将六良、麝香、白檀香、犀角、牛黄、法药、诃子、红耳鼠兔粪膏、榜莪嘎布、红乌头、三胎粪、"琼代尔"、黄秦艽、熊胆、獐牙菜、藏木香、广木香、小檗皮用白糖调和为丸，主治中毒病。

（5）用三凉、牛黄、麝香、榜莪嘎布、广木香、红耳鼠兔粪膏、波棱瓜子、蚓果芥、芜菁膏共研为丸，主治肉毒。

（6）用三凉、白檀香、紫檀香、鸭嘴花、兔耳草、余甘子共研为丸，主治骚热。

（7）用牛黄、榜莪嘎布、诃子、波棱瓜子、三凉、獐牙菜共研为丸，主治瘟热。

（8）用代赭石、纤维石、雪山钙质结核、寒水石、硼砂、麝香等共研为丸，主治黑天花。

（9）用榜莪那布、麝香、胶质没药、诃子、突蟾、水菖蒲共研为丸，主治各种炭疽病。

（10）用榜莪那布、白硇砂、疣果大戟、诃子、广木香、狗犬齿共研为丸，主治白喉。

（11）用翼首草、尼泊尔黄堇、卷丝苣苔、乌奴龙胆、止泻木子、熊胆、红耳鼠兔粪膏共研为丸，主治肠刺痛。

总之，要根据疾病寒热属性，在对治药中加入与疾病相应的制水银，则可治各种疑难病。

绝育方：未制黄金、鬣羚角、紫草茸、白硇砂、京墨、蛇肉、虎肉、碱花、犏牛及骡脊髓（也有作生殖器解的）等配合，服之可绝育。

2. 普行散

（1）将水银、硫黄、沙棘果膏、手掌参用蜂蜜调为软膏，加入黄精、天冬服之有滋补作用。

（2）将犀角、鹿茸、贝齿炭、尼泊尔黄堇、红铜灰，用新酥油制成软膏，可干体内的脓血。

（3）将风化芒硝、贝齿炭、三热、原羚角、灰盐、肉桂共研为丸，主治水鼓病。

（4）将榜莪那布、胶质没药、孔雀胆共研细末，外涂或内服，主治麻风病。

（5）将草决明、文官木、黄葵子、乳香共研为丸，主治各种黄水病。

（6）将贝齿炭、红耳鼠兔粪膏、宽筋藤共研为丸，主治垢病。

（7）将熊胆、胶质没药、黄葵子共研为丸，内服或外涂，主治疖痈病。

（8）将肉托果、银灰、硼砂共研外撒，祛腐生肌。

（三）镇逆法

神志昏沉者将六良共研用白糖调服；泄泻者六良加铜灰共研，内服止泻；口内生疮、小肠刺痛、胃内食药不消成块者将六对治药（荜拨、胡椒、寒水石、铁明矾、碱花、沙棘果）共研煎汤，趁热服下，或用热开水送服粉剂；若铜灰炮制不良而具铜锈味引起呕吐者，将沙棘果用黄牛尿泡后服之；因水银加工不良，引起头昏，口、脸肿胀，牙及齿龈疼痛者宜服食酒、肉、酥油、大蒜等；关节疼痛欲裂者，将荜拨、白硇砂、光明盐、沙棘果共研煎汤凉服。若掌握上述的九种使用方法，则不会发生不良反应。

第十二章　草药配方

复次，意生仙人如是请问道：“善哉明智大仙，八类平息药及贵重配方，虽没有治不好之病，但贫苦患者无力付药价，而且边陲地区亦难找到，如果到远处寻找，则会耽误病人，因此请求将遍地生长之草类配成药物的方法，请延寿药王赐教。”

如是请毕，导师言道：“唉！意生仙人，你问之言如此真实，如不应用地上所生长之草类药，仅找其他有效之贵重药很难，犹如找天庭和龙宫之珍宝一样，即使找得，贫苦患者亦用不起。犹如在无货之市场上徘徊一样，故为祛除边陲地区贫苦人之疾病，以慈愍之心愿，讲述草药之配方，但如草药配制得当，则其作用大于精华药类，如有些凉性草药之作用亦能胜过冰片，不生草的地方是没有的，要使它具备应有之作用，则应注意生于应生之地、采集时间、加工炮制、采后晒干或阴干、以新替旧、调解药性令其温和、合理配伍七点。”

一、生于应生之地

凉性药物应生于寒冷地带，热性药物应生于炎热地带，一般向阳地带生长热性药物，阴坡地带生长凉性药物。

二、采集时间

根、茎、枝三种属于茎类，能治骨病、脉病及肌肉病，宜在秋季果实干后采之；叶、乳汁、嫩芽三种属于叶类，能治六腑病、骨髓病、骨松质病，宜在发芽及枝叶茂盛之夏季采之；花、果、枝梢三种属于果实，能治眼病、五脏病及头病，宜在秋季果实成熟之时采之；外皮、内皮及树脂三种，属于皮类，能治皮肤病、筋病及四肢病，宜在春天发芽变绿时采之；泻下药宜在果实干后，地、水之性能入根之秋末采之；引吐药宜在萌芽之春天火、风性能上升之时采之。

三、加工炮制

采到的药物要清除毒物，根类药之皮和茎类药之髓有毒，枝类药之节有毒，叶类药之叶柄有毒，花类药之花萼有毒，果类药之果核有毒，须除去，药用之乳汁、茎髓和树脂无毒，树皮上的污垢是毒应除去，内皮为中皮之毒应除去。去毒后的草药性温和，易吸收。

四、采后晒干或阴干

采集之药物要就地洗净，进行捶打，凉药要阴干，热药要晒干或烘干，已干药物不使风吹日晒及烟熏，也不使沾染其他怪味，则有良好之药效。

五、以新替旧

当年采之草药要当年用完，经年之草药药效降低，必须采新药代替。

六、调解药性令其温和

找温和分从配方找温和、从归经找温和、从对治找温和三种。从配方找温和是把性味相同的药配在一起服用；从归经找温和是加入胃等五脏六腑的归经药服用；从对治找温和是因一切草药会鼓动风势，扑杀胃火及耗损正精，因此加人肉及红块糖以压风势，加石榴子、荜拨以温胃火，加诃子以滋补正精。如不具备上述药品，最好将草药熬成硬膏。

七、合理配伍

合理配伍须知味之作用、性之作用及消化后之作用三个要领，寒性和热性药要分别配伍，不能相混配伍。这又可分为清热和祛寒两类。

（一）清热草药配方

1. 共同草药配方有君王、王后、王子、大臣、人民、军官、士兵、乘马等，君王为金腰子，王后为尼泊尔黄堇、无茎芥，王子为唐古特青蓝，大臣为垂果蒜芥和角茴香，民为獐牙菜、翼首草、兔耳草、麻花艽。臣、民六味按疾病加味，而且加大量，则是征服疾病之军官，其余凉性草药为士兵，其乘马是雪水，未成熟热及隐伏热将水煎去三分之二凉温送服，热增盛时用凉水送服为最佳，陈热用凉开水送服，空虚热用温开水送服。

2. 加味七味草药之配法是以兔耳草、翼首草、尼泊尔黄堇、麻花艽为如君般的基础主药，臣药种类较多，按病情加味。

（1）四主药加少花延胡索、黄连、角茴香，主治瘟热。

（2）四主药加秦皮、独一味、紫草，主治扩散伤热。

（3）四主药加无茎芥、垂果蒜芥、榜莪嘎布，治骚热。

（4）四主药加榜莪嘎布、卷丝苣苔、骨碎补，治配合毒。

（5）四主药加水柏枝、垂果蒜芥、蛔果芥，治中毒。

（6）四主药加乌奴龙胆、茜草、榜莪嘎布，主治热泻。

（7）四主药加黑豌豆、玄参、茜草，主治黑天花。

（8）四主药加山莨菪、镰形棘豆、车前叶垂头菊，主治白喉、炭疽。

（9）四主药加打箭菊、榜莪那布花、羌活，治疠刺痛。

（10）四主药加藏木香、阿尔泰狗娃花、蒲公英根，主治紫津病。

（11）四主药加秦皮、多刺绿绒蒿，主治头部创伤。

（12）四主药加柳兰叶风毛菊、黄连、矮泽芹，燥四肢黄水，并有清热作用。

（13）四主药加黄花獐牙菜、绵参、苍山黄堇，主治脏器受伤、瘀血聚集、水湿泛滥等症。

（14）四主药加黑蒿炭、镰形棘豆、贝齿炭，干体内之脓血及黄水。

（15）四主药加茜草、紫草、阿尔泰狗娃花，可清血热。

（16）四主药加山苦荬、榜莪嘎布、小檗皮，治胆热。

（17）四主药加扁刺蔷薇皮、小檗皮、高山柏子，主治黄水病。

（18）四主药加无茎芥、鸡蛋参、囊距翠雀，可清陈旧热。

（19）四主药加无茎芥、丛菔、高山龙胆，可清肺热。

（20）四主药加唐古特青蓝、篦齿虎耳草、麻黄，可清肝脏之热。

（21）四主药加囊距翠雀、苍耳子、黄连，可清脾热。

（22）四主药加圆柏叶、苍耳子、冬葵子，可清肾脏热。

（23）四主药加蒲公英根、叉分蓼、唐古特青蓝，可清胃热。

（24）四主药加叉分蓼、榜莪嘎布、茜草，可清小肠热。

（25）四主药加少花延胡索、姜黄、小檗皮，可清肌热。

(26) 四主药加长筒马先蒿、瓦韦、鸡蛋参，可清脉热。

(27) 四主药加秦皮、扁刺蔷薇子、乌奴龙胆，可清骨热。

上列的七味方剂，可依据胃火强弱及热势大小服用汤剂或散剂（胃火及热势盛者服汤剂，反之服散剂）。若服散剂可用白糖调服。

(二) 祛寒草药配方

以短尾铁线莲、烈香杜鹃、沙棘果、猛制寒水石四药为基础药。

(1) 基础药加萝卜、甘青韭、荜拨，可增生胃火。

(2) 基础药加豌豆、酒曲、碱花，主治糌粑积滞不化。

(3) 基础药加高原毛茛、荨麻、甘青韭，主治菜类积滞不化。

(4) 基础药加火硝、秃鹫粪、草玉梅，可破痞瘤。

(5) 基础药加牛蒡子、火硝、紫茉莉，可破石痞瘤。

(6) 基础药加原芒硝、紫茉莉、肉果草，可破子宫痞瘤。

(7) 基础药加高原毛茛、草玉梅、贝齿炭，主治水鼓病。

(8) 基础药加迷果芹、紫茉莉、黄精，主治灰色浮肿病。

(9) 基础药加菥蓂、雪灵芝、唐古特青蓝，主治肺病。

(10) 基础药加扁刺蔷薇子、唐古特青蓝、荜拨，主治肝病。

(11) 基础药加迷果芹、紫茉莉、蒺藜，主治肾病。

(12) 基础药加菥蓂、高山柏子、黄精，可燥黄水。

(13) 基础药加黄精、天冬、鹿角，治寒性脓肿。

以上诸方均以白块糖为引，用开水送服。

此外将六根（黄精、天冬、紫茉莉、萝卜、迷果芹、大葱）、五叶（短尾铁线莲叶、高原毛茛叶、草玉梅叶、荨麻叶、烈香杜鹃叶）、一花（榜莪那布花）、四果（山莨菪子、沙棘果、蒺藜、冬葵子）、三盐（火硝、碱花、青盐）、二灰（猛制寒水石、秃鹫粪炭）以红块糖调和，用开水送服，治一切寒性疾病。

适用于边陲地区之此种草药方剂之配伍要领，必须牢记心中，以慈悲之心为大众服务。

第三经　排泻药物经

第十三章　油治法

复次，明智仙人言道：“善哉大仙谛听！五业疗法之先行为油治法。油治法分适应症、禁忌症、用法、优点、缺点、镇逆六点。”

一、适应症

凡年老力衰、身体羸瘦、思虑过度、常食清淡、腹内粗糙、流血过多、精液耗竭、风邪偏大、目生翳障、需要泻下之患者等，均适用本法。

二、禁忌症

胃火不足、消化不良、腹泻、垢病、痹病、珍宝中毒、不思饮食、津病、呕吐、口渴等患者均应禁忌。

三、用法

（一）一般用法

首先用植物油、融酥油、骨髓、脂肪等在有病之肌肤上涂擦。若头有病可在头部涂擦；下部有病则进行轻导泻灌肠；若体腔内有病则可内服；耳、眼有病则滴入耳、眼；口、舌有病可噙在口中含漱；眉心、胞睑、大脑等有病时，加温后注入鼻内。

此外，要根据病情和局部具体情况斟酌应用，若内服时，服量要考虑患者胃火之消化力量，服用量可根据胃火小、中、大依次递增，经常吃油腻食物的人，先吃些粗糙清淡之食物，然后再服油药，平时常食清淡之食，腹内粗糙的人，服油药时要加少量青盐。一切油治法都要喝开水以助消化，忌食蔬菜、腐烂酸食以及生冷之品。宜少量服食性轻而温，且易消化之品。避免同房、剧烈活动、愁苦忧虑、语言过多、骑马、白昼睡觉、冷水、冷风、烟熏等。

（二）特别用法

酥油丸等平息药要空腹单独服用。欲长寿、增生胃火、清醒思想、增加智慧者宜服食滤去杂质的融酥油；风病患者、腹硬者、欲使身体结实者宜食植物油；体温高、产后、劳累过度、体质虚弱、脉道阻塞等患者服食骨髓有效；创伤、水火烫伤、关节痛、腹痛、子宫病、耳病、脑病患者服食脂肪有效。融酥油在冬季服食为佳；植物油在夏季服食为佳；骨髓和脂肪在春季白天服食为佳。排泻法之先行油疗在黎明宜服食融酥油，直至胃部感到油腻为止，如果服之过多则流失而无益。

小孩、老人、生活富裕的人，食油脂习惯的人以及胃火不足、口渴、体弱等患者欲用油疗法补养时，应在暑季以肉汤、炒青稞粥、大米、蜂蜜或红块糖、融酥油等配合服用，这样则易于消化，不碍食欲，是强壮身体之良法。上述食物在食后、食前、食中间服食油脂，则依次对身体的上、下、中有裨益。

服油得当，则腹内油腻，风畅通无阻，大便正常，胃火旺盛，不想吃油之品。

四、优点

肤色润泽，体力增强，官窍清明，不易衰老。

五、缺点

如油脂服之过量，则吐泻油脂，食欲不振，春季和暑季食植物油则会引起津、胆病，冬季服食脂肪，则使肌体转寒而引起不消化病。

六、镇逆

油治出现不良反应时应禁饮食，在胃脘热熨，引吐，宜吃豌豆、大麦、陈酪浆、青稞酒等食物。

第十四章　泻下法

复次，明智仙人如是言道："善哉大仙谛听！五业中之泻下法，可分术前诊察和泻下方法、缺点、优点四点来讲授。"

一、术前诊察

泻下法之适应与禁忌，要根据病情去诊察，适时与否要根据时机去诊察，经得起泻下法与否要根据体质去诊察。

（一）泻下法之适应与禁忌

1. 适应症：瘟病已经成熟者，骚热及热病已成熟而亢盛者，中毒症已经敛杀者，有六腑之热病、食积不化、痞瘤肿块、灰色浮肿、水鼓、紫津症、黄水病、麻风、垢病、痹病、虫病、朦胧症、陈旧性疮疡等内外大部疾病者均宜用泻下法治疗，尤其是胆病，疗效更显著。

2. 禁忌症：凡身体衰弱、老年、魔鬼病、孕妇、风病、胃火衰退、肛门疾病、下泄风上逆者、呕吐以及子弹异物遗留体内等，均禁用本法，但冬季不能应用泻下法。

（二）泻下适时与否

泻下适时与否要诊察时机，凡疾病已届成熟阶段，病邪已敛入胃中，痞瘤已被攻破，旧病已被引发，病势正当亢盛期等者，即可泻下。如不这样，泻之过早，则不能清除病根，泻之过迟，致使病情亢盛，因此务必掌握时机，不失时宜。

（三）经得起泻下法与否

应否进行泻下，必须诊察患者体力能否经得起泻下为依据，若久病体弱无力，饮食不进，脉象无力，或脉象数急，或脉来间歇，均忌用本法。或问何故不应泻？因患者之生命寄于病，如用缓泻法，非但不能疗病，反致引发病势，损伤脾胃，若用峻剂泻下，则有生命与疾病同归于尽之虑。因此，在此情况下，如服泻药则如服毒一样，交替施用轻导泻与峻导泻，既可祛病，亦无伤机体，最为相宜。

二、泻下方法

（一）泻下先行

1. 远先行：非突发性疾病，先行药宜用汤剂与散剂，以使散布之病收敛聚集，积滞之病应先攻而破之，黏着之病应先剥离，隐伏之病应先行引发，未成熟者应先促使成熟，然后进行泻下则有卓效。

2. 近先行：首先选择良好吉日，用冷蒿水温洗全身，再根据疾病之寒热属性，用新酥油或植物油（热证用新酥油，寒证用植物油）全身涂擦按摩（除腹部）。如风盛及腹部坚硬者，宜内服融酥油，口噙长嘴诃子尖，然后进行轻导泻，即可使风息灭而引发津、胆病。

总之，风为泻下法之敌，故应首先使之驯服，临证必须注意。

3. 急先行：在进行泻下法之前一天，服食小麦、豌豆、青菜及陈鱼肉、陈猪肉和酸酒、牛乳等与病不利之食物，以激发病势，服泻药之前晚，饮服不加调料、油脂的荨麻汤，以引发病势，使胃腹变软，并可压抑风势。

（二）泻下正行

1. 配方：分常见病通用配方和专用于杂病的特殊配方两种。

（1）通用配方有清道汤、舵手散、加味三方。

1）清道汤：用长嘴诃子尖、大黄、西伯利亚蓼、光明盐、荜拨煎汤，半夜时温服，服药后能泻者为软腹，肠鸣者为中腹，无任何反应者为硬腹。根据腹之软硬程度决定泻药舵手散之剂量大小，或问何故？如为硬腹而剂量过小，只能引发疾病而不能达到泻下目的，反致不良后果。如腹软而服量过大，则泄泻不止，损伤正精。因此，为了诊察腹之软硬，必须服用清道汤。其次，本方有软腹作用，服泻药后不致引起呕吐而能泻下，并有使锐利泻药不产生刺激之作用，且有其他辅助作用。

2）正行方（舵手散）

① 四味峻舵手丸：将长嘴诃子尖略煨，巴豆去皮、心，用麦粉包裹，置热灰中煨，待麦粉熟即成，在漆树脂热白酥油中浸泡，锡金大戟去皮、心，拌入青稞中炒熟加以上四味各等份，共研细末，水和为丸，大小如一粒半的莱菔子大，酌情内服。本方药性锐利猛烈，适用于体壮邪实之一切患者。

② 十味舵手膏：疣果大戟、锡金大戟、诃子、大黄、蓝钟花、高原大戟、漆树脂、巴豆、蓖麻子、腊肠果加黄牛尿熬成硬膏，不使焦枯，本方药性虽锐利，但对机体温和无害。服后无呕吐和滞留不下之反应，亦不致引起风动，治鸠尾痞瘤不生疼痛，因此对于泻治之禁忌症、孕妇、老年及体虚患者，即使在旅行中，根据疾病之轻重及患者体力之强弱，适当地掌握剂量，亦可应用本方进行治疗。

3）加味方

以上述峻泻和缓泻两方为基础方，按照疾病之具体情况，辅以下列加味药，化裁活用。

① 前方加白檀香、沉香、广酸枣，能泻治心热病。

② 前方加硼砂、甘草、葡萄、雪灵芝，能治各种肺病。

③ 前方加红花、鸭嘴花、红耳鼠兔粪膏，能泻肝热病。

④ 前方加风化芒硝、灰盐、荜拨，能泻脾脏病。

⑤ 前方加冬葵子、小豆蔻、短尾铁线莲，能泻治各种肾病。

⑥ 前方加藏木香、光明盐、荜拨，能泻治各种胃病。

⑦ 前方加獐牙菜、波棱瓜子、止泻木子，能泻治各种胆病。

⑧ 前方加叉分蓼、茜草、紫硇砂，能泻治各种大小肠病。

⑨ 前方加斑蝥、螃蟹、乳香，能泻治各种侵入脉络之病。

⑩ 前方加短尾铁线莲、草玉梅、斑蝥，能泻治各种头病和脉病。

⑪ 前方加岩白菜、熊胆、冬葵子，能泻治上部各种脉病。

⑫ 前方加白硇砂、螃蟹、小豆蔻，能泻治下部各种脉病。

⑬ 前方加扁刺蔷薇中皮、短尾铁线莲、黄葵子，能泻治各种皮肤病。

⑭ 前方加柔软紫菀、木橘、杧果核，能泻治各种头部疾病。

⑮ 前方加木贼、诃子、铁垢，能泻治各种眼病。

⑯ 前方加冰片、白檀香、牛黄，能泻治各种寒病。

⑰ 前方加荜拨、光明盐、胡椒，能泻治各种寒病。

⑱ 前方加三果，能泻治寒热间杂之症。

⑲ 前方加乳香、草决明、黄葵子，能泻各种黄水病。

⑳ 前方加“琼代尔”、骨碎补、榜莪嘎布，能泻治各种毒病。

㉑ 前方加毛叶木瓜、芫荽子、广木香，能泻治各种紫津病。

㉒ 前方加短尾铁线莲、草玉梅、水菖蒲，能泻治各种痞瘤病。

㉓ 前方加油麻藤子、蓝钟花、斑蝥，能泻治各种水鼓病。

㉔ 前方加蝙蝠葛、白硇砂、肉豆蔻，能泻治各种呕吐病。

㉕ 前方加亚麻、干姜、奶桶油，能泻治胃和大肠满胀等症。

㉖ 前方加肉豆蔻、荜拨、胡椒，能泻治风逆上行及大小肠作鸣。

㉗ 前方加酸藤果、花椒、紫矿，能泻治一切虫病。

㉘ 前方加红花、短尾铁线莲、黄葵子，能泻治垢病。

㉙ 前方加广木香、硫黄、白硇砂，能泻治肌肉、骨和脉的疖痈。

㉚ 前方加紫茉莉、桃儿七、风化芒硝，能泻治各种子宫病。

另有七种针对性要方：

① 十味舵手方加风吹雨淋之人骨、风化芒硝，不泻食物而使各种疾病泻出。

② 前方加紫茉莉，孕妇服泻剂而不致流产。

③ 前方加西伯利亚蓼，服泻下剂不致引起呕吐。

④ 前方加水银、海螺炭、白硇砂，服泻药不致引起呕吐和滞留不下而迅速泻出。

⑤ 前方加黄连，不会引起泻下绵绵不绝。

⑥ 前方加童尿、水葫芦苗，对水鼓病无碍。

⑦ 前方加冬葵子，不会引起口干。

如能灵活掌握上述三十种加味方和七种针对性要方，按病情配制应用，定会药到病除。

（2）专用于杂病的特殊泻方

① 大戟秋末采挖，用黄牛尿熬膏，加亚大黄、高原大戟、兔耳草、波棱瓜子，能泻出骚热、瘟热及增盛热。

② 以疣果大戟、亚大黄、狼毒三根配合，可泻治白喉、炭疽、肠刺痛、疠类牛症、急刺痛等症。

③ 以锡金大戟、兔耳草、硼砂、沙棘果配合，能泻紫津症引起之发烧。

④ 以高原大戟、硼砂、射干配合，能泻胆病。

⑤ 将锡金大戟、沙棘果膏、海螺炭、蛇肉、白硇砂、红块糖共研为丸，泻治血、胆病，不消化症，类牛症，腹胀等。

⑥ 以漆树脂、三热草药、白硇砂、红块糖为丸，泻治痞瘤病。

⑦ 锡金大戟、油松、干姜、铁屑加母黄牛尿，泻治灰色浮肿。

⑧ 巴豆、锡金大戟、漆树脂、疣果大戟、高原大戟、大黄、狼毒、腊肠果、蓝钟

花、白硇砂、西伯利亚蓼、铜垢、荜拨加红块糖为丸，泻治下落浮肿、水鼓病。

⑨ 将诃子、小檗皮、黄葵子、高山龙胆、短穗兔耳草、腊肠果、大黄共研煎汁，加锡金大戟粉，泻治中毒病。

⑩ 将锡金大戟、兔耳草、紫草茸、硼砂、贝齿、麝香共研为丸，泻治肉毒病。

⑪ 将锡金大戟、巴豆、朱砂、荜拨、白硇砂、光明盐、诃子、干姜共研为丸，能泻体内出血。

⑫ 大黄、长嘴诃子尖等分，冬葵子、甘草、光明盐、荜拨各少许，煎服，泻治初期消化不良、瘟疫，尤其对肝、胃病有卓效。

⑬ 将长嘴诃子尖、毛诃子、余甘子、大黄、锡金大戟、乳香在母黄牛尿中煎熬，泻治垢病、痹病、黄水病、浊热、陈热等。

2. 服法：泻下药物，可分为汤剂、散剂、丸剂和油质丸四种。对于老年与体弱患者，以汤药为宜；体质壮实而病势亢盛者，以散剂和丸剂为宜，有呕吐症状者以丸剂为最宜，如患者腹坚硬并有呕吐者，用泻剂制成酥油丸，不使病人觉察为何药之情况下，连续服用，再三泻之。对于服药过久而厌服药物者，可用少量之食物与药物掺和服用。泻药应在黎明时服用，服药后用冷水漱口，并含少量甜味食品。禁忌客人来往、说话、平卧，宜采蹲坐姿势，可使矢气畅通，并嘱咐病人之注意力集中于大便下泻。

3. 催泻：服泻药两三次后，患者自觉胸满消失时，一般疾病可频饮开水，以助下泻，但不可过迟过早，如饮开水过早，恐致呕吐，饮之过迟，病邪不能排出，因此必须把握时机。

如病属风盛者，宜用骨汁汤催泻；体弱者用红块糖汤催泻；热邪成熟而亢盛者，用雪水催泻；黄水病与陈旧热病用母黄牛尿催泻，如泄泻不甚，宜用长嘴诃子尖汤催泻。以上是根据疾病性质，以特殊药物催泻。此外，光明盐为各种疾病最理想之通用催泻剂。

服泻剂泄泻后，如因患者由于身体虚弱而昏晕不清、频频空呕，是生风之象，可用油脂涂擦按摩全身，并用酥油或红块糖燃火烟熏，内服骨汁汤抑制风邪。

4. 泻量：泻下的疗效标准是服泻药后，依泻出物的排泄次数、数量、便色三方面去观察及衡量疗效。

（1）泻出次数：上等三十次，中等二十次，下等十次。

（2）泻出数量：上等为三升，中等为二升，下等为一升。

（3）泻出便色：色青而清稀如水者为上等，浑浊如津邪者为中等，色如胆汁者为下等。

以上为三种泻出物对疾病疗效之一般标准，至于应否予以继续催泻，必须依据患者之病情和体力酌情进行，如病人体质强壮而病邪未尽者，应继续反复刺激催泻，如病邪未除而正精已受耗损者，应即刻停止催泻，以免发生变故。如病邪已祛，尽泻清水者，不论患者体力强弱如何，应服药止泻。

5. 镇逆：镇逆之法（当应用泻下法时，某些疾病可能出现各种反应，此时加大对治力量或进行急救措施，是为镇逆法）分镇呕逆、找分散、导迟泻、止泻过度、维护生命五种。

（1）镇呕逆：服泻药后患者呕吐时，可用冷石子在颈下天突穴进行冷罨，并使鼻嗅香气及揪拉头顶之发，再以冷水喷激面部，按压两肩，不使患者身体晃动。

发生呕吐之原因有药物刺激太甚、服量过大、未抑制风、疾病所致、厌弃服药、怕服药而食欲不振、说话过多、药后活动、魔鬼为害九种。

① 由于药物刺激太甚者：采药必须及时（秋季），炮制必须合法。

② 由于服药量过大者：适当减少剂量，增加服药次数，定时给药，使药力继续不辍。

③ 未抑制风者：按先行法中所述，在服泻药前做好抑风事宜。

④ 疾病所致者：用西伯利亚蓼镇吐，最为有效。

⑤ 由于患者对药厌弃及怕服药而食欲不振引起呕吐者：可在病人不知觉中给予。

⑥ 说话过多、药后活动者：患者服泻药后，嘱其不可讲话，不可活动，应取蹲坐姿势，促使泄泻。

⑦ 魔鬼为害者：禁客往来，并送魔鬼。

（2）找分散：服泻药后不吐不泻，无任何反应者，其原因不外乎药分散与病分散两种。

① 药分散是服泻药后无任何感觉，其原因为药力不足之故，应即调整药力，增加药量，重复给药。

② 病分散是服药以后，药物被胃吸收，不能充分发挥作用，只能引起轻微疼痛，宜用少量酸酒温服即可。

（3）导迟泻：服泻药后迟迟不作泄泻，如胃部胀满坚硬者，宜在胃部用温熨法，然后令病人轻微活动。如无效，改用峻导泻灌肠导泻，以金腰子与蓝钟花两药等分研碎煎汁内服，药后可能发生吐泻，但可将胃中病邪驱除无遗。

（4）止泻过度：服泻下药后泄泻不止者，由热证泄泻、寒证泄泻、药力滞留及病口开放四种原因所致。

① 热证泄泻：热证泄泻不止，大便呈金黄色、奇臭，脉尿均现热象，可在两肘及小腿部用冷水喷激，并以星光下汲取之水浸泡，将尼泊尔黄堇取汁内服即效。

② 寒证泄泻：寒证泄泻不止，大便清稀如水、无臭味，治宜用肥肉汤或融酥油中加漆树子及肉桂止泻。

③ 药力滞留：宜服光明盐汤。

④ 病口开放：本病不需用药止泻，只宜培补正精，但对胆脉开放所致者，急投四味止泻木汤加熊胆止泻。

以上四种泄泻过度之饮食调护以大米或青稞稀粥或新鲜肉汤为宜，并调入皮胶、漆树子、葫芦子、栎膏、莎木面、车前子等，量少频服，并应禁忌各种饮料。

(5) 维护生命：用泻下药后，如病情出现剧变，必须进行抢救，此时应注意五种情况，即零散之风未经压制；药不对证，以致发生刺痛；服镇吐药太过，而使泻药逸入肺脉；药物激起虫怒，转变为类牛症；生命寄于病，病泻出而命亦随之亡。

① 零散之风未经压制：患者服药后全身不适，恶心空呕，体力虚惫，神志恍惚不清此为零散风煽动所致，可用烟熏之，并以油脂涂擦按摩，再服骨汁汤抑风，如用诸法治之无效者，可灸各风穴，并停止泻下。

② 药不对证：由于诊断与治疗之错误，不掌握应泻与不应泻之时机，引起药与病背道而驰之刺痛者，此时需详细分析其寒热属性，治以温凉药剂。

热证刺痛：将藏木香、广木香浸汁凉服，并用石块冷罨，此外再服适宜之散剂。

寒证刺痛：内服四味光明盐汤，外用油渣饼热熨。

③ 镇吐太过：服泻下药后，出现剧烈咳嗽，上半身刺痛者，为服镇吐药太过之故，致使泻药逸入肺脉，宜行使肺中泻药排出之吐法及放血疗法，内服适宜之散剂及能吸干肺脓之药物。

④ 虫怒：由于服泻药而触动体内之虫蠢动而引起腹部剧痛之胃反症者，宜用驱虫剂杀虫。

⑤ 生命寄于病：体弱之患者，由于不能承受猛烈之泻下剂，即使病邪尚未祛除，亦应中止泻下，不容疏忽，如继续泄泻，病虽去而生命亦将随之亡。

(三) 善后调理

应用泻下法治疗后，用单纯之大米或面粉做成流汁，加盐少许服食以补养身体，清除药物余力及余邪。此后依次服食半流汁、稠粥、鲜肉汤、热面食，并由少到多逐渐增加。这是一般之善后调理法，特殊之调理方法分寒、热两类。

1. 热病又分新旧两种。瘟热及骚热新症在泻治后，应以开水中投以少量糌粑、青稞粥、加水之乳酪等用凉性饮食调理；陈旧热病，应以性凉的无脂肪新鲜肥肉汤、茶、凉开水、加水之乳酪汁等性凉而富有营养之品调理。

2. 寒病经泻治后，应以新、旧羊肉之肥肉汤，温性陈酒、融酥油、热面食等调理之，食量要由少到多逐渐增加。

若不按上述方法进行善后调理，热病泻后如用温性食物调理，则会导致死灰复燃——热病复发；寒病泻后如用凉性食物或食物过量，则会使胃火衰亡，引起不消化、水鼓、痞瘤等症。

三、缺点

1. 泻之太过，有使正精耗竭引起风病、胃火衰亡之弊。应以性热而有营养之药物及食物补益身体，并以艾灸治疗。

2. 如果泻治不及，只能引发疾病，余邪无法泻出，故出现饮食不进、食物难消、病势加剧、津胆偏盛之弊。对此先令其饥渴，然后以光明盐和石榴子培育胃火。体壮者再作先行处理，然后再进行泻下；体弱者交替使用峻导泻与轻导泻灌肠。

四、优点

应用得当，则能根除病邪，对津和胆病也能洗涤干净，使身体轻快、胃火旺盛、食欲增加、能知饥渴、二便通畅无阻。

第十五章　引吐法

复次，明智仙人如是言道："善哉大仙谛听！五业中之引吐法可分为先行、正行、善后调理、效果四点。"

一、先行

先行可根据疾病分吐法禁忌症和适应症两种；以配方可分为远先行和近先行两种，合计四种。

（一）吐法禁忌症

体质虚弱、风邪偏盛、小便癃闭、眼障、寄生虫病、痔疮、肉类中毒重症以及年龄过老、过小者皆不宜施行引吐法。

（二）吐法适应症

凡食积不化，鸠尾痞瘤，铁垢津，中毒症，类牛症及血、胆降于胃，头部疾病，饮食不进，虫至口而复返于腹，特别是一切津病均可用引吐法。

配方的近先行与远先行皆与泻下法相同，但对急性食物积滞，或因饮食不当所致之津、胆偏盛而郁结于不消化之部位，或常食油脂者，可不必作先行法。

二、正行

可分为方药、服法、催激法、呕吐标准、镇逆法五部分。

（一）方药

1. 主药：橐吾、刺参、锡金大戟要产于沙地，在春季萌芽时采挖，配以水菖蒲、光明盐、荜拨，缓吐煎汤，峻吐为丸。

2. 加味：不消化症加干姜；并发风病加丁座草；并发胆病加丝瓜子；痞瘤病加短尾铁线莲；中毒病加榜莪嘎布；体内有脓血者加短穗兔耳草；肺病加甘草。

（二）服法

服引吐药之时间以黎明为宜，服药后即行漱口，不可讲话，不使受寒，衣服宜厚暖，采蹲坐姿势。

服药后欲呕吐时，不可即行吐出，宜抑制回吞数次，然后方可吐出，使病邪得以全部清除。但回吞一般以三次为宜，不可过甚，否则将有病邪下陷之弊。吐时垂头，两膝压迫胃穴，作俯势倾吐，并将吐出物接入器皿内观察颜色。

（三）催激法

用刺参、橐吾、锡金大戟煎汁，配光明盐、水菖蒲、荜拨，与温开水交错服，然后以鸽子羽或指以不伤为度探喉引吐，吐势强弱则决定于催激之程度，应按患者体质强弱与疾病之轻重而定。

（四）呕吐标准

呕吐次数以八次为上等，六次为中等，四次为下等，吐出之量上等为二升、中等为一升、下等为半升。吐出物之色以水样液为上等、胆样液为中等、津样液为下等。

（五）镇逆法

引吐时，由于呕吐过剧或药力太过，以致引起杂风飏扬、胆汁逸失、紫津海及肺脉决渎以及药的精华窜入于目等各种反应证候，可用如下之措施处理。

1. 杂风飏扬：证见头痛、空呕、神志不清。治宜施以油脂按摩，并燃烟熏之，再以跗骨汤内服以斡旋之。

2. 胆汁逸失：内服汤剂，在正长胆脉放血。

3. 紫津海决渎：冷罨，并以散剂止血。

4. 肺脉决渎：肺脉内伤吐血者以药物止血。

5. 药物精华入于目：药入于目而引起头痛、两眼发赤者行放血疗法，同时在面部用水喷激。

三、善后调理

引吐之善后调理与泻下法基本相同，但饮食起居不必同泻下法那样要求严格。另用胶质没药、老鹳草、新酥油焚烟熏之，并饮服光明盐水，以清除引吐剂之药物余力。

四、效果

引吐法如行之恰当，术后官窍清明、神志清朗、躯体轻快、食欲良好、口味香郁、鼻涕及痰液等排泄物清洁不浊，具有明显之效果。

第十六章　鼻　药

复次，明智仙人如是言道："善哉大仙谛听！五业中之鼻药分平息和排出两种。"

一、平息鼻药

1. 禁忌症：凡瘟病初起、外部创伤以及酒醉、食油脂类后，均应忌用本法。

2. 适应症：鼻为脑之户，因此对头部及锁骨以上之各种疾病以鼻药治疗最为有效。

（1）红花、融酥油、白糖适用于头部风血交杂病及阵发性头部刺痛。

（2）甘草、余甘子、白糖、融酥油适用于耳病、眼病、腮颊疾病和脑病。

（3）萝卜汁治耳病、头痛。

（4）马粪汁滴鼻可治鼻衄、脑出血、龋齿等病。

（5）融酥油滴鼻可治锁骨以上的风病。

3. 用法：早晚各滴一次，滴时仰卧悬头，滴入五滴或七滴，静卧片刻即可，避免烟熏风吹。

二、排出鼻药

1. 禁忌症：凡属风病所致之头晕、视物模糊、倒睫、齿病、流脓血等症。

2. 适应症：感冒日久而渗着于鼻、热病、白喉、炭疽等逆于上部碉堡（脑）以及目赤、麻风、颜面部之黄水病及头部裂伤散于脉道而致黄水下降诸症，均适应本法。

3. 方药

（1）将贝齿、榜莪嘎布、蝇子草、野姜烧炭存性，加斑蝥、白硇砂，用童尿调和滴鼻。

（2）将短穗兔耳草、白硇砂、水菖蒲、广木香、甘草用母黄牛尿调和滴鼻。

4. 用法：每日早晨进行滴鼻，患者仰卧悬头，滴入九滴，如药物流入上颚需用口中呼气堵回，不使流入喉中，药后静卧片刻即可。如药物难达病所，可用烟叶粉、蝇子草粉吹入鼻腔少许。如药后鼻中灼痛、作痒及鼻涕增多者，可使病人坐起，擤净鼻涕，不久就有黄水或脓液排出。此后需多饮开水，以清洗咽喉及鼻腔，并以乳香、新酥油焚烟熏之。

5. 镇逆法：在行施鼻药疗法时，如出现鼻衄等反应者，可于额部用凉水冷罨，适当选用止血、艾灸及放血疗法。如发生目赤且头和额刺痛，是药力未达病所之故，可取鼻准、额脉放血，然后再在头部用冷水喷激。

第十七章　轻导泻

复次，明智仙人如是言道：“善哉大仙谛听！五业中之轻导泻可分为适应症、禁忌症、方药、用法、优点、缺点六点。”

一、适应症

风痞瘤、风病腹胀、泻糌粑样物、精液亏损、月经过多、大小肠及肾腰部寒盛、体力减退、下部虫病及一切风病。

二、禁忌症

水鼓、下落浮肿、胃口不开、中毒病、肝病、大小肠等腑热、肥胖过度，以及消化不良和寒津增盛等病。

三、方药

分柔导泻方、洗导泻方、洗柔泻方三种基本方，依次导泻单纯风病、风胆病、风津病。

1. 柔导泻：肥羊肉汤、牦牛乳、融酥油与广木香、河畔柏木、荜拨、光明盐、诃子等的粉剂配合，名为柔导泻方。

2. 洗导泻：水生动物肉汤、黄牛乳及其酥油加上方粉剂，再加锡金大戟，名为洗导泻方。

3. 洗柔泻：干燥地带之动物肉汤、山羊乳及酥油，加洗导泻药粉及丁座草，名洗柔泻方。

轻导泻方以配合酥油为上等制剂，配合肉汤为中等制剂，配合乳汁为下等制剂。肉汤之辅助为乳汁，乳汁之辅助为酥油，用时要注意相互配合。

4. 加味法：轻导泻方中，用以治疗单纯风病者宜加阿魏、紫硇砂；风津并发者加干姜、荜拨；风胆并发者加宽筋藤、麻花艽；痞瘤病加白硇砂；虫病加酸藤果；胃及大肠胀满者加广木香。

四、用法

灌肠之量柔导泻为一握；洗导泻为一捧；洗柔泻为半捧（另有一种说法：最少量为一握，中等量为半捧，最大量为一捧），药物之温度须适宜，以如刚挤之牛乳为佳，灌肠时将药液装入羊胃制成的灌肠器，傍晚将大便排尽，病人取俯卧位，上身下伏，抬高臀位，先将灌肠器中空气挤出，然后把导管插入肛门，不使受伤，进行灌肠，然后即行仰卧，抬高臀位并控制药液外流。拍击足心，再握住两足拇趾提起摇动身体，然后予低枕，抬高臀部仰卧，盖好被子不使受凉。

用柔导泻进行灌肠，一般在日落时灌肠，初更即可泄泻，如逾期不泻，可再以峻导泻灌肠法引导。若风势偏盛、胃火旺盛者，可连续施行本法数次；如非风盛火旺者，只需温水灌肠催泻几次即可。

五、优点

轻导泻之优点，能抑制风势，引发渗着之津胆外达。

六、缺点

如用之过度，有使胃火衰败、饮食不进之弊。

以轻导泻与峻导泻灌肠法交替使用，无副作用而能将一切疾病引出，故对正精亏损及久病不愈者，用轻导泻一次、峻导泻两次之比例灌肠，即使反复进行，于亦身体无害。

第十八章　峻导泻

复次，明智仙人如是言道："善哉大仙谛听！五业中之灌肠峻导泻可分禁忌症、适应症、方药、用法四点。"

一、禁忌症

凡脱肛、洞泻、热病初期、胃火不足、遗精等病均不宜使用本法。

二、适应症

1. 总的适应症：下部为利器所伤、大便干燥、类牛症、下部热证、小便不通、胃腹作胀、虫病、痞瘤初期、陈旧瘟病。

2. 具体适应症：对病势较甚者以锐利方导泻有效，但如属小便淋漓、热性泄泻，以及难以治疗的瘟病、垢病、下落浮肿、精液耗损等病，则以温和方治之为宜。

三、方药

1. 中平方：锡金大戟、光梗丝石竹、碱花、酒曲、斑蝥、吊挂烟灰与黄牛尿或与酒坛中之沉渣调和。

加味法：利器所伤，前方加动物胆；类牛症加短尾铁线莲；下部热证加大黄；腹胀加波萝花；虫病加大蒜；寒证加荜拨。

2. 锐利方：即前方按病情加味后再加入狼毒。

3. 温和方：诃子、山矾叶、茜草、麻花艽、锡金大戟、大黄用黄牛乳及其尿调和。

四、用法

剂量视病情而定，或半升，或四捧，或两捧（也有作中平方半升，锐利方四捧，温和方两捧解的）。温度如刚挤下的牛乳，并加少量植物油。灌肠前将药液装入羊胃灌肠器，在其口部扎一根八指长的导管，灌肠时病人取俯卧位，抬高臀部，肛门涂以润滑油脂，先将灌肠器中的空气挤出，然后把导管插入肛门四指深，稍向外抽后频频挤压灌肠器，如果药液射不出时，可取上下左右的角度压入肠内，挤压药液时不必挤尽，任其遗留少许，以免将风挤入，灌肠完毕将导管拔出，须立即用布堵塞肛门，于左侧向下侧卧，如感有泻意，须尽量忍耐，一般强忍两三次后即可排便，如不强忍，则药力难达病所，但亦不可强忍太过，太过则足以引起腹中疼痛与上逆呕恶，待不能忍时，备一器皿蹲泻，排出物如糊状而含有片状者，是药已中病之征，为稀薄之水样为药未中病之征，应再次灌肠导泻。

灌肠完毕，可饮服光明盐水，以清除遗留药力。禁食一昼夜，能使下部一切疾病排出。

第十九章　泻脉法

复次，明智仙人如是言道："善哉大仙谛听！现述泻下法之镇逆法——泻脉法，可分先行、正行、善后调理、优点四点。"

一、先行

1. 远先行：在疾病的对治药物中加入等分的三果煎汤于黄昏时服之。儿童、比丘及有肾脏病者服八味雪蛙散以洗涤脉道。

2. 近先行：在良辰吉日，用冷蒿和酒糟煎温水洗净全身。再用酥油和植物油配以甘松涂擦，尤其是在百会、阴茎、关节进行按摩，用花椒、冬葵子煎汤内服以畅通脉口。也可进行性交（也有作股骨头解的）。用山羊骶骨（也有作尾骨的）、冬葵叶加青盐、花椒煮食。

二、正行

1. 清道药：小豆蔻、螃蟹、敦盛草、冬葵子为基本方，热证加白糖、寒证加红块糖为引内服，可畅通脉道。

2. 引发药：白硇砂、丁香、螃蟹、朱砂、冬葵子为基本方，药引同清道药，共研内服，将病邪骚扰引发。

3. 斑蝥制法：首先确定优劣，然后清除毒素使之温和，以减轻疼痛增强药效。以生于沙生槐和棘豆中、在秋季用刀杀死者为佳，生于沙蒿叶间的黄斑蝥、雨后或秋末自死者为劣，其毒在硬壳下膜翅上，服后痛甚，必须拔去，使之温和的方法是配以水虱，若不得，则加蝗虫头。或者在炒热的青稞中略加炮制，或者用童尿略泡片刻即可。斑蝥之头、足必须齐全，否则影响疗效与作用。斑蝥的数量是上等头足齐全者十一个，无头足的下等旧斑蝥十七个。

4. 方药分量

（1）将斑蝥、白硇砂、螃蟹、朱砂、红花、滑石、硼砂共研细末，以酒为丸，如湿豌豆大。

（2）以羱羚角、鼯鼠骨、牛蒡子、桃儿七、三锐利药（白硇砂、溪中碎云母、螃蟹）、小豆蔻、朱砂为丸。

5. 引经药：以上两方任何一方为基础药，根据患病部位、黄水、中毒等病情，加入适合该病的对治药物，以引药力致达病所，或与上述引发药配合内服。

6. 服法：服泻剂之傍晚，用冬葵叶做菜服食，初更时进行清道，半夜服引发药，黎明时可服泻脉药九丸，并根据疾病之寒热属性，配用药引送服。大约在旭日东升之时，一般即可判知药力中病与否，若未中病，可追服药丸七丸，当药力中病后，每次服五丸，首次药物消化吸收后继服第二次，二次药消化后，再服第三次，依次服用，以维持药效；亦可分散斑蝥中毒而引起的疼痛，患者痛苦小，亦无阻塞尿道之忧，这样再三服药，药力定会达病所，特别是需大量泻出病邪时，在病邪未尽之前，需陆续服药泻下，是为至要，如果愚蠢地将药大剂量一次服下，则会斑蝥中毒，同时驱出大量黄水，引起尿道阻塞、剧烈疼痛，可能会造成死亡。

7. 起效征兆：服泻脉药后，出现身体发麻，患部疼痛，少腹部灼热，阴部灼痛发痒，阴茎勃起，病邪之分泌物自阴部点滴淋漓而下为药物起效中病之征。

8. 催泻：此时可用新鲜薄酒一再催泻，以冲洗脉道和尿道。如热势较盛，可服用淡茶或酪水，如为深重之久病，需以引发药与催泻法交替进行，如药后发生疼痛，将小石子炒热酒淬，可在局部热熨，不要活动起立、伸腿，安卧床榻，盖暖被子不使受凉，多次热熨，这样定会保持泻物绵绵不绝，肃清余邪全部。体寒者黄水滞留不下，痛楚大而病难出，非催泻法不能外达，因此进行利尿泻脉时必须特别注意保暖与催泻之法。

施行利尿泻脉时，用器皿承于下，使排出物盛于其中，待满后接入另一器皿，如排出物中发现有黄色或紫色物和脓血，以及茸毛状各种杂质者，是为病邪已尽，即可停服泻脉药，继服催泻药数次，以肃清余邪。

9. 镇逆法：（1）镇呕吐：服泻脉药后不起效反而呕吐者，可参照泻腹方法处理。

（2）找分散：找分散不外乎魔鬼为害、无新药而用旧药、炮制过度、剂量过小、药引相反等几种原因，诊察明确后，用相应之方法处理。

（3）导滞留：病邪滞留不下胃脘满阻者，治以外治热熨及按摩，多次饮服开水及童尿。

（4）镇刺痛：少腹及前阴部位刺痛剧烈者，治宜外用热石子酒淬热熨，如用热熨法无效，是为黄水滞留之故，可将白硇砂、螃蟹、荜拨共研，以白酒为引内服，或以官桂与新酥油为丸内服，如仍无效，则是斑蝥炮制不善而刺激太过所致，将蝗虫头（三个）、水虱、榜莪嘎布共研细末，以酒为引内服，如再不收效，则为风病，可服陈旧骨头汤粥，必能收效。

（5）通阻塞：小便不通，一般多为尿道为精液黏着或茸毛、瘀血、沙粒等阻塞所致，可用手揉搓阴茎，然后如挤奶样向外挤压。若无效，用白硇砂、广木香、水菖蒲、胡椒等煎汁，用导管注入膀胱即收效。

（6）止排尿不止：药后排尿不止者，如患者体质强壮，可任其自止，不必治疗；体质虚弱者，用紫草茸煎汤加熊胆内服。若仍不止者用患者小便加熊胆止之。

三、善后调理

1. 饮食方面：寒甚者，宜服温和之新酒、肥羊肉汤、热糌粑等食物，开始时不可过多，以后逐日递增食量。热甚者服食尕里巴肥肉汤、久沸之凉开水、淡味面粥、热糌粑等食品。

2. 起居方面：不可受寒，避免过劳，适当散步。泻脉后半月内须注意饮食起居。

四、优点

泻脉之优点可从药物功效和主治疾病两方面了解到。

1. 药物功效：斑蝥能排脉中之黄水，白硇砂、螃蟹能畅通脉道，红花可柔软脉管，朱砂可分解精华和糟粕，硼砂能收敛病邪，滑石有引药入于深处之作用。

2. 主治疾病：除淋病、遗精等性机能之疾病应予禁用外，对于妇女服避孕药或产后不再受孕、死胎不下、子宫痞瘤、妇血症散布等妇科病，以及血病、胆病、配合毒等毒病及陈旧热病、垢病、痹病、疖痈、皮肤瘙痒症、头部外伤所致之毒邪散布于内脉、久病疮疡、日形脓肿、水鼓、脉痞瘤、黄水增盛症、燕芒症、麻风、脉劳伤等各种疾病均适用本法进行治疗。特别是病邪入脉，泻脉利尿为最理想之对症治法。

第四经　温粗外治经

第二十章　放血法

复次，明智仙人如是言道："善哉大仙谛听！五种外治法中之放血疗法，可分为放血器械、疾病诊察、放血法、放血弊端、放血优点五部分。"

一、放血器械

铁器要锐利而坚韧，由巧匠制成雀翎管状刀、尖弯镰形刀，像初二新月刀，或仰卧刀、直刃刀、斧刃刀等，长度均为六指，精打锤炼，锋刃锐利，以向上能断毛发者为最锐利。

二、疾病诊察

适应与否要诊察疾病，适合与否要看时机。

（一）放血适应症

放血法多适应于热性病，如扩散伤热、骚热、瘟病、肿块、疮疡、垢病、日形脓肿、火焰症、黄水、麻风等热性病，凡由于血、胆所转化而宜于放血的疾病均适用本法治疗。

（二）放血禁忌症

放血禁忌有魔鬼病、正精耗竭、孕妇、产后、灰色浮肿、痼疾、胃火衰败等，总之说来，凡由津风转化之病，均禁用放血疗法。但上述各种适应症，如属病血与正血尚未分解者，瘟热与热病未成熟者，空虚热和未经杀毒之中毒症、痨热、正精耗竭者之热病等七种疾病，其临床表现虽为热证，但亦不用放血疗法。反之，虽属风、津病，若与血、胆并发者，则亦可应用放血法治疗。此外，在一些狭隘要害的部位和脉结，人神所在部位，则不宜应用放血疗法。

（三）放血时机

进行放血疗法，应根据疾病之不同情况，在病程早期、中期和后期分三个阶段进行治疗。

1. 早期放血：早期放血是指在疾病发病开始即宜于放血者。如血降于内而侵及脏腑者，鼻衄或子宫出血不止者，以及增盛热和骚热等热性疾病者起病急骤，不循常规发展成熟，在疾病开始时，即以放血治疗。

2. 中期放血：当疾病中期，恶寒停止，急剧刺痛，血管沉重发麻时，即予放血治疗。

3. 后期放血：凡血及胆病散布，坏血散于脉道，或因不当饮食引发之余热病等适宜于后期放血。

（四）病血与正血的鉴别

病血与正血分解的征象，可从口腔、鼻腔和肛门三处之血去诊察。正血的血象血色鲜红，而病血则不然。如不出现病血和正血相混杂迹象时，即为已达放血时机，否则必须以汤药分解后放血。

放血过早，则将生风，且能引热播散。放血过迟，则坏血散布脉道，不能清除余邪，尤其是对热势强盛者，放血过迟，则将使脉道及五脏化脓，而有腐烂之虑。

三、放血法

（一）先行

1. 远先行：在进行放血疗法前，首先应给予汤药，使未成熟者促其成熟，使病血与正血分解，若不服汤药而进行放血，则将失去正血而病血不出，而且引起风病，同时热邪遗留为患。

2. 近先行：当放血之前，令患者曝日就火以暖躯体，禁忌来客，并准备鼓脉用品及放血器械。

（二）正行

1. 鼓脉法

（1）在头部眉以上之额脉、枕骨脉、囟门脉等部位放血，可用细绳在眉上绕枕骨扎住，并以小木棒在颈后绞紧。

（2）在二小尖脉放血，从放血之脉至另一侧腋下用细绳扎住，然后以小木棒绞紧。

（3）在胸脉放血，用细绳围绕颈部，自颈后把绳子交叉向后拉紧。

（4）在舌脉放血，用绫绸缠裹之竹钳夹住舌体，将舌上卷，使血管暴露。

（5）在臑脉放血，于羊尾肌下用细绳扎紧。

（6）在“阿锁”、六头、冈脉、短角、正长等脉放血，可在肘向上三指许扎缚。

（7）在前翘、细小脉、背脉六合、指缝中脉等脉放血，可在手腕上部扎缚。

（8）在二大脉放血，在膝部向上一直指处扎缚。

（9）在腘窝脉、笼头脉、腨端等诸脉放血，可在扎靴带处略向上扎缚。

（10）在大肠脉、胫面脉、镫脉、鱼弯脉、小肠脉等脉放血，应在踝骨上部扎缚。

（11）在腹部脉放血，在各脉上扎缚，以木棒绞紧（胃角脉放血，用细绳自腹部第七椎围扎，左侧放血在右侧绞紧，右侧放血在左侧绞紧，男阴边脉放血，在放血一侧阴囊根部连同腿股围扎，于髋骨上方绞紧）。

总之，任何部位在施行放血手术时，必须衬以垫子，再以鼓脉两端均匀拉扯扎缚，松紧要适度，不使皮肤和脉管褶皱，如出现发麻和脉管鼓胀显露时，表示脉已扎紧。如不扎紧封闭，则下刀不能中的；皮肤褶皱，血管曲折，则血不能出。脉管鼓胀后，用手指在脉管部揉擦，使肌肉发麻、脉管怒张，则进刀易中。若不循法进行，于扎缚后即行施术，势必造成举刀难中之弊。

2. 进刀法：放血时首先使脉管固定平直，不令皱褶，以左手拇指压迫血管，同时将拇指稍向后退，使脉管紧而直，不致发生移动。进刀之部位，通常在扎缚而脉管鼓起以下三指之处。

进刀方法有侧穿法、直划法、横断法、复切法、斜切法等，按方便与习惯选用。一般大血管宜用直划法，小脉管宜用斜切法，细血管宜用横断法，要害部位之血管则用复切法。放血疗法以泄出血气为益，因此切口宜稍宽大，过小则创口发肿作胀，致使血气不能外出。因此，务使血管与皮肤切口相等为佳。在骨部之脉管，宜用斧刃刀，把脉管固定不使滑动，然后将斧刃对准脉管，以手指弹击斧背，剖裂脉管放血。

3. 放血部位

（1）枕骨脉在后囟左右向上三指处之脉上划线，放血后进行艾灸。

（2）囟门穴自发际向上四横指处，进刀用直刺法。

（3）颞颥动脉在发里面放血。

（4）小尖脉在颈项下部向上量四指处放血。

（5）短角脉从弓捎端量四指处放血。

（6）腨端从足跟向上量一指处放血。

施刀后不能立即松绑，否则血不流出。于头部、颈部和大肠脉放血时，在血流未止前不能松绑，其他穴位在血流将要停止时逐步松绑。

4. 放血穴位

（1）颈项僵直，难以转侧者，宜在枕骨脉放血。

（2）津、胆所致之头痛，或饮酒、发热引起之头痛、额部刺痛、囟门沉重、目垂难支等症，宜在囟门及金戟、银戟放血。

（3）目赤、障翳反复发生者，取眼脉放血。

（4）鼻腔疾病宜在鼻准放血。

（5）耳病则在耳脉放血。

（6）心热引起之口干、语塞等症，取舌脉放血。

（7）齿、眼、鼻、颊部各种疾病，均宜在枕辮脉放血。此外，齿病宜选齿脉、小尖脉、臑脉三者之一进行放血。

（8）肺病咳嗽、心热狂迷、气息喘急、语言难出等症宜在喉中部之胸脉放血。

（9）凡脑虫病、逆血侵脏、骚热证、增盛热、肺劳伤、齿病血热亢盛，以及一切肿块、疖痈等症宜在小尖脉放血。

（10）上体刺痛、肺热、头痛等症宜在臑脉放血。

（11）因肺热引起之上身沉重、气息短促、刺痛剧烈等症宜在六头、冈脉放血。

（12）肺、心、膈膜及胸背同时作痛等脏腑之共同疾病宜在器皿脉放血。

（13）心、肺之血增盛宜取肺心合脉放血。

（14）目黄身重、饮食不进宜在正长胆脉和二细小胆脉放血。

（15）肝、脾、膈膜等劳伤而机能紊乱作痛，以及紫津症、热性痞瘤之类宜在短角放血。

（16）声音嘶哑、慢性咳嗽宜在冈脉放血。

（17）肩背部、胃、肝、膈膜疼痛，腋下刺痛宜在肺肝合脉放血。

（18）血、胆病宜刺肝胆合脉放血。

（19）肝、胃血病宜在背脉六合放血。

（20）大小肠为利器所伤、睾丸肿大、下体沉重、痔疮、子宫病宜刺股内巨脉放血。

（21）脊椎僵直、角弓反张、髋腰扭转疼痛、子宫出血等病宜刺腘脉放血。

（22）脾脏受伤、疱疹、陷蚀癣、胆病、黄水病、下落浮肿宜在笼头脉放血。

（23）肾脏受伤及利器所伤，以致腰及下肢不能支持，足跛行，胫骨疼痛欲裂，髋眼部刺痛、肾日形脓肿、子宫出血不止等症宜刺腨端脉放血。

（24）下体为利器所伤，类牛症、子宫出血、小便闭阻宜刺大肠脉放血。

（25）小肠内血增盛、头病降于心、心病屡治不愈等宜刺小肠脉放血。

（26）足心及足背肿胀灼痛、黄水病等宜刺胫面脉、镫脉放血。

以上所述，列举了全身各部疾病之放血脉位。简言之，凡上部疾病，一般多取小尖脉及冈脉放血；中部疾病一般多宜取器皿、短角脉放血；下部疾病宜取大肠脉、腨端脉放血；肩背部疾病宜取冈脉、六头放血；乳房部、肝部、胸部疾病宜取器皿、短角放血；心热病宜取器皿、舌脉、胸脉放血；肺热病宜取六头、冈脉、前翘放血；肺心合病宜取小尖脉、肺心合脉放血；肝病热证宜取短角、冈脉放血；脾热证宜取笼头、无名指背脉放血；胃热病宜取胃角、六合放血；胆热病宜取正长胆脉、细小脉、金戟放血；肾热病宜取腨端、阴器边脉放血；大小肠病宜在大肠脉放血；子宫及髂骨的伤热扩散症宜取鱼弯放血。

凡热在肌肉者宜取肺肝合脉；热在骨者宜取肾脉腨端；热在皮肤及黄水病取肝胆合脉；上体剧痛宜取肺脉六头，神志昏沉宜取短角脉，不思饮食宜取正长津脉及正长胆脉放血。但一般放血取脉，应取与发病部位接近之处和增盛之脉管放血为最适宜。除此之外，凡属热势剧烈之疾病，首先宜刺小尖脉等大脉，然后刺小脉，自上而下进行放血。热势较轻之病，则先刺小脉，自下逐渐向上放血。严重疾病，与其过多地在小脉放血，不如取小尖脉等一个大脉为善，否则，如果不知放血穴位，使下部之血向上引升，则将导致正精逸失；使上部之血向下引降，可将胃火绝灭。

5. 察血象：当剖开血管时，应审辨流出之血液，如血流急而质稀薄、色黄味浓、血虚不实，有像马鸡背样白色间杂花纹，有白色泡沫，上结黏液、脓及胆汁等者为病血，放血后痛止收效者，则病易于清除。如凝结之血上有红黑花纹者，是病血与正血尚未分解，应先予三果汤，然后放血；如血结有脓或胆汁者，应先补正精，然后放血；放出之血色红而浓者，是放血无益之征，但稍放一点以观效果亦可。凡血黑而粗糙，现红黄色泡沫者为风血；血色黄而稀，有脓味者为胆血；血色红灰，稠而绵滑者为津血；如血色如朱砂水和紫草茸汁者是正血，以上几种血液点滴也不能放失。

6. 放血量：在病血放尽而正血出现时，须立即停止放血，体质虚弱者适当放血，不必病血全部流出，不可多放。但是在制止五脏疼痛、血病刺痛以及使逆溢之血纳入脉道三种情况下，虽是正血，亦可使其流出，不宜止血。若正精虚弱及有风之人，虽为病血，也应截断血流，不宜多放。如增盛热、骚热引起之刺痛，体内血亢盛、四肢肿胀病，应大量放血，以杀血势。若不是属于上述疾病，要少量多次放血。如血之泡沫上出现覆有红色血皮者，应立即停止放血。

此外，正精虚弱患者，放出之血状如脓或水样者，应适当地控制出血量，不明者视此为脓水而大量放出，将更使正精耗损而转化为难以治疗的水鼓病。

7. 镇逆法

（1）血不外出：术后血不外出之原因有躯体寒冷、器械不利、饮食过饱、畏惧惊恐、魔鬼为害、放血来客、创口过小、皮肤褶皱、鼓脉后遽而施刀，以及施刀后即行松缚等多种。这些是血不外流之十因，加以注意，不致发生血流障碍。

（2）无病血：如刺大脉而无病血者，即将此脉放弃，转向另一大脉，借道清晨放血，则病血必出。如因热邪伏于脉道而致阻碍血路、脉空无血者，应妥善处理，必须用引血外出之窍门（以诃子、毛诃子、余甘子、马兜铃、五脉绿绒蒿、宽筋藤、獐牙菜、榜莪嘎布、岩白菜、鸭嘴花等煎汤凉服，并以热糌粑热熨发汗）。

（3）出血不止：放血后血流不止，可在放血之脉流上以凉水喷之，取干净毡片用冷水浸湿罨贴，然后紧紧绑缚。

（4）创口作肿：用青盐与酥油拌和，加烧燎之狗毛，在创口涂擦按摩。如无效，用热糌粑温熨（石花、甘松、老鹳草、葛缕子共研，加入糌粑内，做团加热温熨）。

（5）术后昏晕：如出血后发生昏晕者，宜焚烟熏治，并以凉水喷激面部。如昏迷严重，用上法无效者，急用其他动物之温鲜血灌服。

(6) 术后生风：放血后生风者急用植物油进行涂擦按摩，使患者口噙红块糖，另服红糖酒、骨汤、肥肉汤等，以压风势。

(三) 善后调理

放血手术完毕后，缓缓松解绑缚绳子，用拇指在创口轻轻揉抚，然后用冷石子频频按压，再用洁净羊毛缠缚包扎，不使活动过甚。为了避免坏血发生，术后应禁忌喝酒。

四、放血弊病

放血疗法之进行，必须细致认真，如放血不当，则有不及、太过、逆行、过失四点。

1. 不及：放血术之下等者，由于出血量太少，以致病血不去、余邪遗留，将发生肝瘤、紫津病、麻风、疖痈、日形脓肿等病，并使躯体及四肢黄水转化为脓液。

2. 太过：血液流失过多，耗伤正精而引起风势、胃火衰绝，多有转成寒痞瘤、灰色浮肿、水鼓病之弊。

3. 逆行：逆行是非放血疗法之症而误用放血疗法者，或者起居方面逆乱不当者。

4. 过失：过失是手术不当的事故，如施术粗暴，刺伤肉座，误断筋腱，刺伤要害或切断动脉。

五、放血优点

放血疗法，被推为各种外治法之首，如应用得当，则效果卓然。因放血疗法能治理脉道疾病、泄出病血，具有制止疼痛、扫除肿胀病根、去腐生新、根治脓水、使疮色化浊转鲜的作用，即使少许病气亦能肃清。并有令过胖者消瘦、羸瘦者丰盈、驱病邪外达之各种优点。故把放血疗法推为各种外治法之首，应用得当，疗效卓然。

第二十一章　灸　法

复次，明智仙人如是言道："善哉大仙谛听！五种外治法中之灸法可分为蕲艾、灸法适应症、灸法禁忌症、灸穴、灸法、善后调理、灸法效用七部分。"

一、蕲艾

作为灸法之蕲艾，以秋三月采得者为优。艾叶采集后，须进行反复捶打，使茎断而叶不断，然后搓成艾团。艾团的形状底平而圆，尖端略尖，便于点燃。用于关节者如食指尖大；用于头部、四肢及前身者如小指尖大；用于封闭脉门者如羊粪大而形扁；用于疖痈及痞瘤者大如诃子；用于儿童鸠尾者大如湿豌豆。

二、灸法适应症

凡属消化不良、胃火衰退、灰色浮肿、水鼓、痞瘤、寒性胆病、头面及四肢黄水病、疖痈、炭疽、空虚热、癫狂、痫症、一切脉病，以及一般热病之后多用灸法。总之，凡是风、津所转化之一切寒性疾病，尤其是脉病及黄水病等均适应灸法治疗，效果颇为显著。

三、灸法禁忌症

凡属于胆热病、一切血病、各部孔窍（九窍）及男女在脉等均禁忌艾灸疗法。

四、灸穴

艾灸取穴，分为依据病人自诉症状定穴（阿是穴）和医生根据脏腑经络选穴两类。

（一）疾病显示穴

依据疾病所显示疼痛部位，用拇指按压，在其略感舒适而出现压痕处，或脉形闪动和脉病之发病部位，即是应行艾灸之部位。

（二）医生选求之脏腑穴位

1. 背部穴位

（1）第一椎（实为大椎）风穴：主治疯狂、战栗、神乱不安、哑结等。

（2）第二椎胆穴：凡属寒性胆病宜灸本穴。

（3）第三椎津穴：凡寒风及肺、心、头部和上体等处津胆增盛者宜灸此穴。

（4）第四椎母肺穴、第五椎子肺穴：主治风、津入肺之病。

（5）第六椎命脉穴、第七椎心穴：主治心神不安、战栗、疯狂、昏厥、津风病。

（6）第八椎膈穴、第九椎肝穴：主治呕吐、膈膜疼痛、遇寒作痛、肝痞瘤、津风入于肝等病。

（7）第十椎胆穴：主治不消化引起之目黄、胆痞瘤、胃火衰退等。

（8）第十一椎脾穴：主治脾胃胀满作鸣。

（9）第十二椎胃穴：主治胃火衰微、鸠尾津、铁垢津、胃痞瘤等。

（10）第十三椎精府穴：主治遗精滑精、子宫崩漏、子宫瘤、心神不安以及寒风增盛等症。

（11）第十四椎肾穴：主治肾寒证。

（12）第十五椎脏腑总穴：主治风寒疾病。

（13）第十六椎大肠穴：主治肠鸣、腹中痞瘤。

（14）第十七椎小肠穴：主治小肠痞瘤、寒风所致泻泡沫黏液状便等小肠疾病。

（15）第十八椎膀胱穴：主治膀胱结石、因寒所致之小便不利或失禁等病。

（16）第十九椎精穴：主治遗精、滑精。

（17）第二十椎下泄风口穴：主治矢气不通、大便秘结等病。

2. 前身穴位

(1) 颈下窝天突穴：本穴为命脉与心脏之合脉，主治心绞痛、呃逆、喑哑等症。

(2) 膻中穴：两乳间之黑白际，主治心神不安、怔忡、抑郁不欢。

(3) 鸠尾穴：从鸠尾尖向下量一寸为鸠尾穴，鸠尾穴下一寸及左右旁开各一寸三口为痞瘤穴，痞瘤穴下一寸及左右旁开各一寸三口为等火穴。鸠尾穴主治鸠尾痞瘤，痞瘤穴主治胃火衰微，等火穴主治风寒增盛。

(4) 脐之左右旁开各一寸为大肠侧，再向左右各旁开一寸为大肠端。主治大肠痞瘤、腹胀肠鸣、洞泻不止等症。

(5) 脐下一寸及左右旁开各一寸三口为小肠上穴，再下一寸三口为小肠下穴。主治寒风入于小肠、泄泻等症。

(6) 膀胱穴：主治寒性小便不利或失禁。

3. 头和四肢之穴位

(1) 后囟、百会、囟门称三合处：主治因风所致之头晕、昏厥。

(2) 枕骨左右发旋处：主治疯狂多语、昏晕扑倒等症。

(3) 承浆穴：主治瘟病引起之不语症。

(4) 外踝上四指处之大筋间：主治喉部疾患引起之不语症。

(5) 手腕内侧向上量四指处大筋间：可治瘟病哭嚎、多语。

(6) 在内踝直上胫面之大筋：主治阳痿不举、遗精。

(7) 风市穴：主治足跛难行。

(8) 喉纹穴：主治产后阴肿。

(9) 大趾丛毛处：主治颈项僵直、睾丸肿胀、癫狂不语等症。

(10) 足跟污垢边际：主治眨眼病、昏厥等症。

(11) 内踝动脉：主治大小肠及胃之类牛症。

(12) 天突穴：主治惊悸、呃逆、呕吐等病。

(13) 无名指第一节（解剖部位第三节）：主治唇病。

(14) 耳前、无名指尖：主治齿病。

(15) 肩峰穴：主治鼻衄不止。

五、灸法

1. 煮法：将艾炷置选定之穴位上，连灸二十余壮。主治疖痈、痞瘤等病。

2. 烧法：如上灸十五壮。主治津病、黄水病及心病。

3. 烤法：如前法灸五壮至七壮。主治风病、虫病及二便不通等。

4. 拟法：只灸一壮，惊痛时即移去，本法适用于儿童患者。

艾灸时对于产妇、泻后、脉断复续以后之三种患者，灸之不可过度，否则将引起重大弊害。灸时将艾炷放于应灸穴位点燃，待艾炷将完时，术者应频频吹之，不致火烬四散，当艾烟将尽时用针拔去余艾，壮数多时，一壮燃去三分之二时，另燃一壮，使火力相继不断，促使烤燃迅速。善灸者灸痕均匀，边缘整齐，艾炷周围小疱密布无疼痛。检查烧熟之程度是，灸位在前身而痛彻后背，灸后身而痛彻前身，并有欲吐之感者，是为烧熟之征，应即停灸。灸时若发生“哆”声而艾炷上跳者是收效极大之征。

六、善后调理

灸火熄灭凉后，在灸痕之周围用拇指按压后，病人可活动几步，当晚不得饮水，活动几步可以保养身体，当晚饮水能杀伤热力。此外，在进食之后，对六腑不可施用灸法。

七、灸法效用

艾灸能够封闭脉道之要隘，使病邪不致窜入脉道，制疼痛呻吟，压抑邪风起扬，能促进消化，能攻破鸠尾痞瘤，除疖痈及老疮腐肉，抑肿疡巅顶，使黄水干涸，守脏腑之门，使胃火增生、神志清明等，凡用他法不能治愈之疾病，灸法一般皆可收效。

第二十二章　罨熨法

复次，明智仙人如是言道：“善哉大仙谛听！五种外治法中之罨熨法可分为适应症、禁忌症、方法、效用四点。”

一、适应症

津风病、不消化症、类牛症、黄水病以及血寒凝结、热刺痛等症。

二、禁忌症

灰色浮肿、黑消黄疸、吉祥天母瘟、麻风、中毒、黑水鼓、肥胖病、痘疹病以及刚进食后。

三、方法

（一）冷罨法

1. 扩散伤热、骚热及热性刺痛者：宜用星水（星夜时所取之水）喷激或灌注羊胃中进行冷罨。

2. 瘟热、骚热、热邪播散和陈旧热者：宜以星水浸泡。

3. 目为利器所伤而突然发肿者：宜在羊胃中注入星水冷罨。

4. 由于肉类中毒引起喑哑灼热者：将榜莪嘎布研细，调入雪水，注入羊胃中冷罨。

5. 肠刺痛者：将榜莪嘎布、山矾叶研细，调入星水冷罨。

6. 血胆疾病及热性类牛症者：用水底冷石冷罨。

7. 热刺痛者：以水中冷石或旧犁铁片冷罨，或者丛菔与乳酪调和冷罨。

8. 鼻衄不止者：以星水和泥潭底的黑泥浆在前额发际与脑后枕骨部冷罨。

9. 血热刺痛及因风齿龈作肿者：用水潭底泥浆冷罨。

10. 垢病患部灼痛者：以宽筋藤与水调和冷罨。

（二）热熨法

1. 食物不化、类牛症者：将青盐炒热用布包热熨。

2. 利器创伤、瘀血凝结者：水中卵石烤热后熨之。

3. 肝血瘀结者：用旧墙垣衣去泥烘热熨或炒青稞热熨。

4. 肾脏寒痛、小便不利者：将干酒糟烘热用布包熨之。

5. 产后少腹及尻骨等处疼痛者：取东向旱獭洞口土，以酒润湿，加热后热熨。

6. 兼有紫津之类牛症者：用卷丝苣苔、亚大黄叶、山矾叶煮热布包热熨，本法能消胃中之毒与陈血。

7. 不消化引起寒痞瘤者：将鸽粪烘热用布包热熨。

8. 寒证者：砖块及陶片置火中烧热外熨。

9. 虫类牛症者：用独活之根叶烘热外熨。

10. 肛门蛲虫者：用黑蒿和马粪烘热外熨。

11. 因寒脱肛者：用有油脂布团火上烘热熨之。

12. 风刺痛者：用油毡片加热敷贴患部，然后取水中石加热置于油毡上热熨。

13. 腰肾疼痛属寒者：用猞猁皮或狼皮包于患部。

14. 胃及大小肠受寒者：两手互相摩擦后温熨。

15. 黄水降于关节缝者：以酒浸石子，加热后温熨。或用干酒糟、垣衣烘热外熨。

16. 寒性尿闭者：宜用油渣饼及鸽粪加热熨之。

17. 空虚热和风刺痛者：以具虫孔之白石英、陈旧骨头，加酒烘热外熨。

18. 四肢黄水病者：羊粪以酒润湿，加热外熨。

四、效用

罨熨法是外治法中止痛之最佳方法。

第二十三章　药浴法

复次，明智仙人如是言道："善哉大仙谛听！五种外治中之药浴法可分适应症、禁忌症、方法、效用四点。"

一、适应症

四肢僵直或拘挛、跛跷、疖痈、炭疽、新旧疮疡、肿块、妇风病、弓腰驼背、肌肉及骨骼之黄水积贮，特别是一切风病，药浴法治疗则颇能收效。

二、禁忌症

凡瘟病及骚热增盛、灰色浮肿、饮不进或体虚患者，均不宜应用药浴法治疗。此外，尚有由于身体部位或病位不宜而不适于药浴者，如颧骨、四垢（两足大趾和两肘）以及病在胸、腹和睾丸等处者，亦不宜施行药浴法。

三、方法

（一）水浴

水浴疗法，以五种天然温泉与疾病结合为主。其作用是能治疗扩散伤热、毒热、陈热散布渗着于内，以及疖痈、陈旧日形脓肿、脉病、僵直或拘挛症和背弓腰曲、肌肉干瘦等症。若不能获得天然温泉，可用五味甘露药浴沐浴或蒸汽浴，亦能获得同样效果。还可用陈旧人骨蒸汽浴和沐浴，可治疗瘟热加风之症、扩散伤热刺痛等。冷蒿、碱花、酒糟配合之药水浴可治老疮肿胀、四肢拘挛或僵直。

（二）敷浴

1. 清热敷浴

（1）头部破裂，致病邪散布于脉者，用各种粮食敷浴。

（2）麻花艽、犏牛粪、乳酪配合敷浴，能治热性肿块。

（3）各种鲜花（毒花不用）煎煮后敷浴，主治热病散布于脉道。

（4）用五味甘露药浴或麝粪酒煮敷浴，主治白脉病、中星曜、肾脉劳伤和各种热散布症。

（5）将冷蒿、羌活、麻黄、甘松用童尿煮后敷浴，主治脉劳伤、肿块、筋脉僵直等症。

（6）将丛菔和无茎芥煮后敷浴，主治浊热及散布热。

（7）将山羊粪、麝香用童尿煮后敷浴，治麻风、中毒症。

(8) 古塔白土壁、积肥场一肘下土用童尿煮敷，治珍宝毒。

2. 祛寒敷浴

(1) 将干酒糟、两头尖用酒煎敷浴，促使四肢肿块化脓。

(2) 山羊粪、两头尖与童尿煮后敷浴，可促使子弹等异物外达。

(3) 将赤芍、刺参、橐吾、狼粪置酒醅中煮后敷浴，治水炭疽、寒肿。

(4) 用马、野驴及驴食糜浸浴，治四肢黄水、灰色浮肿引起的肿胀。

(5) 鸽粪用酒煮后敷浴，主治肉核、疖痈等病。

(6) 人趾骨、鱼肌肉、羌活、狼毒与酒煮敷浴，治疖痈。

(7) 将刺参、高原毛茛、冷蒿、迷果芹、两头尖、酒醅、荜拨等煮后敷浴，主治石痞瘤。

(8) 将人骨、紫茉莉煮后敷浴，主治骨痹、妇风症。

(9) 将各种动物心煮后敷浴，主治风引起的癫狂、昏厥、妇风症等。

(10) 积肥场一肘下土与童尿煮后敷浴，治瘟病后四肢及骨痛。

(11) 将各种骨头煮后敷浴，主治关节及骨骼刺痛。

(12) 油渣饼用酒煮后敷浴，主治风病引起之肿胀。

四、效用

药浴法使体内发生的热气变为黄水自毛孔排出，并有祛风消肿，和使干瘦的肌肉复归于丰满的作用。

第二十四章　涂搽法

又明智仙人如是言道："善哉大仙谛听！五种外治法中之涂法分适应症、禁忌症、方法、效用四点。"

一、适应症

身体粗糙、精血不足、体力虚衰、年迈体弱、思虑过度、愁苦不欢、眼障不明、劳累太过以及失眠等症，特别是一切风病，均宜用油涂疗法。如为痘疹、肌肤作肿等皮肤疾病，则以软膏涂治为宜。

二、禁忌症

凡食物不化、不思饮食、大腿僵直、珍宝中毒以及水鼓、津病，均不适宜油涂法。

三、方法

一般涂擦按摩疗法，包括涂擦、按摩、擦拭三个手法，但亦应根据具体情况而定，不能一概而论。

（一）油涂法

心风、魔鬼病、疖痈等症，用人脂在第六椎、第七椎和手足心等处涂擦按摩，当人脂干燥后，再用面粉擦拭。风病失眠，宜用植物油涂治。欲使智慧敏锐、思考清明，宜用鲜融酥油涂擦。癫狂及昏晕扑倒，宜用旧酥油涂擦。黄水病和皮肤瘙痒症，可用马、驴、野驴油脂涂擦。肾亏引起之遗精病，用水獭脂或雪蛙脂涂擦腰部关节。虱、虮多者，宜用鹿脂涂擦。狗咬伤溃烂不愈者，宜用狗脂涂擦。牛皮癣，宜用辉锑矿研细，以猪油拌和涂治。面部痘疹瘢痕，将紫草粉与山羊脂拌和涂治。疱疹和老疮，用紫、白檀香与酥油拌和涂治。眼障症，用秃鹫脂、猪脂或牦牛酥油与葛缕子拌和，涂擦足掌。风病入骨引起疼痛彻骨者，宜用干姜与植物油拌和涂治。失眠不寐者，宜用麝香与白酥油拌和，涂擦头及全身。

（二）软膏涂法

将硫黄、野赤芍、人粪、狗粪（烧存性）、水菖蒲、焦角等共研，用童尿拌和涂擦，主治炭疽病。硫黄、青盐、酒曲、吊挂烟灰与旧酥油拌和，涂后在日光下曝晒，主治疱疹。两头尖、金云母和人乳拌和涂擦，有排脓作用，涂于无脓之疮，则有消肿止痛作用。乳白花黄芪烧炭存性，与马或驴乳拌和涂之，主治老疮流脓而形成疖痈状者。芝麻粉加酪水熬膏涂敷，主治垢病。将水菖蒲、黄葵子、三果、宽筋藤、黄牛粪、泥浆（岩石缝中的高岭土泥浆）共研拌和涂之，主治热性肿胀。将吊挂烟灰、姜黄、小檗皮、广木香、止泻木子共研用酪浆拌和涂之，主治疱疹、天疱疮等皮肤病。将白芥子、水菖蒲、光明盐、山矾叶共研以水拌和涂之，可治面蔽症、天疱疮、疹疱等症。将水柏枝、诃子共研以童尿拌和涂之，主治中毒引起之四肢作肿。将紫檀香、麻花艽、兔耳草共研以雪水拌和涂之，主治血刺痛、热性皮肤病、火焰症等病。将余甘子、五脉绿绒蒿共研，以新酥油拌和，全身涂擦，主治汗流不止，瘟疫等热邪外窜等症。将吊挂烟灰、广木香、亚大黄、狼毒烧炭存性，青盐、酒曲等共研，与奶桶油拌和涂之，则有除瘢痕及止痒作用。黑蛇皮烧炭存性，与猪油拌和涂之，主治肉斑症、牛舔疮（牛皮癣）。将蓝钟花、草玉梅共研，以乳酪拌和涂擦，治发痒。

四、效用

有延年益寿、诸窍精明之效用。

第二十五章 针刺法

又明智仙人如是言道："善哉大仙谛听！五种外治法之镇逆法——针刺法从适应症、禁忌症、器械形状和长度、穴位、分类、姿势、进针法、手法限度、死亡症状、针刺反应、功效等方面讲授。"

一、适应症

凡风病、津病、寒证、痞瘤、水鼓、气体回旋、肌肉肿胀、血病、黄水、脓包、关节积液等，凡用他法无效之大部疾病，都可用针刺法治疗。

1. 头风、心风、肺风、肝风、脾风、肾风、大小肠风、胆风，以及风入侵于脊柱、关节等处者，都可应用针刺治疗。

2. 凡心病合并风病、疯狂、黄水、津病四症，寒津、火热衰败、鸠尾津、铁垢津，以及头部、五脏六腑、关节等处津增盛，用温热治之无效者用针刺方法治疗。

3. 凡不消化糟粕遗留本位，津黏液增多者亦可用针刺法。

4. 凡是肺、心、肝、脾、胃、胆、大肠、小肠、膀胱、子宫等的十一种脉痞瘤，都可用针刺治疗。

5. 血胆转化的热性痞瘤治之无效者，待热势下降而病陈旧后，可针刺破之。

6. 水鼓病、寒性漏水和回旋之水等亦可用针刺法。

7. 凡头部津气回旋，上身津风之气回旋，肺、心、胃中气回旋等一切气回旋症，都宜用针刺法治之。

8. 凡黄水在肌肉中引起之麻木和肿胀，头部、体腔、四肢等处之黄水及脓血均可用针刺排出。

二、禁忌症

凡年龄过老过少、不遵医嘱、条件不具备，肝脾痞瘤引起之热漏水症和热痞瘤增盛，心等五脏六腑之扩散伤热和余热未尽，血胆转化的一切热病，以及生命存在于要害部位，均禁用针刺法。

三、器械形状和长度

穿刺针具需要精工锤打。

1. 青稞形针：适用于心、肺及关节、肾脏。

2. 蛙头针：适用于肝、脾及大小肠。

3. 剃头针：用于四肢之疾病。

4. 矛头针：用于排出四肢脓液。

5. 一拃长尖针：用于胃中疾患。

6. 扁形具口针：用于穿刺头部。

7. 空心蛙头针：用于排心包积液。

8. 红头鸟喙针：用于开躯干之脓包。

9. 笔尖针：用于刺水鼓排回旋之气。

10. 荞麦形铜针：用于拔除眼障。

上述器械的针体与针头粗细相等，针柄略粗壮，颈细坚实，长六指。

四、穴位

针刺穴位或针路分四种，知道脏腑所在部位和脉等要害部位之医生，也要知道总穴位和具体穴位。反之，首先不知道脏腑存在部位，便不知道病入侵何处，也无法分清器械之穴位。不知脉等要害部位，针刺时也无法避开。因此，为了避免医生之手成为杀人魔掌，必须知道脉等要害部位，必须熟记体腔解剖部位。

穴位分为分穴、灸穴和针穴三种，清除脓血、黄水之分穴在体腔穴位中已讲，灸穴在灸法章中已有详述。这里只讲针穴，针穴可分为总穴和具体穴两种。

（一）总穴

分为宽穴、极宽穴、窄穴、极窄穴四种。宽穴可以斜刺避开要害，极宽穴针器能交叉旋转进针。窄穴是指病入于无穴要害，疾病侵占了要害部位，如不是极凶险部位，则可用针刺疗法。极窄穴是要害在疾病部位，必须上下左右扭转避开要害进针。

（二）具体穴

1. 心穴有十一个

（1）从乳头向上量一寸处为心上穴，是心与命脉相会之穴，主治心风。

（2）乳后一寸为命脉醉穴，主治风与黄水侵入命脉。

（3）从乳头向内量一寸，再向下量一寸为心尖穴，主治心包积液。

（4）从心尖穴向内量一寸为心旁穴，治黄水、津风之气回旋穴。

（5）从心旁穴向膻中量一寸为肺心合穴，主治寒风证。

（6）第七椎三口穴，主治同上。

（7）第六椎三口穴为命脉穴，必须从左面飞檐穴向内穿破。

（8）从渡鸦眼穴处量一寸之肋间为大间穴，从大间再向下量一寸为小间穴，加天突为五穴，是肺、心、肝之穴，主治上身气回旋、心绞痛、上身满闷、气喘等症。

2. 肺穴有二十二个

（1）肩胛下缘肋间之三间穴（自第七椎向左右各量三寸处二穴，再由此二穴向上下各量一寸之四穴），是为痞瘤侵入肺上之六穴。

（2）腋下肋间之三间穴（从腋下向下量寸处，再由此向下量一寸处，再由此穴向下量一寸处三穴，左右共六穴），是痞瘤侵入肺边缘的六穴。

（3）胸部肋间左右各四穴（从乳头向外一指，由此向上一指处一穴；再由此向内一寸，再向上一寸处一穴；再由此向内量一指一分，由此向上一寸为穴；再由此向内量一指一分，由此向上量一寸处为一穴，共八穴），是痞瘤侵入子肺的八穴。

（4）肺的背部穴有第四椎、第五椎三口穴，是风和津入侵之穴。

3. 膈穴：第八椎为膈穴，针刺可治泛吐清水及肝胃寒证。

4. 肝脾穴有八个

（1）从乳头向下量二寸膈际，以下则为肋间三穴，右侧第一穴治肝胃中间的痞瘤，中间穴治肝侧之病，最后一穴治肝下痞瘤。左侧的脾痞瘤与此相类似。

（2）背部第九椎和第十一椎三口穴是风和寒津之穴。

5. 肾穴有二十一个：第十四椎及左右旁开各一寸处为黑肾脉，从此再量一寸为肾脏穴，从此再量一寸为肾脂穴，从尾骨左右向臀肌之上量一直指是两髋眼，若从肾脏上向下量，则髋眼之位置在十六横指处，从此向四周各量一寸处及其中部髋眼共五穴，小腿与大腿外侧为黄水流注穴。以上诸穴针刺可治肾脏寒风，肾脂和肾脏上面发生痞瘤，若病灶与穴位相同时可进行针刺法。

6. 胃穴有九个不变之定穴、两个穿透穴和十二椎等十二穴

（1）从鸠尾尖向下量一寸及左右旁开各一寸三穴为鸠尾穴，从此向下一寸及左右旁开各一寸三穴为痞瘤穴，从此再向下一寸及左右旁开各一寸为火衰穴。

（2）从胃中左右旁开二寸处为穿透穴，如果肝脏肿大，在胃区禁用针刺，因为易误诊为痞瘤，如必须针刺时也要适当掌握。

7. 胞宫穴：主治子宫痞瘤和寒邪引起的不育症。

8. 五大肠穴：神阙左右各一寸为大肠侧，主治津风及寒邪侵入，从大肠侧向左右各一寸为大肠痞瘤穴，十六椎等共五穴。

9. 七小肠穴：从脐下量一寸，再向左右各一寸三口穴为小肠上穴，从此再向下一寸及左右旁开各一寸三口穴为小肠下穴，十七椎对面的腹部穴等计七穴。

10. 下身分穴：本穴同十八椎主治睾丸肿大、寒性尿闭和尿淋。

11. 十二大关节穴：四肢十二大关节黄水蓄积者，在其关节的大筋中有穴，针刺达骨或清除，要酌情处理。

五、分类

1. 热针

（1）单热针：单热针是将针烧热后刺入，主要用于疖痈、炭疽、瘿瘤、脓包等。

（2）热寒结合针：灸后用单针刺入，主要用于有怀疑的脓穴。

（3）热热结合针：针烧热刺入，再在上面艾灸，主要用于疖痈、炭疽、老疮、痞瘤等。

2. 寒针

（1）单寒针：主要用于水肿、眼障、开脓穴。

（2）寒热结合针：用于脓液旋集不出及放关节积液。

（3）寒寒结合针：就是用寒针刺后，再用冷石及水冷罨，用于肌肉发麻、热性肿胀、头部流黄水、热性痞瘤、陈旧余热等。

此外，一般针法在施针前先灸一壮，然后针刺，此后在针迹上灸一壮最为理想。

六、姿势

1. 盘坐势：前、后身施针时，令患者盘坐于平垫，两手心盖于膝，身要端直，不使扭曲，并需护士扶搀，可在前后进行穿刺。但于胃部行针时，饭后需护士用膝支住背部后进针。

2. 狗坐势：姿势如狗坐，颈略向后弯，在天突针刺。

3. 靠柱势：针刺疯狂病人的姿势是两手张开，身靠于柱，然后在心穴刺入。

4. 直立势：在髋眼刺针，患者取直立姿势。

5. 伸腿势：在膝部六环针刺时，将两腿伸直进行。

与上相同，为了使穴位显露、针达病所，何病宜用何姿势，医者要机智灵活掌握。

七、进针法

1. 总刺法：右手离针尖一指处持针，以左手中指点压穴位，此后持针颈垂直穿刺，透皮一分后继续慢慢进针，要掌握穿肌达骨和接触脏腑等情况，结合医生之思量、进针度和患者表情，犹如鹏鸮白天遇人、乌鸦见远距之肉一样注视小心。或者首先拉紧皮肤以刀剖开，然后用针穿刺。

2. 具体刺法：有直刺、横扭、下刺、上刺、交叉、穿透六种，加子部不犯母部者为七种（穿刺体腔不伤五脏六腑），再加母部不犯子部（穿刺要害部位眼、心水及肝瘤等时不伤该要害）者为八种。

（1）直刺：用于穿刺头部、脊柱和小肠下穴。

（2）横扭：可将针头左右扭转，穿刺肝、脾、肾三脏最能收效。

（3）下刺：针尖向下刺入，用于天突、心肺、鸠尾穴。

（4）上刺：用于觅等火穴、小库穴之脓液。

（5）交叉穿刺：针尖向周围旋转，以刺胃痞瘤和找脓液。

（6）以针穿透：本法适用于胃侧蝙牛眼（幽门）、腿股下。

（7）子类不犯母类：是指腹内穿刺，不能损伤五脏和六腑。

（8）母类不犯子类：穿刺入侵要害之病邪，用于眼疾、心包积水、肝痞瘤、肾痞瘤，以及清除皮下脓包等。

八、手法限度

（一）总之手法限度

初刺皮肤手下较坚硬，进针较难，继而刺入肌肉，则松软易进，达骨者则受阻不进，故刺胸腔必须在肋间找适当位置施针，进入体腔，则针尖前进无阻。如医生有进针受阻感、患者容色突变、失声呼号三种情况同时出现者为进针达限度之征象。如针不受阻动摇前进者可继续刺入。如内部狭窄，针有滞留感，但患者能忍受时，可继续进针。如患者忍受不住，立即停针。

（二）具体手法限度

针近脏器，则精神错乱，身战栗，两目上翻，针体颤动，其他各脏器此种手法即可达到要求，但穿刺心包积水，针尖如遇推动感者，为针达心包之征，此时令患者鼓气，面部用凉水喷激，继续进针一指。但针受推动不一定是接近心包，接近命脉亦会出现抽拉感，两者必须鉴别。

针达肺脏时，则鼻孔张开，并有轻微咳嗽；针达肝脾两脏，则恶心欲吐，口流清水；针达肾脏，则肾脏疼痛，肾脉有断离之感。

凡脏器临针，犹如雏鸟误袭窠毒蛇为母般地追赶，但肝、脾、肾脏则无此追赶现象。腑器临针，犹如风吹围帘般地逃窜，缓慢施针，则会逐步逃避；施针过急，势必无机逃避而刺入腑内。

刺穿胃表皮，离胃还有一指之空间，达胃部则稍有坚硬感，这时必须注意，以免刺入肝脏。

如刺入胃中，则针无阻而动荡前进，刺入大小肠则针自然移动前进，进入肠内后则有恶心呕吐，疼痛如杖击。针遇痞瘤，触之坚硬，对直方向刺痛，患者发出“哎哟”之声。痞瘤初期，只能在周围穿刺，待痞瘤陈旧后，可在其上穿孔多处。

凡脓液、水鼓和蒸汽集结等，在局部有该物明显放出，头和四肢关节针刺达骨为度，在脊椎两旁肌肉肥厚等处针刺，按该部位应刺入量和手量适度进行，进针超过四指者再无法进针。四肢之针刺清除和关节针刺必须来回活动后取出。

九、死亡症状

有触及疾病、接近要害和产生杂风三种。第一、第二在手法限度中已讲述。触及脉要害则疼痛突然发作，或者亦可出现逐渐发作，对此询问患者即可明了。产生杂风者则呵欠、战栗、惊悸、呕吐。

十、针刺反应

针刺反应分热反应和寒反应两种，热反应在针后二日或三日出现，其原因是寒热误诊或痞块针后转热；寒反应在术后即出现，如产生杂风，则焚烟熏或涂擦，饮红块糖和骨汤等营养之物，并灸风穴。如因受寒而针眼出血者进行热熨。水痞瘤穿破散于腑内，且播散全身而肿胀者，则宜服温热药和泻水，或以干涸法治疗，其症状表现和治法则按具体情况给予相应治疗。

十一、功效

能抑风势，使寒邪转热，破痞块，助消化，散集结之气，解肌肉发麻，排脓液、坏血及黄水。

小结：

1. 不知施针之适应症亦无法知其是否超越适应症，就不能成为一个高明医生。
2. 不知施针禁忌而误针，则自己羞愧，受他人讥诮。
3. 针体不标准，就不能得手法限度，会造成进针过量或不足。
4. 不知针穴，针路被阻，则针与疾病不能相遇。
5. 不知针形分类，则外治与病相违而形成误针。
6. 不知施针法，则针路受阻，误入要害而不达病所。
7. 不知击针法，针不达病所，亦无法回避要害。
8. 不掌握针刺限度，穿刺过量，则医生之手成杀人魔掌。
9. 不知针刺死亡症状，则无法鉴别生死，难达针刺之标准。
10. 不知针刺之镇逆法，治疗必成断送生命之鞭策者。
11. 不知针法功效，则对优越之针法无信心，亦不会应用它。

除以上而外，则为针法之功效。

第二十六章　总　结

意生仙人又如是请问明智仙人：“善哉明智大仙！《四部医典》的总结应从何总结，请延寿药王赐教。”

如是请毕，导师讲道：“意生大仙！如何张弓搭箭，中的者只是箭头，农活四季都做，结果只为衣食，比喻虽有多种，但结果均集中于一事。同样，《四部医典》中虽有八支、十一处、十五篇、四经等多种，但总起来只有两点，就是有病和无病，为了达到无病，要知道平时起居、临时起居、颐养滋补、补精生育四种方法。食物和药物，则无论有病无病都可应用。对于有病的人则还包括应治之疾病、诊断和治疗三方面。疾病虽分四百零四种，但无不包括在寒热两类之中，辨认症状之诊断法虽有一千二百种，但除望、问、切之外，则无其他诊断方法，切脉能明生和死，验尿能知寒和热，引起疾病的外因、发病部位和自觉症状问病人即可明了。对治方法虽有一千零二种，但皆包括于药物、外治、饮食、起居四项中。一切药物都包括在平息和排泻两类中。平息药都包括在寒热两类中。排泻药都包括在峻缓两类之中。一切外治法都包括在温治和粗治之中。一切食物无不包括在有益和有害两类之中。一切起居无不包括在剧烈与悠闲两类之中。

“治疗方法虽有三百六十种，但都包括在辨认疾病、治疗原则、治疗方法三项中。

“善哉大仙必须要知道，一切病象要通过望、问、切去掌握，从假象的五聚合（症状、治疗、习惯、疗效、小便混悬物）去消除寒热之错误诊断，利用九种治疗原则使对治与疾病相遇合，以十八种临床实践征服疾病。

“《概论续》的六章，纲领性地叙述了《四部医典》之主要内容；《论述续》开释了医学的总义；《秘诀续》讲述了疾病的辨证施治；《后补续》叙述了临床实践要法，一切平息法可依据五类剂型配合治疗，一切排泻法可按五业进行排泻，不论行施何种外治法，都依据五种外治法之内容进行。风、胆、津是一切疾病之根源，以此三者为主，其对治之上，另加所患疾之治疗药物。

“此外，中毒、紫津、陈热三症的治疗互相有效，症状与治疗有相似之处，治疗时应灵活应用；不消化、鸠尾津、胃火式微三症的治疗相互有效，症状和治疗亦有相似之处，治疗亦应采取灵活手段；下落浮肿、灰色浮肿、水鼓三症的治疗相互有效，症状和治疗有相似之处，治疗时亦应灵活应用；同样痞瘤、内痈治疗方法相似；疖痈、脓肿、老疮三症的治疗相互有效，症状、治疗有相似之处，治疗亦应灵活；泄泻、肠刺痛、热泻三症之治疗相互有效，症状、治疗有相似之外；垢病、痹病、青腿牙疳的症状、治疗相似，治疗亦应灵活。

“此外，瘟病尚未成熟阶段和后期空虚热阶段是凶险阶段，要特别注意，扩散伤热与骚热，切宜注意，否则将转化为增盛热证；毒热与紫津二症，切宜注意，否则将转化为陈热证；津胆病之治疗，切宜注意，否则将转化为隐热证。

“各种热病以治融冻际为主要；胃、脾、肾三脏之病，应先治津为主；肺、肝、胆三脏疾病，应先以治热为主；心脏、命脉、大肠三者之疾病，应先以治风为主；体腔内部一切疾病，应先以培育胃火为主。热证寒治无效，用热法反治；寒证热治无效，用寒法反治。上述这些词句不使停留在比喻上，要掌握它的实际内容，牢记心中，不使遗忘。医学秘诀不要停留在口头上，一定要付诸临床实践，对医药知识不要知足，必须要精心钻研，不以人的生命做试验，对业务要学习精通。不要急于动手治疗，诊断明确后再施治，作外治手术时不要过于胆大，以免造成医疗事故。在热病山滩际阶段，要像聪明的鱼鹰般地去精心处理；在清除疾病时，结合身力与病势；在没有确诊前，要有如绵羊般地愚昧等待；在病势严重时，要像狐狸般地小心观察试治；在行施外治的镇逆法时，要像老虎般地大胆施治。”

此后，意生仙人如是请问道：“善哉明智大仙！不用药味、性能、消化味配合而有无以单方治病之良药？配方中何药对何病最有效？同样，饮食起居中以何为佳？请延寿药王赐教。”

如是请问毕，导师明智仙人如是言道：“意生大仙，对你请问之事如不作答复，则我必走向反对声闻之歧途，因此我做置答，请你恭敬倾听。

“较好的单方：一切疾病，以诃子为最佳；风病以骨汤、陈红块糖、大蒜为最佳；胆病以獐牙菜、波棱瓜子为最佳；津病以胡椒和蜂蜜为最佳；血病以鸭嘴花和兔耳草为最佳；紫津病以寒水石为佳；不消化症以紫硇砂为佳；痞瘤以生石灰水萃取汁为佳；水鼓病以独行菜为佳；灰色浮肿以烈香杜鹃和铁屑粉为佳；下落浮肿以乳白花黄芪和黄牛尿为佳；痼疾以肉、青稞酒、乳类为佳；瘟病以角茴香和香附为佳；骚热病以白檀香和兔耳草为佳；各种热病以牛黄为佳；中毒症以诃子和芜菁膏为佳；肉毒症以蚓果芥为佳；各种疠病以胶质没药、麝香为佳；眼病以小檗膏和三果为佳；口病以甜汁噙含漱口为佳；心脏病以肉豆蔻为佳；肺病以竹黄为佳；肝脏病以红花、红耳鼠兔粪膏为佳；脾脏病以草果、荜拨、胡椒为佳；肾脏病以小豆蔻为佳；胃病以石榴子为佳；尿淋以余甘子、姜黄、小檗皮为佳；尿闭以白硇砂、溪中碎云母为佳；呕吐以炒大米为佳；腹泻以止泻木子为佳；咳嗽以雪灵芝和紫色悬钩子为佳；肺穿孔以紫草茸、豌豆花为佳；渴病以砖块所萃之汁为佳；胁肋刺痛以川木香为佳；痔疮以酪浆为佳；虫病以酸藤果为佳；类牛症以山莨菪为佳；内疖痈以矮泽芹为佳；垢病以宽筋藤为佳；痹病以黑驴血为佳；黄水病以水银为佳；麻风病以文官木为佳；癫狂以旧酥油为佳；昏晕扑倒以水喷激为佳；失眠以乳类为佳；颈部病以鱼汤为佳；烧伤以禹粮土为佳；骨折以代赭石为佳；除腐肉以银灰为佳；止血以独活花中之虫为佳；创伤以熊胆为佳。

“较好的配方：热增盛以冰片君臣散为佳；瘟病以五味少花延胡索散为佳；骚热以七味冰片散为佳；各种陈热以二十五味冰片散为佳；各种热病以八主散为佳；寒热夹杂症以小竹黄安宁散为佳；分离热夹杂他病以四味藏木香汤为佳；分离坏血以三果汤为佳；各种中毒症以多味大方为佳；开胃以四味石榴散为佳；增生胃火以马面散为佳；各种寒证以八味石榴散为佳；各种痞瘤以灰药为佳；紫津症以七味对治散为佳；心风症以乌头酥油丸为佳；尿闭病以大盐方为佳；眼病以九味能明散为佳；疠虫病以五味青鹏丸为佳。

“最佳之外治法：血病之最佳外治法是放血疗法；胆病以沐浴和泻下为佳；津病以吐法和艾灸为佳；风病以涂擦按摩和轻导泻为佳；疖痈以浴法和艾灸为佳。

“最佳之饮食起居：食物以陈青稞糌粑为佳；饮料以毛尖茶为佳（也有作刚挤之温奶解）；起居以不出汗为度的散步为佳。

“如上所述，在各种疾病对治药物中说出了一个最佳药方，服之必能得到奇效。”

此后意生仙人如是请问道：“善哉明智大仙！现今的好时代里，人们的行为非常尊贵，然而在五百年前之污浊恶世中，各种恶病到处传播，此时对自己和别人有无防病良法？如果没有，治别人时不传给自己吗？如果有，请众生之救护者赐教。”

如此请问后，导师讲道：“意生大仙！真实！你问的实在真实，我说请你听，当五百年之污浊恶世末劫降临之时，魑魅突然放出灾难，邬摩和空行天女降下恶劣传染病，凶恶外道制造配合毒，在那时对自己和别人进行防护是为至要。

“预防魑魅之方药：将冰片、六良药、麝香、阿魏、胶质没药、水菖蒲等各种芳香药，雌黄、雄黄、硫黄、囊距翠雀等有气味的矿药、土药、各种草药，有臭味的动物和奇蹄类的肉、猛禽、猛兽、山羊、绵羊等的毛、粪、尿、爪、胆，以及青蛙、蛇、鱼、蝌蚪等的肉，各种谷物、各种毒类、各种血共研细末制为丸药，点燃烟熏、浸汁涂擦和内服，可防各种魑魅病。

“防护瘟疫有总之防护和分类防护两种。

“总之防护又分诵咒和药物两种。

“诵咒防护：为护自己，应诵咒语一百零八遍，在地方上发生瘟疫时，应诵咒语三百遍，出诊时早、中、晚时诵咒一百遍。

“药物防护：将榜莪那布、甘露法药、麝香、水菖蒲、胶质没药、硫黄、囊距翠雀、大蒜以大便炭水调和，制成丸剂，每天清晨如上法烟熏、口服和外擦。或者将榜莪那布、麝香、硫黄、水菖蒲、胶质没药、乳香、大蒜等砸碎，装入布袋系于颈部，每天清晨以药气熏鼻，瘟疫病虽如劫尽之火炽燃，但自身犹如金刚石，任何疾病都无法侵入。在空腹和恐惧时要防护病气入侵，必须在吃饱饮足、防护完善、胆壮之时诊治。因遇急诊而来不及防护时，用二甘露（二便）在九窍涂擦防护。如不加防护而任意乱为，犹如不穿甲胄而赤身搏斗。

“分类防护：要防护热瘟（冰片、六良、白檀香、犀角、沉香、五脉绿绒蒿、麝香、岩白菜、白糖等共研，童便为丸，每日清晨空腹服。冰片、肉豆蔻、白檀香等之药气熏鼻）、痘疹（白檀香、麝香、阿魏、水菖蒲、硫黄等共研，用童便调和内服。白檀香、麝香、红花、硫黄、胶质没药、大蒜等共研，用童便调涂擦全身。麝香、阿魏、胶质没药、石花、小檗皮、大蒜等焚烟熏之）、白喉、炭疽（猪鼻、榜莪那布、水菖蒲、胶质没药、麝香、硫黄、大蒜等系于脖项，内服五鹏丸）、肠刺痛（肠刺痛死者之天灵盖、甘露法药，童便浸泡内服。冰片、榜莪那布、麝香、肉豆蔻、大蒜、甘松、白芥子、水菖蒲等系于颈部）和感冒（诵“奄阿罗葛尔波歇刹帕”后吹进鼻中），自己不守誓语而染疫病，是不信仙人教导之故，应按教导实施。

“配合毒的防治法有三种，烟毒要防护鼻孔，梅毒要防护前阴，蒸汽和日光毒要防护二者（鼻孔和前阴），投入食物之毒须以下方防护，以阴山旱地产芜菁膏、金色诃子、白芥子各一份，加独头蒜，以水拌为丸内服，可将一日内的毒物识别，且无消化之机而吐出，或者防护投入食物中之毒时，可用上述之芜菁膏或用二润滑剂（人脂或鹿脂，令其无消化之机而泻出）、使毒性消失之药（白芥子三十粒）、监视毒之药（麝香如羊粪大一块）、守护脏腑门户药（六良药、三热各一剂）、三秘诀药（青蛙后身、金色诃子、红耳鼠兔粪膏如拇指大各一块）共研为丸，从初一早晨开始，服四丸或五丸，先服花椒等开启脉口，后连服丸剂九日，服量每日递增，早晨禁食，下午给以软腹和有营养之品，服药完毕，可用三个早晨封闭脉口（红花、熊胆、牦牛酥油），则一年内无中毒之忧。或者以征服各病之药王（殊胜诃子、无畏诃子任何一种），监视毒之药（麝香、独头蒜），润滑药（阴山旱地产芜菁膏、寒水石、三甘露酥油汁），使毒性消失之药（白芥子），防护脏腑、肌肉、骨骼、筋脉之门户（六良、石榴子、射干、止泻木子、荜拨、螃蟹、毛诃子、姜黄、秦皮、短穗兔耳草、甘草、余甘子、尼泊尔黄堇），风（加宽筋藤）、胆（加獐牙菜）、津（加藏木香、芫荽子）、血（加鸭嘴花、硼砂）、黄水（加黄葵子、文官木）、虫（加紫矿、酸藤果）等根据和合紊乱情况加对治药。防护和对治珍宝毒之对治药（黄金、松儿石、铜、铁、珍珠、红珊瑚、白银等七味如豌豆大，硼砂、硫黄、犀角、红耳鼠兔粪膏四味各一剂）、防护和制服矿石毒的对治药（代赭石、雪山钙质结核、朱砂、寒水石等四味各为一剂之三分之一，火硝、白硇砂、硼砂三味各一剂），防护和制服精华毒的对治药（各种毒药各如青稞大一粒，麝香少许，法药、卷丝苣苔）、三乌头（榜莪嘎布、红乌头、黄乌头各一剂）、防护和制伏草药毒的对治药（三果肉、疣果大戟、锡金大戟、山莨菪、桃儿七、榼藤子、蒺藜等各如羊粪大一粒，波罗花、柔软紫菀、火绒草、蒲公英根、贝母、骨碎补等各一剂）、防护和制伏肉毒的对治药（十五岁女孩肝脏、男子死于刀下的腿鱼肌、未睁眼的狗崽、哺乳黑黄山羊羔肉、猪肺、鹰肝、红花鸡和孔雀等未腐之肉各如羊粪大一块，人、马、狗之胎粪，蚓果芥，河乌肉，人胆、山羊胆、鱼胆、熊胆、红花鸡胆等各一剂）、征服毒病的总军药（钩藤、“琼代木保”、榜莪嘎布、红乌头、西藏棱子芹、芜菁陈膏、柳兰叶风毛菊、乌奴龙胆、翼首草、高山龙胆、甘松、瓦韦、水柏枝、葛缕子、镰形棘豆、扁刺蔷薇皮、小檗皮、卷丝苣苔等各一剂）、热病总治药（冰片、白檀香、牛黄三味各一剂，如配大方剂，可用上述之各种药物，如配中方剂，减去矿药、草药、精药等三药的防护药）等共研极细末，过绢筛，再以阴山旱地产芜菁膏为丸阴干，如湿豌豆大，从初一开始，连服三个早晨，用童便送服，每服一个疗程，可防护一月，也可治中毒症，此方为药中之王。或者以阴山旱地芜菁膏、三果、五根、六主药（柳兰叶风毛菊、骨碎补、翼首草、水柏枝、兔耳草、獐牙菜）等如法制成药油，再加上述药方（大方剂、中方剂任选一种，或简化为六种宝类、六良药、三胎粪、三乌头、“琼代尔”、西藏棱子芹、姜黄、榜莪那布等）的粉剂，以三甜为引，秋季内服。将末尾大便炭、中间小便、甘露药三味在黄铜器中调和，用布过滤于干净器中置蒿草内发酵七日，在通风处阴干为散，以酒送服七包，能防护各种毒病终身。但各病都要禁忌破坏药物性能的饮食起居，如因违禁而产生破坏药力者要重服。

“烟毒、蒸汽毒和疫气皆从鼻入，故防护脉门是治该病最佳方法。将冰片、中间小便、寒水石在掌中调和，用鼻连吸七个早晨，此后以肉豆蔻、红花、木棉花丝、高山龙胆、紫檀香焚烟熏鼻，其毒被制止的症状是头身沉重、恶寒身颤。此为防护毒病、魔鬼和疫病之良方。

“防护毛孔，可用紫檀酥油汁、奶桶油、融酥油、甘草、人脂等煎汁，待温后加入肉豆蔻、红花、麝香、甘松、高山龙胆，洗净全身后涂擦。或者以麝香、猪脂、蛇肉、螃蟹、硫黄、山羊血、犀牛酥油配合涂擦。或用冰片、三凉、白檀香、麝香、法药、猪脂、山羊血调涂。毛孔堵塞后，身麻沉重，出现此症，则对接触毒、日光毒和蒸汽毒等亦不惧怕。”

此后，意生仙人如是请问道：“善哉明智大仙！本续中所有治法都具备吗？”

导师答道：“善逝诸仙化身后，为了有利众生，在天竺讲述药物配方，在内地讲述艾灸和泻脉，在堆波主要讲了放血法，在西藏地区讲述了脉尿诊断法，对天神眷属讲述了《十万医疗》，给仙人眷属讲述《八部扎啦嘎》，给外道眷属讲述《黑自在续》，给内道眷属讲了《三种依怙》之类。一切医学知识，皆汇编于本续中，菩萨慈悲之心虽无偏见，但众生由于各自信念，其见解各不相同，如天空虽只有一轮明月，但在每个水瓢中皆能出现明月一样，导师虽讲一种语言，但众生能理解为各自的语言。”

第二十七章 嘱 咐

复次，意生仙人如是请问道：“善哉明智大仙！疾病在病势未盛初期，虽给予治疗，但未能使病回转治愈，中期病势发展，以对证疗法亦未能将病立即降伏，后期虽具备十二条件（见《论述续》），但仍未从疾病中解脱而丧生。另外有些患者却与此相反(有的未治而自愈)。因此，医药究竟有何用？请延寿药王消除疑问。”

导师明智仙人如是言道：“大仙对此不必生疑，疾病共有四百零四种，一百零一种是假象骤发病，不治也有自愈者，如经治疗，则会迅速康复，犹如将跌倒者搀起一样。一开始病情虽然急骤，但未经治疗也有自愈者，这犹如天集云要降雨而忽然转晴变旱一样。一百零一种是业缘构成的魔鬼病，如不先治魔鬼，则服药外治亦不会收效，经治魔鬼后，虽未经药物治疗亦有痊愈者。一百零一种是病因俱全的寿命病，不治则死，治之则能痊愈。这又分为初、中、后三期，初期热证不能回转平息，其原因是受并发寒邪阻挠，对治难达于热，但在病轻而无并发寒邪之初期，对证施治，则无有不回转平息者。中期病势增盛，对治难以收效，犹如在洪水前筑堤坝，边冲边加，待水势减退，则堤坝必会起作用，同样，增盛之病与对治相交，起初似乎不能制伏，但连续应用，便能收效。最后寒邪发展，沉重如地，对治难以收效，犹如武装之行商队，故对治必须用大热力猛之对治法进行治疗。一百零一种是前世不自主的宿业病，虽经治疗，但不收效，属不治之症。这又可归纳为九绝症。

“热证分失治与不失治两种，如铜镜放于炉灶，在未熔前泼水能保原形，熔后则无法复原；沉寒固冷分沉寒和不沉寒两种，犹如幼苗和老枝，前者易煮熟，后者则难煮熟；风病分风病失治而维持生命之中脉风断绝和不断绝两种，犹如网中之飞鸟，飞不脱则擒，飞走则无法擒住一样；正精耗竭之患者生命栖于病，疾病制伏时生命亦将同归于尽，犹如在不固之墙基上砌墙一样，魔鬼为害勾去灵魂，似乎能活，但毕竟必死无疑，犹如小肠穿孔之人一样；三生存绝尽，虽从病邪中解脱，但脉绝体力丧失而五大受阻，犹如秋雨将止之雨点；和合相克是寒热并病，治一病而引发一病，一切对治不效，犹如与下定决心之人去商谈一样；对治法与疾病性质相同，对治和病因相反，所用对治反而助长病势，犹如中毒患者饮服乌头一样；外伤中于要害而危及生命存在之处，由于命脉断绝治疗乏术，犹如险要碉堡落入敌方一样。因此，大仙不必生怀疑，治疗与不治疗不可平等对待，对生和死之疾病不一定都会有药治疗，但也不能说一切疾病皆无药治疗，譬如火上浇水，哪有扑不灭之理，无非水力不大难以扑灭罢了。同样，哪有糌粑不充饥之理，哪有开水不解渴之理。白喉、炭疽不经治疗谁能转健康。小便不通没有药物和外治，怎能使其通利，没有对治之方法，谁能治好服毒者。各种最佳之方药，如论述那样能清除疾病，故对治疗不可产生怀疑。”

复次，意生仙人如是请问道：“善哉明智大仙，无病者健康生存，有病者需要治疗，其需要与需要的方法有无关系，如无关系，则应用于治疗起何作用，不就成沙中挤酥油了吗？请药王赐教。”

导师言道：“意生大仙！方法与方法之产生为何没关系，众生之身由四大构成，所治疾病也由四大引起，对治药物也具有四大性质。因此，身体、疾病和对治有性质相同之关系，受损害与作损害之间有能依和所依关系，受治疾病和治疗医生（或药）与福分、宿业有关系，这犹如珍宝与龙王之关系，由不知到知道之方法与医书有关系，方法之产生与和合平衡有关系，和合平衡与无病健康有关系，方法和方法产生有关系，何故？是因为决定于能起医疗作用。”

此后，意生仙人等异口同声颂扬导师："善哉导师延寿药师佛，导师心中没有无明之黑暗，抛弃了名利、思念和远离戏论的明智仙人您，恻隐之光芒，扫除了众生之黑暗，具备一切医学内容之《概论续》出自您心，向您的平等法身我顶礼。导师贵体不衰亦无病，明净远离绕论之琉璃身，您身之光芒消除了众生之疾病，词语清晰之《论述续》出自您身，向享有佛相和美好的佛身我顶礼。导师的学问无穷尽，但也不会再增加，通达一切的药师佛，功德之光芒扫除了众生的贫苦，《秘诀续》出自您的功德，向您秘诀宝源佛身我顶礼。导师的事业无任何障碍，具备息增怀诛四大功德的天王佛，功德之光芒消除了众生的疾病和魔碍，《后补续》出自您的功德，向勇士化身的佛前我顶礼。导师语言无阻像梵天语，您一人讲话，能满足大家的愿望，语言的光芒消除了众生语言障碍，《四部医典》的问答出自导师语中，向清净的莲花身前我顶礼。"

此后，导师明智仙人如是赞颂《四部医典》："奇哉！意生仙人，《概论续》像种子，一切医学知识莫不由此产生；《论述续》如空中日月，将一切词义明显示出；《秘诀续》像如意宝，一切需求出自其中；《后补续》如金刚石，对疾病无所不摧。明智仙人像天空宝库，有问必答学问无穷尽；语化意生仙人如雄狮，求问语句无顾忌。包罗一切的《四部医典》如飞鹏，临近疾病深渊不畏惧，心中喜爱犹如杜鹃鸣雅音，世间稀有似昙花，听闻、阅读和享用之福分有限。犹如日光压星月，《四部医典》能压倒一切医书，本书是无咒之护身线，是魔部回转的武器，是征服病邪的勇士，是平衡和合的总领，是斩断夭折死绳的宝剑，是镇压病痛的大锤，是从病痛中引出的铁钩，是保证不死的施主，是起死回生的甘露宝瓶，望诸仙众珍视此书。"

此后，意生仙人如是请问道："《四部医典》为续中之王，在这劫数之后期应如何传授？给何种坏器（指不宜传授的人）保密不传？保密、传授的缺点和优点如何？延寿药王请对我示明。"

导师明智仙人如是言道："大仙谛听！传授的器皿怎能无优劣？劣器无法储藏要诀精华，犹如白狮之乳倒入劣器，即损毁了器皿，又洒了乳精。因此，保密不传的劣器则如下所述。对隐瞒老师传授自夸其才的人，以剽窃和欺骗手段求知的人，忘恩负义和藐视他人的人应该保密不传；以狡诈手段骗取他人财物，骄傲自大无恻隐之心，只图本身利益者保密不传；金玉马铠丝毫不贡献，只以甜言蜜语骗知者应保密不传。上述无命不成器之人，要像珍宝吞入鳄鱼喉般地劫数虽乱也守口不传。此外，与杀生、降雹、放咒和配毒以及外道等的论著不交换医术；与假教诫、黑教、点金工艺学、争辩论著不交换医术。如对上述劣器不保密，则会失却秘诀，不会有良医，三毒相混，对众生毫无益处，犹如良种烂于瘠地，不会生出秘诀苗，誓言被毁，后世陷入恶道，因此仙人们须极度保密。传授本续的良器要心怀誓言而尊敬师长，为求知而不惜财物和生命，具智慧而能辨清词义，具有大慈大悲之心而专利他人，一心为法不要狡猾，具备医生六要素而有福分者，可将仙人之大续传授给他；不能长久尊敬师长者，亦不可传授。

“愿上述之佳器代代相传，不断继承下去，则必有利于众生。如任何成器之人保持此续，则此生有权而富贵兴旺，众生爱戴，威名远扬，来世必得药王佛位。以上能使众生脱离苦海，免遭夭折。愿我的严训加持有力，能将愿望如意成就。”

如是言毕，则明智仙人融于导师琉璃光王药师佛之阴中。

动物、植物及矿物拉丁学名索引

二画

丁座草　*Boschniakia himalaica* Hook f.et Thoms.

人参果（蕨麻）　*Potentilla anserina* L.

三画

小豆蔻　*Elettaria cardamomum* Maton

小米辣　*Capsicum frutescens* L.

小檗　*Berberis dasystachya* Maxim.

小米　*Setaria italica* L.Beauv.

小麦　*Triticum aestivum* L.

小叶栒子　*Cotoneaster microphyllus* wall.ex Lindl.

小丛红景天　*Rhodiola dumulosa*（Franch.）S.H.Fu

大茴香　*Illicium verum* Hook.

大麻　*Cannabis sativa* L.

大托叶云实　*Caesalpinia crista* L.

大籽蒿　*Artemisia sieversiana* willd.

大唇马先蒿　*Pedicularis rhinanthoides* Schrenk subsp.*labellata*（Jacq.）Tsoong

大麦　*Hordeum vulgare* L.

山矾　*Symplocos paniculata*（Thuub.）Miq

山罂粟　*Papaver nudicaule* L.

山杨　*Populus davidiana* Dode

山羊　*Capra hircus* Linnaeus

山莨菪　*Anisodus tanguticus*（Maxim.）Pascher

山柳　*Salix* spp.

山苦荬　*Ixeris chinensis*（Thunb.）Nakai

飞廉　*Carduus acanthoides* L.

广酸枣 *Choerospondias axillaris*（Roxb.）Burtt et Hill.

叉分蓼 *Polygonum divaricatum* L.

马蔺子 *Iris lactea* Pall.var.chinensis Maxim.

马尿泡 *Przewalskia tangutica* Maxim.

马兜铃 1. *Aristolochia macrocarpa* C.Y.Wu et S.Y.Wu

2. *Aristolochia moupinensis* Franch.

四画

毛诃子 *Terminalia bellirica* Roxb.

毛叶木瓜 *Chaenomeles cathayensis*（Hemsl）Schneid.

天南星 *Arisaema flavum*（Forsk.）Schott

天蓝韭 *Allium cyaneum* Regel.

天仙子 *Hyoscyamus niger* L.

木蝴蝶 *Oroxylum indicum*（L.）Vent.

木棉花 *Bombax ceiba* L

木橘 *Aegle marmelos*（L.）Correa

木氏紫堇 *Corydalis bungeana* Maxim.

互叶醉鱼草 *Buddleja alternifolia* Maxim.

水菖蒲 *Acorus calamus* L.

水柏枝 *Myricaria germanica*（L.）Desv.

水绵 *Spirogyra Varians*（Hassall）Kutzing

水葫芦苗 *Halerpestes cymbalaria*（Pursh.）Green

无茎芥 *Pegaeophyton scapiflorum*（Hook.f.et Thom.）Marq.et Shaw

文官木 *Xanthoceras Sorbifolia* Bunge

手掌参 *Gymnadenia conopsea*（L.）R.Br.

双花堇菜 *Viola biflora* L.

五脉绿绒蒿 *Meconopsis quintuplinervia* Regel

乌奴龙胆 *Gentiana urnula* H.Smith

止泻木 *Holarrbena antidysenterica* Wall.ex A.DC.

车前状垂头菊 *Cremanthodium Plantagineum* Maxim.

火绒草 *Leontopodium leontopodioides*（Willd.）Beauv.

瓦韦 Lepisorus soulieanus（christ.）ching et S.K.wu

长花马先蒿 *Pedicularis longifolia* Rudolph.Var tubiformis（Klotz.）Tsoong.

五画

白羊草 *Bothriochloa ischaemum*（L.）Keng

白刺 *Nitraria Schoberi* L.

白刀豆 *Canavalia ensiformis*（L.）（DC.）

白毛乌头 1. *Aconitum naviculare* Stapf

2. *A.tanguticum*（Maxim.）Stapf

白草 *Pennisetum flaccidum* Griseb.

白木香（土沉香） *Aquilaria sinensis*（Lour.）Spreng

石榴 *Punica granatum* L.

石斛 *Dendrobium Monilifovme*（L.）Sw

冬葵 *Malva Verticillata* L.

丛菔 *Solms-laubachia eurycarpa*（Maxim.）Botsch.

尼泊尔黄堇 *Corydalis hendersonii* Hemsl.

玄参 *Scrophularia Spicata* Franch.

圣地红景天 *Rhodiola sacra* S.H.Fu

打箭菊（川西小黄菊） *Pyrethrum tatsienense*（Bur.Et Franch.）Ling

六画

老鹳草 *Geranium Pylzowianum* Maxim

尖齿糙苏 *Phlomis dentosa* Franch.

全叶马先蒿 *Pedicularis integrifolia* Hook.f.

伞梗虎耳草 *Saxifraga pasumensis* Marg.et Shaw

西伯利亚蓼 *Polygonum sibiricum* Laxm.

亚大黄 1. *Rheum Spiciforme* Royle

2. *R.scaberrimum* Linqgelsn.

3. *R.Przewalskii* A.Los.

红花千里光 *Senecio rufus* Hand.-M.

红花岩黄芪 *Hedysarum multijugum* Maxim

红乌头（美丽乌头） *Aconitum pulchellum* Hand.-Mazz

肉托果 *Semecarpus anacardius* L.

肉质猫眼草 *Chrysosplenium carnosum* Hook.f.et Thoms.

肉果草 *Lancea tibetica* Hook.f.et Thoms.

多刺绿绒蒿 *Meconopsis horridula* Hook.F.et Thoms.

曲金丝 *Lethariella flecsuosa*（Nyl.）wei et Jiang

灰栒子 *Cotoneaster acutifolius* Turcz.

七画

角柱花 *Ceratostigma minus* Stapt ex Prain

角茴香 *Hypecoum leptocarpum* Hook.f.et Thoms.

极丽马先蒿 *Pdeicularis decorisima* Diels

余甘子 *Phyllanthus emblica* L.

旱柳 *Salix matsudana* Koidz.

沙棘 *Hippophae rhamnoides* L.

沙生槐 *Sophora moocroftiana*（wall.）Benth.ex Baker

阿尔泰狗娃花 *Heteropappus altaicus*（Willd.）Novopokr.

芹菜 *Apium graveolens* L.

花苜蓿 *Trigonella ruthenica* L.

鸡蛋参 *Codonopsis Convolvulacea* Kurz

孜然芹 *Cuminum cyminum* L.

陇蜀杜鹃 *Rhododendron przewalskii* Maxim.

芜菁 *Brassica rapa* L.

扭连钱 *Phyllophyton complanatum*（Dunn）Kudo

冷蒿 *Artemisia frigida* Willd.

杧果 *Mangifera indica* L.

拟耧斗菜 *Paraquilegia microphylla*（Royle）Drumm.et Hutch.

八画

岩白菜 *Bergenia purpurascens*（Hook.f.et Thoms.）Engl.

青藏龙胆 *Gentiana futtereri* Diels et Gilg

刺参 *Morina kokonorica* Hao

茅膏菜 *Drosera* Peltata Smith var.lunata（Buch.-Ham.）C.B.clarke

沼生扁蕾 *Gentianopsis paludosa*（Hook.f.）Ma

轮叶棘豆 *Oxytropis chiliophylla* Royle

沿沟草 *Catabrosa aquatica*（L.）Beauv.

波棱瓜子 *Herpetospermum pedunculosum*（Ser.）Baill.

波罗花　*Incarvillea compacta* Maxim.
苦苣菜　*Sonchus oleraceus* L.
垂果大蒜芥　*Sisymbrium heteromallum* C.A.Mey.
金露梅　*Potentilla fruticosa* L.
金腰子　*Chrysosplenium nudicaule* Bunge
乳白花黄芪　*Astragalus galactites* Pall.
卷丝苣苔　*Corallodiscus kingianus*（Craib）Burtt

九画

草玉梅　*Anemone rivularis* Buch.-Ham.ex DC.
草木犀　*Melilotus suaveolens* Ledeb.
酸藤果　*Embelia laeta*（L.）Mez.
鬼箭锦鸡儿　*Caragana jubata*（pall）Poir.
迷果芹　*Sphallerocarpus gracilis*（Bess.）K. Pol.
荨麻　*Urtica hyperborea* Jacq.
香薷　*Elsholtzia densa* Benth.
柔软紫菀　*Aster flaccidus* Bunge
南藏菊　*Dolomiaea wardii*（Hand.-Mazz.）Ling
栎膏　*Quercus pannosa* Hand.-Mazz.

十画

高山龙胆　*Gentiana algida* Pall.
高原毛茛　*Ranunculus tanguticus*（Maxim.）Ovcz.
皱叶酸模　*Rumex Crispus* L.
秦皮　*Fraxinus rhynchophylla* Hance
唐古特虎耳草　*Saxifraga tangutica* Engl.
唐古特金莲花　*Trollius tanguticus*（Brühl.）W.T.wang.
唐古特青蓝　*Dracocephalum tangutica* Maxim.
唐古特报春　*Primula tangutica* Duchie.
唐古特红景天　*Rhodiola algida*（Ledeb.）Fisch.et Mey.var.tangutica Maxim.
唐古特瑞香　*Daphne tangutica* Maxim.
绢毛菊　*Soroseris hookeriana*（C.B.Clarke）Stebb.
蚓果芥（串珠芥）　*Torularia humilis*（C.A.Mey.）O.E.Schulz.

臭蒿（黄花蒿） *Artemisia annua* Linn.

峨眉蔷薇 *Rosa omeiensis* Rolfe

鸭嘴花 *Adhatoda Vasica* Nees

夏至草 *Iagopsis supina*（Steph.）IK.–Gal.

海韭菜 *Triglochin maritimum* L.

海枣 *Phoenix dactylifera* L.

宽筋藤 *Tinospora cordifolia* Miers

桃儿七 *Sinopodophyllum hexandrum*（Royle）Ying

粉枝莓 *Rubus biflorus* Buch.Ham.ex Smith

烈香杜鹃 *Rhododendron anthopogonoides* Maxim.

胶质没药 *Commiphora myrrha* Engl Var.racemosa（Maxim.）Praim

十一画

猪毛蒿 *Artemisia scoparia* Waldst.et Kit.

黄葵 *Abelmoschus manihot*（L.）Medic.

黄花铁线莲 *Clematis orientalis* L.var.intricata（Bunge）Maxim.

黄花獐牙菜 *Swertin kingii* Hook.f.

野姜 *Hedychium Venustum* wight

麻花艽 *Gentiana straminea* Maxim.

绵参 *Eriophyton wallichii* Benth.

雪莲（水母雪兔子） *Saussurea medusa* Maxim.

雪灵芝 *Arenaria Kansuensis* Maxim.

粗茎秦艽 *Gentiana crassicaulis* Duthie ex Burk.

十二画

短穗兔耳草 *Lagotis brachystachya* Maxim.

短叶锦鸡儿 *Caragana brevifolia* Kom.

短尾铁线莲 *Clematis brevicaudata* DC.

紫矿 *Butea monosperma*（Lamk.）O.Ktze.

紫菀 1. *Aster flaccidus* Bunge.

2. *A.asteroides* O.ktze

3. *A souliei* Franch.

戟叶醉鱼草 *Buddleja hastata* Prain.ex Marq.

黑蒿 *Artemisia palustris* L.

榜莪那布 1. *Aconitum pendulum* Busch

2. *A.balfourii* Stapf

黑种草 *Nigella glandulifera* Freyn et Sint.

葫芦 *Lagenaria siceraria*（Molina）Standl.

裂萼蔷薇 *Rosa sweginzowii* Koedne

腊肠果（神黄豆） *Cassia fistula* L.

喜马拉雅多子芹 *Pleurospermum candollii* Benfh.

喜马拉雅紫茉莉 *Mirabilis himalaica*（Edgew.）Heim.

喜马拉雅冷杉 *Abies spectabilis*（D.Don）Mirb.

葛缕子 *Carum carvi* L.

椭叶花锚 *Halenia elliptica* D.Don

十三画

矮白兰翠雀 *Delphinium albocoeruleum* Maxim.

矮大黄 *Rheum Pumilum* Maxim.

蓝玉簪龙胆 *Gentiana veithiorum* Hemsl.

蓝花翠雀 *Delphinium caeruleum* Jacq.ex camb.

蒲桃 *Syzygium cumini*（L.）

锦葵 *Malva sylvestris* L.

蜀葵 *Althaea rosea*（L.）cavan.

锯锯藤（猪殃殃） *Galium aparine* L.

瑞香狼毒 *Stellera chamajasme* L.

锡金大戟 *Euphorbia sikkimensis* Boiss.

十四画

榼藤子 *Entada Phaseoloides*（L.）Merr

獐牙菜 1. *Swertia*（D.Don ex G.Don）

2. *S.mussotii* Franch.

3. *S.franchetiana* H.smith.

蝇子草 *Silene Jenissensis* Willd.

漆树脂子 *Rhus* sp.

十五画以上

藏木香 *Inula racemosa* Hook.f.
兔耳草 *Lagotis brevituba* Maxim.
褐毛风毛菊 *Saussurea bruneopilosa* H.–M.
镰形棘豆 *Oxytropis falcata* Bunge
橐吾 *Ligularia virgaurea*（Maxim.）Mattf.
篦齿虎耳草 *Saxifraga umbellulata* Hook F.et Thoms
糙果紫堇 *Corydalis trachycarpa* Maxim.
翼首草 *Pterocephalus hookeri*（C.B.Clarke）Hock.
蝙蝠葛 *Menispermum dauricum* DC.
囊距翠雀 *Delphinium brunonianum* Royle
螃蟹甲 *Phlomis younghusbandii* Mukerjee
藓生马先蒿 *Pedicularis muscicola* Maxim.
藜 *Chenopodium album* L.

动物拉丁学名索引

三画

山麻雀 *Passer rutilans*（Temmiuck）
小鸮 *Athene noctua*（Scopol:）
小云雀 *Aiauda gulgula* Franklin
大杜鹃 *Cuculus canorus* L.
大熊猫 *Ailuropoda melanoleuca*（David）

四画

水獭 *Lutra lutra* L.
孔雀 *Pavo muticus*（L.）

五画

白腰草鹬　*Tringa ochropus* L.
白鹭　*Egretta garzetta*（L.）
石羊（岩羊）　*Pseudois nayaur* Hodgson
田螺　*Cipangopaludina chinensis*（Gray）
艾虎　*Mustela eversmanni* Lesson
玉带海雕　*Haliaeetus leucoryphus*（Pall.）

六画

红耳鼠兔　*Ochotona erythrotis* Büchner
红嘴山鸦　*Pyrrhocorax pyrrhocorax* himalayanus（Gould）
灰沙燕　*Riparia riparia* L.

七画

秃鹫　*Aegypius monachus*（L.）
旱獭　*Marmota himalayana*（Hodgson）
赤麻鸭　*Tadorna ferruginea*（Pallas）
沙蜥　*Phrynocephalus vlangalii* Strauch

八画

青蛙　*Rana temporaria chensinensis* David.
狍　*Capreolus capreolus*（L.）
狗獾　*Meles meles*（Linnaeus）
狐　*Vulpes vulpes*（L.）
岩鸽　*Columba rupestris* Pall.
驼　*Camelus bactrianus* Linne
牦牛　*Bos grunniens*（L.）
货贝（黄宝螺）　*Monetaria moneta*（Linne）
河乌　*Cinclus cinclus*（L.）

九画

胡兀鹫　*Gypaëtus barbatus*（H.）

香鼬 *Mustela altaica* Pallas

突蟾 *Scutiger mammatus*（Guenther）

珍珠 *Pteria margaritifera*（L.）

珍珠母 *Pteria margaritifera*（L.）

珊瑚 *Corallium japonicum* Kishinouye

十画

狼 *Canis lupus*（L.）

鸬鹚 *Phalacrocorax carbo*（L.）

海螺 *Rapana bezoar*（L.）

十一画

野牛 *Bos grunniens*（L.）

野猪（欧亚野猪） *Sus scrofa*（L.）

野骆驼 *Camelus bactrianus*（L.）

猞猁 *Felis lynx*（L.）

黄羊（原羚） *Procapra picticaudata* Hodgson

黄脊蝗（蝗虫） *Patanga japonica*（I.Bol.）

黄牛 *Bos taurus domestica* Gmelin

象 *Elephas maximus*（L.）

十二画

猴 *Macaca mulatta* Zimmermann

棕熊 *Ursus arctos*（L.）

犀牛 *Rhinoceros unicornis* L.

黑熊 *Selenarctos thibetanus* C.Cuvier

黑颈鹤 *Grus nigricollis*（Przevalski）

喜鹊 *Pica pica*（L.）

十三画以上

鹏鸮 *Bubo bubo*（L.）

戴胜鸟 *Upupa epops*（L.）

鹦鹉 *Psittacula alexandri* fasciata（Müller）

藏羚羊　*Pantholops hodgsoni* Abel
藏雪鸡　*Tetraogallus tibetanus* Gould
麝　*Moschus sifanicus* Büchner
鼯鼠　*Petaurista xanthotis*（Milne-Edwards）
蝮蛇　*Agkistrodon strauchii* Bedriaga
犏牛　*Poephagus grunniens*(L.)
螺厣　*Rapana bezoar*（L.）
豪猪　*Hystrix hodgsoni* Gray

矿物拉丁学名索引

四画

火硝　*Nitrum*
无水芒硝　Thenardite
孔雀石　Malachite

五画

白石棉　Actinolive
白矾　Alunite
玉髓　Chalcedony
石燕　Fossilia spiriferis
石花　Parmela tinctorum Despr
代赭石　Hematite
叶绿矾　Copiapite

六画

纤维石　Satin Spar
红宝石　Rubra

七画

玛瑙　Agate

赤铁矿　Hematite

卤盐　Sales alcalinorum

八画

青金石　Lasurite

金刚石　Diamond

松耳石　Turquoise

金云母　Phlogopite

软玉　Nephrite

九画

结核状赤铁矿　Nodulated Hematite

钟乳石　Stalactite

胆矾　Chalcanthite

十画以上

铅　Plumbum

铁明矾　Halotrichite（Pyrite）

绿玉髓　Chalcdony

雪山钙质结核　Travertim

辉锑矿　Antimonite

煤　Coal

碱花　Trona

蓝黏土　Blue clay

溪中碎云母　Muscovitum

医疗器械图

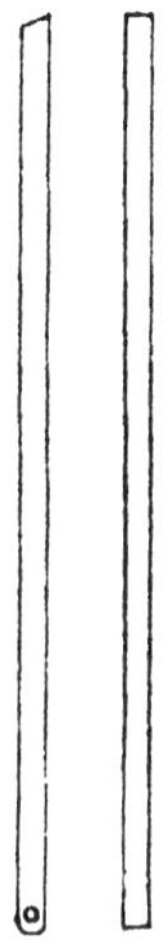

检查头骨骨折的二针

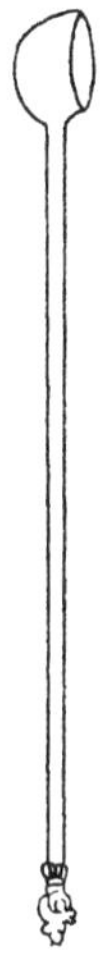

检查四肢异物的圆头器

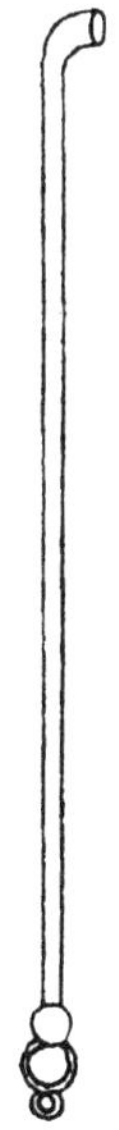

检查四肢异物的尖弯器

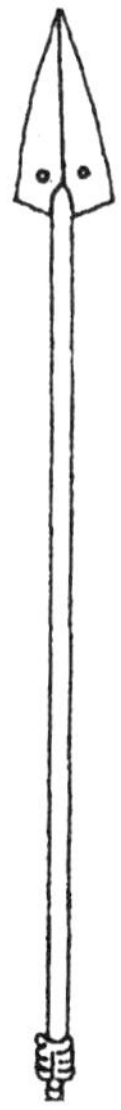

检查四肢异物的荞形器

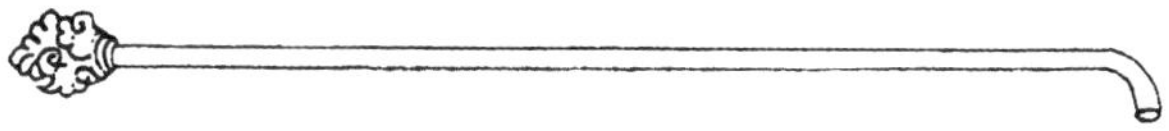

检查四肢异物的尖钩器

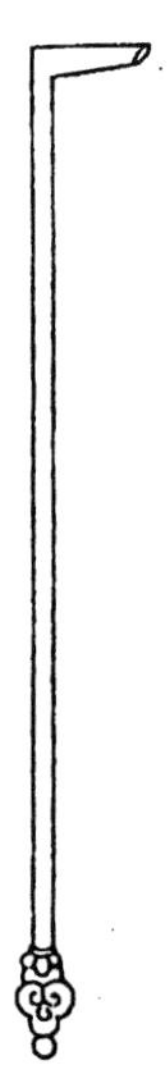

检查四肢异物的两种蛇眼器

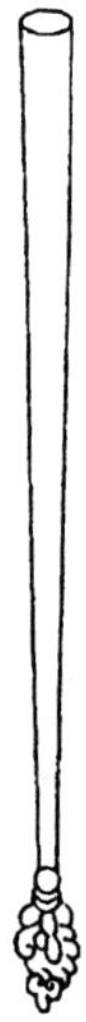

检查四肢异物的铜号口

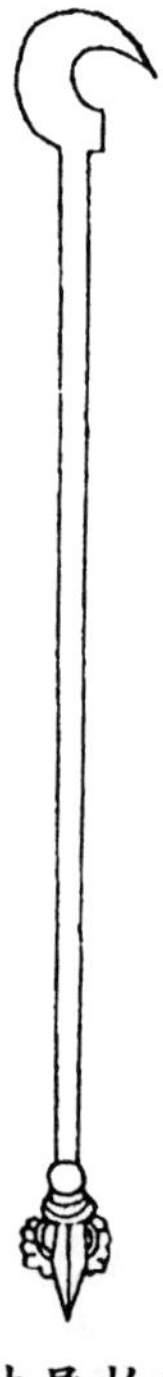

检查四肢异物的豁口器

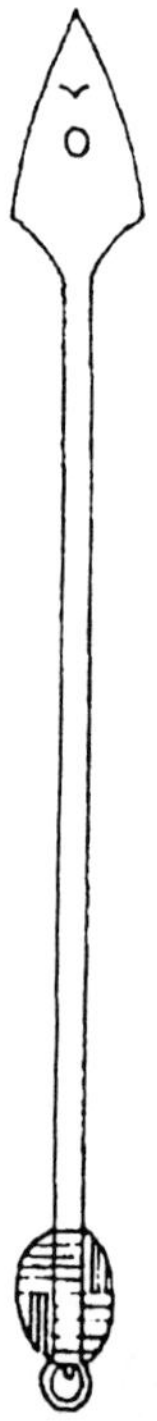

检查肿块成脓的锋利器

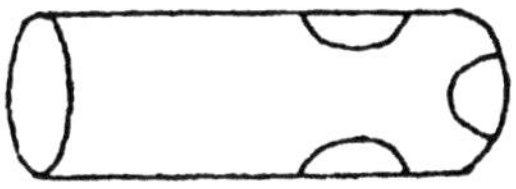

中空女痔诊察器

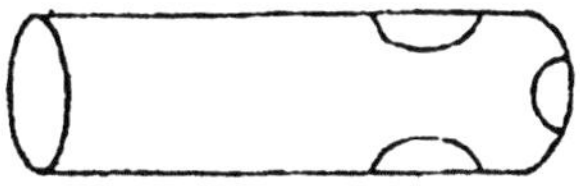

中空男痔诊察器

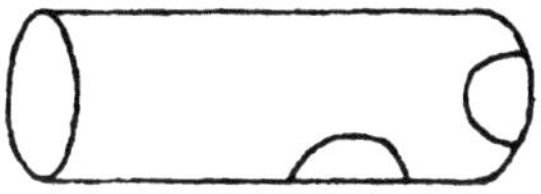

男用侧孔切痔器

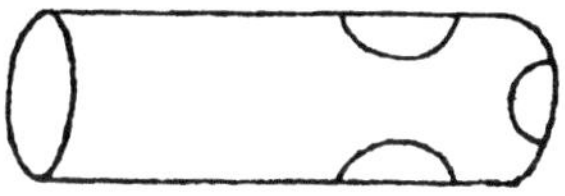

女用侧孔切痔器

双孔诊痔器

施术侧孔器

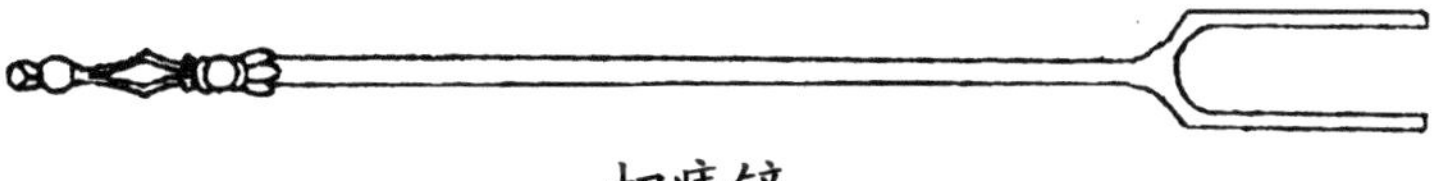

切痔铲

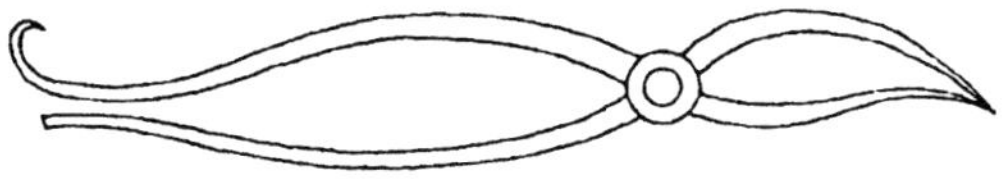

鹫嘴钳

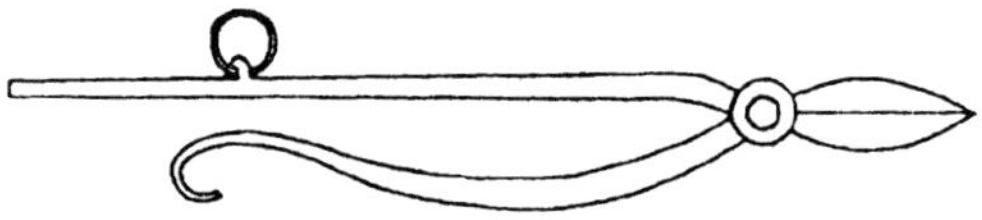

渡鸦嘴钳

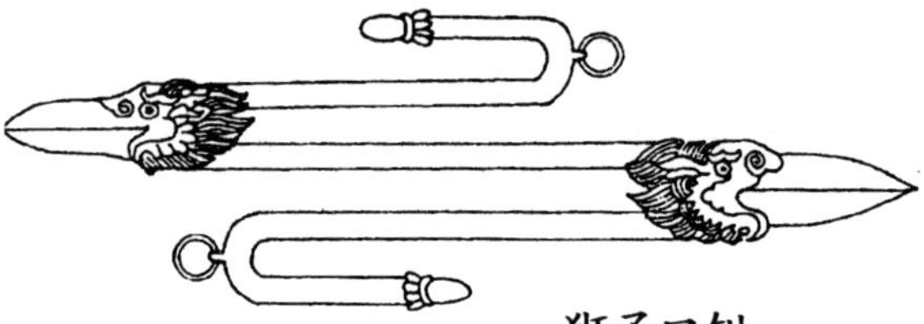

狮子口钳

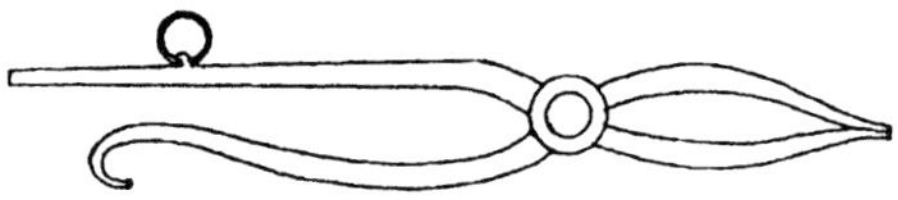

取筋异物的草鹬嘴钳

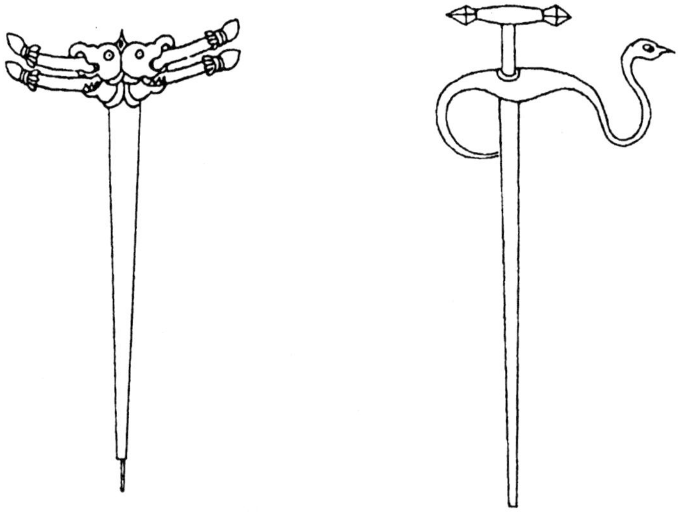

两种取创伤深处异物的芦管嘴

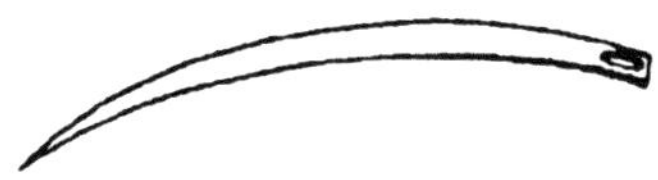

肌肤针

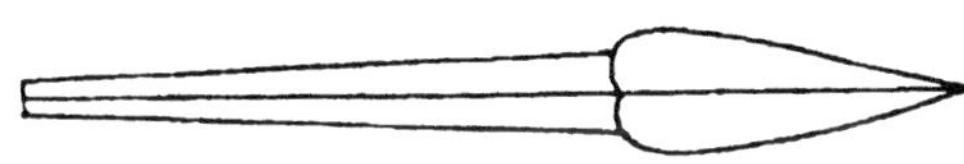

取脉骨和筋异物的镊子

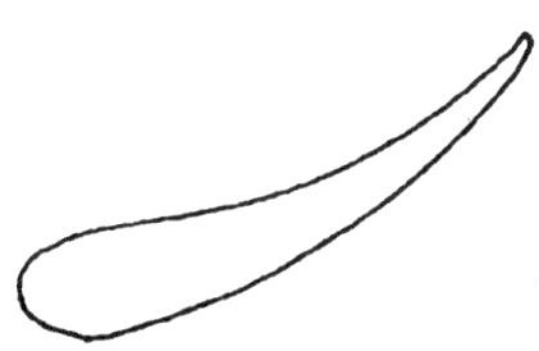

羽悃状放血刀

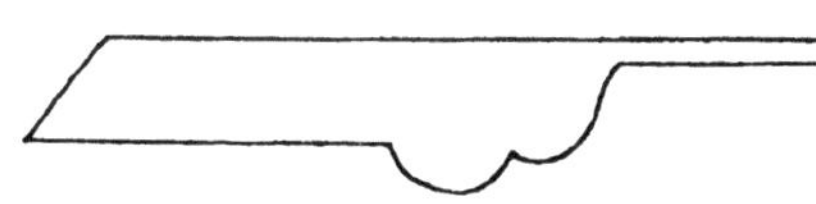

斜刃刀

斧刃刀

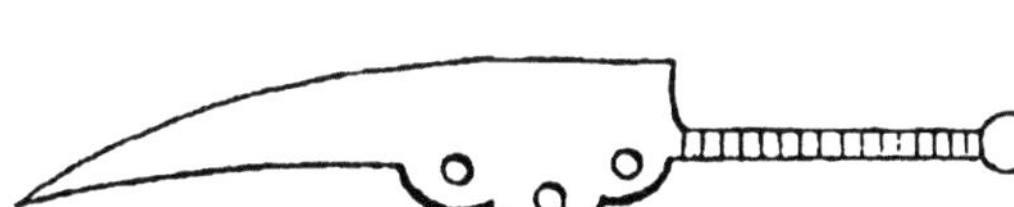

尖弯如初二月牙刀

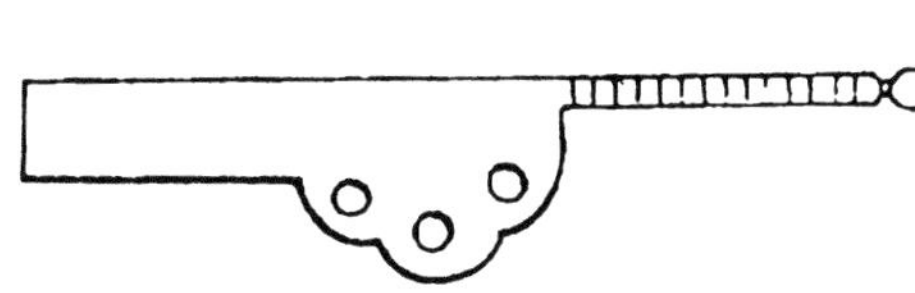

平头刀

空心鸟嘴状针

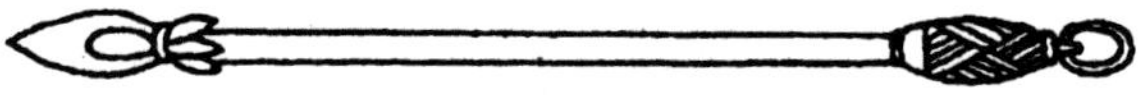

青稞形针

实心蛙头针

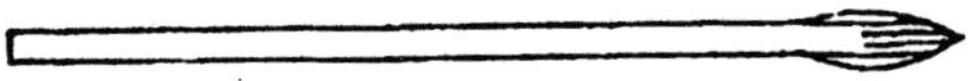

荞麦形铜针

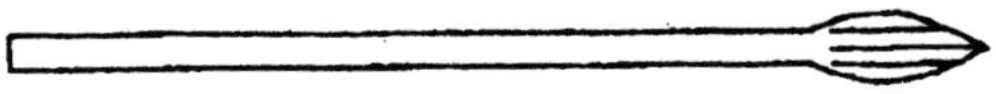

牦牛古铜针

凿口铜针

类牦牛舌

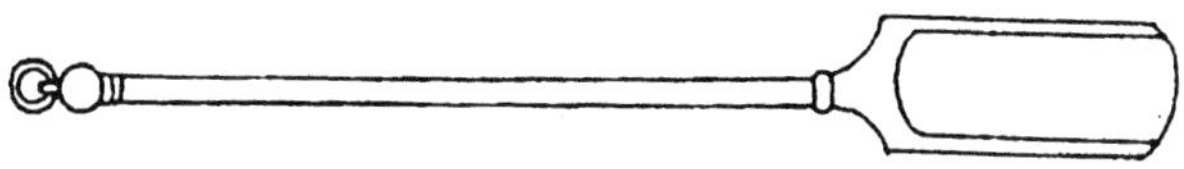

割裂头伤的两种雀冠状刀

刺舌肿镰形刀

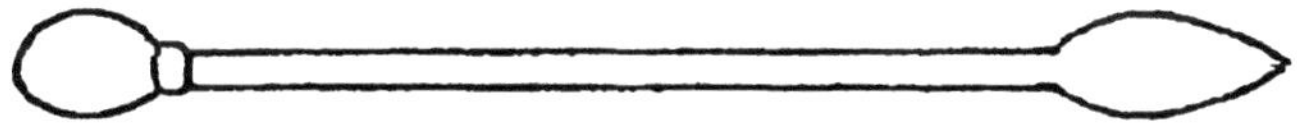

矛头针

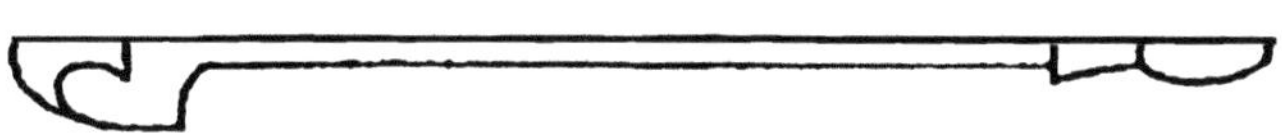

单刃锛

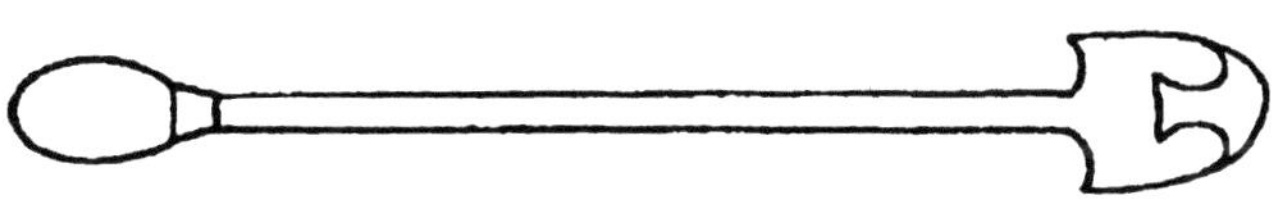

双刃锛

犊唇挖匙

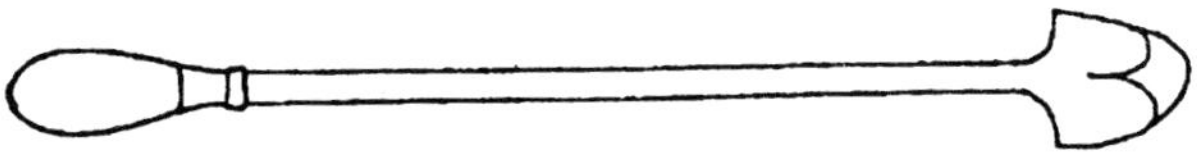

锄状挖匙

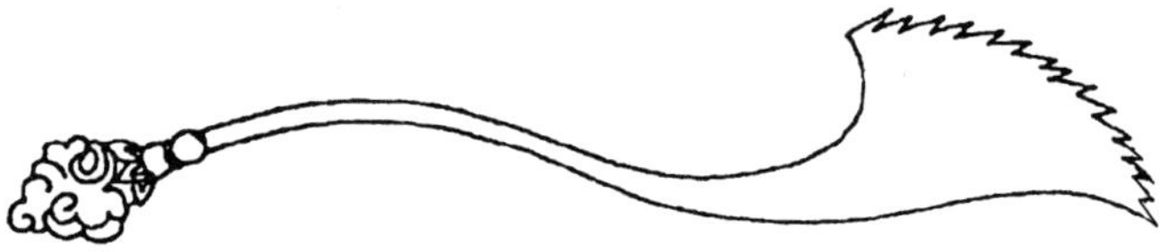

钺刀形锯

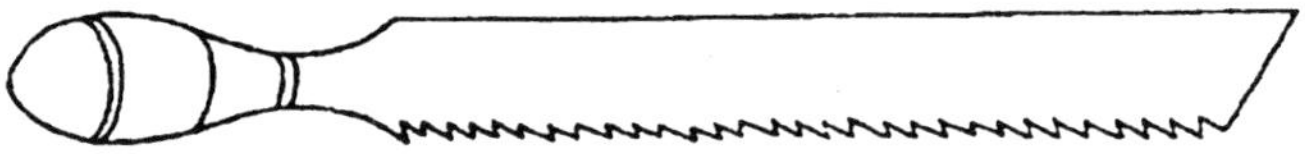

截骨锯

利钺刀

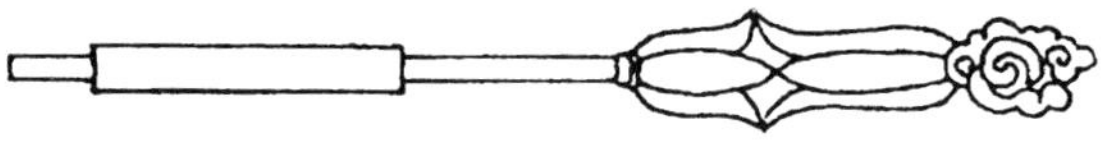

管状锯形钻

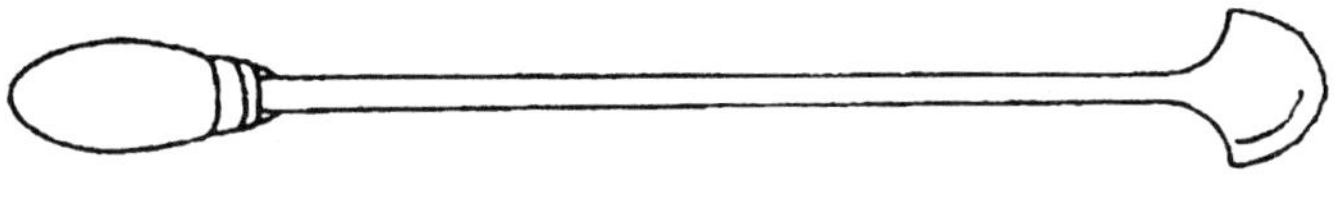

尖弯犊唇刀

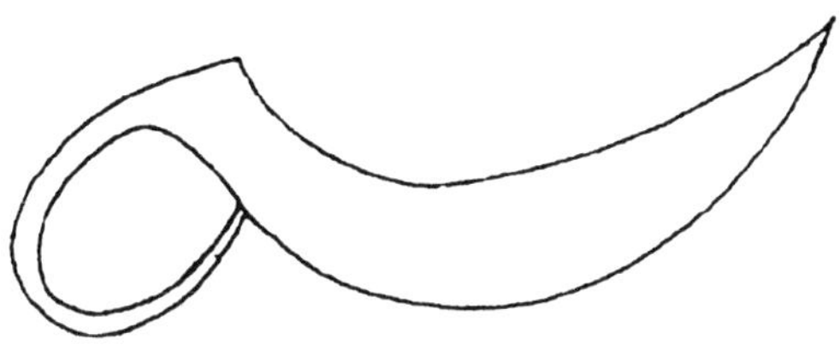

取死胎宫刀

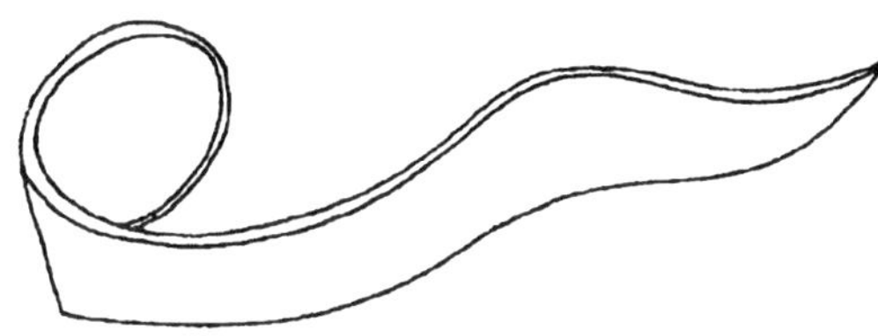

除尿道结石蛇头镊

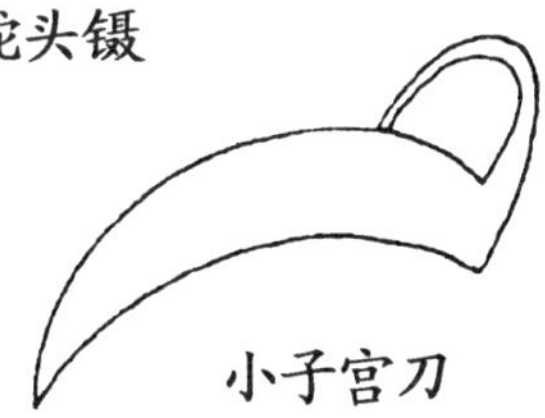

小子宫刀

导尿管

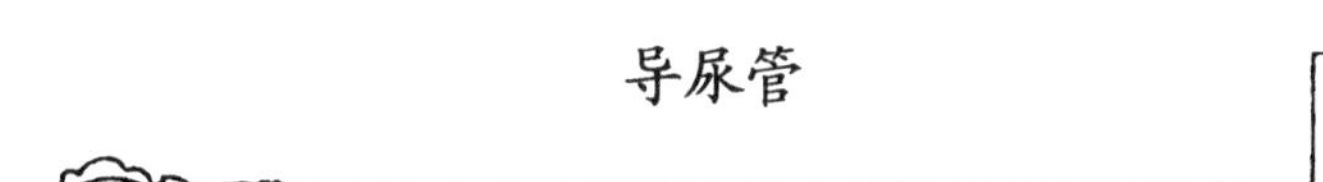

尖曲齿 龄龋烧灼器

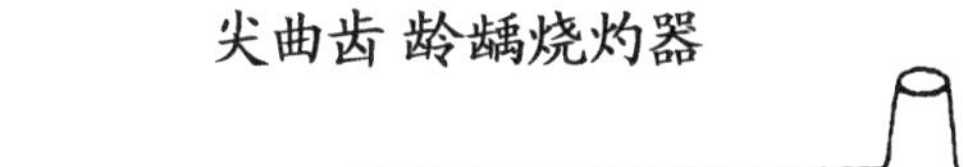

管形吹药器

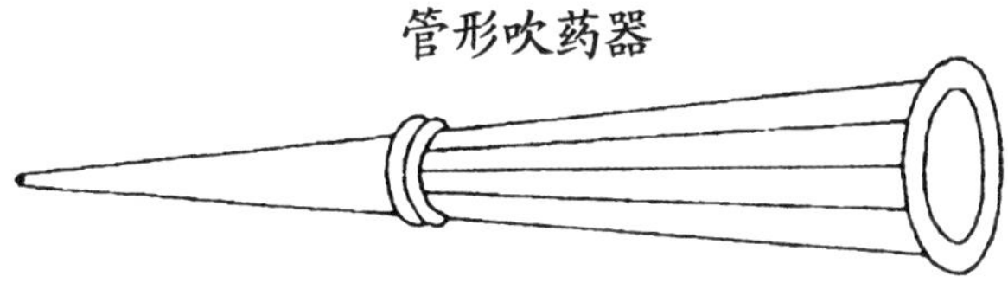

灌肠器，洗疮器

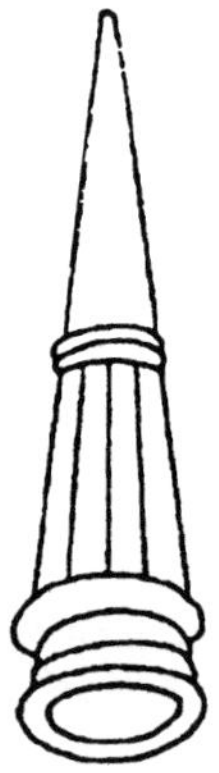

洗疮器

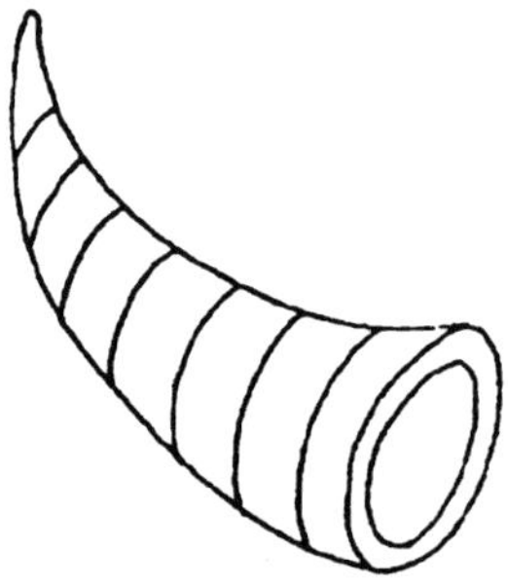

吸角

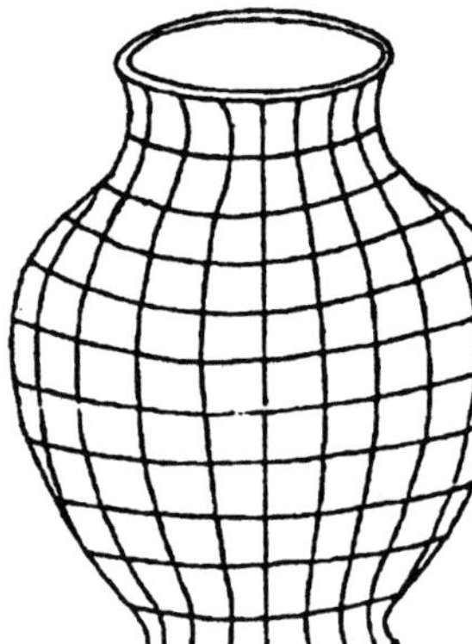

标准火罐

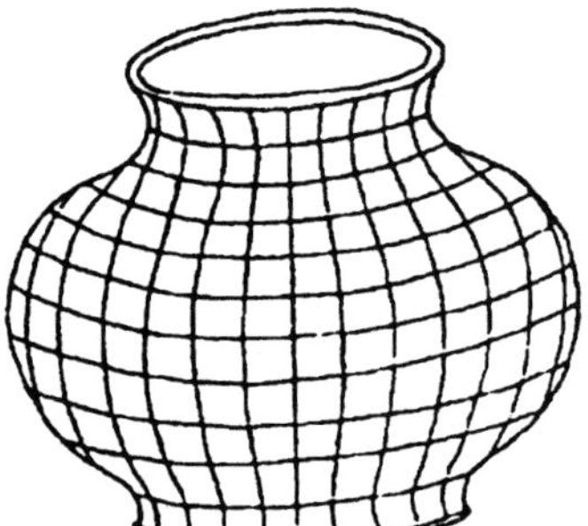

现用火罐

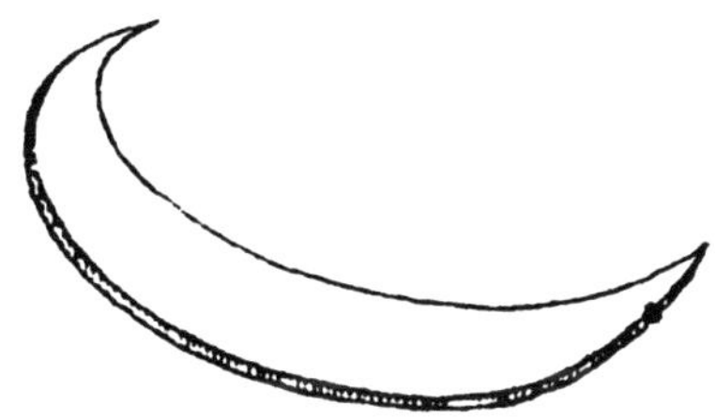

破镜制月牙剃发刀

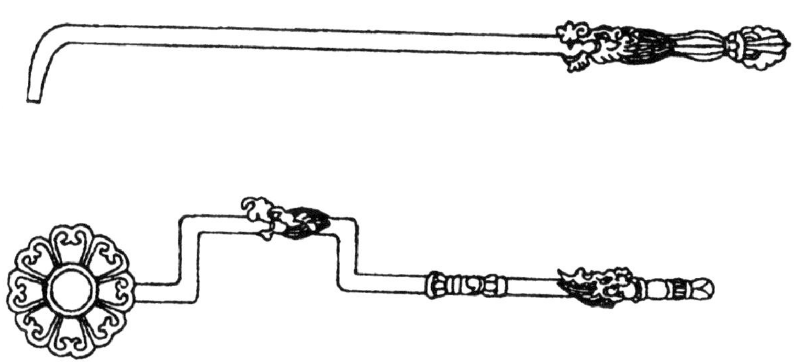

金烙器和烙砧

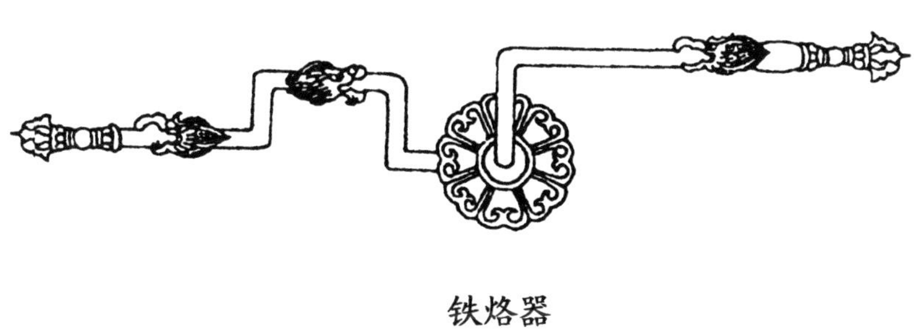

铁烙器

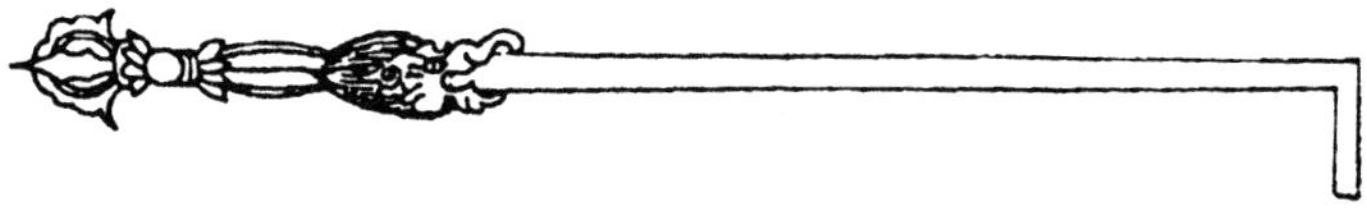

青铜烙器

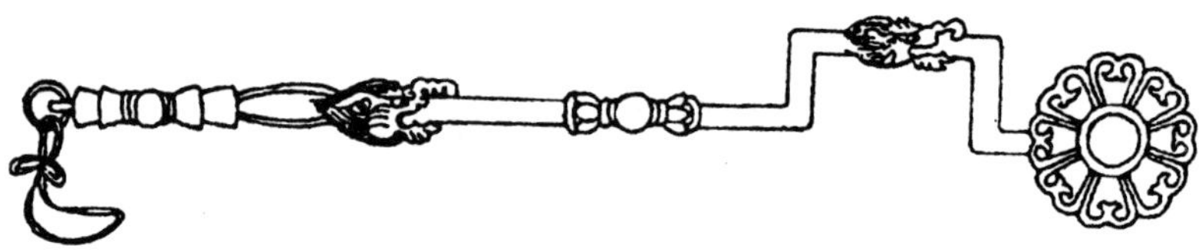

青铜烙砧

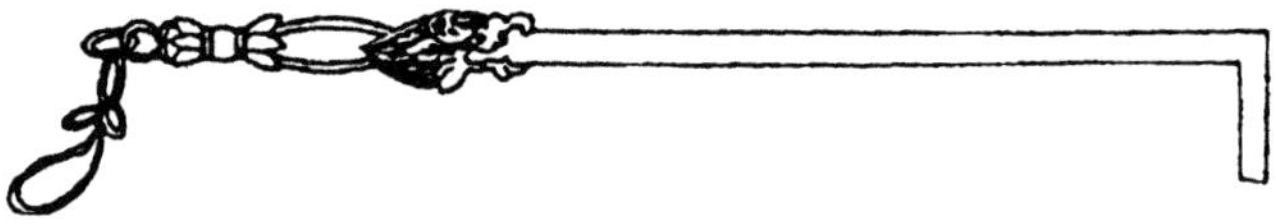

红铜烙器

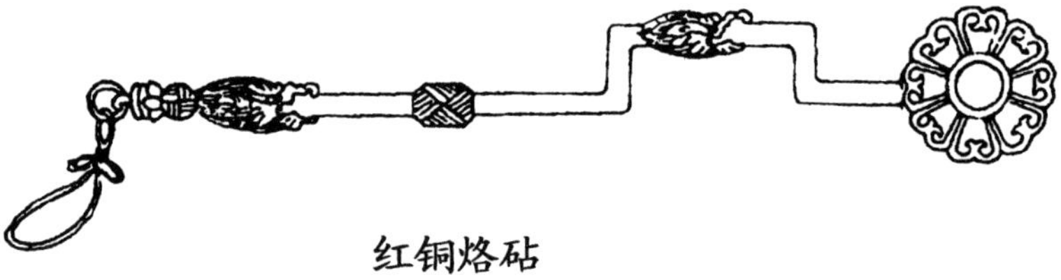

红铜烙砧

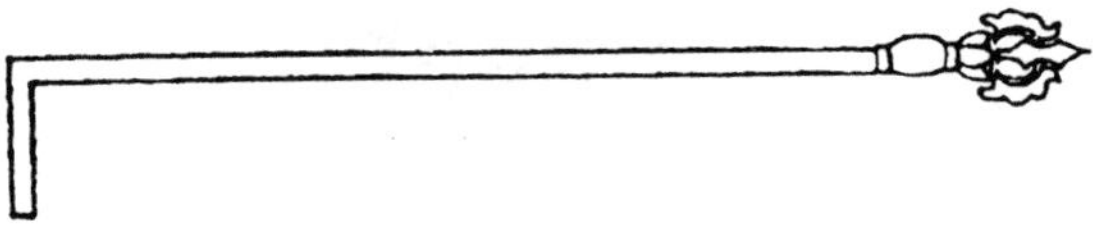

蒂钟烙器

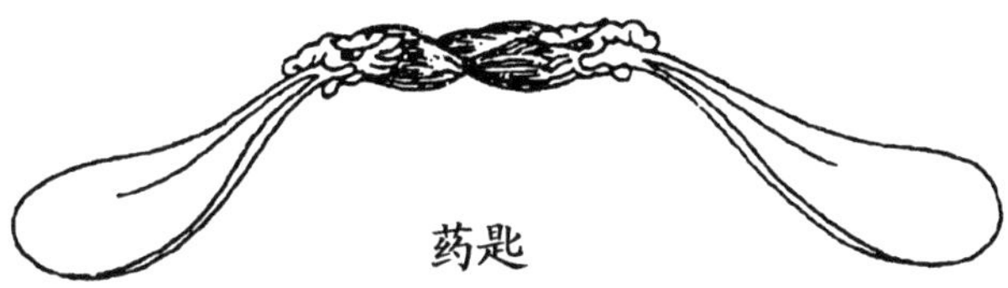

药匙

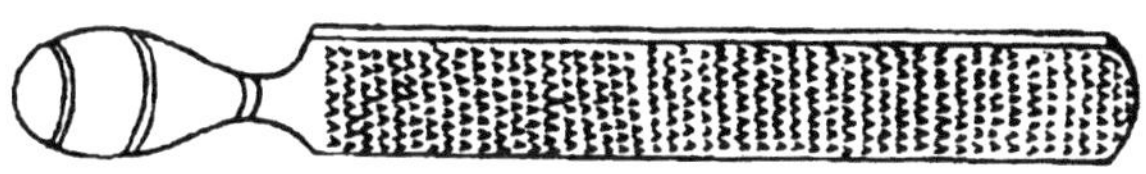

药锉

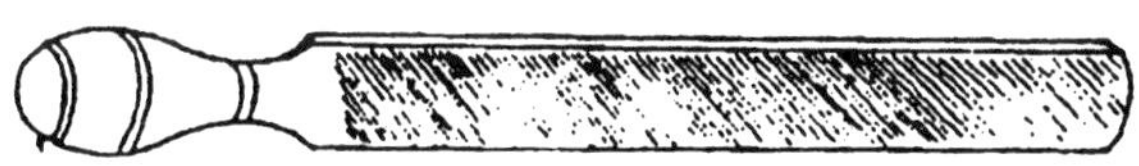

铁锉

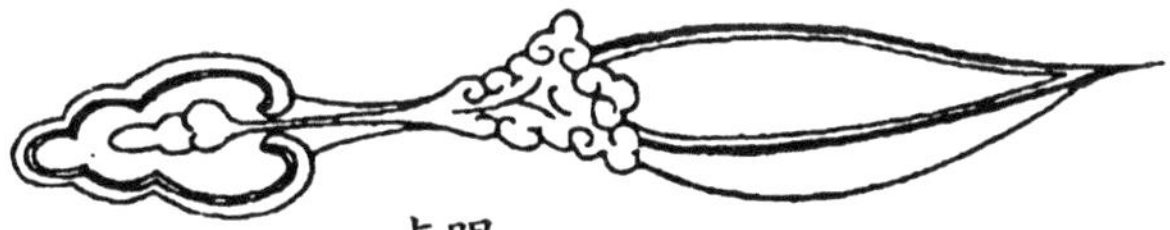

点眼

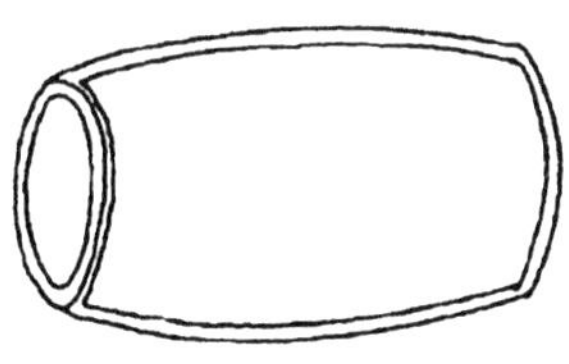

压眼

刺砧

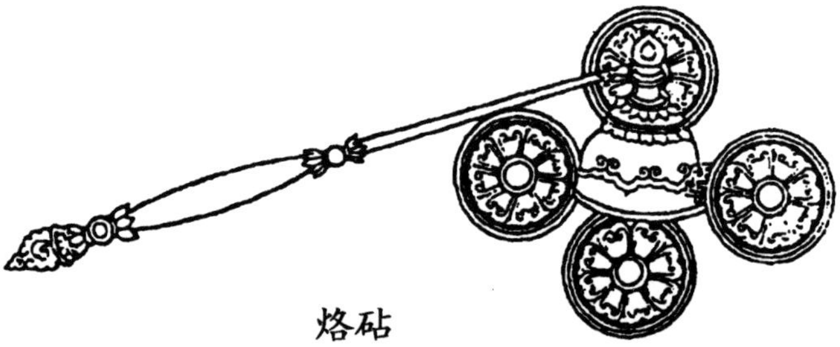

烙砧

药铲

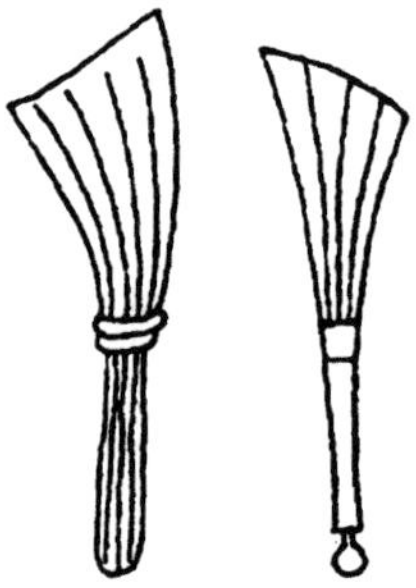

药帚

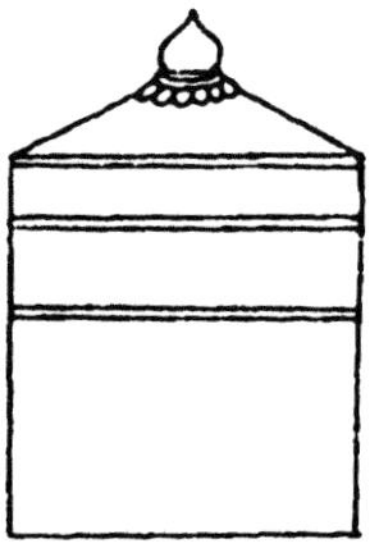

药筛

简易眼针

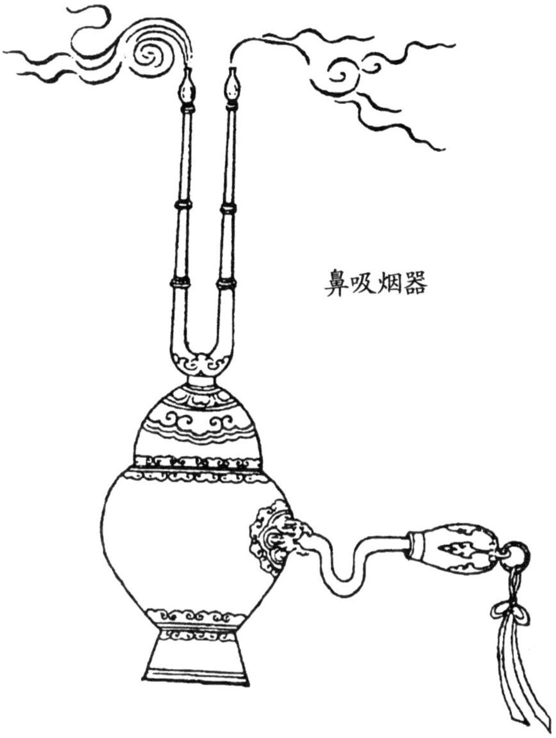

鼻吸烟器

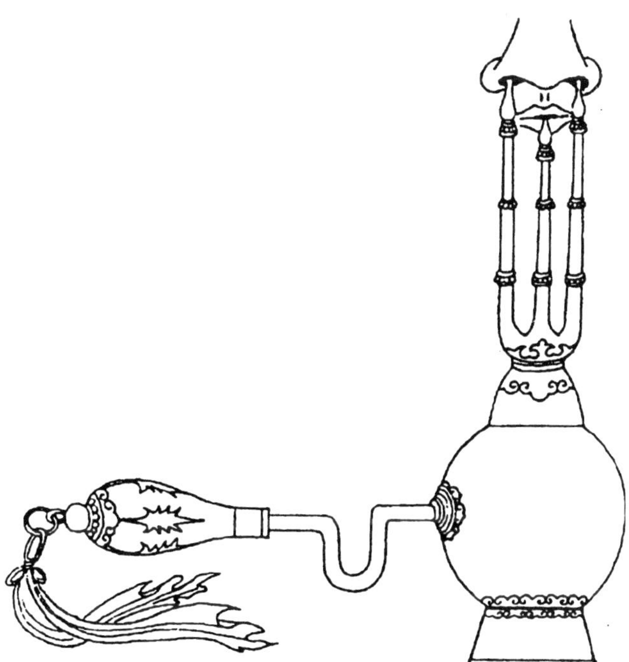

口鼻吸烟器